U0234991

临床药师的
患者评估技能
综合指导手册

Patient Assessment
in Clinical Pharmacy:
A Comprehensive Guide

（加拿大）S. H. 穆罕默德　编
Sherif Hanafy Mahmoud

康　震译

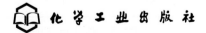

化学工业出版社

·北京·

内容简介

本书是专为药师设计的临床实践参考书，旨在满足药师践行药学监护的需求。全书分为4个部分。第1部分介绍了患者监护过程的基础知识，阐述患者评估遵循的原则；第2部分主要是围绕症状评估，包括精神和身体特征，这些特征可能指示疾病或病情状况；第3部分探讨慢性病评估，收录了主要慢性病，包括内分泌疾病、心血管疾病、呼吸系统疾病、神经系统疾病和肌肉骨骼系统疾病在内的常见慢性病；第4部分主要是探讨临床专科评估技能。

本书具有较强系统性和逻辑性，旨在增加药师现有的知识和技能，优化临床实践能力。

First published in English under the title
Patient Assessment in Clinical Pharmacy：A Comprehensive Guide
edited by Sherif Hanafy Mahmoud
Copyright © Springer Nature Switzerland AG, 2019
This edition has been translated and published under licence from Springer Nature Switzerland AG.
Springer Nature Switzerland AG takes no responsibility and shall not be made liable for the accuracy of the translation.
本书中文简体字版由Springer Nature Switzerland AG. 授权化学工业出版社独家出版发行。
未经许可，不得以任何方式复制或抄袭本书的任何部分，违者必究。

北京市版权局著作权合同登记号：01-2022-0195

图书在版编目（CIP）数据

临床药师的患者评估技能／（加）S. H. 穆罕默德编；
康震译. —北京：化学工业出版社，2022.6（2023.9重印）
书名原文：Patient Assessment in Clinical
Pharmacy：A Comprehensive Guide
ISBN 978-7-122-40964-5

Ⅰ.①临…　Ⅱ.①S…　②康…　Ⅲ.①临床药学　Ⅳ.
①R97

中国版本图书馆CIP数据核字（2022）第042565号

责任编辑：杨燕玲　　　　　　　　　　文字编辑：李　平
责任校对：宋　夏　　　　　　　　　　装帧设计：史利平

出版发行：化学工业出版社（北京市东城区青年湖南街13号　邮政编码100011）
印　　装：中煤（北京）印务有限公司
710mm×1000mm　1/16　印张31¾　彩插2　字数632千字　2023年9月北京第1版第2次印刷

购书咨询：010-64518888　　　　　　　　售后服务：010-64518899
网　　址：http://www.cip.com.cn
凡购买本书，如有缺损质量问题，本社销售中心负责调换。

定　　价：128.00元　　　　　　　　　　　　版权所有　违者必究

中文版序言

近30年，药师的角色发生了天翻地覆的变化。传统药学专业的教育更关注药品的配制和质量检验，甚至是处方审核工作，这些职能都是以药品为中心的。而随着药品研发和医疗技术的不断发展，患者用药越来越复杂，当今不合理用药问题日趋严峻，促使药师也逐渐从"幕后"走向临床实践，直接参与患者用药的监护工作，形成了"以患者为中心"的服务模式，并取得了可喜的惊人效果。

今天当阅读到《临床药师的患者评估技能》一书，深感国际上临床药学的发展已经促进药师的角色融入了医疗团队，并使药师在患者治疗中起到了举足轻重的作用。药师职能的这种转变使得我们在临床药学教育中不仅需要调整临床药学专业的知识结构，还需要培养临床药学学生的临床思维逻辑。传统药学教育对于学生的培养更注重药品本身特性、作用机制、使用注意事项等知识的学习以及相关技能的掌握，这是传统的药师角色所决定的。而今，药师的角色已经开始涉足临床实践，则需要药师像医生一样思考，深度把握患者的临床情况以及药物治疗过程中出现的问题。因此要培养药师关注药品在患者体内呈现的临床指标变化以及患者原有症状的改变，从这些变化中思考患者症状和临床指征变化是否与药品特性存在关联，以判断患者用药是否适宜、有效和安全。虽然，近些年我国临床药学教育有了很大的发展，借鉴了临床医师的培养模式，取得了不错的成绩，但仍有一些不足，比如学生学习了医学知识和临床治疗学等相关课程，却忽视了药师最应该掌握的临床逻辑思维，即从药学角度去思考患者呈现的临床问题与所用药物之间的逻辑关系。

这是一个思维逻辑的重要转变，要求药师应在临床知识和技能上更进一步深入地学习和实践。

这本《临床药师的患者评估技能》是加拿大临床药学资深学者共同努力的结晶，提炼了临床药师需要掌握的基本临床知识、症状问诊技能以及常见疾病和专科评估技能。因此，本书的出版犹如雪中送炭，正解燃眉之急！它不仅将弥补当前我们临床药学专业教材的不足，也能帮助我国临床药师进一步适应临床一线的实际工作，其结果是让药师更好地与医师团队完全融合并协同作战，以达到监护患者的用药安全，改善患者的临床结局，减少不必要的用药浪费和降低医疗费用的目的。

我相信本书的出版对于推动我国临床药学的发展具有非常重要的意义。

中国药科大学 基础医学与临床药学学院

于锋

2022年6月 写于南京

21世纪，教育培训药师成为以患者为中心的医疗专家，需要使他们全面掌握患者评估的技能。患者评估是药师在临床实践中使用的最重要技能之一。药学实践的一个重要方面是利用有效的沟通技能，采集患者的临床信息和科学数据，同时解读这些信息数据。药师既可以独立工作，也可以团队合作，他们是能够有效沟通的专业人员，对询问患者充满热情并力求全面了解患者。加拿大药师是药师行业中最杰出的专家和创新者之一，而阿尔伯塔省的药师实践则常常引领了这一发展潮流。

本书分为4个部分：

第1部分 3个引导性章节介绍了患者监护治疗过程的基础内容，阐述患者评估遵循的基本原则。

第2部分 分为8章，围绕可能指示疾病状况的精神和身体特征以及临床药师进行患者评估时常见的个体特征进行阐述。由于药师日常需要诊断和治疗常见小病，且必要时需转诊患者，因此，本书突出显示的症状可能是需要进一步随访的患者临床存在的疾病或出现的不良症状、药物不良反应。

第3部分 共有10章，讨论了慢性病评估的内容，收录了药师经常单独参与管理的主要慢性病，涉及内分泌系统、心血管系统、呼吸系统、神经系统和肌肉骨骼等各个身体系统。药师在慢性病管理和患者自我药疗中的作用，对于达成患者最佳健康结局是非常重要的。

第4部分 临床专科评估是药师参与临床药学实践的重要基石。这部分涉及九大项内容，包括治疗药物监测中药物处置过程的药代动力学评估，主要器官系统的实验室检查值和生物标记物的评估，化学病理学、血液学、血气和凝血、微生物学和免疫学等领域的实验室检查和临床实践，以及临床生化和各种诊断指标的全面理解和解读。

总的来说，本书是专为药师设计的药学实践参考书，旨在增加药师现有的知识和技能，优化其临床实践能力，对于缺乏针对性文献的药学实践领域，本书是较好的补充。本书旨在填补药师和教育工作者在基层医疗药房提供以患者为中心的服务时，在患者评估重要能力建设方面的教育空白。本书进一步反映了当前加拿大药师对药学实践指南的理解，并在必要的地方谨慎地扩展了这些指南。这是一本加拿大专家编写的关于患者评估的开创性参考书，旨在奉献给全球药师。

本书适用于药学高校师生、药师以及其他医疗专业人士，反映了阿尔伯塔省乃至整个加拿大药师和学者的水平，以及他们对以患者为中心药学监护知识的深刻见解。

Neal M. Davies，BSc（Pharm），PhD，RPh

Faculty of Pharmacy and Pharmaceutical Sciences

University of Alberta

Edmonton，AB

Canada

1978年当我走进南京药学院（现"中国药科大学"）学习时，学校只有2个专业系建制：药学专业和药物化学专业。从课程体系来看，培养出来的药学技术人员的核心技能偏向于实验室技能。而今，中国药科大学已经成为拥有16个院部，31个本科专业的高等学府。其毕业学员遍布医药行业的各个领域。从职业技能培养的角度看，已经从传统的实验室技能逐步扩展到涉足临床、商业及相关社会科学学科领域技能。

从全球药学专业的发展来看，近四十年发生了天翻地覆的变化，世界各国的药学院，不仅注重培养制药科学的高端人才，而且也注重培养对患者实施药学监护的药师人才。这些药学人才更侧重于直接参与患者诊疗的过程，以保证患者用药安全并使药物达到预期的最佳疗效，而这些都是临床药学的内容。临床药学的发展不仅受来自医药市场激烈竞争变化引发医疗需求和不合理用药造成各种药物治疗问题的驱动，还受到社会老龄化、慢性病增多，以及来自药师职业本身变革需求的影响。因此，药师人才的培养从传统的实验室技能扩展到了培养临床药学服务技能，药师走进临床，与医师、护士组成医疗团队相互沟通、信息共享和协作决策。在此过程中，药师需要与患者互动沟通，给予用药指导及疾病和用药教育；对于慢性病患者状况，需要建立治疗关系、问诊采集信息、评估用药状况；需要长时间随访监测和监护患者的治疗过程并全过程记录患者用药情况和病情变化，并及时根据监测临床指标变化，评估、发现、解决和预防患者药物治疗过程出现的药物治疗问题，确保患者获得最佳的临床结局。

当今药师在医疗卫生体系中扮演的角色越来越重要，而药师在临床实践中最重要的技能之一就是患者评估。然而，药师能否做好患者评估，帮助患者达到最佳的临床结局，取决于药师能否进行有效沟通，能否科学采集患者的临床信息，能否耐心解答患者疑问并讲解这些信息的意义以及能否指导患者合理用药。药师既需要独立工作，也需要参与团队合作。因此，药师不仅需要提高临床思维、疾病问诊、用药评估、药历写作和沟通的技能，还需要具备循证医学、患者管理、疾病管理、临床思辨以及解决患者心理问题的能力，才能融入临床医疗团队的工作之中。

在这种局面下，临床药学人才培养和各类教材、书籍也应运而生。加拿大药师专家团队主编的本书英文版，是目前在全球范围内关于患者评估内容最为全面的一本专业书籍。该书的核心思想是提高药师对患者病情及用药情况进行临床综合评估的能力，内容从患者疾病症状的问诊开始，逐步解决患者疾病症状与药物治疗过程之间产生的关联问题，尤其是慢性病患者以及特殊人群和专科疾病治疗过程中可能与药物相关问题之间的关联逻辑。其不仅遵循医师临床思维逻辑，还借鉴诊断学逻辑，侧重解决以往药师缺失的临床思维训练问题。

该书反映了加拿大阿尔伯塔省乃至整个加拿大药师和学者的学术水平，以及他们对以患者为中心治疗中所需相关知识的深刻见解。加拿大药师是药学界最杰出专家和创新者之一，而阿尔伯塔省的药学实践水平又在加拿大药学界遥遥领先，因此，本书中文版出版具有一定的现实意义和参考价值。

目前国际上有其他几本专门为药师编写的类似书籍：①《Patient Assessment in Pharmacy：A Culturally Competent Approach》（2014年，Jones & Bartlett Learning）；②《Patient Assessment in Pharmacy》（2015年，MacGraw Hill）；③《Patient Assessment in Pharmacy Practice》（2016年，Wolters Kluw）。国内目前类似的翻译书籍或英文影印书籍只有两本：《全科医生鉴别诊断（The Patient History，an Evidence-based Approach to Differential Diagnosis ）》（2012年）；英文影印版《Patient Assessment in Pharmacy Practice》（2004年）。相较而言，本书英文版比较系统、完整。

近年来，国家医改政策不断强化并突显药师在临床药学中应该发挥作用，一线药师临床技能的培养以及临床药学本科的药学教育有很大的发展空间。因此，引进有关权威参考书很有必要。本书中文版的出版将填补药师和药学教育有关患者评估知识与技能图书的空白。该书不仅可供临床药师作为日常实践工具和资源，也完全可以作为我国药学高等院校以及其他医疗专业人士的培训教材。

2021年是我的本命年——牛年，也是全球新冠疫情暴发严重的一年，尽管无法外出交流，但也创造了在家学习和提升的机会。本人属牛，骨子里有几分"牛劲"，尽管困难不少，但最终完成了这本书的翻译工作。对我而言，本书的翻译过程是一次学习和提高的过程，在这项工作中本人获益匪浅。但由于水平有限，必定会存在很多不足，望广大读者给予宝贵意见。在本书的翻译出版过程中，得到了斯普林格（Springer）出版集团和化学工业出版社的大力支持；对业界前辈和药师们一直以来给予的鼓励和支持，再次表示衷心的感谢！

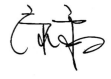

2022年2月　于北京家中

作为医疗从业人员，药师的角色正在不断发展，因为他们正越来越积极地参与到基层医疗的患者监护治疗之中。由于药师正在帮助患者管理用药和疾病，提供患者教育并在某些责任管辖范围内为患者开具处方和调整用药，目前临床服务正在成为药学实践的前沿业务。作为用药专家，药师参与患者监护治疗中的干预已被证明可改善患者的治疗结局，并可降低各种医疗实践环境中的医疗费用。为了履行其日常职责，药师需要一个理论框架来指导对患者的用药监护工作。该理论框架就是患者监护流程，涉及3个主要步骤：患者评估、监护计划制订与实施、用药监测及随访。解决患者问题时，患者监护过程的必要环节是完整的患者评估。患者评估技能适用于所有的药师实践环境，包括社区药房、医院和专科药房。患者评估技能的重要性以及这项技能资源的匮乏

激发了撰写本书的构想。本书旨在全面论述临床药师必备的患者评估技能，共分为4个部分。第1部分是引言，包括有关患者评估的基本知识和患者监护过程的各项工作。第2部分包括药师在临床实践中经常遇到的症状的详尽评估内容。第3部分讨论了对各种慢性病患者的评估。第4部分讨论了药师感兴趣的一些专科技能和评估注意事项，例如药代动力学评估、危重疾病评估以及老年患者、儿科患者的评估注意事项。本书的目标读者是所有的药师以及药学专业学生，无论他们身处何种实践环境，本书都将是他们日常实践中的宝贵工具和资源。

Sherif Hanafy Mahmoud，BSc（Pharm），MSc，PhD
Edmonton，AB
Canada

Yazid N. Al Hamarneh, BSc (Pharm), PhD University of Alberta, Department of Medicine, Faculty of Medicine and Dentistry, Edmonton, AB, Canada

Lesley C. Beique, BSc (Pharm), ACPR Rockyview General Hospital, Calgary, AB, Canada

Renette Bertholet, BSc (Pharm), PharmD University of Alberta, Faculty of Pharmacy and Pharmaceutical Sciences, Edmonton, AB, Canada

Rene R. Breault, BSc (Pharm), PharmD University of Alberta, Faculty of Pharmacy and Pharmaceutical Sciences, Edmonton, AB, Canada

Theresa L. Charrois, BSc (Pharm), ACPR, MSc University of Alberta, Faculty of Pharmacy and Pharmaceutical Sciences, Edmonton, AB, Canada

Deonne Dersch-Mills, BSc (Pharm), ACPR, PharmD Pharmacy Services, Alberta Health Services, Calgary, AB, Canada

Mark Diachinsky, BSc (Pharm) Stollery Children's Hospital, Alberta Health Services, Pharmacy Services, Edmonton, AB, Canada

Theresa Eberhardt, PharmD University of Alberta, Faculty of Pharmacy and Pharmaceutical Sciences, Edmonton, AB, Canada

Sally Eliwa, BSc (Pharm) Sobeys Pharmacy, Edmonton, AB, Canada

Elizabeth Glashan, BSc (Pharm), PharmD Royal Alexandra Hospital, Pharmacy Department, Edmonton, AB, Canada

Parbeer Singh Grewal, MD, FRCPC Stratica Medical, Division of Dermatology, Faculty of Medicine, Edmonton, AB, Canada

Lisa M. Guirguis, BSc (Pharm), MSc, PhD University of Alberta, Faculty of Pharmacy and Pharmaceutical Sciences, Edmonton, AB, Canada

Jill J. Hall, BSc (Pharm), ACPR, PharmD University of Alberta, Faculty of Pharmacy and Pharmaceutical Sciences, Edmonton, AB, Canada

Peter Hamilton, BSc, MBBCh, FRCPC, FACP University of Alberta, Faculty of Medicine and Dentistry, Edmonton, AB, Canada

Kathleen Hayward, BSP, CRE, CTE Peter Lougheed Center, Alberta Health Services, Calgary COPD & Asthma Program, Calgary, AB, Canada

Christine A. Hughes, BSc (Pharm), PharmD University of Alberta, Faculty of Pharmacy and Pharmaceutical Sciences, Edmonton, AB, Canada

Jason Kielly, BSc (Pharm), PharmD Memorial University of Newfoundland, School of Pharmacy, St. John's, NF, Canada

Sheri L. Koshman, BSc (Pharm), PharmD University of Alberta, Division of Cardiology, Faculty of Medicine and Dentistry, Edmonton, AB, Canada

Cecilia Lau, BSc (Pharm), ACPR Pharmacy Department, University of Alberta Hospital, Edmonton, AB, Canada

Tara Leslie, BSP, BCOP University of Alberta, Faculty of Pharmacy and Pharmaceutical Sciences, Edmonton, AB, Canada

Sherif Hanafy Mahmoud, BSc (Pharm), MSc, PhD University of Alberta, Faculty of Pharmacy and Pharmaceutical Sciences, Edmonton, AB, Canada

Mark Makowsky, BSP, PharmD University of Alberta, Faculty of Pharmacy and Pharmaceutical Sciences, Edmonton, AB, Canada

Patrick R. Mayo, BSc (Pharm), PhD, MTS University of Alberta, Faculty of Pharmacy and Pharmaceutical Sciences, Edmonton, AB, Canada

Inessa McIntyre, BSc (Pharm) Alberta Health Services, Edmonton, AB, Canada

Mohamed A. Omar, BSc (Pharm), PhD University of Alberta Hospital, Pharmacy Department, Edmonton, AB, Canada

Cheryl A. Sadowski, BSc(Pharm), PharmD University of Alberta, Faculty of Pharmacy and Pharmaceutical Sciences, Edmonton, AB, Canada

Ravina Sanghera, BSc (Pharm), PharmD University of Alberta, Faculty of Pharmacy and Pharmaceutical Sciences, Edmonton, AB, Canada

Rick L. Siemens, BSc (Biol), BSc (Pharm) London Drugs, Lethbridge, AB, Canada

Ann Thompson, BSc (Pharm), PharmD, ACPR University of Alberta, Faculty of Pharmacy and Pharmaceutical Sciences, Edmonton, AB, Canada

Kendra J. Townsend, BSP Prairie Vascular Research Inc., Interventional Cardiac Research, Regina General Hospital, Regina, SK, Canada

Ross T. Tsuyuki, BSc (Pharm), PharmD, MSc University of Alberta, Department of Medicine, Faculty of Medicine and Dentistry, Edmonton, AB, Canada

Sheila Walter, BSc (Pharm), ACPR University of Alberta, Faculty of Pharmacy and Pharmaceutical Sciences, Edmonton, AB, Canada

Camille Yearwood, PharmD University of Alberta, Faculty of Pharmacy and Pharmaceutical Sciences, Edmonton, AB, Canada

Nese Yuksel, BSc (Pharm), PharmD, FCSHP, NCMP University of Alberta, Faculty of Pharmacy and Pharmaceutical Sciences, Edmonton, AB, Canada

目录

第4部分 临床专科评估技能 345

第1部分

引言

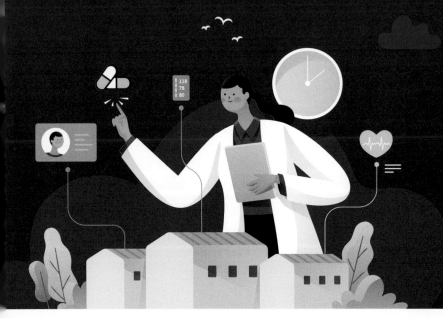

第1章

患者监护流程的概述

Theresa L. Charrois

本章目标

1. 定义并理解**患者监护流程**（patient care process）在提供诊疗服务中的作用。

2. 描述完整病史记录的各个组成部分。

3. 通过监护流程进行**患者评估**（patient assessment），该流程适用于患者监护的各种不同临床环境。

4. 通过监护流程对患者用药进行评估，以发现**药物相关问题**（drug-related problem）。

5. 概述患者完整治疗监护计划的各个组成部分。

6. 建立适宜的记录患者用药监护的文档。

背景介绍

　　药师在建立以患者为中心的治疗中发挥着重要的作用。正因为药师积极参与基层医疗的患者监护工作，药师的角色功能也在不断演变发展之中，药师正成为医疗团队中患者最容易接触到的医务人员。随着药师的**执业范围**（scope of practice）不断扩大，需要建立统一的理论框架，以指导药师提供以患者为中心的监护服务。研究表明，药师直接参与患者监护可以改善患者的**健康结局**（health outcome）。因此，为药师提供一个基本的服务流程来实施以患者为中心的药学监护是非常重要的[1-4]。

　　患者监护流程提出的服务框架，是我们作为药师身份的工作核心，也定义了我们作为**专业人员**（professional）的角色。它包括我们掌握的科学知识和临床知识以及与患者的互动关系。患者监护流程是一个持续对患者实施用药监护的动态过程（图1.1），还包括适应各种实践环境的基本工作：

- 步骤1：患者评估
- 步骤2：监护计划的制订和实施
- 步骤3：用药监测与随访

对患者进行评估（包括采集完整的病史和了解他们寻求治疗的原因）以及对当前药物治疗的评估，是确保向患者提供适宜治疗监护的关键（步骤1）。制订一份监护计划包括确认所有存在的药物相关问题和治疗目标以及实施计划的建议，这是流程的第二步（步骤2）。最后，进行适宜的监测和随访是实现治疗目标并监测用药安全性的保障（步骤3）。这一框架满足药师进行完整的患者评估以及对患者疾病进行目标性评估的需求。最后，需要记录监护患者的整个过程，以确保将其监护记录与医疗团队的所有其他成员共享。

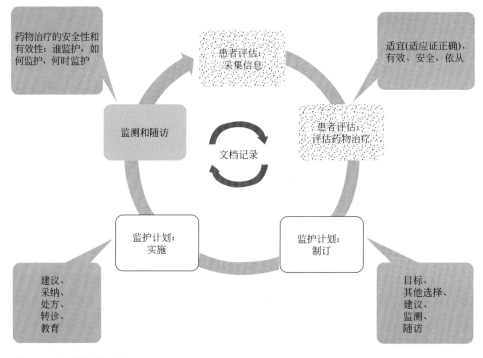

图1.1 患者监护流程

患者评估

药师在实践中每次评估的主要目的是确定患者药物治疗的需求得到满足[5]。实施患者评估可以发生于患者取药等各种见面情景，例如，在患者**交付处方（prescription drop off）**时，在患者**常规续方取药（routine refill pickup）**时或在药师指导患者使用**非处方药（OTC）**时。通常，药师认为患者评估只能在私密房间里对患者进行详尽的问诊。 然而，患者评估应该发生在患者用药过程的任何阶段。患者评估的具体内容将根据具体情况而定，诸如续方取药时的用药评估与新开处方的用药评估会有所不同，但是无论什么情景或环境，都可以采用统一流程。 在患者监护过程中，评估包括两个主要部分内容：①对患者的评估，包括患者问诊；②对当前药物治疗的评估，以确定是否存在任何药物相关问题。

患者评估：患者问诊和病史记录

在问诊之前，药师应与患者建立相互的信赖关系，以确保赢得患者信任并清楚确定患者的治疗目标。随后是进行**结构化患者问诊**（structured patient interview）。为了评估患者，药师将需要通过多种渠道收集相关信息，例如患者问诊、**电子病历**（EMR）[**处方记录**（prescription record）、**实验室化验值**（lab value）、诊断性检查结果等] 和**体格检查**（physical examination）。完整且相关的患者病史记录对于正确进行患者评估是至关重要的。通过收集这些信息，药师可以建立适合其特定环境的患者档案，收集并输入信息存档，然后用于评估患者并制订**监护计划**（care plan）。

作为患者问诊的一部分，药师需要确定以下内容：①患者寻求治疗的原因；②目前出现的症状（如提出具体的主诉）；③**病史**（medical history）；④**用药史**（medication history）。

在确定患者寻求治疗的原因时，必须考虑患者的想法。患者的治疗目标需要优先考虑，可以与药师协商，共同制订监护目标。将患者的治疗目标纳入药师的评估内容中，可以在治疗计划的实施进程中建立信任感并创造共同的价值。

症状评估（symptom assessment）可以通过多种方式进行，但需要收集的关键信息仍相同：疾患部位，改善或导致症状恶化的因素，症状严重程度以及其症状的临时发作。可通过适当问诊，来发现每个问题的原因，以便药师可以更好更全面地了解患者的主要症状。读者可参考第 2 章对症状评估内容进行深入讨论。

全面而完整的病史采集包括当前和正在治疗的疾病问题，已解决的疾病问题以及手术史（手术史是该过程的重要环节）。在某些情况下，药师可能需要应用**体格评估**（physical assessment）技能（第 3 章）来评估患者当前的健康状况、疾病症状，甚至是药物治疗的安全性和有效性。是否需要进行体格评估取决于患者的**主诉**（complaint）、寻求就诊治疗的原因以及提供治疗的环境。

显然，完整的用药史是药师真正关注的信息，但是药师必须确保自己掌握了患者用药的方方面面。具体来说，用药史需要包括当前和过去的**用药清单**（medication list）、过敏史、不良反应情况、免疫接种情况和患者依从性。通常，患者不会把**天然保健品**（natural health product）或非处方药作为药物清单的一部分，药师应特别询问患者是否使用过这些产品。还应考虑可能影响药物治疗的其他因素，例如生活史（烟草、酒精和娱乐性用药信息）和相关的饮食信息。诸如生活史之类的信息可能并不总是相关。因此，在提出相关问题之前，需要做出一些判断。此外，不应该以任何判断性的语气询问患者这些问题，以再次确保患者与药师双方建立信任关系[6]。

在问诊结束时，药师应该能够确定患者的病情（就患者的主诉和症状而言）以及患者的主要顾虑。从这一点上来说，药师可以专门评估患者的用药情况。表1.1总结了患者病史采集的各个要素。

表1.1 患者病史采集的各个要素汇总

病史采集要点	详述
现病史	评估患者主诉和出现的症状 按SCHOLAR流程询问患者（见第2章）
病历和既往史	当前疾病、既往疾病 住院以及手术情况
用药史	当前用药情况：适应证、用法用量、疗程（对应关联当前疾病） 依从性 既往用药情况：非处方药物（包括膳食补充剂、替代药物、维生素、矿物质）以及OTC药物的使用情况 免疫接种情况
过敏史	包括过敏情况（发生日期、发病、症状、治疗结果）
生活史	生活方式的认知（饮食、运动、生活条件） 精神活性物质（咖啡、酒精、烟草、娱乐性用药等）
家族史	直接亲属 关注家族关联的疾病诸如心血管疾病、糖尿病以及肿瘤等
实验室检查	全血细胞计数、电解质、肾功能［包括肌酐清除率（CL_{Cr}）］、肝功能、微生物培养等
系统评估	评估皮肤，头部/神经，眼睛/耳朵/鼻子，颈部，胸部/肺，心血管，胃肠道，泌尿系统，肝，肾，生殖系统，肌肉，骨骼，内分泌系统

药物治疗评估

采集患者信息后，药师必须确定患者当前的药物治疗是否适宜。药师对患者服用的每种药物都应考虑如下4个主要问题：

- 这种药物有临床用药指征吗？
- 这种药物有效吗？
- 这种药物安全吗？
- 患者是否坚持使用这种药物？

可以使用缩写IESA来记住这些问题：**适应证**（indication）、**有效性**（effectiveness）、**安全性**（safety）和**依从性**（adherence）。另外，药师应考虑当前是否存在尚未治疗但可能需要药物治疗的疾病，因为缺乏针对该疾病的药物治疗也属于药物相关问题。

在评估适应证时，应明确说明患者服用每种药物的原因。此外，应根据临床实践、合并症和结局等相关指南，确定所用药物是否是疾病治疗的最佳用药。

对于药物有效性而言，最有意义的是判断患者疾病的重要结局和临床结局指标，以及这些结局是否已达成。这就涉及如何优化药物治疗的问题。如果药物治疗无效，则应考虑增加剂量或增加其他治疗。

在评估用药安全性方面，应考虑的主要问题是药物产生的不良反应，包括常见药物不良反应的总体概况，以及可能出现的罕见的危害性不良反应。询问患者"您是否出现药物副作用？"的问题并非总能给我们以帮助，因为患者可能不会将症状与药物关联起来。问题应针对具体药物提出。此外，在评估患者期间可以通过评估采集的合适实验室数据，来评价药物的安全性。药物相互作用也是完整评估**安全性参数（safety parameter）**的一部分，包括确定患者是否可能存在药物相互作用，以及如果还在持续使用发生相互作用的药物，则药物相互作用就可能更严重。

用药史还包括患者依从性的评估。在评估用药依从性时，药师应在用药期间询问患者遗忘服药的频率，诸如，在上周漏服了多少药片？这是一种相对非判断性的依从性评估方法，询问依从性时就做判断，可能会给出错误的答案。当患者表示有时不依从时，药师需要评估导致不依从的可能因素，以帮助制订克服不依从的策略，例如用药教育或用药提醒系统。不依从可能是由多种因素造成的，并且可能是有意或无意的。对不依从行为根本原因进行评估将有助于做出决策，以改善不依从的可能方式。依从性也可能是特指对某种药物的不依从。因此，全面评估依从性可能并不总能准确描述实际的用药情况，可能需要针对各个药物提出问题。实际上在患者问诊的初期，可能无法获取患者的依从性信息和评估药物治疗的安全性。有关依从性的更多详细信息请参见第2章。

在完成了4个用药评估的问题［适应证、有效性、安全性、依从性（IESA）］之后，下一步最简单的药物治疗评估方法是将疾病适应证（治疗条件）与药物联系起来。表1.2给出了一个药物治疗适宜性评估的示例。通过将疾病与药物关联起来，药师可以确定患者所有的疾病是否都得到了适当的治疗，或者所有药物是否都具有相关的适应证。另外，可以使用监测信息评估药物的疗效和安全性。这是评估个体患者药物治疗是否适宜的第一步。

表1.2 药物治疗适宜性评估的示例

适应证	用药	其他信息
高血压	氢氯噻嗪每天25mg	CL_{Cr} 75mL/min 血压 126/72mmHg 没有主诉头晕、摔倒 每月漏服一次剂量 （信息可用于评估药物治疗的有效性和安全性）

续表

适应证	用药	其他信息
季节性过敏	目前没有得到治疗 ——潜在的药物相关问题（DRP）	只发生于春季
目前不存在适应证的情况 ——潜在的DRP	奥美拉唑	一年前查出患有幽门螺杆菌感染 目前没有出现反流症状

在表1.2中，叙述了用药评估中的IESA问题，给出了一个应用于患者情景的示例。在此示例中，从评估血压（BP）的状况，可以确定氢氯噻嗪可用于治疗患者高血压以及氢氯噻嗪治疗的有效性。也可以进一步询问患者其他的不良反应（例如头晕）来进一步了解药物的安全性。评估中也提示了患者依从性的情况。从这4个维度的基本判断可以明显看出，目前患者并没有服用治疗季节性过敏的药物，但或许通过最初的患者评估，由于患者更愿意不服用任何药物，因此，确定没有用药。此外，可确定目前患者可能不存在服用奥美拉唑的适应证，并且可能需要重新评估。

通过对适应证、有效性、安全性和依从性4个方面需求的评估，可以列出潜在的和实际的药物相关问题。确认这些药物相关问题后，药师便可进入患者监护流程的下一步，这一环节就是拟定药学监护计划。

药学监护计划

制订药学监护计划的目的是让药师记录对患者的评估情况，以及形成一份解决和监测患者疾病状况和药物治疗的计划。监护计划可以使用多种格式，并且可以有各种模板来支持完成此过程。表1.3提供了一份药学监护计划模板的示例。药学监护计划不应与患者的其他监护记录分开存放，因为这份计划也是团队中其他药师或该药师所在医疗环境中的其他医务人员可能希望参考的记录性监护计划。

在创建患者档案之后，监护计划的主要内容应包括评估确认的药物相关问题，并且针对每个问题的目标（goal）、选择方案（alternative）和建议（recommendation）。目标是针对某一患者，而不仅仅是一个广泛的总体目标。例如，在考虑高血压的治疗目标时，可能需要考虑患者的合并症状况及当前指南要求的目标血压，还要考虑该患者的特定临床参数，如患者已经担心摔倒，却还在尽力降低患者的体位性血压，应该询问患者治疗的目标是什么，以帮助他们制订有意义的生活方式目标。并非所有的监护计划都需要其他治疗选择方案；然而，这是一个明确的方式遵从某人选择这种药物原因的思考过程。药师可以通过列出相关的适宜选择方案，以及每种方案优缺点的注意事项，公开确定最佳治疗的决策过程。然后，从这份选择方案清单中，确定给予的治疗建议。这意味着患者可能需要药物治疗、增加药物治疗或停止药物治疗。本节内容也谈及饮食和运动等生活方式的限定因素。还需要对患者进行有关疾病和用药的教育。这些建议应该简洁明了，并明确承担计划中各项工作的责任人。

表1.3　药学监护计划模板的示例

疾病和药物相关需求：首先列出每种疾病并确定其问题解决的优先次序，然后列出针对既定疾病确认的所有DRP。尽管某些疾病可能没有DRP，但仍需要一项监护计划，对患者进行持续的监测
药物治疗的目标：对每种疾病和/或DRP状态，设定预期的治疗目标/时间表 　目标：治愈，预防，缓解/停止进展，减轻/消除症状，使实验室数值正常化 　思考并与患者一起讨论，确定切实可行的目标。治疗的目标应该是可测量或可观察的参数，用于评估药物治疗的有效性和安全性
选择方案：对产生预期目标的相关药物与非药物治疗方案进行比较。列出每种治疗方案的利弊以及选择每种治疗方案的理由 　思考：适应证、有效性、安全性、依从性、成本/报销范围
建议/计划：与患者和其他医务人员合作，选择最佳替代方案并实施计划。并说明选择的理由 　思考： • 药物：正确的药物、制剂、给药途径、给药剂量、给药频率、服用时间表、疗程（持续时间）、药物治疗管理 • 非药物：非药物措施、患者教育、转诊患者

监测及随访评估

应该针对每个药物相关问题制订**监测计划**（monitoring plan）。根据情况，可能需要制订一个包含所有药物治疗问题和建议的监测计划，因为问题可能会有所重叠。例如，在合并的监护计划中，药师可以要求患者随访需要的各项实验室测定都在一个地方进行。这有助于确保随访参数的一致性，并且不会让患者在多个时间点进行血液检查或多次找医师就诊。

在监测时，应提及治疗有效性和安全性的具体参数。**有效性参数**（efficacy parameter）直接与治疗目标和目标的结局相关。安全性参数通常涉及药物的副作用。患者的体征、症状以及实验室参数都可用于评估药物治疗的有效性和安全性。

此外，重要的是要明确谁负责实施患者随访。在法律执业范围内，药师可以给患者下医嘱进行实验室检查，药师也可以对患者实验室结果进行随访，但并非总是如此。除了明确负责随访工作的人员外，还需要确定监测每个参数的时间范围。可以通过随访患者发现各种问题的原因，评估患者治疗是否达到目标和结局，评估药物治疗的有效性、药物治疗的安全性以及可能产生的新的药物相关问题（适应证、有效性、安全性和依从性）。因此，随访应被认为是监护患者用药疗效的重要环节。

表1.4中的示例包含一份完整的监测和随访计划。本示例是根据患者疾病制订的监测计划。

表1.4 监测及随访计划示例

疾病	监测参数	频率	理由
高血压（服用雷米普利治疗，每天2次，一次5mg，口服）	有效性：血压<120/80mmHg	患者每天在家监测血压；家庭医师每3个月随访一次，药师续方调剂药物时监测一次	依据患者的合并症确定治疗目标
	安全性：检测血钾、血清肌酐（SCr），检查是否咳嗽	初始服用雷米普利后一周，改为必要时服用	
糖尿病（服用二甲双胍，每日2次，一次750mg，口服）	有效性：糖化血红蛋白<7%	每3个月由药师监测一次	按各病种指南，设定目标糖化血红蛋白值
	餐前空腹血糖：4～7mmol/L 餐后血糖：5～8mmol/L	患者每周监测3次血糖	
	安全性：胃肠道不适，诸如腹泻	药师在每次患者续方调剂时询问	

记录文档

监护计划旨在作为药师专用的一个工具，而**记录文档**（documentation）则旨在成为提供患者监护的法律文件，并告知其他医务人员药师对患者的监护情况。通常，监护计划会明显长一些和更为完整，而记录文档说明会更简短明了。基于以下原因，记录文档是必不可少的：

- 帮助维护患者安全；
- 遵守法律要求；
- 避免重复工作；
- 促进沟通；
- 遵守不同法律下的实践规范；
- 促进质量保证。

记录文档可以采用多种格式，例如配药软件中的一份快速记录档案，或仅涉及某一关心问题的更长征求信函。记录档案可以是结构化的（例如DAP、SOAP），也可以是非结构化的，例如侧重于完整的用药史或仅针对一个具体问题（例如评估用药等级）的。可以假定仅记录已治疗的情况，如果没有记录监护治疗的情况，则等于没有实施任何监护服务[5]。执业药师使用的记录文档格式非常依赖于执业地点、对执业地点的要求以及各个执业者之间沟通的治疗情况。

结构化记录文档

通过使用**结构化格式**（structured format）来帮助指导建立文档，药师可以确保记录患者的基本信息。在实践中使用两种通用格式：DAP记录格式和SOAP记录格式。DAP记录模板包括数据、评估和计划。其他类型的**结构化记录文档**（structured documentation）可以是在老人护理机构和医院中经常使用的提前打印的表格，例如**用药重整表**（medication reconciliation form）或**过敏评估表**（allergy assessment form）。

DAP格式和SOAP格式之间的区别在于，在SOAP格式中，数据信息要进一步分为主观信息和客观信息。信息资料包括在患者问诊中讨论相关问题时，采集的简明摘要信息。已完成患者评估相关的信息是唯一应包含的信息；可能涉及太多没有直接关联记录目的的信息会使DAP记录过长。冗长的记录档案可能会造成医疗团队其他成员无法阅读。记录的信息部分要包括患者的目标和偏好等其他信息。

记录档案中的评估内容是指药师评估患者并确认存在的药物相关问题以及给出评估的依据，包括药师对所提供信息数据的专业解释。给予的文字解释应明确，以便其他医务人员可以理解评估结果，了解监护计划。

该计划包括针对问题的具体建议，以及随访和监测的指标。建议或处方决策应包括给药剂量、给药途径和疗程（持续时间）。建议还可以包括非药物的干预措施，例如生活方式干预。随访应明确随访各项工作的责任人，这样才不会重复工作。此外，还应明确监测和随访的行动时间表。框1.1和框1.2提供了DAP格式的两个示例。

框1.1 结构化记录文档

示例1：社区药房

2018年8月1日上午9：30：Rx # 1234567高血压新处方

信息资料：

- Y先生收到了医师开具的新处方，每天25mg氢氯噻嗪
- 最近3次在药房就诊时测量的平均血压：

150/82mmHg（2018年5月）；

153/79mmHg（2018年6月）；

157/90mmHg（2018年7月）。

- 血清肌酐（SCr）85μmol/L，肌酐清除率（CL_{Cr}）95mL/min，血钾4.2mmol/L（前一天完成的实验室化验）
- 没有其他用药或疾病（治疗条件）
- 患者对自己开始定期服药感到担忧

用药评估：

- 氢氯噻嗪是高血压的一线治疗药物，给药剂量合适。患者的治疗目标是血

压<140/90mmHg。

　　监护计划：

　　• 在1周内，药师需要检查患者的血清肌酐（SCr）和血钾（K$^+$）情况

　　• 下一次续方配药后的1个月内，药师需要评估药物治疗的安全性，重点检查是否出现头晕以及直立性低血压

　　• 下一次患者续方配药时，药师需要测量患者血压并评估患者用药的疗效

　　• 药师已经指导了患者如何正确服药以及如何应对常见的不良反应；并讨论了患者初期对长期用药的担忧，给予一些建议，以确保依从用药

　　• 患者在下次续方配药之前，第一周需要每天在家监测血压，之后每周监测几次。如果有任何疑问，请患者致电药师

框1.2　结构化记录文档

示例2：住院患者

　　药师的档案记录：万古霉素

　　信息资料：患者47岁女性（70kg,176cm），在6天前因脑外伤入院。3天前，由于MRSA医院获得性肺炎，开始使用万古霉素。

　　生命体征（当天）：最高体温37.2℃（原为38.7℃）；血压138/75mmHg；心率75次/分；呼吸频率13次/分；目前患者的血氧饱和度为95%（3天前吸氧4L）。

　　实验室化验：血清肌酐75μmol/L（稳定）；肌酐清除率约87mL/min；血液尿素氮7mmol/L；白细胞计数逐渐下降（19×10^9/L→13×10^9/L→9×10^9/L）；中性粒细胞计数逐渐下降（14×10^9/L→10×10^9/L→6×10^9/L）。

　　微生物学检查：痰培养（4天前）：MRSA对万古霉素敏感性3+。

　　胸部X线片（3天前）：左下叶肺炎。

　　当前的抗生素治疗：万古霉素1g iv q8h（从3天前开始，给药时间00:30、08:30、16:30）。

　　当天00:02患者万古霉素浓度水平是17mg/L（第6次给药之前）。

　　患者评估（A）：该患者诊断为MRSA肺炎，可选用万古霉素治疗。在第6剂给药前检测万古霉素稳态血药浓度水平，结合该患者的体重与肾功能情况，其治疗MRSA肺炎，万古霉素血药浓度需控制在15～20mg/L范围内。同时关注患者临床症状是否改善（如有无发热，需氧量减少，白细胞和中性粒细胞的情况）。

　　监护计划（P）：目前继续使用万古霉素。

　　静脉给药每次1g，每8小时一次，共14天。只要患者进行万古霉素治疗，医疗团队就应每周监测SCr和全血细胞计数（CBC）至少2次。必要时，药师需要

> 随访并酌情监测万古霉素浓度水平。
>
> MRSA（耐甲氧西林金黄色葡萄球菌）。

非结构化记录文档

在某些情况下，不需要完整的DAP记录，例如澄清既往医嘱的记录、随访记录、过敏性评估、肾功能剂量调整等。药师应根据自己的专业判断，确定何时适合**非结构化记录文档**（unstructured documentation）。如果有疑问，可使用结构化记录的注释，这样可以确保记录文档的完整性。

所有形式的记录文档中都应考虑的一些关键要素是：

- 及时记录。理想情况下是在监护期间或之后立即记录。
- 简明扼要。注意事项应简短明了。
- 完整性。不应假设缺少信息。
- 避免使用引起风险的缩写（例如，使用"每日"而不是"QD"）。
- 使用专业的语气，避免使用诸如不合适、不必要等术语；避免使用判断性语言或指责性语言。

结论

利用结构化流程记录患者监护状况，可确保药师的记录既详尽又完整，并确定所有实际的和潜在的药物相关问题。用药评估从问诊患者开始，并创建一份患者药历档案，其中包含患者既往史和用药史等所有相关详细信息。从那里，药师可用以下4个维度来评估药物治疗：适应证、有效性、安全性和依从性。经过初步评估后，可以制订监护计划（包括建议）并在适当的随访和监测下实施。记录文档是必不可少的，因此任何执业者都可以对所提供的医疗服务负责。这些是患者监护流程的基本要素，也是药师提供药学监护的核心。

参考文献

1. Tsuyuki RT, Al Harmarneh YN, Jones CA, Hemmelgarn BR. The effectiveness of pharmacist interventions on cardiovascular risk: the multi-centre randomized controlled RxEACH trial. J Am Coll Cardiol. 2016;67(24):2846–54.

2. Tsuyuki RT, Houle SKD, Charrois TL, et al. Randomized trial of the effect of pharmacy prescribing on improving blood pressure in the community. Circulation. 2015;132(2):93–100.

3. Tan ECK, Stewart K, Elliott RA, George J. Pharmacist services provided in general practice clinics: a systematic review and meta-analysis. Res Soc Adm Pharm. 2014;10(4):608–22.

4. Brown TJ, Todd A, O'Malley C, et al. Community-pharmacy delivered interventions for public health priorities: a systematic review of interventions for alcohol reduction, smoking cessation and weight management. BMJ Open. 2016;6(2):e009828.

5. Cipolle RJ, Strand L, Morley P. Pharmaceutical care practice: the patient-centered approach to medication management. 3rd ed. New York: McGraw Hill Medical; 2012.

6. Tietze KJ. Clinical skills for pharmacists: a patient-focused approach. 3rd ed. St. Louis: Elsevier Mosby; 2012.

第 2 章

患者评估的基本原则

Camille Yearwood, Lisa M. Guirguis, Sherif Hanafy Mahmoud

本章目标

1. 描述患者评估在药师实践中的作用。
2. 描述症状评估的步骤。
3. 药师在患者初次就诊和随访时都要表现出对慢性病评估的理解。
4. 将患者评估的原则应用于评估药物过敏、药物不良反应和药物相互作用。

背景介绍

　　作为医疗从业者，随着药师正越来越积极地参与基层医疗的患者监护工作，药师的角色正在逐渐发生变化。正是因为药师正帮助患者管理疾病及用药，提供**患者教育**（patient education）并参与开具处方和调整用药等临床工作，临床服务正在成为药师实践的前沿业务。患者可以到多种医疗场所，诸如到社区药房、医院和专科药房，得到药师服务。如此广泛的医疗环境给了药师更多的实践机会，从急诊到长期护理，药师都可参与到各种患者治疗的监护之中。药师参与患者监护对**临床结局**（clinical outcome）和患者治疗可以产生显著性的影响，并减少药物相关的不良事件。

　　药师是最容易向公众提供医疗服务的专业人员。患者经常会向他们咨询各种健康相关问题。多数问题是患者寻求治疗**急性轻微小病**（acute minor illness），要求药师帮助他们选择非处方药治疗这些小病。此外，患者经常到药房续方调配，也为药师提供了定期随访患者并参与患者**慢性病管理**（chronic disease management）的机会。最终，药师作为用药专家，在确保每个患者在其整个治疗过程中安全用药方面发挥着重要的作用。所有这些作用都需要药师熟悉并能够对患者进行评估。

　　患者评估是系统性采集信息的过程，同时还应用临床判断和治疗知识来确认患者实际存在和潜在的药物相关问题。采集的信息可以是客观的，诸如实验室化验值或诊断性影像结果，也可以是主观的，诸如从患者主诉获得的信息。患者评估是一项技能，需要有整理信息的过程以及对症状或疾病的了解。要求药师在整个评估过程中能够识别**危险信号**（red flag）以及患者个体的重要特征。利用这些信息，药师可以制订监护计划，并在适宜情况下对患者进行教育，给予用药或非药物治疗的建议，或转诊给另一位医务人员。尽管患者评估是一项临床任务，但由于患者是信息的主要来源，因此，需要强大的沟通技巧。具备以患者为中心的问诊能力并与患者沟通是药师在患者评估中不能忽视的另一个重要方面。

由于药师可能会遇到患者主诉各种各样的症状、疾病和用药情况，因此需要对不同类型的患者进行评估。当患者到药房就诊时，要求对自己的轻微小病（例如咳嗽）给予治疗建议时，药师需要进行症状评估。在初诊和定期随访时，药师可能需要对慢性病（例如糖尿病）患者的病情和用药情况进行评估。此外，患者评估包括对患者出现的不良反应、各种过敏症状以及可能存在的药物相互作用的评估。患者评估是药师实施患者监护的一项工作，并且在各种临床药学服务中发挥重要的作用。

本章概述了患者评估内容。可以在后续相关章节中参阅针对症状或疾病的患者评估内容。

建立信赖关系，实施有效的患者评估

患者评估不仅依赖于患者疾病、药物治疗、体格评估和实验室化验值等信息的采集，而且还依赖于患者对疾病的亲身经历和用药体验等信息的采集[1, 2]。这些信息通常分别称为**患病经历**（illness experience）和**用药体验**（medication experience），对于确认患者药物相关问题的原因很有价值[3]。史密斯以患者为中心的问诊方式是一种以循证为基础，采集既往生活体验以及生物医学信息的问诊方法[4]。该模型认识到收集患者的看法以及具体临床数据的复杂性。超过30年的研究表明，以患者为中心的问诊提高了临床药师的工作满意度，引导患者讲出更多信息，减少了医疗事故诉讼，提高了患者依从性，并改善了患者血压和糖尿病控制的效果[4]。

以患者为中心的问诊有3个主要阶段[4]。首先要鼓励临床药师与患者建立信赖关系，随后围绕患者制订问诊流程，以探讨患者的患病经历和用药体验以及对他们生活的影响。药师应引导患者分享他们的治疗故事，鼓励患者分享个人感受，回应患者情感，汇总患者信息，以检查其准确性。问诊可以临床问题为主，明确进入到下一阶段的话题，以获得患者既往病史和用药史，必要时进行体格检查。在最后阶段，药师可以共享患者信息并制订监护计划。

以患者为中心的问诊和患者评估的质量取决于药师和患者之间建立的关系。高质量的**医患关系**（physician–patient relationship）可以改善患者的健康状况，包括血压、**疼痛评分**（pain score）和**生活质量**（quality of life）等指标[5]。虽然尚无与之相比的研究可供药师使用，但患者已要求药师应该将他们作为个体看待。尽管并非所有患者都觉得很有必要与自己的药师保持持续的紧密联系[6-8]，但大多数患者都希望在与药师会面时药师能对他们感同身受并希望得到尊重[9]。与患者建立关系，取决于药师的心态以及强大的**沟通技巧**（communication skill）。

用心实践

目前已要求药师通过培养一种有意识的实践行为来提高他们的临床技能以及减少用药差错[10, 11]。**用心实践**（mindful practice）的品质包括观察自己的思想和判断，保持好奇心，并共情行事[12]。具体来说，Shoemaker建议药师在药学实践中应该倾听患者的叙述，尊重患者的个性，并对患者保持好奇心[13]。用心可以简单到在患者见面前做一次深呼吸来集中注意力，也可以延伸到正式的用心实践。《搜索自己内在的潜能》（*Search Inside Yourself*）[14]中概述了一种对专业人员实用的循证方法。在健康背景下，有限的研究表明用心实践可以减少医生的疲劳[6]并提高注意力[15]。

沟通技巧

强大的沟通技巧可以促进药师与患者建立治疗关系，这些技巧可以通过实践来习得[9]。药师进行自我介绍并花点时间闲聊，可以在接触的早期建立紧密关系。这些常规的问候仪式将患者视为独立的个体，有助于深入了解患者的治疗目标和**偏好**（preference）。药师应使用患者的名字，因为这表示对患者的尊重和认可，并可再次促进双方关系的建立。虽然这些想法有显而易见的好处，但在快节奏的实践中它们的重要性却很容易被忽略。

无论是在社区药房、医院还是诊所，患者常常认为药师是忙碌的，可能没有时间陪伴他们。掌握3种具体的技巧可以帮助药师有效地建立必要的关系：**确认时间**（acknowledgement of time）、建立**私密空间**（private space）以及**设定讨论议程**（agenda setting）。首先，尽管服务环境可能看起来很忙乱，但药师仍应暂停下来向患者确认时间。否则，患者可能将自己的担忧选择留到下次交流中。其次，药师可以提供一个私密交谈的区域（如果适宜）。许多患者不知道药师有自己的工作空间。但是，患者很清楚站在他们身后或旁边的人可能会听见他与药师的谈话。药师可以先说："您能否跟我一起到私密谈话区域，这样我们就不会被打扰？"第三，药师甚至可以为简短的对话设定讨论的议程，以确认患者的问题并防止最后出现重要的问题。药师可以简单地询问患者想谈论什么样的话题，跟进"还有什么"问题，直到提出所有的话题。然后，药师和患者可以就当前讨论的内容以及设定的计划达成共识。患者通常不愿意说出所有顾虑，因此药师应鼓励他们说出来，并帮助确定问题处理的优先级别。

症状评估

症状评估（symptom assessment）是药师采集患者正出现的症状（例如咳嗽、咽痛或头痛）的信息必须执行的一个过程。药师应在一次交班工作时间内对多项症状进行评估。患者通常会向药师咨询如何治疗轻微小病，并且想得到可选非处方药产品的建议。重要的是在药师着手采集患者症状信息之前，药师要得到患者简要的既往病史和用药史。这些信息可能会对药师在评估患者和最终建议期间需要问诊的问题产生影响。在整个症状评估过程中，药师应了解患者个体特征，这些特征可能会影响到药师的建议或计划。患者个体特征包括年龄、合并症、妊娠或母乳喂养状态以及用药史。当药师评估是否存在危险信号时，患者的个体特征也是很重要的。危险信号是一种症状或患者表现的特征，可以提醒药师患者可能存在相当严重的潜在问题，因此往往需要转诊给另一位医务人员。如这些危险信号也许是在50岁或更大年龄时新发头痛，或者腹泻伴便血。如果药师识别出这些危险信号，有必要告知患者需要进一步就诊治疗。药师还应建议患者，在急需得到医师的诊断时，需要与自己的家庭医生约诊或需要立即前往急诊治疗。有关这些症状的个体指征和危险信号，请参阅相关主题的章节。

实施完整的症状评估对于获取患者完整的症状、病史，识别危险信号并最终给予患者建议是非常重要的。尽管目标是实施综合评估，但综合评估可能需要的时间很长，且往往由于药房工作量或患者时间的原因而不太可行。这就是为什么在实施评估时，必须有一个确定的流程才能节省时间，做到有效收集和整理信息。整理信息的过程还可以帮助药师了解他们在评估过程中是否错过重要的信息，或者另一方面，药师也会重复提问，来得到已知信息。

患者评估应从药师自我介绍开始，以便患者知道他/她正在与药师交谈。下一步是确定患者的主诉及其寻求治疗的原因。在收集患者的病史之前了解主诉很重要，因为这可能有助于药师在进行其余评估时，提取患者病史或患者特征的关键信息。例如，如果患者患有便秘，在开始询问患者病史时，了解到他/她正在服用阿片类药物治疗慢性疼痛，那么，在症状评估时，就需要准备询问一些具体问题，以了解患者所患便秘是否与服用阿片类药物存在联系。

目前已创建了许多首字母缩写词来帮助医疗从业者记住评估的流程。首字母缩写词的示例包括LQQOSMA（位置、数量、质量、发作、环境、调整和恶化因素）、SOCRATES（部位、发作、性质、辐射、关联、时程、加重和缓解因素、严重性）和SCHOLAR。在本书中，将使用SCHOLAR。 SCHOLAR代表**症状**（symptom）、**特征**（characteristic）、**病史**（history）、**起病情况**（onset）、**部位**（location）、**加重因素**（aggravating factor）和**缓解因素**（remitting factor）。首字母缩写词中的每个类别都有其用途，有条理地完成每个步骤将有助于药师采集到完整的病史记录。第一个字母是S，表示症状，这是一个可以询问患者主诉以及可能遇到的任何其他症状的机会。下一个字母C是指特征，重点是患者描述的症状，而药师则应了解出现症状的特征和严重程度。评估这一部分内容也是一次以封闭式问诊患者是否存在或可能存在的具体特征的机会。在确定是否存在任何危险信号时，询问这些特定问题可能会有帮助。接下来是病史记录部分，其目的是确定患者已经出现症状的时间，以及患者之前是否曾患过这种小病。完整的病史记录有助于识别有关症状出现的时间或发生频率等危险信号。同样，如果患者在之前出现过相同的症状，询问过去尝试过的治疗方法以及方法是否有效也是有帮助的。起病情况是询问症状何时开始以及发作时间的详细情况。这包括患者症状出现时正做的事情，或者患者最近生活的变化。确定起病情况可以帮助找出最可能的原因，这可能有助于确定症状的治疗。部位旨在了解患者症状出现于身体的位置。如果患者症状明显（例如咽痛或耳痛），就无需询问疼痛的部位。但是，重要的是要知道症状部位以及疼痛是否正在扩散。加重因素和缓解因素探讨了促使症状恶化或改善的原因，以及此时患者是否尝试过其他治疗且是否有效。表2.1中列出了每个类别提问的示例。重要的是要注意，并非所有问题都关联到每次症状的评估。有关特定症状评估的问题，请参阅相关章节。

表2.1　SCHOLAR提问示范

评估内容	提问示范
症状（symptom）	您出现的主要症状是什么？您现在还出现什么其他症状？
特征（characteristic）	描述症状严重程度，以1～10等级表示，您觉得您的严重程度是哪个数字？这个症状出现的频率是多少？
病史（history）	您出现这个症状有多长时间了？过去您出现过这种症状吗？
发病（onset）	症状何时开始出现的？症状开始出现时您在做什么？症状是逐渐出现的还是突然发生的？
部位（location）	描述一下症状位置，症状是否从这个位置向外扩散？
加重因素（aggravating factor）	什么原因加重了症状？
缓解因素（remitting factor）	什么原因使症状缓解了？您是否尝试过其他方法治疗？

完成问诊流程后，药师应对患者出现的症状有清晰的了解。必要时，可能需要进一步问诊采集更多具体的信息。为了进行适当评估，可能需要收集其他信息，例如实验室测定结果。评估完成后，应向患者提供信息采集的简单摘要。摘要可以提高药师检查信息的准确性，可以帮助总结信息，并且可能有助于认知所需的其他信息。最后，询问患者是否还有想补充的可能遗漏的其他信息。症状评估完成后，药师就可制订治疗监护计划。该计划是针对患者及其症状，且可能包括药物治疗、非药物治疗或给其他医生的转诊建议。根据药师执业地点及其各自的执业范围，推荐的药物可以是OTC产品或处方药。

慢性病用药评估

初始评估

对于最近被诊断出患有慢性病的患者，药师在初始评估中发挥着重要的作用，因为诊断后患者通常会开始一种或多种新药物的治疗。无论是在社区药房还是在医院，新药都需要药师进行全面评估。该评估应从建立完整的患者病史开始。病史应包括患者基础信息、既往史、用药史、生活史和过敏史。尽管本节的重点是慢性病用药评估，但以下初始评估的概要也可以应用于短暂性疾病（transient illnesses）。患有急性疾病（例如感染或贫血）的患者也需要使用新的药物治疗，并且还需要药师进行**初步评估（initial assessment）**。药师有责任确保药物治疗正确的**适应证**（**indication**）、用药的**有效性**（**effectiveness**）和**安全性**（**safety**），并且确保患者的**依从性**（**adherence**）。IESA 是可以用来记住这四个评估参数的缩写。有关 IESA 步骤的摘要，请参见表2.2。

表2.2　慢性病初始评估步骤概述

适应证（indication）	确定为患者新开处方药物的原因 评估患者服用的药物是否有临床指征，当前是否需要药物治疗
有效性（effective）	评估处方药物是否是最佳治疗的选择 确定药物给药剂量是否适宜慢性病治疗 考虑患者的个体特征（诸如年龄、合并症） 创建监护计划监测药物治疗的疗效
安全性（safety）	评估处方药物的给药剂量和给药频率是否适宜适应证 按照患者的个体特征（诸如年龄、合并症、过敏），确定药物对患者是否安全 考虑药物相互作用的可能性 如果出现安全性问题，创建计划解决患者的安全顾虑 创建计划持续监测用药安全性
依从性（adherence）	患者是依从性问题的主要信息来源 药师的角色是帮助患者决策，以提高患者治疗的依从性

适应证

医师开具新药后，药师首先应评估患者是否存在新开药物的适应证。确定给患者开具这种新药的原因很重要。根据所开具的药物，可以对疾病做出假设，但询问患者是否知道适应证也很重要。由于许多药物可用于多种疾病的治疗，因此询问患者的用药时，可能会发现意想不到的指征（适应证）。诊断明确后，应根据慢性病对药物治疗的适宜性进行评估。获得现病史通常是有帮助的，因为更详细的病因史有助于初始评估和随访。然后，药师可以评估患者是否存在使用药物治疗的适应证

（临床指征）以及当前是否需要药物治疗。

有效性

药师在确认适应证后，下一步是评估药物是否有效。药物的选择要适合患者的病情。药师应评估处方药是否为最佳治疗的选择，这可以通过评估药物，以确定是否为一线治疗的选择。目前已发表了许多慢性病的临床指南，提供了针对该疾病一线治疗的循证推荐。在某些情况下，出于各种原因是有意不给患者开具一线药物治疗，应根据具体情况进行评估。如果药物是适合慢性病治疗的选择，则药师可以继续审核处方规定的剂量。为了使药物治疗有效，通常药物的给药剂量应在特定的剂量范围内。但是，请记住，推荐的药物剂量取决于疾病的类型和严重程度。此外，患者的个体特征可能会影响药物的给药剂量，因此也应予以考虑（在安全性评估部分中进行了讨论）。最后，处方者可以选择滴定给药剂量逐渐升至推荐剂量，以防止在治疗开始时产生不良反应。因此，原始处方剂量可能低于目标剂量。此时，药师还应考虑在治疗开始后监测药物疗效。监测计划可以包括来自患者的主观信息、实验室检查、诊断性影像结果或体格检查。药师应制订计划以监测药物疗效，并询问处方者是否计划进行随访。如果在初始评估的这一部分中，药师判断药物和/或其剂量方案不太可能是有效的选择，则下一步可能是调整处方或联系处方者。

安全性

初始评估的重要工作是评估新用药物的安全性。确保药物对患者安全是药师的责任。第一步是评估处方药的给药剂量和使用频率是否适合上述适应证。下一步是在既定患者个体特征的情况下，确定药物对患者个体是否安全。这些具体特征包括患者的年龄、合并症、过敏史和用药史。某些药物需要谨慎使用，或在特定疾病状态下禁忌使用，或在与其他药物同时使用时应关注安全性问题。与疾病相互作用的一个例子是在癫痫病患者中使用安非他酮（抗抑郁药），因为它可以降低癫痫发作的阈值，因此在这些患者中不能作为首选。患者的年龄很重要，因为这会影响药物的给药剂量或给药频率。例如，幼儿所需剂量通常与成人不同。患者合并症也可能影响给药剂量、给药频率以及药物选择。例如，肾功能不全的患者，如果医师开具了需经肾脏消除的药物，可能需要调整剂量。过敏可能是一个重要的安全隐患，药师在调配新药之前，需要知道患者是否过敏。此外，还应评估新用药物与患者其他药物的配伍禁忌。药物之间的相互作用可能发生在许多药物之间，并可能导致治疗无效和产生副作用。此外，应考虑的患者其他因素包括身体特征（体重、身高等）、以前用药的耐受性以及服药产生副作用的情况。如果药师担心该药物可能对患者不安全，则应制订治疗监护计划。该计划可能包括开具处方或推荐替代药物，调整剂量或用药频率，或者联系处方者。安全性评估的另一工作是制订监测计划。该计划可能包括将来的实验室检查，例如血清肌酐（SCr）或肝功能检查（LFT）。该计划应示意何时需要进行检测，以及确定负责下医嘱测试和解释检测结果的医务人员。本章后面将提供有关过敏、不良反应和药物相互作用评估的更详细概述。

由于患者开始接受新的长期药物治疗，因此慢性病的初始评估通常非常全面。许多患有慢性病的患者也服用多种其他药物，并且通常患有其他合并症，这就增加了药师评估的复杂性。这种互动关系应制订随访计划，并与患者就沟通方式（诸如电话联系、到药房就诊）和大概的随访时间（例如2周）达成协议。例如，开始使用降压药的患者可以在2周内计划进行随访，这样药师可以评估其初始疗效、不良反应的发展并解决患者的担忧或问题。

依从性

依从性是患者初始评估的重要内容，但往往被忽视。如果患者无法依从药物治疗，那么疾病治疗不太可能见效，也可能伤害患者。甚至在开始治疗之前，就有迹象表明患者可能会因各种原因，面临依从性的挑战。

- 给药频率（例如每天3次）。
- 忙碌的生活方式。
- 健康素养差。
- 语言障碍。
- 身体灵活性或自行服药的能力问题。
- 记忆力障碍或痴呆。
- 缺乏动机。
- 自我效能低。
- 缺乏对慢性病的了解。

患者将是依从性问题的主要信息来源，因为他们必须将按时服用新药纳入他们的日常生活。如果担心患者无法依从治疗，药师就应帮助他们集思广益，以支持患者做出选择。由于依从性可能是有意或无意的，因此可能对其中任意一种产生影响的因素都应成为评估的一部分。评估依从性时，考虑的一个重要因素是给药频率。例如，让日常繁忙的患者遵守每天3次服药的给药计划也许是困难的。其他考虑的因素可能包括患者的健康素养、可能的语言障碍以及患者自我用药的能力。用药依从性的问题也可能是由于患者缺乏对疾病的了解及其在用药过程中缺失自我管理。所有这些潜在原因都需要制订计划来帮助规避不依从的可能性。例如，该计划可能包括花时间写出针对患者用药的详细说明、使用说明书翻译器、采用铝箔泡包装的药物或与其他医疗人员合作，以协助患者有效服药。

患者教育对于增进患者理解疾病、了解药物的益处及不治疗疾病可能造成的危害是非常重要的一环。另一个不依从的常见原因是药物费用。药师应考虑患者用药的花费问题，以及患者是否有能力继续支付药物费用。如果这是一个令人担忧的问题，则可能需要考虑使用仿制药替代，更换价格较低的替代药物或寻找其他优惠的药品报销福利。治疗动机是影响依从用药的另一个关键因素，并且会在整个治疗过程中对疗效产生波动影响。慢性病的确诊和服用新药的初始阶段意味着将要求患者作出改变。这可能包括患者生活方式的改变，例如增加运动或改变饮食习惯，以及在其时间表中添加服用药物的事项。患者服药动机的改变可能是判定患者将来是否坚持治疗的一个监测指标。增强动机改变的技巧可能包括**激励式问诊**（motivational interviewing）[18]、患者教育，或将生活方式的改变分解成渐进式的小步骤。自我效能提升也可能是影响患者依从性的一个因素。如果患者不相信自己会成功改变生活方式，则可能从一开始就表现出受挫心态和缺乏动力。采用激励式问诊的类似技巧可以帮助患者提高**自我效能**（self-efficacy）。

随访评估

在患者初步诊断为慢性病并由药师进行初始评估后，则进行**随访评估**（follow-up assessment）。需要在整个疾病治疗过程中对慢性病患者进行持续性评估。患者通常接受长期治疗，在此期间，患者的病情、用药和生活方式以及患者对其疾病治疗的态度可能会发生变化。随访评估是要求药师评估患者药物治疗的状况，提供进一步的教育并讨论和解答患者的担忧、问题和想法。定期随访评估通常与患者到药房**续方配药**（medication refill）时间相一致。也可以在医院对先前诊断出疾病的患者或者在诊所对患者进行定期随访，但是与续方配药计划无关。通常在初诊后不久，就开始更频繁的评估，因为此时患者通常会有不少问题，而药师可以尽早解决患者的疑虑。同样，在患者治疗开始后，可能会发生许多**用药不良反应**（medication adverse reaction），这些反应尽快解决。由于存在患者安全风险，需要及时评估，且药物不良反应可能会造成患者依从性的下降。无论在疾病发展轨迹上的哪个时间进行随访评估，评估都应聚焦4个主要领域。这些重点领域包括依从性、**疾病控制**（disease control）、药物不良反应和**疾病并发症**（disease complication），可以记作随访评估的两个A（依从性和不良反应）和两个C（疾病控制和疾病并发症）。有关随访评估步骤的概述，请参见表2.3。

表2.3 慢性病患者随访评估步骤的概述

依从性（adherence）	不依从可能导致出现并发症并导致疾病失控 在与患者讨论期间，药师应不带偏见地与患者合作，以发现他/她的依从障碍并讨论可能的解决方案
疾病控制（disease control）	评估确定目前药物治疗特定慢性病是否有效 可以从患者那里收集客观信息（如实验室测试）和主观信息

续表

药物不良反应 （adverse reactions to drug）	在整个治疗过程中尽早评估 如果问题严重，可能需要更换药物、改变给药剂量或转诊给另一位医生治疗
疾病并发症（disease complication）	通常情况下，当前治疗无效或疾病正出现恶化的迹象需要重新评估当前治疗，可更换药物、改变给药剂量或添加新药物

依从性问题

如前所述，药师在评估患者对治疗的依从性方面起着至关重要的作用。药师可以评估患者对药物治疗和非药物治疗（例如生活方式的改变）的依从性。依从性很重要，因为患者不依从会引发并发症和疾病失控。重要的是，要注意依从性在整个治疗过程中都可能发生变化，这就是为什么应该在每次随访中都对其进行评估。依从性可以是有意的，也可以是无意的，但是在与患者的讨论中，药师不应有任何评判或批评。药师应与患者合作，发现他/她的依从性障碍，并讨论患者认为可能有帮助的解决方案，例如使用服药提示器或**剂量分装药盒（dosette）**等。

疾病控制

在每次随访中均应进行患者疾病控制状况的评估，因为可以从中发现患者当前药物和非药物治疗疗效的证据。评估的这部分内容可包括从患者那里采集的主观和客观信息。客观信息包括实验室检查（如糖尿病患者的糖化血红蛋白值）、诊断性影像结果或疾病事件的发生（如卒中、癫痫发作）。从患者那里收集信息通常是有助于评估疾病控制状况的信息来源。患者可以提供有关疾病症状的信息、家庭检测（例如测血压）信息以及他们对病情控制的想法。根据疾病的不同，评估可能更侧重于客观或主观信息。例如，为了评估高脂血症患者的疾病控制状况，药师可能只参考实验室结果即可。而对于患有慢性疼痛的患者，药师会依据患者对疼痛控制的描述进行疾病控制的评估。如果疾病没有得到充分治疗控制，则可能需要改变治疗方案，例如更换药物、调整剂量或添加其他治疗药物。

药物不良反应

药物不良反应通常在早期进行评估，但在整个治疗过程中也需要继续进行评估。开始治疗后数月至数年内一般不会出现某些药物的不良反应。药师在监测和管理药物不良反应中起到至关重要的作用。药物不良反应是安全性问题，可能会导致治疗依从性的下降，其范围从轻度到非常严重都有可能，因此需要予以解决。如果患者发生不良反应，则可能需要更改药物或剂量，如果不良反应严重，则可能需要转诊到另一位医生那里治疗。药师应注意引发患者转诊的危险信号，例如服用非甾体抗炎药（NSAID）的患者出现了便血。

疾病并发症

每次随访还应评估疾病是否引起其他并发症。疾病的并发症可能包括疾病事件的发生（如心肌梗死）或症状恶化。疾病并发症通常是当前治疗无效或潜在疾病发展的征兆。识别危险信号对于评估是否需要转诊到另一位医生那里治疗至关重要，例如糖尿病患者出现了糖尿病足溃疡。

随访评估使药师有机会继续评估患者的药物治疗和疾病控制状况。如果评估时患者没有任何顾虑，则本次评估通常简短，且无需进行任何方案调整。如果有问题或出现并发症，药师可以通过制订计划来解决问题，如既可以调整药物治疗方案，也可以将患者转诊给另一位医生治疗，或者可以对患者进行用药教育。

过敏反应评估

患者过敏反应情况应始终记录留存于患者的病历或药历之中。当药师遇到新患者时，药师必须确保采集到患者过敏反应的完整信息。同样，当给患者开具新药处方时，药师应该经常检查患者的过敏信息是否已更新，以便进行过敏反应评估。过敏反应评估用于确定患者的"真实"过敏情况及其伴随的反应。了解了患者的药物过敏情况后，药师才可以确保药物治疗的安全性。过敏反应评估不仅可以预防发病和死亡，还可以防止不必要地使用不太合适的替代药物。药物的不良反应或不耐受性常被误诊为过敏反应。确定患者是否"真正"对药物过敏也会防止处方医师避开选择可能对患者有更好治疗效果的某些药物。过敏通常表现为以下症状之一或全部：荨麻疹、皮疹、支气管痉挛、血管性水肿和/或过敏症。这些症状的存在是患者对药物过敏的证据。药物的不耐受（intolerances）被标记为过敏反应，通常与胃肠道反应有关，例如胃部不适、恶心、呕吐或腹泻。作为过敏反应报告的其他不良反应有头晕、嗜睡或谵妄。

当患者开始新药治疗时，药师应该掌握或整理患者的过敏反应和体验经历的不良反应清单。仅写下过敏清单而不确定患者出现过的症状是将药物不耐受错误标记为过敏反应的常见原因。药师还应询问患者生活中最近一次出现过敏反应的时间。时间段很重要，因为有些患者在成年后可能会出现过敏反应，例如青霉素过敏。另外，药师应建立症状时间表，包括给药日期、治疗时长以及发生过敏反应的日期。确定时间表有助于药师评估过敏反应是否可能是由药物或其他原因引起的。最后，药师应询问患者是否曾经对药物过敏进行过再激发（rechallenge）。如果患者确实再次接受了药物且没有出现过敏反应，则患者再次接受该药物可能是安全的。

如果确定患者以前对某药物过敏，那么下一步就是制订有关如何管理这一潜在药物相关问题的计划。如果反应是轻度的，例如轻微的皮疹，可以选择服药再激发过敏反应。如果患者愿意接受服药再激发，则药师应提供有关过敏反应的体征和症状的宣教，并在几天内对患者进行随访，以确保未发生任何反应。由于担心发生反应，患者可能不愿意服药再激发过敏反应，因此可能需要开具同等疗效的药物。如果先前的过敏反应很严重，例如血管性水肿、过敏症或Stevens-Johnson综合征，那么选择替代药物将是最安全的选择。但是，在某些情况下，所开具的处方药物是一种非常好，甚至是唯一的治疗选择。在这些情况下，可以进行风险-效益分析，如果获益大于过敏风险，则可以在医师的监督下进行医嘱脱敏。

评估过敏反应的另一个问题是检查是否存在**交叉过敏**（cross-sensitivity），即个人对一种药物发生变态反应则容易对化学结构相似的另一种药物产生过敏反应。有报道说药物之间存在交叉过敏反应，但风险通常很低。例如，对青霉素过敏的患者对头孢菌素过敏的风险小于2%[16]。药师应使用证据和临床判断来评估交叉过敏的风险。通常，交叉过敏的风险很低，药师可以按处方调配药物，并对患者进行变态反应体征和症状的宣教。如果既往药物过敏严重且与另一种药物之间存在交叉过敏则不可忽视，应进行风险-效益分析。

如果患者当前正出现过敏反应，则第一步是评估反应的严重程度。如果该反应可自行控制，例如荨麻疹或轻度皮疹，那么药师可以建议患者服用如苯海拉明这样的OTC药品。如果反应严重，诸如患者出现呼吸困难，则可能需要转诊给另一位医生处理。告知患者需要寻求其他治疗的紧急程度，如果过敏危及生命，应致电120。患者这次或下次到药房时，药师应与患者讨论反应的原因。询问患者最近的新用药物或药物变化可以帮助确定反应是否是药物引起的。任何药物过敏都需要与患者出现的反应类型一同记录到患者档案之中。药师还应告知患者提醒其他医疗人员。如果患者对一种药物产生过敏反应且尚未完成治疗过程，则需要做出继续或终止药物治疗的决定。决定取决于过敏的严重程度、患者的意愿以及剩余治疗时间。如果需要替代药物，则药师应与处方医师讨论替代治疗的方案，最好不要使用同一类药物。

以下列举了一些易导致过敏的常见药物。见到这些药物时，药师应特别注意进行过敏评估：

- 乙酰水杨酸
- NSAID
- 抗癫痫药
- 磺酰胺
- β-内酰胺类
- 阿片类药物

值得注意的是，未列出的其他药物也可能导致过敏反应，以及诸如使用乳糖为填充剂的药物。对患者宣教有关过敏反应的体征和症状可能会提高患者识别反应并更快寻求治疗的能力。

药物不良反应评估

　　药物不良反应（adverse drug reaction，ADR）是指机体在标准治疗剂量下对药物产生的不良反应。作为药物专家，药师必须注意预防患者出现ADR并制订建议和计划，以帮助避免ADR的发生。为了避免潜在ADR，药师可以采取的关键措施是采集患者完整的病史，进行症状的评估或慢性病的用药评估。对这些因素的理解可以促使药师在患者开始治疗之前就发现可能存在的药物相关问题，药师可以根据这些存在的问题调整治疗方案。患者的个体特征（如年龄、体重）可能会影响给药剂量或诱发ADR。例如，老年患者服用佐匹克隆等镇静剂可能会出现跌倒等药物不良反应。当患者开始新药治疗时，药师应始终对患者进行常见ADR和潜在严重ADR的宣教。应制订监测计划，如要下哪些实验室检查医嘱、由谁随访检查结果以及随访的频率。每次随访都需要询问患者是否注意到任何ADR。因此可以采取开放式或封闭式询问药物常见的特定ADR问题。患者出现的任何ADR都应始终记入他/她的药历，并附上药物名称和具体反应。

　　如果患者在随访期间来到药房或前来讨论可能的ADR，则需要进行评估以确定不良反应是否是药物诱导产生的。有几个因素可以确定患者所出现的症状是否可能是ADR。

　　● 时间性（temporality）。药师对出现的反应有清晰的了解后，就可以开始确定反应是否是由药物引起的。如果患者最近刚开始使用一种新药或刚调整了用药剂量，则药师可能会怀疑是ADR。要确认药物是导致不良反应的原因，必须有一个与不良反应出现相符的时间表。另外，如果患者在开始用药之前已出现了这种症状，那么患者刚使用的药物不可能是引起反应的原因。然而，重要的是要记住，ADR可能在用药开始后数月至数年才发生。

　　● 报告的反应应与药物可能的不良反应相吻合。另一个考虑因素是检查反应或反应的方式是否与文献描述的及先前已报道过的内容相符。

　　● 基于药物的作用机理，发生的反应在生物学上是合理的。

　　● 停药后报告的反应消失或逆转。

　　● 对于患者自报的不良反应，没有其他的解释。

　　药师评估之后，可以确定不良反应与药物相关的可能性。表2.4描绘了诺氏（Naranjo）药物不良反应评估量表，该工具用于检查不良反应是否是药物诱导的可能性[17]。基于量表计算出的分数，药师可以将其标记为确定、很可能、可能或不可能。如果症状或反应不是由药物引起的，则应该做出评估，以帮助确定其原因，并制定治疗或转诊计划。

　　ADR的发生可能与剂量有关，也与剂量无关。ADR可被归入以下类别：

- 过敏反应（与剂量无关）。
- 特异质（与剂量无关的不可预测反应）。
- 药物毒性（通常与剂量有关；发生药物过量）。
- 副作用（可能是急性或慢性的；剂量相关或与剂量无关）。
- **药物戒断症状（drug withdrawal symptom）**。
- 药物相互作用（请参阅下节）。

表2.4 诺氏药物不良反应评估量表

问题	是	没有	不知	得分
1.关于本次ADR，以前是否有结论性报告？	+1	0	0	
2.本次ADR是否是在服用可疑药物后发生的？	+2	−1	0	
3.本次ADR是否在停药或应用拮抗剂后得到缓解？	+1	0	0	
4.本次ADR是否在再次使用可疑药物后重复出现？	+2	−1	0	
5.是否存在其他原因能单独引起本次ADR？	−1	+2	0	
6.本次ADR是否在应用安慰剂后再次出现？	−1	+1	0	
7.药物在血液或其他体液中是否达到毒性浓度？	+1	0	0	
8.本次ADR是否随剂量增加而加重，或随剂量减少而缓解？	+1	0	0	
9.患者是否曾接触了同种或同类药物并出现过类似反应？	+1	0	0	
10.是否存在任何客观证据证实本次ADR？	+1	0	0	
总得分				
总得分	解　释			
≥9	因果关系确定			
5～8	很可能有关			
1～4	可能有关			
≤0	不可能有关			

注：经授权引自 John Wiley and Sons，Naranjo CA et al [17]。

　　一旦确认了ADR，药师就可以制订管理计划。如果反应轻微或已知是短暂的并且患者也愿意继续治疗，则该计划包含继续药物治疗及对患者进行用药教育。某些ADR也可以通过患者教育来解决，例如，ADR可能是因患者用药方式不对引起的。有些药物要求患者将药物与食物一起服用，以避免胃肠道不适。评估患者是否正在随食物一起服用药物可能是找到简便解决ADR的关键。其他计划可能包括降低剂量或建议替代疗法。如果临床上需要使用引起ADR的药物，并且没有其他治疗选择，则应进行风险-效益分析，以确定继续服用该药物对患者的获益是否大于药物造成的危害。无论何种建议，都应将计划记入患者药历之中，以备今后参考。之后，如果为患者开具同种或同类的处方药，再激发ADR的可能性则取决于原始发生ADR的严重程度、用药的必要性、治疗可用的其他选择以及与患者共同决策等因素。

药物相互作用评估 --------------------------------

药物相互作用

当一种药物影响另一种药物的药代动力学或药效学特征时，就会发生**药物相互作用**（drug-drug interaction）。药师在确认和管理药物相互作用中起到关键作用。药师评估药物相互作用，需要了解患者完整的用药史，包括处方药和非处方药以及膳食补充剂和维生素。药物相互作用可以通过多种机制发生。常见的药物相互作用是一种药物通过抑制或诱导诸如细胞色素 P450 酶（CYP450）来改变另一种药物的代谢。药物还会影响吸收、分布和排泄等其他药代动力学特性。此外，对药效学产生药物相互作用也是可能的。同时服用各种药物可能会产生**协同**（synergistic）、**拮抗**（antagonistic）或**二次效应**（*de novo* effect）的作用。无论是哪种机制，药物相互作用都可能有害，使诸如不良事件或治疗失败的风险增加。药师在评估患者服用的各种药物是否存在潜在的药物相互作用，以防止药物相互作用对临床产生重大影响方面起到重要的作用。由于存在如此多的联合用药，药师很难熟悉所有可能的相互作用。然而，重要的是，必须让药师在执业场所中接受常见药物相互作用的教育。同样，为了帮助药师，大多数药房都有药物治疗管理软件，可以识别潜在的药物相互作用并提醒药师进行评估。

药物相互作用的程度从不具临床意义到严重不等。药师需要能够识别这种相互作用影响的程度，并能制订适当的计划。通常，不具临床意义的相互作用不需要干预。一种处理某些药物相互作用的方法是将两种药物的给药时间错开。许多药物相互作用是由于药物改变了胃肠道的环境或通过结合或螯合作用而影响了另一种药物的吸收。如左甲状腺素与含钙或铁的药品一起服用时，会降低左甲状腺素吸收，因此，这两种药物需要间隔4小时分开服用。药师能够识别相互作用并制订适当的计划是至关重要的，尤其是某些药物相互作用可能是严重甚至是致命的。应对发生严重药物相互作用的策略，可能包括将药物更换为安全的替代品，或采取间隔一段时间分开给药的方式。举例来说，西地那非和单硝酸异山梨酯合用时，两药相互作用具有明显临床意义，可出现危险的降压作用。对于存在这种潜在的相互作用药物，患者必须至少间隔24小时分开服用两种药物。有些严重的相互作用可能涉及多种药物，而添加另一种药物则可能成倍增加不良事件发生的风险。这种情况的例子是多种药物合用导致QT间期延长（经校正QT间期）的潜在致命风险，如昂丹司琼、西酞普兰和喹硫平。如果患者必须同时使用这些药物，则通常需要做一次基线心电图（ECG）检查。药师确认存在可能的药物相互作用后，应采取适当的干预措施。干预措施可能包括患者教育，药物替代或剂量调整，进行患者基线状态检查（如ECG），治疗药物监测或联系处方医师。药师在决定采取干预措施时，还应考虑患者的个体特征。**年迈、多重用药（polypharmacy）**和基线因素（例如肝肾功能）可能会影响患者发生药物相互作用的可能性。

理想情况下，药师可以防止药物相互作用的发生。然而，并非所有药物相互作用都可以避免。因此，药师将面临患者正在出现已经发生过的药物相互作用的情况。如果患者服用1种以上的药物，则药师应将药物相互作用视为不良事件的潜在原因。检查患者的药物清单，并且询问其是否在服用非处方药和膳食补充剂，将有助于药师排除潜在的相互作用，更彻底地查清问题所在。如果认为药物相互作用是该问题的原因，则应采取措施解决药物相关问题。如果相互作用严重，患者可能需要立即就医，则需要转诊。

有很多药物可能存在药物相互作用。表2.5列举了部分已知引起药物相互作用的药物类别或膳食补充剂类别。受到药师执业地点的影响，有些药物可能经常见，有些则很少见。药师应自己熟悉执业场所里经常发生药物相互作用的药物。请注意，列出的药物类别中并非所有药物都可会引起药物相互作用，并且同一类别中的每种药物可能不会产生相同程度的相互作用。

表2.5　部分产生药物相互作用的药物类别

抗凝药	氟喹诺酮类抗生素
抗抑郁药	HMG-CoA 还原酶抑制剂
抗癫痫药	大环内酯类抗生素
抗肿瘤药	蛋白酶抑制剂
抗排斥药	圣约翰草
抗结核药	

药物-食物相互作用

药物-食物相互作用（drug–food interaction）的评估方法通常不同于药物相互作用或药物-疾病相互作用的评估方法。初始开具处方时，药师可以识别潜在的药物相互作用或药物-疾病相互作用。药师可以根据这次初始评估制订调整药物、剂量或疗程的计划，因为他们可以查阅到患者的用药情况和病历。另外，由于无法获得患者的完整饮食史，药师无法对药物与食物是否存在相互作用进行类似的评估。在初始用药时，药师可以向患者询问饮食和餐饮安排的问题。然而，大多数药师的职责是向患者提供有关潜在药物-食物相互作用以及如何降低这种风险的教育。例如，利塞膦酸盐需要在进食前30分钟服用。药物与食物之间相互作用的程度可能从轻度到严重不等，具体取决于相互作用的类型、药物与所摄入特定食物的数量。药物-食物的相互作用主要是指食物对药物吸收的影响，包括固体食物以及饮料（如果汁和酒精）。有些药物（例如阿莫西林/克拉维酸盐）与食物同服时能更好地吸收，建议这些药物与餐食同服。另一些药物与食物一起服用时，吸收较少，应空腹服用，如双膦酸盐。食物还可能影响药物的代谢，并可以充当酶的诱导剂或抑制剂。记录最多的是葡萄柚及其对酶CYP3A4的抑制作用。抑制CYP3A4会降低经CYP3A4代谢的药物的代谢，例如辛伐他汀、他克莫司和非洛地平。食物还可能增强某些药物的作用或副作用，例如增强酒精和苯二氮䓬类药物的镇静作用，或抵消药物的作用，例如富含维生素K的食物和华法林合用时。临床上一个显著的药物-食物相互作用的实例是甲硝唑与酒精的合用。这种合用可引起双硫仑样反应（disulfiram-like reaction），产生恶心、心动过速和低血压等症状。甲硝唑和酒精合用的例子表明，当患者开始服药并可能发生药物-食物相互作用时，药师对患者的用药指导和教育非常重要。

表2.6中列举了常见药物-食物相互作用相关的食物和饮料。该清单并不详尽，但提供了药物与食物或饮料存在相互作用的示例。

表2.6 食物-药物相互作用的示例

食物或饮料	药物及其相互作用机制
酒精（许多酒精饮料含有酪胺；参见含有酪胺的食物）	抗癫痫药（如卡马西平）、苯二氮䓬类、麻醉性镇痛药（如吗啡）、镇静剂（如佐匹克隆）：协同效应导致不良反应风险增加，如中枢神经系统抑制 异维A酸：可能增强药物的副作用，如增加甘油三酯浓度升高的风险 甲硝唑：可能增强酒精的副作用，并可引起双硫仑样反应
咖啡因	环丙沙星、氟伏沙明：可提高咖啡因的血药浓度 锂：降低药物的血药浓度，从而降低药物的疗效 氯氮平：血药浓度升高，导致可能的毒性 茶碱：协同作用导致不良反应风险增加
高钙食物（如牛奶）	别嘌呤醇、双膦酸盐、头孢呋辛、达比加群、福辛普利、左甲状腺素、喹诺酮类抗菌药、四环素类抗菌药：可降低药物的吸收和血药浓度，降低疗效
高钾食物（如香蕉）	ARB、ACEI、保钾利尿药：可增强高钾效应，可引起肌无力、疲劳、心律失常和心动过缓等不良反应
酪胺含量高的食物（如浓奶酪或陈年奶酪）	MAOI：可能导致高血压危象
富含维生素K的食物（如深色绿叶蔬菜）	华法林：可能降低抗凝治疗效果
葡萄柚（含果汁）	胺碘酮、氯吡格雷：可降低血药浓度，降低疗效 抗排异药（如西罗莫司）、DHP钙通道阻滞剂、HMG-CoA还原酶抑制剂：可能增加药物的血清浓度，导致可能的毒性

注：ARB—血管紧张素Ⅱ受体阻滞剂；ACEI—血管紧张素转换酶抑制剂；MAOI—单胺氧化酶抑制剂；DHP—二氢吡啶；HMG-CoA—3-羟基-3-甲基戊二酰辅酶A。

药物-疾病相互作用

药师还需要注意可能存在的**药物-疾病相互作用**（drug-disease interaction）。药物-疾病相互作用是指药物与患者的一种或多种合并症产生的相互作用。它可能导致药物作用增加或降低，疾病加重、并发症发生，或者导致药物不良反应。准确的药物-疾病相互作用评估需要完整的病历和用药史。如果可能发生药物-疾病相互作用，则应制订计划，其中可能包括更改药物或剂量，或者仔细监测疾病。在临床中可能产生这种相互作用的一种病症是肾功能不全。肾功能损害会严重影响经过肾脏排泄药物的清除效果。对于肾功能下降的患者，通常建议调整给药剂量或避免使用药物。此外，某些药物可能具有肾毒性，应谨慎使用。对于肾功能受损且服用经肾清除或有肾毒性的药物的患者，药师应在整个治疗过程中定期评估其肾功能状况。

表2.7列举了一些常见的药物-疾病相互作用。该表并非详尽无遗，旨在列举一些药师在临床中可能遇到的药物-疾病相互作用的实例。重要的是，要注意，OTC也可能存在药物-疾病相互作用。药师对患者的用药指导很重要，应询问患者是否正在使用非处方药或草药。慢性病的初始评估提供了一个可以教育患者应该避免使用的OTC的机会。

表2.7 药物-疾病相互作用的示例

药物	疾病
抗胆碱药	便秘：由胃肠蠕动减慢和肠道分泌物减少所致 痴呆症：有可能导致更重的认知能力下降 青光眼：可缩小眼睛引流角，阻止眼液从眼睛流出，导致眼压过高 前列腺增生：减少膀胱肌肉收缩，可加重前列腺增生症状
非甾体抗炎药	高血压：会升高血压 消化性溃疡病：降低前列腺素水平并损害胃、十二指肠黏膜 慢性肾脏病：降低前列腺素水平，导致血液流量和肾脏供氧减少
安非他酮	癫痫发作：可以降低癫痫发作的阈值
苯二氮䓬类	痴呆症：增加精神错乱和谵妄的风险 跌倒：会导致镇静和白天嗜睡；这种风险在老年患者中最高
β受体阻滞剂（特异性非心脏选择性β受体阻滞剂）	哮喘：可导致支气管收缩和哮喘症状恶化
非DHP钙通道阻滞剂	心力衰竭：减弱肌肉收缩的力量（有负性肌力作用），会加重心力衰竭症状并使病情恶化

注：DHP—二氢吡啶。

结论

随着药师业务范围的扩大和临床角色的出现，药师每天都要面对患者各种症状以及急慢性病，并对患者实施评估。药师可以做到个性化实施患者评估并使其适应特定的实践需求。他们需要确保每位患者在服用每种药物时，适应证合适，药物安全、有效，且患者可以依从治疗。药师实施的患者评估对患者安全、临床结局和改善以患者为中心的治疗监护起着重要的作用。本书中后续的章节提供了一套患者评估的详细方法，重点是个体症状或慢性病的评估，然后是患者评估中的专科问题。

参考文献 --

1. Cipolle RJ, Strand LM, Morley PC. Pharmaceutical care practice: the patient-centered approach to medication management. New York: McGraw-Hill Medical; 2012.

2. Ramalho-de Oliveira D, Shoemaker SJ, Ekstrand M, Alves MR. Preventing and resolving drug therapy problems by understanding patients' medication experiences. J Am Pharm Assoc. 2012;52(1):71–80.

3. Shoemaker SJ, de Oliveira DR, Alves M, Ekstrand M. The medication experience: preliminary evidence of its value for patient education and counseling on chronic medications. Patient Educ Couns. 2011;83(3):443–50.

4. Fortin AH, Dwamena FC, Frankel RM. Smith's patient-centered interviewing: an evidence-based method. New York: McGraw-Hill Medical; 2012.

5. Stewart MA. Effective physician-patient communication and health outcomes: a review. CMAJ. 1995;152(9):1423.

6. Wood K, Gibson F, Radley A, Williams B. Pharmaceutical care of older people: what do older people want from community pharmacy? Int J Pharm Pract. 2015;23(2):121–30.

7. Worley MM, Schommer JC, Brown LM, Hadsall RS, Ranelli PL, Stratton TP, et al. Pharmacists' and patients' roles in the pharmacist-patient relationship: are pharmacists and patients reading from the same relationship script? Res Social Adm Pharm. 2007;3(1):47–69.

8. Guirguis LM, Nusair MB. Standardized patients' preferences for pharmacist interactive communication style: a mixed method approach. J Am Pharm Assoc. 2016;56(2):123–8.

9. Guirguis LM, Johnson S, Emberley P. Pharmacists connect and CARE: transforming pharmacy customers into patients. Can Pharm J (Ott). 2014;147(3):149–53.

10. Sims L, Campbell J. Ills, pills, and skills: developing the clinical skills of pharmacists in general practice. Br J Gen Pract. 2017;67(662):417–8.

11. Pezzolesi C, Ghaleb M, Kostrzewski A, Dhillon S. Is mindful reflective practice the way forward to reduce medication errors? Int J Pharm Pract. 2013;21(6):413–6.

12. Epstein RM. Mindful practice. JAMA. 1999;282(9):833–9.

13. de Oliveira DR, Shoemaker SJ. Achieving patient centeredness in pharmacy practice: openness and the pharmacist's natural attitude. J Am Pharm Assoc. 2006;46(1):56–66.

14. Tan CM. Search inside yourself. New York: HarperOne; 2012.

15. Beckman HB, Wendland M, Mooney C, Krasner MS, Quill TE, Suchman AL, et al. The impact of a program in mindful communication on primary care physicians. Acad Med. 2012;87(6):815–9.

16. Blondel-Hill E, Fryters S. Bugs & drugs: an antimicrobial/infectious diseases reference. Edmonton: Alberta Health Services; 2012.

17. Naranjo CA, Busto U, Sellers EM, Sandor P, Ruiz I, Roberts EA, et al. A method for estimating the probability of adverse drug reactions. Clin Pharmacol Ther. 1981;30:239–45.

18. Palacio A, Garay D, Langer B, Taylor J, Wood BA, Tamariz L. Motivational interviewing improves medication adherence: a systematic review and meta-analysis. J Gen Intern Med. 2016;31(8):929–40.

第3章

药师如何实施患者体格评估

Elizabeth Glashan, Theresa Eberhardt, Sherif Hanafy Mahmoud

本章目标

1. 概述体格评估所涉及的基本步骤。
2. 完成特定患者的**一般检查**（general survey）和**系统评估**（review of system）。
3. 描述如何在药学实践中运用体格评估提高药学服务水平。
4. 列出现有体格评估的各种指南，以便药师在临床实践中掌握新的体格评估技能。

背景介绍

　　体格评估（physical assessment，PA）是医疗专业人员收集患者重要信息的方法之一。例如，医生和执业护士（NP）将PA作为一项综合评估技能，用于诊断疾病和建立治疗计划。医院病房护士每次值班都要对患者进行体格检查，以监测急性病患者的健康状况。PA的使用也可以加强药师的临床实践能力。PA有助于药师对患者的初始评估和随访评估，也有助于药师对治疗效果和药物不良反应的监测。此外，PA还有助于识别患者出现的危险信号和症状，以明确是否需要转诊给其他医师或到急诊就医。每个临床实践领域都会有不同的技能要求，因此，每位药师都要决定哪些技能在实践中有用。与其他职业相比，药师有着独特的视角和执业范围。他们一般不对患者进行全面的体检[1]。出于这个原因，本章的重点是介绍用于识别药物治疗问题的特定技能和工作内容，并收集药师在实施药学监护时可以使用的信息。*Bates's Guide* 或 *Patient Assessment in Pharmacy Practice* [1, 2] 等图书可作为医疗、护理以及其他领域建立PA技能和诊疗服务的全面指南。由于体格评估涉及许多特定术语，所有药师对其可能并不一定都熟悉，表3.1提供了术语表。

表3.1 术语表

术语	含义
辅助呼吸肌（accessory muscle）	肩部和胸部的肌肉，正常呼吸时不使用，但当患者呼吸窘迫或出现呼吸困难时使用
辅音（adventitious）	异常声音，如肺音异常
过敏反应（anaphylaxis）	IgE介导的严重过敏反应，包括支气管收缩、气喘、瘙痒/荨麻疹、面部/喉咙/舌头肿胀、低血压和胃肠道症状（如呕吐、腹泻和腹痛等），通常发生于接触过敏原后几分钟到几小时内
前侧（anterior）	身体的前部（朝向胃）
心尖心率（apical heart rate）	通过听诊心脏底部（顶点）（第5肋间和锁骨中线相交处）测量心率
支气管呼吸音（bronchial breath sound）	听诊大支气管时闻及较大刺耳的声音；当患有肺炎和肺实变时也能闻及支气管呼吸音
支气管肺泡呼吸音（bronchovesicular breath sound）	胸部中部或肩胛骨之间经中小气道反射空气流动发出的正常声音，是支气管和肺泡的混合声音
结膜炎（conjunctivitis）	眼睛结膜发生的炎症反应
发绀（cyanosis）	因缺氧引起肤色发蓝
谵妄（delirium）	一种精神状态和心理过程的急性紊乱，表现为思想和言语不连贯、烦躁不安和产生幻觉。常与发热、药物中毒或其他身体疾病有关
牙列（dentition）	牙齿在口腔中的排列方式
皮区（dermatome）	由单个脊神经支配的皮肤区域
脑病（encephalopathy）	大脑因损伤、疾病或其他功能障碍而改变功能，通常表现为精神状态的改变
渗出液（exudate）	从完整的血管中渗出后沉积在组织中的液体、细胞和脓液的混合物。通常由炎症引起
胃肠炎（gastroenteritis）	由多种原因引起的肠胃炎症。症状通常是恶心、呕吐和腹泻
荨麻疹（hives）	发痒、隆起的皮肤斑块，呈现出红色或苍白色的风团。是IgE对过敏原或其他应激原产生的反应，并在消除诱因后消失
缺氧（hypoxia）	缺少氧气
黄疸（jaundice）	由于胆红素积聚而引起眼睛、皮肤或巩膜发黄。常与肝损伤有关
淋巴水肿（lymphedema）	淋巴液积聚在组织中，通常在腿部产生肿胀
斑块（mottled）	皮肤有斑点或颜色不均匀。通常是因血液灌注不足或寒冷导致的
黏液水肿（myxedema）	严重甲状腺功能减退的体征，伴随甲状腺功能减退而发生的皮肤变化，包括舌头肿胀和黏膜增厚
神经痛（neuralgia）	神经痛或疼痛性痉挛；常为某一神经的灼热及放射性疼痛
神经炎（neuritis）	神经的炎症，有烧灼感
眼震（nystagmus）	眼睛呈现闪烁、痉挛和不自主转动

续表

术语	含义
后面（posterior）	身体后部
瘙痒（pruritus）	皮肤瘙痒
鼻漏（rhinorrhea）	鼻腔排出水样的黏液
胸骨角（sternal angle）	胸骨柄和胸骨形成的骨角，作为解剖学标志。这个标志提供了胸平面的"外缘"，是测量颈静脉压的地方
拟交感作用（sympathomimetic）	产生类似交感神经系统的作用。通常表现出心率和血压升高、瞳孔扩大以及出汗
晕厥（syncopal）	由于大脑供血不足而暂时失去意识，伴有苍白、出汗、恶心和视物模糊
中毒综合征（toxidrome）	当患者暴露于某种物质的中毒浓度时出现的一组症状。能帮助迅速确定或排除未知中毒可能的诱因物质
皮肤弹性［turgor（skin）］	皮肤的弹性和拉伸后恢复正常形状的能力
水疱（vesicle）	隆起并充满液体的皮肤损伤，通常小于0.5cm（如果大于0.5cm，称为大疱）
肺泡呼吸音（vesicular breath sound）	正常的呼吸音柔和而低沉，有沙沙声，在肺底部更响亮，因为反映了末端细支气管和肺泡的空气流动
韦尼克脑病（Wernicke's encephalopathy）	由硫胺素缺乏引起的精神状态改变、步态异常和眼球震颤的综合征，通常与饮酒障碍或营养不良有关
风团（wheal）	皮肤上明显出现水肿隆起，通常表现出发痒发红

体格评估

体格评估是通过视诊、触诊、叩诊和听诊[3]4个完全不同的方法，按所述顺序采集患者的客观信息，并进行临床评估。但是，并非每次体格评估都需要这4种检查方法[1]。应结合患者健康史的主观信息和客观信息进行体格评估。患者健康史、体格评估与一般检查一起构成患者的整体健康评估[1]。

● **视诊（inspection）**，即通过视觉检查患者或评估患者病变的具体部位。视诊通常用于一般检查，可发现一些重要信息，对患者检查时应特别注意[1]。

● **触诊（palpation）**，是指需要时，用手感觉身体表面或更深以检查异常。应该从轻微触诊开始，并根据需要进行更深的触诊，如感受体内器官大小或是否产生压痛。触诊可用于测量脉搏、评估外周水肿或触摸淋巴结大小[1]。

● **叩诊（percussion）**，是轻轻敲击身体表面以产生声音为目的。敲击肺部，可以将示指或中指放在患者皮肤上，然后用另一只手轻轻地敲打该手指。产生的声音提供有关下层组织性质的线索。如对比坚实的肱二头肌，叩击充满空气的肺部会产生较大的声音[1]。这项技术可用于确定疑似肺炎患者的实变区域，该区域可能会听到浊音。

● 听诊（auscultation），通常是指使用听诊器听取身体产生的声音的诊疗行为。可以对心脏、肺、血管和内脏进行听诊。胸部听诊可以得到重要信息。通过听诊肺音和心音可以发现有关严重疾病的重要线索。听诊听到的异常声音包括心脏杂音、额外心音、肺破裂音、空气进入减少、颈动脉杂音、心尖心率等。这些异常声音通常意味着需要就医。

一般检查

关注患者的外表、行为和活动能力的检查。一般检查可以获得很多信息且易于进行。与患者随意交谈时就可进行一般检查。一般检查期间需要收集的关键信息[4]如下：

● **外貌（appearance）**：整体外表、卫生、仪容、着装、肤色、有无损伤、身高和体重。

● **行为（behavior）**：面部表情、意识水平、方向感（定向力）、言谈和举止。

● **活动能力（mobility）**：姿势、活动范围、助行器的使用和步态。

生命体征

生命体征（vital sign） 提供重要的信息。一般来说，生命体征包括血压、心率、体温和呼吸频率。许多执业场所也要求测量血氧饱和度。每个药师都应该能够对其他医务人员报告的患者的生命体征进行解读。理想情况下，药师也应该能够自己测量患者的生命体征。表3.2显示了成人生命体征参数的正常范围。儿童、婴儿和新生儿的生命体征参数应在这些年龄组的参考文献中查找，有关儿童患者生命体征评估的更多信息见第28章。

表3.2　成人生命体征参数的正常范围

生命体征参数	正常范围
血压	收缩压：120～140mmHg；舒张压：80～90mmHg
心率	每分钟60～100次
体温（不同测量方法有变化）	36.1～37.2℃（发热通常是指体温高于38℃）
呼吸频率	每分钟12～20次
血氧饱和度	95%～100%属于正常范围 小于90%属于过低 对于需要吸氧治疗的COPD患者通常为88%～92%

注：COPD—慢性阻塞性肺疾病。

血压

测量血压是一项特别重要的体格评估，且因外部因素而易产生误差（详见第 13 章高血压）。正确测量血压是控制高血压的第一步，也是发现药物引起血压相关不良反应的第一步。由于有些患者不能自行监测血压，所以药师应尽量测量患者血压，了解治疗相关状况。血压测量的技术要点见表 3.3 [5]。

表 3.3　血压测量的技术要点

诊室自动血压测量（AOBP）的技术要点

①应使用已知准确验证过的血压计进行测量

②选择带有合适气囊的自助血压计，其袖口大小与手臂的大小相匹配。根据厂家的建议选择合适的袖口尺寸

③将袖口下缘放在肘横纹上方 3cm，且气囊位于肱动脉上方。测量前无需休息。由于袖带放置于较低位置会造成 SBP 和 DBP 升高的差错，因此手臂应裸露并保持血压计袖口处与心脏平齐。血压测量时患者不应讲话，双腿不应交叉

④使用诊室自动示波血压计时，患者应坐在安静房间内（没有指定的休息时间），并且设置设备为每隔 1 分钟或 2 分钟测量一次。第一次由医务人员进行测量，以验证袖口的位置和测量的有效性。第一次测量后，让患者自行测量，设备会自动获取后续的血压读数

⑤记录电子设备上显示的平均血压值和测量的手臂（左或右），不管患者是仰卧、坐立还是站立都可以测量。记录患者心率

诊室血压测量的技术要点（非自动测量，non-AOBP）

①应使用已知准确的血压计进行测量。应使用验证过的电子设备。如果没有，可以使用最近校准的水银血压计。需要视线能清晰地看到水银血压计读数

②选择带气囊袖口的血压计，其袖口大小与手臂的大小应相匹配。听诊测量时，气囊宽度应接近手臂的 40%，气囊长度应覆盖手臂的 80%～100%。使用自动血压计时，请按照厂商的建议选择袖口尺寸

③将袖口下缘放在肘横纹上方 3cm 并使气囊位于肱动脉上方。患者应在有靠背的椅子上坐下放松休息 5 分钟。手臂应裸露并保持血压计袖口与心脏平齐，因为位置过低会使 SBP 和 DBP 高于实际血压。测量时患者不应讲话，双腿不要交叉。第一次读数应舍弃，然后两次平均值。站立 2 分钟后（在手臂支撑下）以及患者报告提示直立性低血压症状时，也应评估血压状况。仰卧位血压的测量也可能有助于评估老年和糖尿病患者状况

④当使用诊室自助血压计时，患者应坐在安静的房间内（没有指定的休息时间）。设置设备为每隔 1 分钟或 2 分钟测量一次，然后由医务人员进行第一次测量，以验证袖口的位置和测量的有效性。第一次测量后，让患者自己测量，设备会自动获取后续的血压读数。自动舍弃第一次测量读数，然后记录后面 5 次的测量读数

⑤如果听诊，应在患者同一手臂和位置至少测量 3 次。首次读数应舍弃，读取后 2 次测量的平均值

⑥需快速充气，使气囊内压力在桡动脉搏动消失后再升高 30mmHg（排除收缩性听诊间隙的可能性）

⑦将听诊器的钟形隔膜轻轻平稳地放在肱动脉上

⑧打开控制阀，以速率约 2mmHg/s 缓慢放气。每次搏动的袖带放气速率为 2mmHg，对于准确估计收缩压和舒张压是必要的

⑨收缩压水平是首次出现清晰拍打的第一音（柯氏音第 I 时相），舒张压水平则是声音的消失点（柯氏音第 V 时相）。如果当水平接近 0mmHg 时柯氏音持续存在，则使用 10 声音的渐失点（柯氏音第 IV 时相）指示舒张压。袖带部分充气时间过长会压迫静脉系统，并使声音难以听见。为避免静脉充血，建议两次读数之间至少间隔 1 分钟

⑩记录心率。按血压计2mmHg最小误差（在电子设备上最小误差为1mmHg）记录血压读数和测量过的手臂，不管患者是仰卧、坐立还是站立都可测量。读取血压数值时，尽量取偶数，以避免数字偏好。坐位血压用于确定和监测治疗决策。站立式血压用于检查直立性低血压，如果存在直立性低血压，则可能需要改变治疗方案

⑪在心律不齐的情况下，可能需要多次听诊读数才能估计平均收缩压和舒张压。应该忽视单纯性心搏加快，但应注意心律和脉搏

⑫随访时，应测量双臂血压，如果一只手臂的血压一直很高，则随后应测量和解读该臂的血压

家庭血压测量的技术要点

①应使用验证过的电子血压计测量血压

②选择带合适气囊袖口的血压计，使其气囊大小与手臂的大小相匹配。气囊宽度应接近手臂的40%，气囊的长度应覆盖手臂的80%～100%。根据厂商的建议选择合适的袖口尺寸

③除非两臂之间的SBP差异大于10mmHg，否则应将袖带套在非优势手臂上，在这种情况下，应使用测量获得最高值的手臂

④患者应坐在靠背椅子上放松休息5分钟

⑤手臂应裸露，并保持血压计袖套与心脏平齐

⑥应在早餐前和晚餐后2小时、服药前测量患者血压

⑦测量前一小时内不得摄入咖啡因或烟草，并且在测量前30分钟不得运动

⑧每天早晚重复测量，连续7天（即总共进行28次测量）

⑨平均数值，不包括第一天的读数

动态血压监测的技术要点

①除非手臂间的收缩压差异大于10mmHg，否则应在非优势手臂上使用适当尺寸的袖带，在这种情况下，应使用测量获得最高值的手臂

②设置设备为至少24小时记录，并在白天以20～30分钟的间隔和晚上30～60分钟的间隔设置测量频率

③根据患者报告的日记，以确定白天（清醒）、夜间（睡眠）、活动、症状和用药情况，有助于检查结果的解读

④应该使用患者的日记优先确定白天和晚上的时间。或者，可以使用预确定的阈值（如上午8点至下午10点，下午10点和上午8点）

⑤动态血压监测报告应包括个体所有的血压读数（数字和图形方式），成功读数的百分比，每个时间段的平均值（白天、夜间、24小时）和"下降"百分比（平均血压从白天到晚上变化的百分比）

⑥成功进行动态血压监测的标准是：

a. 至少有70%的读数是成功的；

b. 至少成功进行了20次日间读数和7次夜间读数。

注：1. 除非另有说明，否则步骤适用于使用上臂袖带通过听诊和示波器进行测量。

2. 经授权引自参考文献［5］。

药师在管理高血压方面发挥关键的作用。通过帮助患者监测和解释其血压状况，药师可帮助患者降低风险并最大限度地提高药物治疗的效益。研究表明，药师开具处方治疗高血压在临床上具有显著的统计学意义[6]。有效定位药师在医疗卫生体系中的角色，可以发现高血压患者存在的**药物治疗问题**（drug therapy problem）。如心力衰竭患者通常服用的多种药物［如β受体阻滞剂、血管紧张素转换酶抑制剂（ACEI）和利尿药］会影响其血压。心力衰竭患者的血压通常较低，治疗时需要

对这些"降压"药物进行滴定增量，以便达到循证给药剂量，最大限度地降低患者发病率和死亡率。当患者对他们的血压和用药有疑问时，药师可以通过评估每种情况来帮助心力衰竭患者获得药物治疗的最大效益。如果患者在接受耐受剂量时没有出现症状，则较低的血压可能没有问题。相反，患者在滴定增量给药的过程中出现不良反应时，药师可能是第一个在随访评估中了解到患者情况的医务人员。有关对高血压的进一步评估，请参见第13章。

心率

心率（HR）是患者另一个重要临床参数。对于HR超出正常范围（每分钟60～100次）的患者，药师应提出以下问题："什么原因导致心率异常？""这种情况有问题吗？"。例如健康人的静息心率小于50～60次/分，对他们来说这是"正常"的，不必担忧。但对于正在服用β受体阻滞剂的患者，出现心动过缓（心率小于60次/分）则可能需要降低β受体阻滞剂剂量，具体取决于他们是否出现心动过缓的症状，其心率低至何种程度以及是否还需要使用β受体阻滞剂等问题。对于患有心悸或心动过速（如心率大于100次/分[1]）的患者，药师应亲自检查一下患者的脉搏，检查是否存在心律不齐的问题。脉搏不规则提示心律不齐，如房颤。房颤是一种常见的心律不齐，临床表现为非常规性的心律不规则。如果不加以确诊和治疗，房颤会导致患者出现卒中和其他并发症。对于脉搏不规则的患者，建议使用心电图诊断是否有房颤或其他心律不齐体征。从传染病的角度来看，心动过速是败血症的症状之一，如果出现其他任何症状[RR>20次/分，收缩压小于90mmHg，体温高于38℃，白细胞（WBC）大于$12×10^9/L$]等则值得关注[7]。

体温

在任何环境下都容易测量体温。可以购买一次性体温计，并在合适时测量患者的体温。图3.1为市售的一次性体温计。一次性体温计测量口腔温度的步骤如下：

① 洗手。

② 小心打开包装。

③ 将体温计插入患者口中，放入舌下。测试板点可以朝上或朝下。让患者闭上嘴。

④ 等待60秒。

⑤ 抽出体温计等待10秒，再读取读数。

⑥ 通过确定矩阵上的最后一个蓝点来读取温度，并记录体温。

测量体温除口腔途径外，还可通过腋窝、

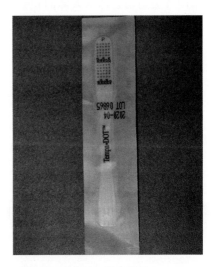

图3.1 市售一次性体温计

直肠、鼓膜或颞动脉途径进行。表3.4列出了正常温度范围以及各种途径的注意事项。

表3.4 不同途径的体温测量[1]

测量体温途径	成人的正常体温/℃	注解
口腔	37	准确便利
腋窝	36.5	成人只有当口腔途径不可行时才使用这种途径
直肠	37.5	如果口腔不能测量时，首选直肠测量（如接受插管或面部手术的患者） 最精确的核心体温测量方法
鼓膜	37.5	无创、快速、高效。红外传感器通过耳膜检测血液流动
颞动脉	37.5	测量颞动脉的红外热，这是对核心温度的最佳估计

呼吸频率

通过观察患者胸部起伏来确定**呼吸频率**（respiratory rate，RR），计算30秒内的呼吸次数，然后乘以2，或者如果患者呼吸不规则，可以选择计算一分钟的呼吸次数。由于患者可能会有意改变呼吸频率，因此在评估患者的呼吸频率时，最好不要告诉患者[1]。呼吸频率加快可能是呼吸窘迫的体征，常见于**慢性阻塞性肺疾病急性加重期**（acute exacerbation of chronic obstructive pulmonary disease，AECOPD）、哮喘加重或肺炎的患者。呼吸频率减慢也同样令人担忧，因为患者可能无法进行足够的气体交换。如果他们无法呼出足够的二氧化碳，可能会造成缺氧，或者发展为呼吸性酸中毒。当监测阿片类药物的毒性时，呼吸频率是重要的临床参数。过量服用阿片类药物会抑制人体的呼吸中枢，这种作用可能是致命的。任何患者出现呼吸频率快或慢都需要转诊，甚至可能需要转诊至急诊进行抢救。

系统评估

通常，系统评估是一种全身性检查身体的方法，用于识别确认患者可能尚未发现的异常或问题。通常按从上到下顺序检查整个身体系统。药师可以通过重点询问、体格评估以及从其他医务人员那里收集信息，来完成一次系统评估。

神经/精神系统检查

如果神经系统检查与自己的业务有关，那么药师就应该熟悉神经系统检查和临床意义。例如，当报告患者神经反射时，3+和4+意味着反射过度亢进[1]。当评估确认某位患者是否可能出现血清素综合征（serotonin syndrome）❶时，这可能是相关指征，因为反射亢进是可能的临床表现之一。同样，药师应该寻找神经系统疾病的体征，如动作异常、步态异常或某些卒中后患者出现痉挛的体征。这些可能有助于评估患者的治疗效果，或者评估药物是否产生不良反应。对于使用抗精神病药的患者，需要观察一个重要的不良反应即迟发性运动障碍，往往表现为面部、嘴巴、舌头和头部重复出现奇怪运动[1]。

意识水平问题

通过一般检查可以很好地了解患者的**意识水平**（level of consciousness，LOC）。意识水平下降，尤其是基线水平下降（如果轻度下降），需要转诊至急诊室或全科医生。对于在医院工作的药师，熟悉**格拉斯哥昏迷评分表**❷（Glasgow coma scale，GCS）也很有帮助。例如，护士可能会将GCS报告作为急诊和重症监护室患者的一个生命体征。意识水平与药物治疗有关，因为如果患者的LOC降低，抑制中枢神经系统的药物可能不适合患者。此外，药物可能会导致LOC降低，因此必须进行筛查。LOC降低的患者也可能无法吞服药物，如果是这种情况，则需要考虑其他给药途径。护士是确定患者是否适合口服给药的重要信息源，因为护士是患者的给药者，评估患者口服药物的能力是护士的分内之事。表3.5显示了GCS的评分标准，该评分标准基于患者对每个评估选项的最佳反应[8]。

表3.5 格拉斯哥昏迷评分表（GCS）[8]

格拉斯哥评分项目	最佳反应（相应数字评分）
睁眼反应	自然睁眼（4）
	呼唤会睁眼（3）
	有刺激或痛楚会睁眼（2）
	对刺激无反应（1）

---

❶ 译者注：血清素综合征，又称5-羟色胺综合征，是一种潜在的危及生命的药物反应，会导致高体温、肌肉痉挛、焦虑或谵妄。血清素是一种在神经细胞之间传递冲动的化学物质。血清素综合征是因脑血清素受体刺激增加（通常是药物所致）引起的。可能是治疗性药物使用、某些药物过量使用所致，最常见的原因是同时服用两种彼此会刺激血清素受体的药物时，意外发生药物相互作用。所有年龄组均会发生血清素综合征。（摘自《默克诊疗手册》）

❷ 译者注：**格拉斯哥昏迷评分表**是医学上评估患者昏迷程度的方法，是由英国格拉斯哥大学的两位神经外科教授Graham Teasdale与Bryan J. Jennett在1974年发明的测评昏迷的方法。昏迷程度以三者分数相加来评估，得分越高，提示意识状态越好，用格拉斯哥昏迷评分表（GCS）来判断患者的意识情况，比较客观。格拉斯哥昏迷评分法最高分为15分，表示意识清楚；12～14分为轻度意识障碍；9～11分为中度意识障碍；8分以下为昏迷；分数越低则意识障碍越重。选择评判时的最佳反应计分。注意运动评分左侧和右侧可能不同，用较高的分数进行评分。改良的GCS评分应记录最佳反应/最差反应及左侧/右侧运动评分。（摘自百度百科）

续表

格拉斯哥评分项目	最佳反应（相应数字评分）
语言反应	说话有条理（5）
	可应答，但有答非所问的情形（4）
	可说出单字（3）
	可发出声音（2）
	无任何反应（1）
肢体运动反应	可依指令动作（6）
	施以刺激时，可定位疼痛位置（5）
	对疼痛刺激有反应，肢体会回缩（4）
	对疼痛刺激有反应，肢体会弯曲（3）
	对疼痛刺激有反应，肢体会伸直（2）
	无任何反应（1）

GCS评估过程中评出的数字分数通常加在一起，得出总分，范围为3～15分。15分为"正常"，较低的分数表示LOC改变。有关如何确定患者GCS的信息可从各种资源中获得[9]。

定向力检查

每位药师都应有能力检查患者是否具备对人物、地点和时间的**定向力（orientation）**，一般检查包括这项检查项目。通常，定向力检查在患者病例图表中的报告按"AOx（编号）"，指示患者是否存在预警症状以及患者能够正确识别哪些定向要素。可以使用简单的问题提问，例如"你叫什么名字？""我们在哪里？"和"今天是几号？"，让患者陈述今年是哪年，是特别重要的，因为有些患者能正确回答所有其他问题，却可能不知道是哪年[1]。评估定向力有助于确定患者是否出现谵妄症状。除急性意识混乱外，谵妄症状还包括注意力不集中、幻觉、行为改变等。出现急性意识混乱或其他谵妄症状需要转诊，因为谵妄是一种急症。如果可能，必须查明和纠正产生谵妄的根本原因。除了需要转诊外，如果试图直接从患者那里采集信息，检查患者是否出现意识混乱也是有帮助的。因为如果患者明显意识混乱，可能无法采集信息。谵妄也是许多药物（如苯二氮䓬类、抗胆碱能药物、阿片类药物或皮质类固醇）产生的一种重要副作用，应予提防。监测患者的定向力/意识混乱程度也与肝性脑病的治疗非常相关。这是反映疗效的一个重要参数，有助于指导治疗。

精神系统检查

在整个体格检查和健康史问诊中，药师应观察患者受到影响的状况以及相互合作的能力等。还要注意其他表现包括自杀意念、焦虑、幻觉、妄想、言语急迫、语无伦次等[1]。如果他们有精神病史，请考虑其基线状态。如果关心患者，请毫不犹豫地询问更为具体的症状，并制订计划管理或转诊出现精神病症状的患者。《精神及心理健康临床评定量表和评估手册》（*Handbook of Clinical Rating Scales and Assessment in Psychiatry and Mental Health*）是进行心理健康评估的极好资料[10]。

周围神经病变检查

神经病变涉及各种造成某一区域单一神经或多个神经损伤的许多疾病。这些疾病容易在患处产生如刺痛、麻木、疼痛和虚弱等症状，并且可能使患者非常烦恼。出现神经病变症状的患者应转诊给医师进一步评估。但是，如果药师接受培训，则完全可以胜任这些评估。尽管检查中看不到神经病变本身，但可以进行很多测试，以确定该区域的神经功能是否完整。这些测试评估了患者感受疼痛、轻触、体温和振动的能力[1]。两种常见的测试是单丝测试（monofilament test）和音叉测试（tuning fork test），都有助于确定患者是否出现特定功能缺陷[11]。长期站立或血糖失控的糖尿病患者通常会在其下肢出现周围神经病变。对于这些患者，每天的足部检查有助于及早发现并发症。有关如何对患者进行足部检查，请访问加拿大糖尿病网站。

头部、眼睛、耳朵、鼻子和喉咙检查

目视检查头部、眼睛、耳朵、鼻子和喉咙（HEENT）有无异常。此外，如果评估涉及这些部位，则在头部、眼睛、耳朵和鼻子上进行触诊。值得注意的指征包括：

- 头皮干燥、片状及发红可能提示头皮屑、银屑病或皮炎。
- 口腔黏膜干燥，可能是脱水的体征。
- 牙列不良，是许多全身性疾病和总体健康状况表现不佳的风险因素。
- 舌头或整个口腔上的白色斑点可能提示口腔念珠菌病（"鹅口疮"）。
- 喉咙肿胀或肿大可能提示甲状腺肿大，可能是甲状腺功能减退或甲状腺功能亢进的体征。
- 黄色瘤是患者胆固醇水平很高且皮肤中表现出胆固醇沉积物，需要转诊。
- 咽炎患者通常会感觉到颈部淋巴结触痛/肿胀。

眼睛检查

眼疾患者通常会到社区药房或基层医疗机构求助药师。药师可以借助熟悉的简单方法评估眼睛，给予患者一些改善轻微小病的建议，并且可以更好地检测可能存在的更严重的疾病体征。

当眼睛受到刺激时，会发红，伴有或不伴有分泌物。眼睛发红可能是由各种问题引起的，包括干眼症或结膜炎。结膜炎可能是受到感染（病毒或细菌感染）所致，也可能是非感染性原因（过敏或佩戴隐形眼镜）造成的。眼部有大量分泌物的患者可能存在感染，应由医师或眼科医师进行适当治疗。对于出现过敏症状（包括瘙痒和暴露于已知过敏原）的患者，可以使用处方药和非处方药治疗。对于睑腺炎（俗称麦粒肿或针眼）等其他感染，看起来像眼睑边缘的凸起，可能发红且瘙痒严重，这是眼睑边缘周围皮脂腺遭受感染所致，患者通常会寻求治疗。使用多黏菌素 B 和短杆菌肽复方制剂（Polysporin Eye Drops®）对某些患者可能是有效的，但通常最好让患者先去找家庭医生或眼科医师确诊。该产品还具有相对较高的细菌耐药性。

突眼是甲状腺功能亢进的体征之一。这一结果可能表明，如果患者未接受治疗，则需要额外治疗；如果患者已经接受治疗，则剂量可能太低。血清促甲状腺激素（TSH）检查和其他更专业的血液检查与临床检查结合，可以帮助解释这一结果。

评估眼睛时，请注意虹膜和瞳孔。首先，检查瞳孔大小。正常双侧的瞳孔应该等大等圆，瞳孔大小会根据房间亮度进行变化。瞳孔还可以因药物作用或其他物质而改变大小。患者发生阿片类药物毒性反应时会出现光点瞳孔（瞳孔缩小）。拟交感神经药通常会使瞳孔扩大（瞳孔散大），这可以帮助药师识别患者出现未知毒物中毒的病因。例如5-羟色胺综合征的一种体征就是瞳孔扩大，药师可以根据患者的用药情况帮助识别。

药师还可以评估眼球运动，观察患者是否存在非自主性的眼球运动（眼球震颤）。图3.2描述了用于评估眼睛运动的技术。眼球震颤与药学监护紧密相关，因为这种指征可能是苯妥英钠毒性反应的体征。另外，对于有饮酒障碍的患者，出现眼球震颤可能预示着韦尼克脑病（Wernicke's encephalopathy，WE）的发生。其症状的典型三联征是脑病（迷失方向和记忆力减退）、步态共济失调和动眼功能障碍。大多数韦尼克脑病患者可能只有 1～2 个体征，这使得诊断变得更加困难[12]。对韦尼克脑病的认识被认为是不足的，因此药师可以为此提供帮助，找到需要治疗的依据。

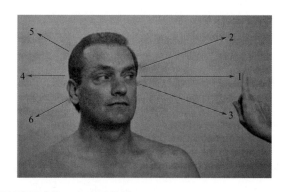

图3.2 用于评估眼睛运动的6个主要位置

请按照以下步骤进行评估：①指导患者用眼睛跟随手指进行运动，而不要移动头部。②从中间开始，保持手指距患者头部约12～18英寸。将手指移动到右侧。注意眼球震颤或"跳动"。③从位置1（右侧中线），在保持右侧的同时向上移动手指，这是位置2。④从位置2向下移动手指，保持在右侧，直到位置3。⑤从位置3，将手指移动到左侧中线，到位置4。⑥从位置4开始，向上移动手指，直到位置5。⑦从位置5，向下移动手指，直到位置6（经 Jones[1] 允许转载）

很少有患者会出现虹膜周围的环状环。这种情况可能发生于胆固醇含量极高和铜含量过多的疾病 [如威尔逊病（Wilson's disease）] 以及其他罕见疾病的患者。如果患者以前没有治疗过，则表明需要转诊患者。

咽炎问题检查

咽炎是患者向药师主诉的一种常见病症。患者通常担心自己患有化脓性A群链球菌（group a streptococcus，GAS）感染或链球菌性喉炎。随着即时检测（point of care testing，POCT）GAS的普及，药师既可以展示出对抗菌药物管理的能力，又可以对那些检验阳性的患者进行抗菌治疗，从而加快了患者获得适当治疗的速度。对于主诉咽痛的患者，使用带灯压舌板有助于看清口咽部位情况，并能检查患者口咽部位有无发红、发炎、扁桃体水肿或渗出等状况。

触诊颈部，检查淋巴结有无肿大或出现触痛感，淋巴结肿大或出现触痛感通常是感染的体征。病毒性咽炎更常见于颈后淋巴结肿大，而细菌性咽炎则会影响颈前淋巴结[2]。但是，这不是一种保险的区分两者差异的方法。

就感染性疾病而言，抗菌药物管理是药师在咽炎治疗中发挥作用的重要组成部分。对于咽炎患者，其病史和体格检查结果有助于区分是病毒感染还是细菌感染。通常，出现上呼吸道感染（URTI）症状（如咳嗽、结膜炎、肠胃炎或流涕）提示病毒感染。具有任何病毒感染症状的患者不应进行链球菌性咽炎的快速抗原检测（RADT）等测试。仔细为患者选择微生物检测是规避不必要使用抗生素治疗的必要步骤。由于许多人是无症状GAS的携带者，因此对出现病毒症状的患者，咽拭子检测很容易造成假阳性结果。GAS咽炎的体征和症状包括急性发作性咽喉炎加上Centor标准（Centor criteria）的各种因素[13, 14]。这些标准还提供了一个阈值分数，高于该阈值则表示可以进行RADT测试，低于此阈值则不太可能出现GAS咽炎。校正后的Centor标准还需要考虑年龄因素，如表3.6所示。

当阈值分数≥3个标准分数时，建议实施RADT测试。少于3个标准分数表明不太可能是GAS咽炎[13]。对于有症状，且经确诊GAS咽炎（RADT+随访培养）的患者，通常应处方抗生素治疗。尽管GAS咽炎通常属于自限性病症（需要8～10天），但抗生素可以减轻症状的严重程度和持续时间，同时还可以减少传播和并发症的发生，如扁桃体周围脓肿和急性风湿热[15]。

表3.6 化脓性链球菌性咽炎评估的Centor校正标准[13, 14]

标准因素	分数		
年龄	3～14岁（+1）	15～44岁（0）	≥45岁（−1）
扁桃体肿胀或渗出	是（+1）	没有（0）	
颈前淋巴结肿痛	是（+1）	没有（0）	
体温大于38℃	是（+1）	没有（0）	
无咳嗽	是（+1）	没有（0）	

皮肤检查

视诊和触诊是皮肤体格评估的主要方式。由于许多信息都是从视诊检查中采集到的，因此视诊应该在光线充足的房间中进行，既可以利用自然光线检查，也可以使用笔电来确定病变的程度。荧光灯下检查会使病变部位看起来平坦[1]。进行触诊时，使用手套对于患者的舒适性和从业者的安全都至关重要。患者有可能出现皮疹、疣或其他特定的皮肤病问题。药师可以检查皮肤区域，仔细观察差异性特征。仔细记录针对性的病史也在皮肤疾病评估中发挥重要的作用。皮肤评估包括对头发和指甲的评估。指甲的改变可能是自身免疫性疾病的体征，如银屑病。如果出现碎片出血，则可能是感染。指甲太厚，指甲床抬起或变色可能是真菌感染的体征。这些体征通常在老年患者和脚指甲上发现。

药师必须用心筛查患者是否有过敏反应的体征，这种情况虽然罕见但很严重，因为这种情况是对疫苗和其他药物产生的潜在反应。患者可能会在刚注射后或服用新药后电话询问药师出现过敏反应的早期症状。体征和症状包括荨麻疹/风疹、瘙痒、潮红、低血压、呼吸困难、恶心、呕吐、头痛和头晕[1]。

药师可能遇到带状疱疹。带状疱疹通常始于某个区域的神经炎/疼痛，通常在具体的皮肤区域上发展为皮疹并伴随囊泡的出现[1]。早期识别是关键，因为早期治疗（症状发作后72小时内）可加快皮疹、囊泡和疼痛的消退，并减少向他人的传播。早期治疗还可以减轻带状疱疹后遗神经痛[16, 17]。

在评估患者时，药师应注意患者的肤色。例如，皮肤或巩膜可能发黄，这可能是由肝功能障碍导致胆红素积聚引起的，也就是黄疸。口唇或手指发蓝或变成紫红色，称为发绀，是身体缺氧的体征。患者面色苍白可能表明有潜在的贫血，或即将出现晕厥发作。患者出现皮肤斑块看起来像紫色斑点的变色，可能是休克等几种疾病的体征。皮肤颜色的变化也可能是由药物不良反应引起的。最引人注目之一的是由胺碘酮引起的"蓝人综合征"。如果患者长时间或大剂量使用该药物，暴露在阳光照射下的皮肤区域会出现蓝色变色。口服避孕药也可能引起色素沉着斑块（称为黄褐斑）。撤药后，这两种类型的变色现象均可自行改善，但可能需要几个月的时间。这些问题通常是无害的，但由于经常出现在面部上，可能会使患者感到痛苦。

皮肤弹性降低是脱水的体征，可以通过捏起皮肤进行检测。如果皮肤起皱持久严重，这就是皮肤弹性降低。脱水还表现为其他身体症状，包括黏膜干燥和眼睛干燥。脱水需要转诊以进行进一步评估。

用手背可以感觉皮肤的温度。请注意患者皮肤是温暖、凉爽、干燥还是潮湿。可以在诊断中综合考虑患者出现的其他症状。如患者皮肤区域出现红色、肿胀、发热，则该区域可能遭受感染。

为了进一步学习皮肤评估，请阅读第11章更详细的皮肤病学评估内容。

呼吸系统检查

对呼吸系统问题的评估是产生重要信息的来源之一。药师应该熟悉一般标志来解释呼吸系统评估的结果，如图3.3、图3.4和图3.5所示。除了确定患者的呼吸频率外，药师还可以通过视诊来评估观察呼吸过程中辅助呼吸肌活动的情况。每次呼吸时肋骨和胸骨会抬起，有更多的空气入肺[1]，可以看到颈部肌肉都会收缩。如果与活动无关，则辅助呼吸肌活动可能是呼吸窘迫的一个体征。当患者俯身并把手放在膝盖上时，三叉呼吸是另一个指示呼吸窘迫的体征，并且常见于肺气肿的患者。桶状胸是另一个可以观察到的异常体征，这是由肺部过度充气引起的，可见于患有慢性阻塞性肺疾病（COPD）或年老的患者[1]。这类患者的胸部从左到右的宽度与从后到前的宽度几乎一样。

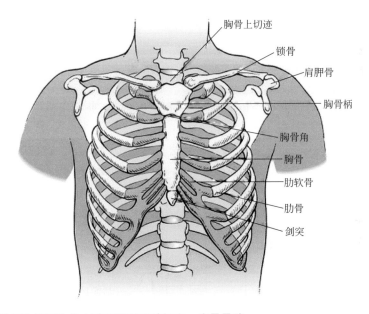

图3.3 用于体格评估的心脏和呼吸系统标志：胸骨骨骼

引自 Swartz M H，Textbook of Physical Diagnoses，7th ed.2018，315-342.经 Elsevier 授权许可

肺部的听诊是一项有用的技能。理想情况下，应从前到后进行肺部听诊。让患者用嘴缓慢深呼吸。使用听诊器的隔膜（圆形听音面的较大侧），从上到下移动听诊每个肺叶。图3.6展示了听诊器应放置的正确位置，以确保听到每个肺叶。在移至下一个位置之前，请先听诊每个位置的完整呼吸循环。在发现异常声音（附加音）之前，应该先熟悉正常的呼吸声。根据听诊器放置的位置，会听到细支气管、肺泡管或支气管的呼吸音，由于其下层结构（主支气管、细支气管、肺叶和气管）的不同，每种结构都有其独特的声音。互联网上有许多教育性网站，这些网站提供呼吸正常音和附加音的音频样本。表3.7列举了一些呼吸附加音。

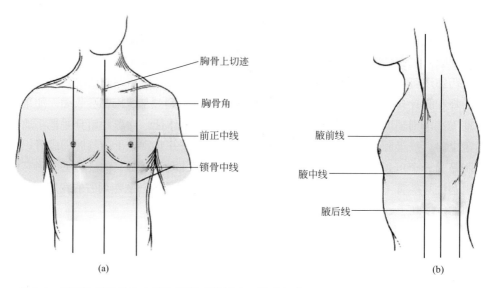

图3.4 用于体格评估的心脏和呼吸系统标志：胸廓标志

（a）前胸的体表标志。（b）侧视图上的标志

经Elsevier授权许可引自Swartz M H，Textbook of Physical Diagnoses，7th ed.2018，315-342

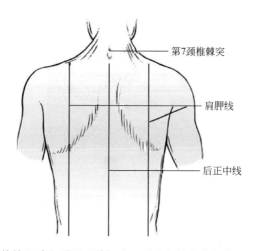

图3.5 用于体格评估的心脏和呼吸系统标志：后胸部的体表标志

经Elsevier授权许可引自Swartz M H，Textbook of Physical Diagnoses，7th ed.2018，315-342

通常会对呼吸道疾病的患者进行肺活量测定，以确定气流受限程度。患有COPD的患者应在诊断期间以及疑似病情加重时，进行这项检查。药师应知道吸入支气管扩张剂后1秒用力呼气容积（FEV$_1$）占用力肺活量（FVC）的比值（FEV$_1$/FVC）<0.7时，可支持COPD的诊断。这样的比值意味着在给患者吸入支气管扩张剂后，仍然存在气流受限的情况[18]。患者会有不同程度的气流受限（表3.8），这张表有助

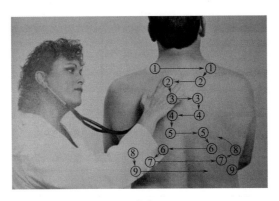

图3.6 呼吸音的听诊点[1]

于对轻度至重度疾病以及其他症状和功能受限程度进行分类。更多详细信息参见第16章有关COPD的评估。

表3.7 肺部附加音[1,2]

呼吸附加音	声音特征	临床相关性
湿啰音（细或粗）	断断续续，非音乐性，短暂 细湿啰音柔和、高调，非常短 粗湿啰音，音量更大，音调更低，更长	气道中含有液体、黏液或脓液引起的声音 肺水肿（HF）、肺纤维化可听到细湿啰音 肺炎、慢性阻塞性肺疾病、肺脓肿、肺结核可听到粗湿啰音
干啰音	低沉，带有打鼾式连续短促的肺音 大部分是在吸气时听到的。咳嗽后通常会消失	大气道阻塞或有分泌物而引起的声音 慢性阻塞性肺疾病、肺炎、支气管炎等均可听到
哮鸣音	高亢、悠长、音乐般的声音 可以听到呼气或吸气声	气道狭窄引起的 可在哮喘、慢性阻塞性肺疾病和支气管炎中听到
摩擦音	刺耳或吱吱声，通常可位于胸壁上，往返回音	胸膜摩擦是原因，摩擦是由于缺乏润滑液 任何胸膜刺激相关的情况都可能导致这种声音，如肺炎
喘鸣音	通常不用听诊器即可听到高亢、音乐般的声音	上呼吸道阻塞引起的声音 患者拔管后可听到

对于哮喘患者，许多患者使用峰流速测量仪，来评估他们从肺部吹出空气的速率。峰流速测量仪如图3.7所示。当患者没有任何症状时，他们应该知道自己的呼气峰速流量值，因为如果流量值下降可能说明哮喘控制在恶化。药师在完成监护计划

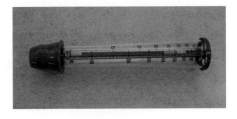

图3.7 峰流速测量仪

时，应记录哮喘患者使用峰流速测量仪的正常值，以监控疾病的进展状况。更多详细信息参见第15章有关哮喘的评估。

表3.8　根据吸入支气管扩张剂后测量的FEV_1值，对COPD进行严重程度分级[18]

受限程度	GOLD 分级	对比预计值，FEV_1测量值
轻度	1	≥80% 预计值
中度	2	50%≤FEV_1<80%预计值
重度	3	30%≤FVE_1<50%
极重度	4	<30%预计值

注：GOLD—全球慢性阻塞性肺疾病倡议。

心血管/外周血管系统检查

如上所述，在评估生命体征期间，应测量血压和心率。这两个生命体征值都很重要，并且在心血管检查中应该考虑在内。在一般检查期间，药师应注意患者的运动方式，以及运动或休息时是否出现呼吸困难。这对心力衰竭患者尤其重要。如果患者报告胸痛，则需要转诊对其进行进一步评估。对心脏的听诊会发现患者大量的心血管系统信息；然而，大多数药师都没有经过培训却在执行这项检查。某些专科药师，如在心脏功能诊所工作，可能会接受训练，以执行更高级的心脏评估。对于房颤患者，听诊就是评估的方法之一。心尖心率可能比测量外周脉搏更为准确，因为每个心跳并非都会传送到外周。如外周脉搏可能为80次/分，但心尖心率可能达到105次/分。如果将患者的静息心率控制到小于100次/分的目标，心尖心率可能有助于指导治疗。心音也很重要。所有药师都应注意，S_1和S_2（对应心脏瓣膜的关闭）虽是正常的，但存在其他声音可能提示诸如心力衰竭等疾病。通过听诊还可以检测到心脏杂音。目前有一个按强度从 I ～Ⅳ以及特征从微弱到非常响亮[1]的分级系统。例如临床检查时发现新的心脏杂音，结合患者的临床症状，可能是感染性心内膜炎的体征。这个发现可能会根据具体情况影响抗生素的选择或给药剂量。无论药师是否能够自己进行评估，在知道这些结果及看到患者报告的临床指征后，药师应优化患者的药物治疗。

药师评估患者QT间期是要了解患者正在服用的某些药物或患有的某些疾病是否与之相关。如果患者做过心电图检查，药师就可以得到检查报告。但对于从未做过ECG的患者，药师也应知道何时要求患者做心电图检查。大多数药师并没有接受过心电图解读的培训，但重要的是要熟悉正常的QT间期以及已知延长QT间期的影响因素。男性正常的QT间期（QTc）小于430ms，女性的小于450ms。许多药物会对QT间期产生影响，这些药物包括一些抗感染药、抗抑郁药、抗心律不齐药物等，另外**药物滥用**（drugs of abuse）也会影响QT间期。电解质失衡、年龄、性别和心血管疾病等因素也增加患病风险[1]。QT间期延长的患者发生心律失常的风险更高，称为心尖扭转型心律失常（TdP），可导致心源性猝死。因此，当男性的QT间期超过450ms，女性的QT间期超过470ms时，必须解决任何可调整的因素，包括纠正电解质紊乱和更换药物。有许多资料可用于确定患者QT间期延长的风险，帮助综合分析多个风险因素。

　　循环系统问题可以通过触诊外周脉搏进行评估。药师应该注意脉搏是否正常，是否变弱或缺失。例如患有外周动脉疾病（PAD）的患者，其外周脉搏可能会减弱，而休克的患者，其外周脉搏可能缺失[19]。图3.8显示了触诊外周脉搏的各个位置。

容量状态

　　无论患者是正常血容量、血容量不足还是血容量过多，患者的血容量状态都是药师需要关注的关键因素。例如，容量不足的患者存在急性肾损伤的危险，可能会积聚经肾脏代谢的药物。肾毒性的药物也会给该类患者带来较高的毒性风险。对于服用利尿药的患者来说，其体液状态对于适宜的给药剂量是至关重要的，以确保药物发挥最大功效和并降低毒性。体液状态对于确定低钠血症患者的病因也是至关重要的，低钠血症经常影响药物治疗。有几种体格评估（PA）技巧可以帮助确定患者补液程度。如前所述，视诊用于检查黏膜和皮肤弹性状况。另外，应检查下肢是否存在周围性水肿。触诊可用于确认是否存在水肿（点触皮肤确认是否出现凹陷）。如果脚踝处出现水肿，则应检查并触诊腿部，以观察水肿程度。是否水肿是一个值得注意的重要结果，因为它是反映体液容量过载程度的指标。点触水肿处并按数字1+到4+进行评分，其中1+的严重程度最低。如果水肿按之无凹陷，通常是淋巴水肿或黏液性水肿。还应该注意水肿是否是双侧的和对称的。例如，单侧水肿可能是由深静脉血栓形成或静脉功能不全引起的[19]。

　　值得注意的是，外周性水肿是钙通道阻滞剂（CCB）的常见副作用。例如，非心力衰竭患者服用氨氯地平，出现外周性水肿症状多达15%[20]。女性患此病的风险高于男性，二氢吡啶类CCB的风险也高于非二氢吡啶类CCB。其影响可能是剂量依赖性的，并且呈随剂量增大逐渐增强的趋势。静脉扩张剂可以抵消CCB引起的水肿症状。血管紧张素转换酶（ACE）抑制剂是该适应证研究最多的一类药物[21]。

　　容量状态评估的另一个重要指标是颈静脉压体征（JVP），因为它是右心房压以及中心静脉压的标志。这可能是一项很难掌握的技能，部分原因是静脉的可见度是可变的[1]。然而，即使不擅长估计JVP，了解如何解释结果仍是有用的。JVP的正常范围是距胸骨角上方约3～4cm处。小于3～4cm的值表示血容量不足，大于4cm的值表示血容量过多[1, 2]。JVP常常是由医师和执业护士在治疗心力衰竭和其他疾病的患者时进行评估（请参阅第14章心力衰竭）。

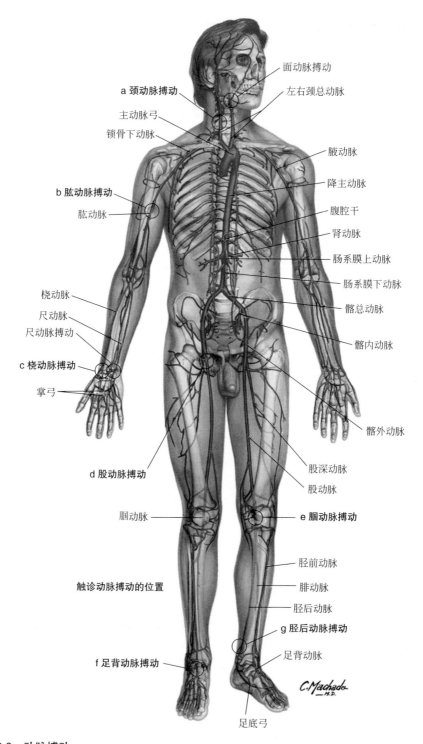

面动脉搏动

a 颈动脉搏动

左右颈总动脉

主动脉弓

锁骨下动脉

腋动脉

降主动脉

b 肱动脉搏动

腹腔干

肱动脉

肾动脉

肠系膜上动脉

肠系膜下动脉

桡动脉

髂总动脉

尺动脉

尺动脉搏动

髂内动脉

c 桡动脉搏动

掌弓

髂外动脉

股深动脉

d 股动脉搏动

股动脉

腘动脉

e 腘动脉搏动

胫前动脉

腓动脉

触诊动脉搏动的位置

胫后动脉

g 胫后动脉搏动

f 足背动脉搏动

足背动脉

足底弓

图3.8　动脉搏动

经Elsevier授权许可引自Netter FH，Atlas of Human Anatomy，7th ed. 2019，11-10

泌尿生殖系统、肾脏和胃肠道系统检查

对于主诉有泌尿生殖系统问题、肾脏问题或胃肠道不适的患者，集中收集病史是信息采集的主要方式。如采用SCHOLAR结构化问诊方法将有助于确保信息采集的全面性。实验室检查结果的评估也起着重要作用。对肝脏和肾脏的评估将分别在第23章和第24章中探讨。

由于许多药物通过肝脏代谢，因此应关注肝功能问题。肝病晚期的患者对于药物引发的不良反应风险更高，例如更容易出血或出现脑病/谵妄症状。Child-Pugh分类法是一种已获验证的评分系统，该评分系统同时考虑了实验室数值和体格检查结果，以便根据肝功能障碍程度对患者进行分类。分为A类、B类和C类，其中A类患者为轻度肝功能障碍，C类患者为严重肝病。腹水是经常见到的一项体格检查的结果，患者腹部可能非常大，并伴有积液。Child-Pugh评分用于确定是否需要减少给药剂量，因为这是肝衰竭中经常用于调整药物剂量的参数。在线Child-Pugh计算器很容易获得[22, 23]。还有其他一些更常用于预后的临床评分系统，例如终末期肝病模型（MELD）评分量表。

评估肾功能状况取决于患者的实验室数值、尿量和病史，而不是体格评估。然而，患有肾脏疾病（例如结石或感染）的患者其腰部通常会有疼痛，疼痛强度会因病情而有所不同。能够触诊肾脏的情况很少见，通常不这样做，因此，首选超声检查等其他检查方法[1]。

肌肉骨骼检查

肌肉骨骼系统可能有很多的疾病。准确定位药师的角色，可以协助医师筛查患者并确定谁适合自我诊疗、谁应该转诊。如果患者很痛苦、行动不便或可能需要影像学诊断，则应将他们转诊给基层医师或急诊就医。根据执业场所的要求和专业知识能力，药师可以运用视诊和触诊评估患者受伤状态，包括对其活动范围进行评估。例如工作于风湿病专科诊所的药师可能会利用体格评估和病历记录对患者进行深度评估。当然，全科医生甚至会检查关节是否有肿胀和畸形，这些体征是类风湿关节炎的指征，例如食指呈现出天鹅颈和布托尼埃畸形。骨关节炎是患者常见的另一主诉。因几乎很少能观察到身体体征，因此患者评估通常依赖于病史记录或影像学诊断结果。在同类疾病的鉴别诊断中，痛风可能引发不同类型的关节炎。在大多数患者中，其临床表现为单一关节发红、炎症和剧痛，通常是足部的第一个跖趾关节。出现这样体征的患者应转诊给医生给予进一步评估和诊断。

药物的不良反应也可以表现为MSK症状。药师应熟悉的一个重要临床问题是他汀类药物引起的肌肉症状。这种症状在服用他汀类药物的患者中很常见。图3.9提供了一种评估工具，可用于帮助确定肌肉症状是否是由他汀类药物引起的[24]。

他汀类药物引起的肌肉症状临床评分表（SAMS-CI）

说明：

- 用于在开始服用他汀类药物后出现新的或新增肌肉症状的患者。
- 他汀类药物包括任何剂量或给药频率的他汀类药物，包括患者先前使用过相同或不同剂量的他汀类药物。
- 肌肉症状可能包括疼痛、抽筋、沉重、不适、虚弱或僵硬。
- 根据肌肉症状的其他可能原因解释总分，例如：

患者服用多少种涉及新发或增加肌肉症状的他汀类药物？

1种 完成本页左侧的问题	≥2种 完成本页右侧的问题
关于这种他汀类药物方案：	关于这种他汀类药物方案(在最近的方案之前)：

左侧：

A.肌肉症状的部位和类型(如果超过一个类别，则记录最高的分值)　　　　　　　得分

- 对称，髋屈肌或大腿　　3
- 对称，小腿　　　　　　2
- 对称，上肢近端　　　　2
- 不对称，间歇性或不局限于　1
  任何具体部位

B.与开始他汀类药物治疗相关的肌肉症状发生的时间

- <4周　　　3
- 4～12周　　2
- >12周　　　1

C.停用他汀类药物后肌肉症状改善的时间(若患者仍在服用他汀类药物，停药，监测症状)

- <2周　　　　2
- 2～4周　　　1
- 4周后无改善　0

重启他汀类药物(即使是与之前相同的他汀类药物)，然后回答最后一个问题：

D.再次出现与他汀类药物治疗相关的肌肉症状发生的时间

- <4周　　　　　　　　3
- 4～12周　　　　　　　1
- >12周或类似症状没有复发　0

总分

计算总分前必须填写上述4项评分

右侧：

A.肌肉症状的部位和类型(如果超过一个类别，则记录最高的分值)　　　　　　　得分

- 对称，髋屈肌或大腿　　3
- 对称，小腿　　　　　　2
- 对称，上肢近端　　　　2
- 不对称，间歇性或不局限于　1
  任何具体部位

B.与开始他汀类药物治疗相关的肌肉症状发生的时间

- <4周　　　3
- 4～12周　　2
- >12周　　　1

C.停用他汀类药物后肌肉症状改善的时间

- <2周　　　　2
- 2～4周　　　1
- 4周后无改善　0

关于最近的他汀类药物方案：
(即使是与之前相同的他汀类药物)

D.再次出现与他汀类药物治疗相关的肌肉症状发生的时间

- <4周　　　　　　　　3
- 4～12周　　　　　　　1
- >12周或类似症状没有复发　0

总分

计算总分前必须填写上述4项评分

	总分：	2～6	7～8	9～11
解释	患者的肌肉症状是由于使用他汀药物的可能性：	不太可能	可能	很可能

图3.9　他汀类药物引起的肌肉症状评估

（根据Creative Commons CC条款，由Rosenson等[24]许可转载自Springer Nature）

- 近期体力消耗
- 甲状腺功能减退
- 并发疾病
- 运动模式的变化
- 药物与他汀类药物的相互作用
- 潜在的肌肉疾病
● 常见问题

　　患有骨质疏松症并脊柱受损的患者，由于脊椎压缩性骨折，常常会出现脊柱弯曲，称为驼背。经过检查，发现患者出现弯腰驼背，他们的胸腔和骨盆之间的距离也可能缩短。如果患者的头部和肩膀不能直立靠墙，则可能是驼背的体征。药师只需询问患者20岁时的身高和现在的身高，即可筛查出患者的脊椎是否出现脊椎压缩性骨折。从20岁开始身高降低大于6.35厘米，或者一年身高降低5.08厘米，则表明他们需要进一步评估[25]。骨质疏松的患者也可能会因原本认为不会造成伤害的跌倒而骨折。通常这些情况都是越想防止摔倒，却越容易造成髋部或前臂的骨折。在这些骨折的患者中，可以进行风险评估，以确定他们是否需要进一步筛查或治疗骨质疏松症。

实验室检查与微生物学检查

　　必要时，药师应检查相关的实验室数值和微生物培养结果，因为这会对药物治疗产生重大影响。每个特别的临床方案将决定需要哪些实验室检查。以下是一些经常适用于药学实践的测试。

● 血液检查
- 全血细胞计数（CBC）
- 血清电解质
- 尿素氮（BUN）
- 血清肌酐（SCr）
- 肝功能检查［丙氨酸氨基转移酶（ALT）、天冬氨酸氨基转移酶（AST）、胆红素（总胆红素和结合胆红素）、国际标准化比值（INR）、碱性磷酸酶、血清白蛋白］
- 促甲状腺激素（TSH）
- 肌酸激酶（CK）
- 肌钙蛋白
- 乳酸
● 监测治疗药物的血药浓度（例如苯妥英钠、丙戊酸、万古霉素、庆大霉素、地高辛等）

- 尿液分析、动脉血气（ABG）以及静脉血气（VBG）
- 微生物培养：血液、尿液、皮肤和软组织、痰培养物、术中骨/关节/设备培养物、脑脊液（CSF）等。

对实验室检查的进一步讨论不在本章范围之内。像所有体格评估和评估技能一样，药师需要通过不断实践和重复实践，以提高解读实验室数值的能力。各种资源可提供有关实验室检查及其解释的信息[26]。

危险信号（需要转诊）

在体格评估期间，筛查危险信号是一个广泛且又重要的话题。但是不可能提供所有危险信号的完整清单。当患者感到痛苦，无论是心理、呼吸系统、心血管等疾病的困扰，都需要转诊。另一个普遍原则是，涉及血液或出血的体征和症状通常是危险信号。任何认为需要进行更多治疗或评估而又超出你能力范围的患者，都应转诊至掌握不同技能的另一位药师或另一位医师那里。体格评估期间确定的危险信号举例如下。

- 中枢神经系统问题。意识下降、急性意识障碍、谵妄、突然体力下降、癫痫发作、自杀意念、严重抑郁、躁狂症状或体征、新近出现的步态障碍。
- 眼睛问题。视力变化、疼痛、异物感、光敏感度、复视、眼球突出、眼球震颤、不规则瞳孔（固定、扩大或缩小）。
- 呼吸道问题。呼吸困难、肺部听诊异常（如哮鸣音、湿啰音、干啰音或喘鸣音），哮喘恶化或慢性阻塞性肺疾病症状、持续咳嗽。
- 心血管问题。有低血压症状或严重的低血压、明显的高血压、心动过速或心动过缓、胸痛、心律不齐或心悸、心力衰竭恶化或出现新的症状、严重脱水。
- 骨骼肌肉问题。令人痛苦的外伤、类风湿关节炎控制不佳、活动性问题、需要影像学诊断。
- 胃肠道系统问题。严重便秘、腹泻或呕吐、呕血、黑便、便血（BRBPR）、粪便变细。
- 泌尿生殖系统问题。尿路感染症状、排尿困难、尿量减少、血尿。
- 感染问题。败血症、长期高热、腹痛或压痛、怀疑未经治疗的感染等体征或症状。
- 皮肤问题。黄疸、发绀、过敏反应的体征和症状、皮疹伴有发热，尤其是儿童。

案例

以下案例显示药师在患者评估中运用体格评估技能的情况。

　　患者JB是一名75岁的男性，因COPD急性加重入院。患者表现出辅助呼吸肌活动，缺氧和呼吸困难。当天是入院后的第3天，由于药师错过了医疗团队查房而未见到JB，因此当天下午才第一次见到JB。下午医疗团队其他人下班了，所以只能药师自己查房。由于JB似乎很不舒服，因此药师决定对其进行仔细的检查。

　　患者主诉："我呼吸很困难。"

　　患者现病史（HPI）：患慢性阻塞性肺疾病已有10年，9年前只住过一次院。目前每天使用氟替卡松/沙美特罗吸入剂（Advair®）500mg，每天吸2次，每次1揿；噻托溴铵（Spiriva®）吸入剂，每天2揿；沙丁胺醇（Ventolin®）每天4次（QID），每次2揿+必要时（使用）（每周使用约14揿）。根据社区药房记录，噻托溴铵（Spiriva®）和沙丁胺醇（Ventolin®）每3个月定期续方调配一次，而Advair®则是偶尔调配，最后一次是在53天前调配的30天处方量。

　　既往病史（PMH）：心力衰竭（2年），吸烟史（1包/天，40年），高血压（10年）。

　　目前的用药：

　　培哚普利，8mg，口服。

　　比索洛尔，5mg，每天一次。

　　呋塞米，40mg，静脉注射，每天2次（由于医嘱开了3天，当天早上自动停止输液）。

　　氟替卡松/沙美特罗（Advair®），500mg，使用吸入剂，每天2次，每次1揿。

　　噻托溴铵（Spiriva®），每天1次，每次2揿。

　　沙丁胺醇（Ventolin®），每天4次，每次2揿+必要时使用。

　　异丙托溴铵，每天4次，每次2喷+必要时使用。

　　泼尼松，口服，每天40mg×5天。

　　生命体征（当天早上采集的信息）：血压（BP）110/80mmHg，心率（HR）70次/分，常规呼吸频率（RR）25次/分，血氧饱和度90%（4L），体温38.2℃，GCS 15。

　　体格评估结果和系统评估（药师评估的）：

　　一般检查：患者75岁，外表和善，身体很瘦。讲话似乎费力。头脑机敏，有方向意识（对人、对地点、对时间）。躺在床上，床头抬高。

　　头、眼、耳、鼻、喉：瞳孔等大等圆，对光反射存在，可见噘嘴呼吸，无发绀。

　　皮肤：未查。

　　呼吸：桶状胸，似乎呼吸困难，可见辅助呼吸肌活动。肺部闻及弥漫性呼气性哮鸣音、干啰音，底部闻及粗湿啰音，叩诊音沉闷。痰多，呈绿色。

　　心血管/外周血管：桡动脉搏动规则，颈静脉压（JVP）3cm，脚踝双侧点触凹陷性水肿（2+）。

　　腹部：未查。

　　胃肠道/生殖泌尿系统：未查。

　　骨骼肌肉：未查。

　　历史问题：查阅完患者用药史，发现JB先生在家中已用完了氟替卡松/沙美特罗

（Advair®），因为该药不在他保险报销范围之内。患者呼吸困难比基线更为严重，痰量比正常时多，且痰色由黄变绿，无咯血。他感到头晕、呼吸困难。患者告诉药师，他的鞋子不像以前那样合脚，而且感觉很紧。他主诉说睡觉时使用两个枕头，因为他只用一个枕头时咳嗽更严重。

表3.9总结了药物治疗问题及问题清单。

表3.9 　JB先生的药物治疗问题及问题清单

疾病	控制/依从情况	药物治疗问题
慢性阻塞性肺疾病急性加重	因费用不依从使用氟替卡松/沙美特罗（Advair®） 表现出细菌感染体征 多种吸入剂，评估技术	吸入剂保险费用报销再评估 需要增加抗生素治疗
心力衰竭	底部闻及细湿啰音 小腿凹陷性水肿 比索洛尔剂量未优化（目标是每天10mg）	要求继续利尿药治疗并评估在家给药剂量 重新评估利尿药给药途径（静脉与口服）
眩晕	血压110/80mmHg，但缺失居家血压值对比 评估站立时血压	可能需要再次评估降压治疗
气短（SOB）	可能原因：慢性阻塞性肺疾病急性加重，未使用气雾剂，心力衰竭恶化	在患者出现气短加重时，需要搞清楚患者的用药时间

药师决定联系住院医师讨论发现的药物治疗问题。在打电话之前，要确定问题处理的轻重缓急，并提出药物选择、给药剂量和给药途径的具体建议。

参考文献

1. Jones R. Patient assessment in pharmacy practice. 3rd ed. Philadelphia: Wolters Kluwer; 2016.
2. Bickley LS, Bates B. Bates' visual guide to physical examination [electronic resource]. Philadelphia: Lippincott Williams and Wilkins; 2005. https://bates-visualguide.com/.
3. Campbell EWJ, Lynn CK. Chapter 4: the physical examination. In: Walker HK, Hall WD, Hurst JW, editors. Clinical methods: the history, physical and laboratory examinations. Boston: Butterworths; 1990.
4. Skillen DL. General survey and vital signs assessment. In: Stephen TC, Skillen DL, Jensen S, editors. Canadian Jensen's nursing health assessment: a best practice approach. Philadelphia: Lippincott Williams and Wilkins; 2012. p. 93–4.
5. Nerenberg KA, Zarnke KB, Leung AA, Dasgupta K, Butalia S, McBrien K, et al. Hypertension Canada's 2018 guidelines for diagnosis, risk assessment, prevention, and treatment of hypertension in adults and children. Can J Cardiol. 2018;34:506–25.
6. Tsuyuki RT, Houle SKD, Charrois TL, Kolber MR, Rosenthal MM, Lewanczuk R, et al. Randomized trial of the effect of pharmacist prescribing on improving blood pressure in the community – the Alberta clinical trial in optimizing hypertension (RxACTION). Circulation. 2015;132(2):93–100.
7. Singer M, Deutschman CS, Seymour C, Shankar-Hari M, Annane D, Bauer M, et al. The third international consensus definitions for sepsis and septic shock (sepsis-3). JAMA. 2016;315(8):801–10.
8. Teasdale G, Maas A, Lecky F, Manley G, Stocchetti N, Murray G. The Glasgow coma scale at 40 years: standing the test of time. Lancet Neurol. 2014;13(8):844–54.
9. Teasdale G. What is GCS – Glasgow Coma scale [Internet]. 2014 [cited 2018 Oct 3]. Available from: http://www.glasgowcomascale.org/what-is-gcs/.
10. Baer L, Blais M. Handbook of clinical rating scales

and assessment in psychiatry and mental health. 1st ed. Switzerland: Springer Nature; 2010.

11. Harden RN. Chronic neuropathic pain. Neurologist. 2005;11(2):111–22.

12. Connor JP, Haber PS, Hall WD. Alcohol use disorders. Lancet. 2016;387(10022):988–98.

13. Centor RM, Witherspoon JM, Dalton HP, Brody CE, Link K. The diagnosis of strep throat in adults in the emergency room. Med Decis Mak. 1981;1(3):239–46.

14. Mclsaac WJ, White D, Tannenbaum D, Low DE. A clinical score to reduce unnecessary antibiotic use in patients with sore throat. CMAJ. 1998;158(1):75–83.

15. Edouard S, Michel-Lepage A, Raoult D. Does it make sense to detect Streptococcus pyogenes during tonsillitis in Europe to prevent acute rheumatic fever? Clin Microbiol Infect. 2014;20(12):O981–2.

16. Wood MJ, Kay R, Dworkin RH, Soong SJ, Whitley RJ. Oral acyclovir therapy accelerates pain resolution in patients with herpes zoster: a meta-analysis of placebo-controlled trials. Clin Infect Dis 1996;22(2):341–7.

17. Jackson JL, Gibbon R, Meyer G, Inouye L. The effect of treating herpes zoster with oral acyclovir in preventing postherpetic neuralgia. Arch Intern Med 1997;157(8):909–12.

18. Rabe KF, Hurd S, Anzueto A, Barnes PJ, Buist SA Calverley P, et al. Global strategy for the diagnosis management, and prevention of chronic obstructive pulmonary disease. Global initiative for chronic obstructive lung disease. Am J Respir Crit Care Med [Internet]. 2006;176(6):88. [cited 2018 Oct 5] Available from: www.goldcopd.org.

19. Tietze KJ. Physical assessment skills. In: Clinical skills for pharmacists [Internet]. 3rd ed. St. Louis: Mosby; 2012. p. 43–85. [cited 2018 Oct 3]. Available from: https://www.sciencedirect.com/science/article/pii/B9780323077385100043.

20. Amlodipine. In: Lexi-drugs online [Internet]. Hudson: Lexicomp Inc.: [updated 10 February 2018; cited 2018 June 18]. Available from: http://online.lexi.com. Subscription required to view.

21. Sica DA. Calcium channel blocker-related peripheral edema: can it be resolved? J Clin Hypertens (Greenwich). 2003;5(4):291–5.

22. Child CG, Turcotte JG. Surgery and portal hypertension. Major Probl Clin Surg. 1964; 1:1–85.

23. Pugh RNH, Murray-Lyon IM, Dawson JL, Pietroni MC, Williams R. Transection of the oesophagus for bleeding oesophageal varices. Br J Surg. 1973;60(8):646–9.

24. Rosenson RS, Miller K, Bayliss M, Sanchez RJ, Baccara-Dinet MT, Chibedi-De-Roche D, et al. The statin-associated muscle symptom clinical index (SAMS-CI): revision for clinical use, content validation, and inter-rater reliability. Cardiovasc Drugs Ther. 2017;31(2):179–86.

25. Papaioannou A, Morin S, Cheung AM, Atkinson S, Brown JP, Feldman S, et al. 2010 clinical practice guidelines for the diagnosis and management of osteoporosis in Canada: summary. CMAJ. 2010;182(17):1864–73.

26. Lee M. Basic skills in interpreting laboratory data. 6th ed. Bethesda: American Society of Health-System Pharmacists; 2017.

第2部分

患者症状评估技能

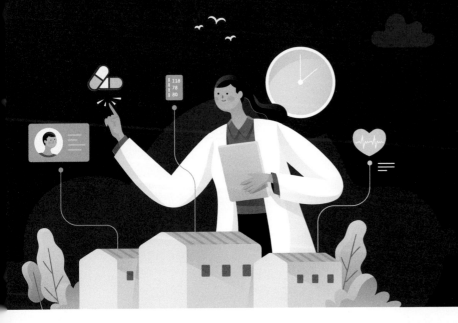

本章目标

1. 描述头痛的主要类型及其特点。
2. 评估出现头痛的患者。
3. 识别患者发生头痛的危险信号，这些信号会提示药师转诊患者给医生或到急诊治疗。

背景介绍

患者来到药房购买治疗头痛的药物，药师需要了解什么信息才能做出正确的评估？要回答这个问题，药师需要掌握不同类型头痛以及了解如何管理各种类型头痛等知识。此外，从既往病史到症状评估，收集患者个体相关信息对于决策合适的治疗方案（如推荐顿挫性治疗与转诊）至关重要。

头痛是指头部的疼痛，是最常见的症状之一。根据国际头痛疾病分类 Ⅲ 版（ICHD-Ⅲ），头痛分为三大不同的类型[1]。第一类是原发性头痛，是最常见的头痛类型，但并非是由另一种疾病引起的，其中包括紧张性头痛（TTH）、偏头痛和丛集性头痛。第二类是继发性头痛。本质上，这类头痛是器质性或精神性疾病或者是由毒品（或药物）和/或其戒断引起的症状。为了正确评估患者的头痛，了解继发性头痛的可能原因是必要的。继发性头痛涉及的范围从患者服药产生的不良反应到严重危及生命的疾病。继发性头痛的管理与其说是对头痛本身的管理，不如说是对疾病的管理。例如，如果患者由于高血压没有控制而产生头痛，那么通过控制患者血压就可能控制患者的头痛。第三类是继发性颅神经病变性头痛（如三叉神经痛）。表4.1概述了头痛的分类。

表 4.1 头痛的分类

原发性头痛	并非由另一种疾病引起的头痛，如紧张性头痛（TTH）、偏头痛、丛集性头痛
继发性头痛	继发于其他疾病引起的头痛，如： • 药物不良反应：基本上任何药物都有可能引起头痛，重要的是确定药物起效与症状发生之间的时间关系 • 过度用药性头痛：每月超过 10 ～ 15 天的过度用药治疗头痛而引起的反弹性头痛 • 创伤 • 脑血管原因，如脑出血、缺血性卒中、蛛网膜下腔出血 • 感染，如普通感冒、流行性感冒 • 脑瘤 • 其他器质性疾病，如高血压
颅神经病变头痛	三叉神经痛

原发性头痛

图 4.1 描述了三大类原发性头痛的诊断标准。紧张性头痛是最常见的原发性头痛。大多数人的一生至少出现过这类头痛。紧张性头痛在任何年龄段都可能发生，但在 50 岁以下新发头痛并不常见。其强度通常为轻度到中度，感觉头戴一条绷带，隐隐疼痛无搏动。总感觉头部双侧疼痛，基本与其他症状无关。这类头痛发作通常持续 20 分钟到 1 周时间。一般可自行缓解，也可通过非处方镇痛药（如对乙酰氨基酚和布洛芬）进行治疗。

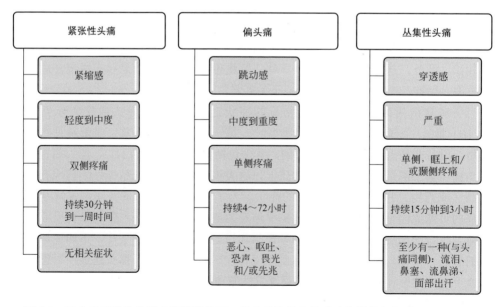

图 4.1 三大类原发性头痛（紧张性头痛、偏头痛和丛集性头痛）的诊断标准

偏头痛是最常见的第二大类原发性头痛。世界卫生组织（WHO）已将偏头痛视为全球前20种致残性疾病之一。女性中有15%～20%、男性中有5%～10%出现过偏头痛，其发病年龄始终低于50岁。这头痛强度通常在中度至重度之间，呈现搏动样疼痛，常为单侧疼痛，可能伴有恶心、呕吐、畏光和/或恐声。偏头痛可能伴有或不伴先兆症状。先兆是指在头痛发作之前产生的感知，例如听见的声音或见到的灯光。这头痛发作经常持续数小时甚至长达3天。一般服用非甾体抗炎药（NSAID）和曲坦类药物治疗。由于这类头痛发作具有严重的致残性，患者可通过服用普萘洛尔和三环类抗抑郁药等从预防性治疗中获益。

丛集性头痛是致残性最高的一类原发性头痛。丛集性头痛不如紧张性头痛或偏头痛常见，总发病率仅为0.1%，男性多于女性。其特点为发生于眼眶周边区域，疼痛具有非常严重的穿透性，并伴有自主症状，如流泪、出汗和鼻塞。头痛发作通常持续15分钟至3小时。头痛表现为短暂性发作，因此常规的口服用药治疗不可行或无效，因为当药物从胃肠道吸收时，头痛发作可能已经消退。

症状评估（SCHOLAR问诊法）

为了正确评估患者头痛，需要收集以下信息。如果患者先前被诊断出患有头痛，则应详细记录起病时间、发作强度、先前症状、加重因素、服药有无缓解，对评估患者非常有帮助。图4.2描述了在药房，对主诉头痛患者进行评估的流程。

症状问诊

- 除了头痛之外，是否还有其他症状？
- 是否感到恶心或呕吐？
- 对光或噪声是否很敏感？

明确患者头痛相关的症状将有助于对头痛类型进行**鉴别诊断**（differential diagnosis）（请参阅表4.1和图4.1），并确定是否存在任何危险信号。

特征问诊

- 请患者描述头痛特征，像跳动样、搏动样还是像扎绷带似的？
- 最近的头痛和以前出现过的头痛有何不同？
- 头痛的严重程度，按1～10计算，是多少？
- 多久头痛一次？
- 头痛持续多长时间？

明确发作的特征、严重程度、持续时间和发作频率将有助于对头痛类型进行鉴别诊断，并确定是否存在任何危险信号。

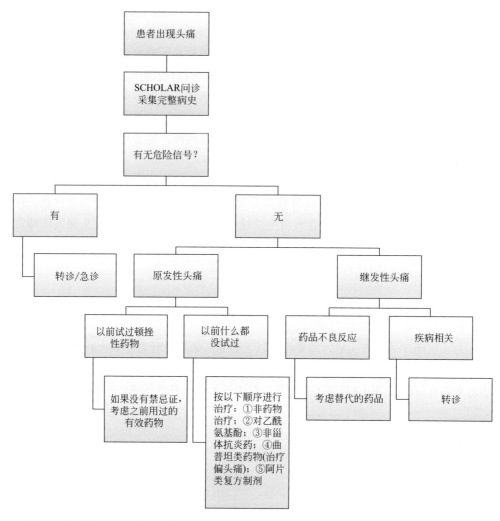

图4.2　在药房对主诉头痛患者进行评估的流程

病史问诊

- 头痛多久了?
- 过去是否发生过,是否不一样?
- 最近是否撞到过头或头部受伤?
- 头痛发作时在做什么?

　　了解患者头痛的病史将有助于确定头痛的发生是否是非典型症状。此外,上述问题将有助于识别任何诱因或外部突发因素。

发病问诊

- 这是第一次头痛发作吗？
- 什么时候开始头痛？
- 头痛是逐渐疼起来，还是突然疼痛？

明确患者头痛的发病年龄和时间变化将有助于识别是否有危险信号。

部位问诊

- 描述头痛的位置，是单侧还是双侧出现疼痛？

明确患者头痛的位置将有助于对头痛类型进行鉴别诊断（图4.1）。

加重因素问诊

- 什么使头痛变得更重？讨论一下触发患者头痛加重的因素。

尽管原发性头痛并非某种原因引起的，但仍有一些因素可诱发或加重发作。进一步说，紧张性头痛和偏头痛可能是由精神压力、吸烟、疲倦、睡眠不足、天气变化以及长时间使用电脑导致的不良体态引起的。此外，某些食物可能会引起头痛，例如含有酪胺的食物和巧克力。还有一些患者的头痛可能是因处于月经期或口服避孕药造成的。某些喝咖啡者可能因空腹和中断咖啡因摄入而出现突发性头痛。服用血管扩张剂和摄入酒精有可能会引起丛集性头痛发作或症状加重。识别这些触发因素将有助于调整非药物治疗。例如，保持充足的睡眠可以缓解睡眠不足引起的头痛加剧。除了避免触发因素外，其他非药物治疗措施包括生物反馈疗法❶和放松治疗。

缓解因素问诊

- 什么使头痛变得好转，是药物治疗还是非药物治疗？
- 什么对头痛无效？
- 药物是否有效地完全控制头痛发作？
- 服用缓解头痛发作的药物是否出现副作用？

治疗头痛的方法有许多种[2, 3]。表4.2总结了用于治疗原发性头痛的**顿挫性药物**（abortive agent）。药师有必要询问一下患者以前用过的顿挫性药物及用药体验。经验告诉我们，以前对患者有效的方法可能会再次对患者有效，反之亦然。此外，如果患者之前曾出现过药物引起的不良反应或过敏反应，则可能需要考虑其他选择。

---

❶ 译者注：**生物反馈疗法**（biofeedback therapy）是利用现代生理科学仪器，通过人体内生理或病理信息的自身反馈，患者经过特殊训练后，进行有意识地"意念"控制和心理训练，从而消除病理过程、恢复身心健康的新型心理治疗方法。（摘自百度百科）

如果服用对乙酰氨基酚对近期诊断为偏头痛的患者无效，则可以尝试使用其他非处方的非甾体抗炎药，因为这些药物没有禁忌证。除了检查药物功效外，还需要检查服用的剂量。有些患者用药过低或用药过量，可能会影响疾病的评估。例如，推荐舒马曲坦的口服剂量范围是25～100mg，最大剂量为每日200mg。50mg的剂量比25mg的剂量更可能有效。当然，100mg剂量也就可能更有效，但与此同时，患者也更有可能出现不良反应。如果患者尝试了25mg的剂量，对他不起作用，他可以尝试使用50mg的剂量。相反，如果患者尝试了100mg的剂量，但对他不起作用，那么舒马曲坦可能无效，需要尝试其他药物。

表4.2　治疗原发性头痛的顿挫性药物

头痛类型	顿挫性镇痛药（建议口服剂量）
紧张性头痛	对乙酰氨基酚（每天325～1000mg，最大剂量4g）加或不加咖啡因（8～30mg） NSAID类，如布洛芬（200～400mg）以及萘普生（250～500mg）
偏头痛	对乙酰氨基酚（每天325～1000mg，最大剂量4g）加或不加咖啡因（8～30mg） 非甾体抗炎药 曲坦类： 舒马曲坦（口服25～100mg，最大剂量200mg/d；皮下6mg，最大剂量12mg/d；滴鼻剂5～20mg，最大剂量40mg/d） 那拉曲坦（1～2.5mg，最大剂量5mg/d） 阿莫曲坦（6.5～12.5mg，最大剂量25mg/d） 依来曲坦（20～40mg，最大剂量40mg/d） 夫罗曲坦（2.5mg，最大剂量5mg/d） 佐米曲坦（口腔或鼻腔喷雾剂2.5mg，最大剂量5mg/d） 利扎曲坦（5～10mg，最大剂量20mg/d） 曲坦类+NSAID 麦角生物碱衍生物
丛集性头痛	吸入氧气 皮下注射舒马普坦

● 多久服用一次头痛药？

重要的是要询问顿挫性药物的服用频率。这将确定患者是否存在**过度用药性头痛**（medication overuse headache，MOH）的风险或实际体验。通常，MOH被定义为每月超过15天的头痛重复发作，这种情况会在使用顿挫性镇痛药后变得更糟[1]。每月服用曲普坦类药物、阿片类药物、阿片类复方制剂以及巴比妥类药物超过10天的患者，或每月服用对乙酰氨基酚或其他NSAID超过15天的患者都具有很大风险。这些患者可以从预防性治疗中受益。

● 是否正在服用药物，来预防头痛的进一步发作？如果是，服用的剂量是多少？

那些诊断为原发性头痛的患者（其头痛的严重程度大到限制了患者的日常活

动），以及那些经常头痛的患者和/或对大多数顿挫性药物无效、禁忌服用的患者，均可从预防性治疗中受益。由于偏头痛和丛集性头痛都表现出严重疼痛，因此通常采取预防性治疗措施。对具有合并症的患者需要评估接受预防性药物治疗的适宜性、有效性和安全性。加拿大头痛学会发布的偏头痛预防指南建议，预防性药物的选择应依据临床情况和患者合并症进行决策（表4.3）[4]。这些建议对于评估患者或决策是否需要预防性治疗时，可能会有所帮助。关于药物疗效，通常需要服用数周才能产生效果。如果预防性药物在目标剂量下服用2个月充分试证后失败，则建议改用另一种或其他药物进行试验。

表4.3 预防性药物治疗偏头痛的临床策略①

预防性治疗策略	推荐的药物
一线药物治疗策略	β受体阻滞剂：普萘洛尔、纳多洛尔、美托洛尔 三环类抗抑郁药：阿米替林、去甲替林
降低副作用的治疗策略	药物：坎地沙坦、赖诺普利 草药/维生素/矿物质：柠檬酸镁、核黄素、白藜芦、辅酶Q_{10}
应对BMI增加的治疗策略	托吡酯
治疗高血压的临床策略	普萘洛尔、纳多洛尔、美托洛尔、坎地沙坦、赖诺普利
抗抑郁/焦虑治疗的临床策略	阿米替林、文拉法辛、去甲替林
增加单药治疗策略	托吡酯、双丙戊酸、加巴喷丁、哌唑替芬、氟桂利嗪、维拉帕米
顽固性头痛治疗策略	两种药物联合用药
妊娠期偏头痛治疗策略	可能的话，避免用药 必要时，可使用镁制剂、普萘洛尔、美托洛尔、阿米替林和去甲替林
哺乳期偏头痛治疗策略	可能的话，避免用药 必要时，可使用镁制剂、普萘洛尔、纳多洛尔、美托洛尔、阿米替林、去甲替林和丙戊酸钠

① 经授权引自参考文献 [4]。

患者的个体特征

除了评估患者的症状外，了解患者病史和用药史才能正确选择和评估顿挫性镇痛药。以下示例说明了解患者的个体特征对其头痛评估的重要性。

- 年龄。头痛发作患者的年龄对于确定是否存在危险信号是很重要的。年龄大于50岁或小于5岁的新发头痛被认为是危险信号，并提示转诊到医生那里进行进一步评估。
- 妊娠状态。非药物治疗措施和服用对乙酰氨基酚是妊娠妇女首选的顿挫性治疗。

● 既往病史。识别患者的合并症将有助于识别继发性头痛的可能原因以及是否存在禁止使用特定顿挫性药物的合并症。例如有消化性溃疡病史者应谨慎使用NSAID，而有缺血性心脏病史者应谨慎使用曲普坦类和麦角生物碱衍生物。表4.4总结了头痛常用顿挫性药物的注意事项和禁忌证。对于有高血压病史的患者，药师应评估患者的血压控制状况，因为高血压可能是患者头痛的潜在原因。

● 用药史。确定患者当前的用药将有助于识别是否存在**药物诱导性头痛（drug-induced headache）**或是否可能存在与顿挫性药物产生相互作用的药物。实际上，任何药物都可能引起头痛。确认药物起效与症状发作之间的时间关系尤为重要。此外，建议药师在评估患者时，应始终检查是否存在具有临床意义的药物相互作用。

表4.4　常用顿挫性药物的注意事项和禁忌证

顿挫性药物	药师评估头痛患者时，需要了解的注意事项和禁忌证
对乙酰氨基酚	**注意事项** 含有对乙酰氨基酚的所有产品，其每天最大剂量为4g，以避免造成肝毒性 过度饮酒 肝病患者 **禁忌证** 对乙酰氨基酚过敏 严重活动性肝病患者
非甾体抗炎药	**注意事项** 具有心血管疾病风险的患者 胃肠道出血和消化性溃疡病史患者 高钾血症风险的患者 肝损害的患者 哮喘患者（阿司匹林敏感性哮喘患者） **禁忌证** 对非甾体抗炎药或乙酰水杨酸（ASA）过敏者 活动性出血者 活动性胃肠道出血与消化性溃疡病者 肾功能损害者
曲坦类	**注意事项** 高血压控制不佳患者 吸烟者 妊娠和哺乳妇女 **禁忌证** 缺血性心脏病 脑血管疾病，如以前发生过卒中 周围血管疾病患者

危险信号 -

确定患者头痛是否是由潜在疾病引起的，这是非常重要的，某些情况下可能危及生命。如果存在以下任何危险信号，则提示应转诊患者或至急诊就医：

● 50岁以上患者新发的头痛。新发头痛提示药师应转诊患者给医生或专科医生做进一步评估，因为这可能是由器质性疾病或占位性病变导致的，例如脑瘤。

● 免疫抑制患者新发的头痛：免疫受损患者的新发性头痛可能是由中枢神经系统感染（如脑膜炎或脑脓肿）引起的，应予以排除。

● 妊娠妇女新发的严重头痛。妊娠期间发生严重头痛需要转诊，以排除子痫❶或脑静脉窦血栓形成。

● 突然新发严重的"雷击式"头痛。急性发作的严重头痛可能是由危及生命的疾病引起的，例如蛛网膜下腔出血、脑出血、脑膜炎或存在大量占位性病变。强烈建议患者立即就医，或到急诊就诊。例如，许多蛛网膜下腔出血、脑出血患者，严重的雷击式头痛为唯一症状。

● 头痛的频率增加或严重程度加重。渐进式头痛可能表明有占位性病变，例如脑瘤、脑脓肿和慢性硬膜下血肿（常见于接受抗凝治疗和近期头部受伤的患者）。此外，渐进式头痛可能是过度用药性头痛（MOH）。需要通过确定患者每月接受顿挫性药物治疗的量来进行评估。排除MOH患者头痛的继发性原因是至关重要的。

● 近期颅脑外伤患者的头痛。

● 患者头痛方式持续发生重大改变。头痛方式的改变可能提示病情加重，应仔细检查。

● 呈现其他症状。例如颈部僵硬、意识改变、发热、活动无力和呈现其他局灶性神经系统症状，表明患者头痛更为严重，提示应转诊。

其他评估注意事项

原发性头痛并非潜在病因引起，因此需要进行常规的体格检查。然而，如果预计是继发性，则有必要进一步检查，如头部计算机断层扫描（CT）、CT血管造影以及磁共振成像（MRI）等影像学检查。此外，建议行腰穿术、牙科检查、内分泌系统检查、生化指标检查、感染和肿瘤检查。

建议对头痛患者进行随访评估。药师应建议患者，尤其是经常头痛的患者，坚持每日记录头痛病情，详细记录其发病、可能的诱发和改善因素。此外，需要注意记录头痛的严重程度和频率、顿挫性药物的给药剂量、对药物治疗的反应状况、是否存在任何药物不良反应。

---

❶ 译者注：子痫是妊娠引起的高血压和惊厥，会对妊娠妇女和胎儿造成威胁。

要点集萃 -

- 药师在识别头痛患者出现危险信号方面发挥着重要作用。
- 两个关键步骤评估头痛的患者：
  ① 评估患者头痛的特征和病史以及是否存在任何相关症状。
  ② 患者用药时，应评估顿挫性药物和预防性药物的适宜性。
- 药师需要对频繁服用顿挫性药物治疗头痛的患者进行评估，确认是否因过度用药而引发头痛。

参考文献 -

1. Headache Classification Committee of the International Headache Society (IHS). The International Classification of Headache Disorders, 3rd edition. Cephalalgia. 2018; 38:1–211.
2. Worthington I, Pringsheim T, Gawel MJ, Gladstone J, Cooper P, Dilli E, et al. Canadian Headache Society Guideline: acute drug therapy for migraine headache. Can J Neurol Sci. 2013;40:S1–S80.
3. Becker WJ, Findlay T, Moga C, Scott NA, Harstall C, Taenzer P. Guideline for primary care management of headache in adults. Can Fam Physician. 2015;61:670–9.
4. Pringsheim T, Davenport W, Mackie G, Worthington I, Aubé M, Christie SN, et al. Canadian Headache Society guideline for migraine prophylaxis. Can J Neurol Sci. 2012;39:S1–59.

第 5 章

咳嗽

Elizabeth Glashan, Sherif Hanafy Mahmoud

本章目标

1. 概述咳嗽的常见病因。
2. 评估咳嗽的患者。
3. 识别可从对症治疗咳嗽中获益的患者。
4. 识别提示需要转诊和紧急评估的危险信号。

背景介绍

咳嗽是一种很常见的症状，在美国每年因咳嗽而引起的就诊大约3000万次[1]。症状的严重程度从轻度咳嗽一直到可引起呕吐、尿失禁，甚至造成肋骨骨折的严重过度咳嗽。咳嗽反射的目的，就是清除呼吸道中的细菌、碎屑和分泌物。导致咳嗽的生理途径相当复杂。呼吸道、心包、膈膜、胸膜、食管和胃部都存在咳嗽感受器（cough receptor）。这些化学性和机制性感受器对各种刺激作出反应，从而产生冲动，这些冲动通过迷走神经到达延髓的"咳嗽中心"。然后传出的信号向下传播到脊髓运动神经，到达呼气的肌肉组织，从而产生咳嗽[2]。尽管在生理上有其目的，但咳嗽是一种令人不愉快的症状，并被证明是基层医疗中最常见的初始主诉[3]。造成咳嗽的原因有很多。**美国胸科医师学会**（American College of Chest Physicians，ACCP）建议，评估症状的持续时间是评估咳嗽患者最有用的第一步。根据持续时间，咳嗽分为急性（小于3周）、亚急性（3~8周）和慢性（大于8周）。急性、亚急性和慢性咳嗽各有明显不同的病因[4]，因此了解症状的持续时间是关键。通常，咳嗽大于3周的患者应转诊给医师。药师在评估和管理咳嗽患者中发挥重要的作用。药师可以区分需要紧急医疗救助的患者、适合自我诊疗的患者以及介于两者之间的患者。咳嗽评估包括从患者那里采集针对性病史，侧重于临床特征、接触史、是否存在危险信号以及患者个体的关键因素。一旦药师采集了必要的信息后，就可以继续下一步决策，如帮助患者开具OTC、转诊给家庭医生或到急诊就医。

病因学

急性咳嗽最常见的原因是病毒感染，以及哮喘病情恶化或慢性阻塞性肺疾病（COPD）或肺炎。根据症状，其他需要考虑的疾病包括肺栓塞（PE）或心力衰竭（HF）。不管症状持续时间长短，在流行病地区或高危人群中都应考虑是否为肺结核[4]。同样，亚急性咳嗽通常是感染后、继发于哮喘或COPD恶化引起的。上呼吸道咳嗽综合征（UACS）是亚急性咳嗽的另一个常见原因（见下文）[4]。慢性咳嗽最常见的原因是UACS、哮喘、胃食管反流病或非哮喘性嗜酸性支气管炎（NAEB）。此外，药物可能也是引起急性、亚急性和慢性咳嗽的原因。因此，咳嗽按病因可主要分为以下几类：感染性咳嗽、疾病性咳嗽和药物性咳嗽。

感染性咳嗽

上呼吸道感染

上呼吸道感染（URTI）最常由病毒引起，通常以普通感冒出现。症状包括急性咳嗽、流涕、打喷嚏、咽痛、轻度发热、全身乏力和头痛。其他症状缓解后，咳嗽通常还会持续。这被称为感染后咳嗽，是亚急性咳嗽的常见原因。感染后的咳嗽被认为是由鼻后滴流和病毒对气道受体的直接致敏作用共同引起的[5]。这两种机制都属于上呼吸道咳嗽综合征的范畴，疾病性咳嗽内容在此讨论。表5.1显示了引起咳嗽的感染性综合征。

肺炎

肺炎是急性咳嗽的常见原因，属于肺实质的感染，有可能导致严重的疾病和死亡。肺炎的症状包括咳嗽、咳痰、发热、全身乏力（不适）、疲劳、胸膜炎性胸痛和呼吸困难。如果怀疑患有肺炎，则需要转诊，以便进一步检查和治疗[6]。"非典型"病原体（请参阅表5.1）会导致一系列不同症状。可能会出现有痰或无痰的急性或持续性咳嗽[7]。

表5.1 咳嗽的感染原因

疾病	病原体
上呼吸道感染（普通感冒）	鼻病毒 冠状病毒 副流感病毒 呼吸道合胞病毒
流行性感冒	流感病毒A或流感病毒B

疾病	病原体
急性支气管炎	大于90%病例由病毒感染引起（见上述病原体）
肺炎	病毒（上呼吸道病原体和流感病毒） 细菌（社区获得性肺炎）： 　　肺炎球菌 　　流感嗜血杆菌 　　卡他莫拉菌 非典型病原体： 　　肺炎支原体 　　肺炎衣原体 　　军团菌属
结核	结核分枝杆菌
百日咳	百日咳鲍特菌

流行性感冒

流行性感冒，简称流感，是由一种重要的病毒病原体引起的季节性暴发疾病，通常在冬季达到高峰。一般通过喷嚏传播扩散。主要症状包括咳嗽、发热、肌肉疼痛、流涕、头痛和疲劳。通常流感对于健康个体来说是自限性疾病。尽管如此，某些菌株仍可在青年人和儿童中造成较高的发病率和死亡率。2009年的H1N1流感疫情就是一个例子[8]。流感引发并发症的常见风险因素有：

- 年龄＞65岁。
- 居住在养老院。
- 妊娠。
- 慢性病，例如哮喘、COPD、糖尿病（DM）、心血管疾病、免疫抑制或肥胖。

引发的并发症包括肺炎和原有疾病的恶化。估计全世界每年流感导致的死亡达到300000 ～ 640000例。勤洗手和每年接种疫苗是预防流感的最佳措施[8, 9]。

结核病

结核病（TB）是由结核分枝杆菌引起的。大约90%的感染者从未患过这种疾病，而是存在潜伏性的结核感染（LTBI）。当LTBI重新激活时，5%的LTBI患者会发展为活动性结核病，5%的受感染者在感染后18 ～ 24个月内发展为活动性结核病。活动性结核病最常影响肺部，但也会感染大脑、肾脏和骨骼。慢性咳嗽、咳痰，伴或不伴咯血是活动性肺结核的常见症状。持续发热、体重减轻、盗汗、胸痛和疲劳是其他常见症状[10-12]。感染结核病的风险因素包括：

- 无家可归、监禁或非法使用毒品。

- 使用免疫抑制剂，慢性肾脏病血液透析（CKD-HD）或糖尿病。
- 居住或前往结核病高发地区[10]。在加拿大，包括原住民保护社区[11]。

如果患者咳嗽持续超过 2 ～ 3 周，并伴有结核病症状，则应转诊[12]。

百日咳

百日咳是由百日咳鲍特菌引起的。这是一种具有高度传染性且诊断不充分的疾病。咳嗽是其最常见的症状之一，可持续长达 8 周。这种咳嗽通常表现为严重的咳嗽，伴有咳嗽后的呕吐，有时会发出嘶哑的声音。任何患者发生咳嗽持续超过 2 ～ 3 周都应转诊，以排除百日咳和其他疾病[13]。

疾病性咳嗽

哮喘

哮喘病情加重可伴有急性咳嗽、喘息、呼吸急促和胸闷。炎症、支气管痉挛和黏液过多会诱发这些症状[14]。哮喘严重恶化可能危及生命，任何基线病情的患者都可能发生。哮喘相关死亡风险的高危患者包括[15]：

- 曾经有过病情严重恶化的患者。
- 每月使用2瓶以上沙丁胺醇［或其他短效β受体激动剂（SABA）］的患者。
- 过去一年中住院次数≥2次或急诊次数≥3次的患者。
- 无法识别气道阻塞或哮喘病情严重恶化的患者。
- 社会经济状况较差的患者。
- 使用毒品、患有精神疾病或存在社交心理问题的患者。
- 患心血管疾病或其他肺部疾病等合并症的患者。

对于不存在恶化致命风险的患者来说，只要初始治疗有效（例如必要时每20分钟吸入 2 ～ 6 揿的沙丁胺醇），轻度恶化的病情可以在家中治疗处理。初始治疗后，患者应联系医生进一步治疗，例如考虑口服糖皮质激素。对于病情加重（明显呼吸困难、语言障碍、辅助呼吸肌活动或嗜睡），患者应按上述用法吸入沙丁胺醇进行初始治疗，并到急诊紧急评估和治疗。呼气峰流速（PEF）是监测哮喘患者的重要参数，在急性发作和慢性监测时，均用于评估长期病情控制状况。值得注意的是，慢性咳嗽在哮喘中也很常见。咳嗽和其他症状通常在晚上和清晨恶化。对于哮喘症状加重的患者，如出现慢性咳嗽、呼吸困难、呼气峰流速值下降或增加急救用药，则表明病情失控，应重新评估患者预防性药物治疗方案，并可能需要强化治疗。这些患者应及时转诊给家庭医生或专科医生那里进行处置[15]。

慢性阻塞性肺疾病

COPD急性加重期（AECOPD）被定义为呼吸状态的变化，超过正常的日常变化，需要增强治疗。AECOPD的主要症状有以下3种：呼吸困难加重、痰液增加和脓性痰增多[16]。在门诊强化使用支气管扩张药、泼尼松，增加或不加抗生素，可控制80%的病情急性加重[16]。AECOPD患者需要转诊。需要通气支持的患者（如低氧、静息呼吸困难、呼吸频率大于20～30次、发绀、呼吸功增加）或在家中无法控制症状的患者[16]，应转诊给医生或急诊处理。

心力衰竭

急性代偿性心力衰竭（ADHF）是急性咳嗽的另一个原因。根据症状的严重程度，应将所有患有ADHF的患者转诊给医生或急诊处理。许多出现静息呼吸困难、低血压、精神改变、体重增加>2kg或外周性水肿加重的患者，需要住院治疗。高危患者的住院死亡率高达22%[17]。严重的肺水肿可引起咳嗽，并伴有粉红色泡沫状痰液。急性或慢性心力衰竭的其他症状包括疲劳、虚弱、恶心、食欲下降、呼吸急促和运动耐量下降。咳嗽可能是心力衰竭的一种慢性症状，常常在夜间因体液过多而加重。

肺栓塞

肺栓塞（PE）是急性咳嗽患者的重要考虑因素[4]。肺栓塞可能会引起明显的发病率和死亡率，尤其是尚未治疗时。Virchow三联征（Virchow's triad）代表了血栓形成的三大风险：内皮损伤、血流淤滞和高凝性。新近发生的深静脉血栓（DVT）、创伤、手术、制动和目前诊断的肿瘤是形成肺栓塞的风险因素。肺栓塞患者常表现为呼吸困难、胸膜炎性胸痛和咳嗽，有时伴有咯血。任何可能有肺栓塞风险的急性咳嗽患者都应转诊至急诊进行迅速评估[4]。

上呼吸道咳嗽综合征

上呼吸道咳嗽综合征（UACS）是慢性咳嗽的最常见原因。以前称为鼻后滴流综合征。 ACCP将其重新命名为UACS，包括鼻后滴流以及刺激上呼吸道咳嗽感受器的病因。UACS是由多种鼻窦炎疾病引起的，包括过敏性鼻炎、血管舒缩性鼻炎和鼻窦炎。UACS的诊断通常是在尝试了经验性序贯治疗（例如第一代抗组胺药或减充血药）后确认的。因此，需要转诊给基层医师诊疗[18]。

胃食管反流病

胃食管反流病（GERD）是引起慢性咳嗽的最常见原因之一，导致高达30%～40%的发病率。这些患者中多数人出现过消化不良、胃灼热或反酸。但是，高达40%的患者，虽然反流引起咳嗽，但并没有出现典型的GERD症状。有人认为，反酸和胃液反流刺激上呼吸道和下呼吸道的感受器，从而导致咳嗽[19]。ACCP建议对患有慢性咳嗽和典型GERD症状的患者进行经验性抗反流治疗。如果评估后，没有其他咳嗽的解释，那么即使没有GERD症状的慢性咳嗽患者也建议尝试一下抗反流治疗[1]。**抗反流治疗（antireflux therapy）**应包括改变生活方式（减轻体重、限制脂肪摄入、戒烟等）和使用质子泵抑制剂。其他选择包括服用甲氧氯普胺和抗反流手术治疗[20]。

慢性咳嗽相关的其他疾病，还包括非哮喘性嗜酸性支气管炎，也称为咳嗽变异型哮喘。由于慢性病通常是其咳嗽的原因，因此，所有患有亚急性或慢性咳嗽的患者都应酌情转诊给基层医生、专科医生或紧急治疗。

药物性咳嗽

咳嗽可能是多种药物引起的不良反应。为了评估咳嗽是否是因药物引起的，必须考虑使用药物与发生咳嗽之间的时间关系。观察药物或药物种类引起咳嗽的频率可以得到另一条重要线索。表5.2列出了引起咳嗽的相关药物[21]。

表5.2　引起咳嗽的药物[21]

引起咳嗽的药物种类	ACEI药物 抗逆转录病毒药物 抗真菌药 受体阻滞剂 化疗药物 吸入性免疫抑制剂 脂质体药物制剂 单克隆抗体 重组DNA药物（如艾曲波帕、非格司亭、红细胞刺激素、甘精胰岛素、肝囊纤维化治疗剂） 非甾体抗炎药 酪氨酸激酶抑制剂
>10%引起咳嗽的个别药物	阿托伐醌 西那卡塞片 地氯雷他定 谷氨酰胺 免疫球蛋白 尼古丁 奥曲肽 帕米膦酸盐 沙库比利和缬沙坦（9%）

血管紧张素转换酶抑制剂引起的咳嗽

血管紧张素转换酶抑制剂（ACEI）是引起药物性咳嗽最常见的药物之一。表现为持续性干咳，有时咽部有刮擦或刺痒感[22]。服用此类药物的患者，其咳嗽发生率为5%～35%。这种不良反应的确切机制尚不清楚。缓激肽和P物质可能是罪魁祸首。通常这些物质是通过血管紧张素转换酶（ACE）分解掉的，因此服用ACEI后，这些物质会产生堆积。有人提出缓激肽可能通过增加前列腺素水平来增敏气道感觉神经[22, 23]。治疗开始后数小时至数月，ACEI引起咳嗽的发作。停用ACEI后，咳嗽通常会在1～4周内消失，但也有可能持续长达3个月或更长时间。建议所有服用ACEI引发慢性咳嗽的患者都应停用ACEI[22]。一旦再次服药，大约67%的患者还会出现咳嗽。对于具有ACEI治疗强适应证（compelling indication）的患者，再次服用才可能是合理的[24]。但是大多数患者可以改用血管紧张素Ⅱ受体阻滞剂（ARB），因为这些药物已被证明对许多相同的适应证有效，并且引起咳嗽的可能性要小得多[22]。

症状评估（SCHOLAR问诊法）

使用SCHOLAR问诊法进行患者评估，是一个系统性的评估方法，以指导患者说出必要的信息，明确鉴别诊断和识别危险信号特征。图5.1描述了对咳嗽的初步评估和一般治疗方法。为了评估咳嗽的患者，建议提出以下问题。

症状问诊（主要症状和相关症状）

- 请描述一下症状。
- 咳嗽有痰吗？痰量有多少？
- 出现尿失禁是否与咳嗽有关？
- 发生呕吐是否是咳嗽引起的？
- 咳嗽时是否伴有剧烈的胸痛？
- 是否发热或发冷？
- 是否有肌肉酸痛（肌痛）？
- 是否感到虚弱或疲倦？
- 是否感到呼吸急促？患者身体活动或强度是否受到限制？
- 是否已注意到有喘息的症状？
- 对于哮喘患者（如果在监测PEF值）：呼气峰流速基线是否已经在下降？
- 有胃灼热症状吗？
- 声音变得沙哑了吗？
- 是否已注意到腿或脚有肿胀？体重增加了吗？
- 吞咽时，是否有任何困难或疼痛？

确定主要症状和相关症状是至关重要的。了解咳嗽是否有痰也很重要，因为如果患者需要服用咳嗽药时，就需要指导治疗。更深入的问诊才能确定危险信号（参见"危险信号"部分）。如果咳嗽严重到了引起呕吐，有可能是百日咳的病症，需要转诊。此外，咳嗽严重到引起尿失禁，也需要转诊给基层医生。这些问题也有助于确定哮喘加重的患者。

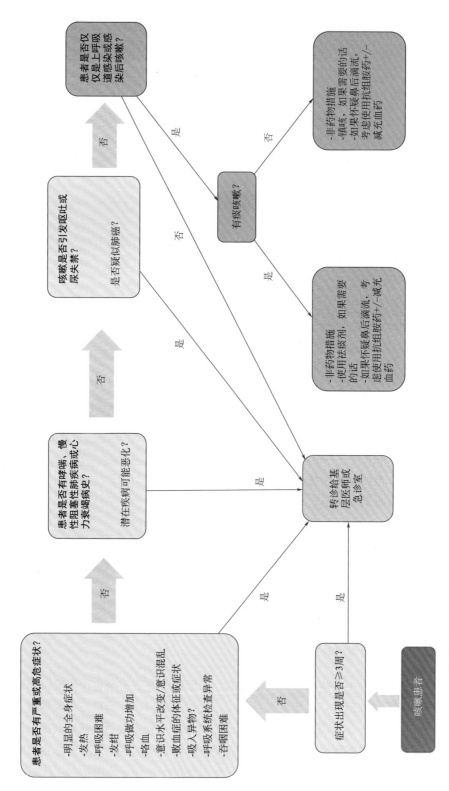

图 5.1 咳嗽的初始评估和一般治疗方法

特征问诊

● 是干咳吗？

● 如果确实咳痰，痰看起来像什么？是什么颜色的？痰里带血吗？是粉色和泡沫状的吗？

● 对于COPD患者：是否已注意到痰量增加了？痰液颜色或稠度有变化吗？

这些有关特征的问诊进一步确定了需要转诊的患者（请参阅"危险信号"部分）。

病史问诊

● 以前是否有过类似的疾病？

● 是否吸烟、吸雪茄、吸烟斗或其他烟草？

● 有什么既往病史？是否患有以下与咳嗽相关的疾病：慢性阻塞性肺疾病、哮喘、心力衰竭、过敏史、深静脉血栓或肺栓塞史以及肿瘤史。

● 吃什么药？

● 最近是否已开始服用了新开的药品？

● 最近是否从结核病疫情地区迁出或前往过该地区（参见参考文献［10］和［11］）？

● 是否在学校、工作场所或家中已经接触了新发疾病患者？

有关病史的问诊会引出患者病史和药物治疗的重要信息，包括可能引起药物性咳嗽的信息。这些信息中的每条信息都有助于确定咳嗽的病因以及治疗的选择。如果识别出疾病接触者，这也可以帮助确定咳嗽的原因。例如，如果在学校里有"感冒"流行，并且症状与此相符，则患者很可能患有病毒性上呼吸道感染。存在咳嗽风险，或结核病风险因素及其他症状的任何患者都应转诊进行评估[4]。

发病问诊

● 咳嗽多久了？

● 晚上的咳嗽会更严重吗？

症状的持续时间是关键信息，有助于缩小鉴别诊断的范围。夜间咳嗽加重可能是由某些原因（如哮喘或心力衰竭）引起的。

部位问诊

● 如果患者胸痛，请探查其位置。

加重因素问诊

● 能想到引起咳嗽加重的原因吗？

● 运动时或吸入冷空气时，会使病情恶化吗？

- 发笑或说话时，会使病情变得更糟吗？
- 在躺下时，病情会加重吗？
- 在工作中是否接触过有害化学物质？
- 是否已经注意到什么环境诱因？
- 对什么东西过敏？

如果可能的话，识别诱发因素可以帮助患者规避。这也可以帮助确定咳嗽的病因，以及患者是否需要转诊。

缓解因素问诊（治疗选择）

- 是否已尝试过任何药物或非药物治疗？有什么帮助吗？有什么是无用的？
- 是否出现过副作用？

非药物治疗措施

保持空气湿润可以缓解症状。服用蜂蜜是一种可以缓解疼痛的策略，可以单独服用，也可以与热水和柠檬混合服用。对于任何准备好并愿意尝试戒烟的人来说，戒烟是一个不错的选择。实际上，很多人在戒烟的前几天痰量会增加，但这是暂时的，从长远来看，戒烟会大大减少咳嗽。对于过敏或敏感体质的患者来说，避免诱发因素可对咳嗽和相关症状产生重大影响。这通常涉及反复试验的方法。咳嗽时，勤洗手和戴口罩是防止传染极为重要的措施。

药物治疗措施

白天咳嗽会很麻烦，而且肯定会干扰睡眠。许多患者可能希望尝试药物治疗以减轻其症状。重要的是要区分有痰（"湿"）咳嗽和无痰（"干"）咳嗽。对于有痰咳嗽的患者，应避免使用镇咳药，因为会延长并加重病情[25]。对于这些患者，可以尝试祛痰药，如愈创甘油醚，可减少痰液并帮助痰液排出。对于无痰咳嗽的患者，镇咳药（如右美沙芬）可减轻咳嗽。表5.3列举了成人咳嗽的药物选择。根据加拿大卫生部的指南，6岁以下儿童的咳嗽和感冒不适合使用非处方药治疗。因为在幼儿中使用已发生过严重的不良反应，其警告使用第一代抗组胺药、镇咳药、祛痰药和减充血药。儿童使用这些药物必须就诊全科医师[26]。对于细菌感染，如社区获得性肺炎，可能需要使用抗生素。抗生素的选择取决于疾病的严重程度以及既往使用过的抗生素等。对于流感患者，如果症状持续时间小于48小时或有流感并发症风险的患者，应考虑使用奥司他韦。奥司他韦可以使症状持续时间减少12 ~ 72小时[27]。大多数人应接种季节性流感疫苗，以预防流感的发生。

表5.3 成人咳嗽的药物选择 [18, 19]

药物	剂量	意见
右美沙芬	需要时，每4小时口服10～20mg	镇咳药，不建议用于有痰咳嗽 结构上与可待因相关 CYP2D6代谢（常见遗传多态性） 药物相互作用筛查（可能诱发血清素综合征）
可待因	需要时，每4小时口服10～20mg	镇咳药，不建议用于有痰咳嗽 由于CYP2D6多态性和快速代谢者的超治疗水平，在儿科人群中不安全。死亡事件时有发生
愈创甘油醚	需要时，每4小时口服200～400mg	祛痰药。稀释分泌物以帮助排出
苯海拉明	每4小时口服25mg	第一代抗组胺药都适用于咳嗽。抗胆碱能特性有助于减少分泌物和鼻后滴流
伪麻黄碱	需要时，每4～6小时口服30～60mg	减充血药可用于UACS

危险信号

危险信号提示在某些情况下需要将患者转诊给另一位医师或到急诊治疗。药师对具有危险信号特征患者的识别起到关键的作用。

● 咳嗽持续时间≥3周。

咳嗽持续时间大于3周，需要查明原因，因此，需要转诊。

● 出现明显的全身性疾病。
● 心理状态发生改变。
● 呼吸困难（呼吸急促）。
● 胸膜炎性胸痛。
● 长时间发热或出现高热。
● 呼吸道检查异常（如喘息、湿啰音、哮鸣音）。
● 呼吸频率增加（如呼吸频率大于20次/分，使用辅助肌呼吸，无法正常说话）。
● 嘴唇、嘴或手指出现青紫（手摸起来很冷）。
● 出现咯血。
● 疑似吸入异物。
● 出现吞咽困难。

上述症状均提示咳嗽的严重程度，需要紧急处置或到急诊治疗。严重的全身性疾病、长时间发热/出现高热、精神状态改变、呼吸频率增加以及发绀迹象可能是败血症和/或即将发生呼吸衰竭的体征和症状。胸膜炎性胸痛和咯血需要评估，以排除肺栓塞（PE）以及评估是否是肺炎，这两者均需要紧急处置或及时治疗。

- 引起尿失禁或呕吐。
- 疑似肺癌。

对于具有上述体征和症状的患者，在病情需要时，医生需要及时评估，或者紧急处置。

- 心衰症状加重：呼吸短促、呼吸急促（如比正常睡觉时需要更多的枕头）、夜间阵发性呼吸困难、外周性水肿或体重增加。
- AECOPD（请参阅"AECOPD"部分中的3个基本症状）。
- 哮喘加重时，对初始治疗无效。如果存在致命性哮喘恶化的风险因素，则需要急诊处置。

以上病情体现出慢性病的恶化。症状的严重程度以及患者的风险因素将决定是否需要及时转诊给医生或到急诊治疗。多数患者将需要住院治疗。

监测与随访

对于急性咳嗽（持续时间少于3周）的患者，监测和随访的频率将取决于初始评估和病情分类（即转诊给医生、紧急治疗、自我诊疗）。例如，对于许多适合自我管理并且尝试过止咳药的患者，在接下来的1～7天内，应对其进行随访。疗效监测的参数包括咳嗽的频率、睡眠质量和数量以及痰液量。安全监测的参数包括选用药物的常见副作用。例如，对可待因的安全监测需要询问患者的嗜睡或便秘状况。如果患者正在服用其他5-羟色胺类药物，对于服用右美沙芬时，则需要询问是否出现5-羟色胺的毒性反应。

对于居家接受治疗的哮喘轻度加重的患者，应在12～24小时内进行随访，以确保患者病情好转，无需进一步评估和治疗。

对于AECOPD或心力衰竭恶化的患者需要经常随访，并了解其医生发送给患者的居家治疗计划，以确保继续进行正确的居家治疗并使其病情不断得到改善。这些患者可能需要接受其他/加强药物治疗，如对于AECOPD患者需要口服泼尼松±抗生素治疗，心力衰竭患者则需要加强利尿药的治疗。这些患者通常病情很复杂，因此需要根据疾病的严重程度和处方药物进行认真的监测。监测参数包括目标症状（咳嗽、呼吸困难、每日体重和水肿），以及其他或加强药物治疗的副作用问题。

ACCP建议在随访中使用经过验证的工具评估患者的病情。图5.2显示了校验的工具，用于评估咳嗽的严重程度以及咳嗽相关的生活质量。该量表可在基线和随访时用于评估治疗的效果。

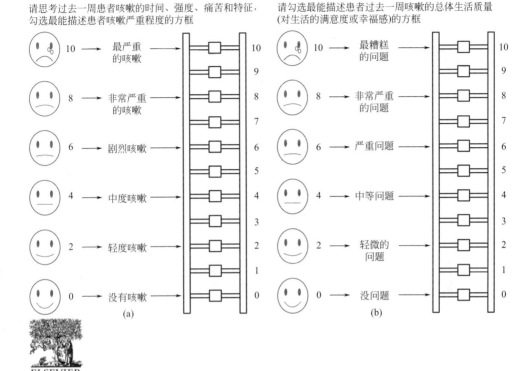

请思考过去一周患者咳嗽的时间、强度、痛苦和特征，勾选最能描述患者咳嗽严重程度的方框

请勾选最能描述患者过去一周咳嗽的总体生活质量(对生活的满意度或幸福感)的方框

图5.2　Punum Ladder 咳嗽评估表

评估（a）咳嗽严重程度或（b）总体生活质量。（转自 Irwin 等[4]，经爱思唯尔公司授权许可）

要点集萃

药师在评估和控制患者咳嗽中起到重要的作用。建议对咳嗽患者采用系统性评估方法，包括：

● 确定咳嗽的持续时间。

● 检查患者是否存在危险信号，如果发现，请及时转诊。

● 使用 SCHOLAR 问诊法或其他结构化问题，引导患者说出关键信息，例如症状、特征、既往病史等。

● 如果患者适合在家治疗，请引导患者确定其治疗目标，并在适当和需要时，建议对症治疗。

● 监测和随访是依据患者的治疗计划、症状的严重程度以及潜在的合并症进行的。

参考文献 -

1. Irwin R, Baumann M, Bolser D, Boulet L, Braman S, Brightling C. Diagnosis and management of cough executive summary: ACCP evidence-based clinical practice guidelines. Chest. 2006;129(1 Suppl):1S.

2. Polverino M, Polverino F, Fasolino M, Ando F, Alfieri A, De Blasio F. Anatomy and neuro-pathophysiology of the cough reflex arc. Multidiscip Respir Med. 2012;7(1):5.

3. Morice A, McGarvey L, Pavord I, BTS Guidelines. Reccomendations for the management of cough in adults. Thorax. 2006;61(Suppl I):i1–i24. https://doi.org/10.1136/thx.2006.065144.

4. Irwin R, French C, Chang A, Altman K, CHEST Guideline and Expert Panel Report. Classification of cough as a symptom in adults and management algorithms. Chest. 2018;153(1):196–209.

5. Pratter MR. Cough and the common cold: ACCP evidence-based clinical practice guidelines. Chest. 2006;129(1 Suppl):72S.

6. Mandell L, Marrie T, Grossman R, Chow A, Hyland R. Summary of Canadian Guidelines for the Initial Management of Community-acquired Pneumonia: An evidence-based update by the Canadian Infectious Disease Society and the Canadian Thoracic Society. Can J Infect Dis. 2000;11(5):237–48.

7. Mansel J, Rosenow E, Smith T, Martin J. Mycopolasma pneumoniae pneumonia. Chest. 1989;95(3):639.

8. Centers for Disease Control and Prevention. Key Facts about influenza (Flu). Accessed from https://www.cdc.gov/flu/keyfacts.htm on 8 June 2018.

9. Luliano A, Roguski K, Chang H, Muscatello D, Palekar R, Tempia S. Estimates of global seasonal influenza-associated respiratory mortality: a modelling study. Lancet. 2018;391(10127):1285.

10. Stop TB Partnership and World Health Organization (WHO). High Burden Countries. Accessed from http://www.stoptb.org/countries/tbdata.asp on 16 June 2018.

11. Government of Canada. Health Canada's Strategy Against Tuberculosis for First Nations on-reserve – summary. Accessed from https://www.canada.ca/en/public-health/services/publications/diseases-conditions/summary-health-canada-strategy-against-tuberculosis-first-nations-reserve.html on 18 June 2018.

12. Government of Canada. For Health Professionals: Tuberculosis (TB). Accessed from https://www.canada.ca/en/public-health/services/diseases/tuberculosis-tb/health-professionals-tuberculosis-tb.html#a1 on 11 June 2018.

13. Government of Canada. Pertussis (whooping cough). Accessed from https://www.canada.ca/en/public-health/services/immunization/vaccine-preventable-diseases/pertussis-whooping-cough.html on 11 June 2018.

14. Apter A. What do patients need to know about their asthma. Accessed from www.uptodate.com on 5 June 2018.

15. National Asthma Education and Prevention Program: Expert Panel Report III: Guidelines for the diagnosis and management of asthma. Bethesda, MD. National Heart, Lung, and Blood Institute, 2007. (NIH publication no. 08–4051) www.nhlbi.nih.gov/guidelines/asthma/asthgdln.htm. Accessed on 17 Mar 2016.

16. From the Global Strategy for the Diagnosis, Management and Prevention of COPD, Global Initiative for Chronic Obstructive Lung Disease (GOLD) 2017. Available from: https://goldcopd.org. Accessed 20 June 2018.

17. Teerlink J, Alburikan K, Metra M, Rodgers J. Acute decompensated heart failure update. Curr Cardiol Rev. 2015;11(1):53–62.

18. Gladu R, Hawkins C. Combatting the cough that won't quit. J Fam Pract. 2012;61(2):88–93.

19. Irwin RS, French CL, Curley FJ, Zawacki JK, Bennett FM. Chronic cough due to gastroesophageal reflux. Clinical, diagnostic, and pathogenetic aspects. Chest. 1993;104(5):1511.

20. Kahrilas PJ, Shaheen NJ, Vaezi MF, Hiltz SW, Black E, Modlin IM, et al. American Gastroenterological Association Medical Position Statement on the management of gastroesophageal reflux disease. Gastroenterology. 2008;135(4):1383.

21. Cough. In: Drug Reports. Lexicomp Online. Hudson, OH: Wolters Kluwer Clinical Drug Information, Inc. 2013 Apr 15. Accessed 13 June 2018 from: http://online.lexi.com/lco/action/dsbd?f=adr.

22. Dicpinigaitis P. Angiotensin-Converting Enzyme Inhibitor-Induced Cough. ACCP Evidence-based clinical practice guidelines. Chest. 2006;129:169S–73S.

23. Israili ZH, Hall WD. Cough and angioneurotic edema associated with angiotensin-converting enzyme inhibitor therapy. A review of the literature and pathophysiology. Ann Intern Med. 1992;117(3):234.

24. Goldberg AI, Dunlay MC, Sweet CS. Safety and tolerability of losartan potassium, an angiotensin II receptor antagonist, compared with hydrochlorothiazide, atenolol, felodipine ER, and angiotensin-converting enzyme inhibitors for the treatment of systemic hypertension. Am J Cardiol. 1995;75(12):793.

25. The Japanese Respiratory Society. General Topics: Chapter 6, Treatment of Cough. Respirology. 2006;11(Suppl. 4):S149–51.

26. Government of Canada. Health Canada reminds parents not to give cough and cold medication to children under 6 years old. Accessed from http://healthycanadians.gc.ca/recall-alert-rappel-avis/hc-sc/2016/57622a-eng.php on 13 June 2018.

27. Dobson J, Whitley RJ, Pocock S, Monto AS. Oseltamivir treatment for influenza in adults: a meta-analysis of randomised controlled trials. Lancet. 2015;385(9979):1729.. Epub 2015 Jan 30.

第6章

恶心和呕吐

Tara Leslie

本章目标

1. 描述药学实践常见恶心和/或呕吐的病因、主要症状和治疗原则。
2. 应用系统性方法评估出现恶心和/或呕吐的患者，以确定可能的原因并给予适当指导。
3. 识别患者出现恶心或呕吐的危险信号，并将其转诊给其他医生或急诊治疗。

背景介绍

恶心和呕吐是常见的病症，但其病因各异。在某些情况下，都属于自限性症状，但另一些情况却可能与急性和/或严重疾病有关。药师需要了解恶心和/或呕吐的可能原因以及各自的相关症状。使用分步收集重要信息的方法，药师可以开始准确描述恶心和/或呕吐的原因，并迅速指出是否存在严重的潜在问题。如果已经排除了严重的问题（鉴于陈述和评估不太可能是严重问题），药师可以采取进一步措施来制订合适的治疗计划和/或提供治疗的保障。

恶心可以定义为有呕吐倾向，或者在咽喉或上腹出现即将呕吐的感觉[1]。呕吐是指胃内容物通过口腔喷出或排出，伴有不自主的肌肉收缩[1, 2]。呕吐不同于反胃，反胃并没有强力肌肉收缩[2]。呕吐中枢（VC）位于延髓外侧网状结构内，通过传入冲动激活，产生呕吐反应。传入刺激信号可能直接来自胃肠道（GIT）、髓外中枢神经系统（CNS）或化学受体触发区（CTZ）等其他系统。CTZ位于后部区域，只有部分位于血脑屏障之外[3]，因此很容易被诱发物质触发而引起恶心感。呕吐本身的发病机制涉及许多不同的受体，包括5-羟色胺受体、多巴胺受体、组胺受体和毒蕈碱受体[3]。

有些需要紧急治疗的严重疾病，如阑尾炎、胰腺炎、卒中和心肌梗死，都会出现恶心和/或呕吐症状，作为其症状群的一部分。其他不太受关注的原因包括妊娠、急性自限性胃部感染发作、接触引起恶心的药物，或经历不同类型的运动或电子刺激（晕动病）。表6.1列出了药物相关、疾病相关及其他原因引起的恶心和/或呕吐。

表6.1 恶心和/或呕吐的原因

药物原因	疾病原因	其他原因
抗菌药物 　头孢菌素、酮康唑、大环内酯类、甲硝唑、青霉素类 **抗肿瘤药物** 　顺铂、环磷酰胺、蒽环类复方制剂、达卡巴嗪 **非甾体抗炎药** 　双氯芬酸、布洛芬、萘普生 **阿片类** 　芬太尼、氢吗啡酮、吗啡、羟考酮 **其他** 　胺碘酮、溴隐亭、环孢素、氟西汀（和其他SSRI）、铁补充剂、氯胺酮、二甲双胍、霉酚酸酯、氮氧化物、钾补充剂、罗哌卡因和其他麻醉剂	**心脏原因** 　急性心肌梗死 **中枢神经系统原因** 　头部外伤/脑损伤 　偏头痛 　脑膜炎 　卒中 **胃肠道原因** 　阑尾炎 　胆囊炎 　胃肠炎（病毒性、细菌性、寄生虫性） 　肠梗阻 　胰腺炎 　消化性溃疡病 **泌尿生殖系统原因** 　尿路感染（UTI） 　盆腔炎（PID）	晕动病 妊娠期恶心和/或呕吐 放射治疗 近期过量饮酒 近期手术（术后恶心/呕吐）

值得注意的是，恶心和/或呕吐会使患者感到痛苦和不愉快，即便该症状是自限性疾病引起的。此外，如果症状无法改善或持续下去，可能导致脱水、低血容量，以及随之而来的电解质、代谢和血流动力学等问题。最终目标是适当治疗恶心和/或呕吐的潜在原因，消除症状，并纠正其他后遗症（如脱水）。

药学实践中常见的恶心和/或呕吐原因

胃肠炎

恶心和/或呕吐是胃肠炎的常见症状，胃肠炎是指胃、小肠和/或大肠的炎症[4, 5]。除了恶心和/或呕吐外，大多数胃肠炎的患者还伴有腹泻，有些患者可能会有发热、不适和/或痉挛性腹痛等主诉[4-6]。

大多数急性胃肠炎是因急性感染引起的自限性疾病。最常见的感染原是病毒（70%），包括诺如病毒（norovirus）、轮状病毒（rotavirus）和腺病毒（adenovirus）[4, 5]。然而，也可能是细菌［如志贺菌（Shigella）、沙门菌（Salmonella）、大肠埃希菌（E coli）、弯曲杆菌（Campylobacter）］或寄生虫［如贾第鞭毛虫（Giardia）、阿米巴虫

（*Amebiasis*）或隐孢子虫（*Cryptosporidium*）][4]。急性胃肠炎患者可能会主诉接触生病的朋友/家人、旅行或摄入可能变质的食物（如参加聚餐）。虽然确切的机制尚不清楚，但胃肠炎引起的呕吐被认为可能是胃肠道迷走神经或5-羟色胺受体受到刺激，发送冲动到呕吐中枢引发的[5]。

急性胃肠炎的主要治疗多数是防止脱水或适当补液的支持性治疗[4]。严重脱水的患者需要紧急转诊进行其他评估和静脉补液。对于口服补液，补液选择包括市售的电解质替代溶液、稀释水果饮料或稀释市售的运动饮料[4]。考虑到呕吐的发病机制涉及众多受体的差异，适当使用如茶苯海明（又名乘晕宁）、昂丹司琼或甲氧氯普胺等药物，可以有效地阻止恶心和/或呕吐症状。

晕动病

恶心，无论是否伴随呕吐，都是晕动病的一种典型症状，类似某些类型的运动[7]或视觉[8]体验出现的综合征。晕动病相关的活动包括乘坐飞机、船只或机动车辆旅行，乘坐游乐园游乐设施或使用3D显示技术。人们认为晕动病的发病机制可能与前庭、视觉系统的感觉模式和实际模式不匹配有关[7, 8]。晕动病通常始于轻微症状，如饱胀感、不适或困倦，然后发展为恶心[7]。患者还可能出现打嗝、头痛、出汗、头晕、多涎和面色苍白[7, 8]。

如果不能避免晕动刺激，则应采取预防措施。非药物预防措施包括通过缓慢进入运动状态、保持真实视野或选择乘坐在感觉运动最小的位置（如选择在飞机机翼边的座位）[7]。如果需要药物治疗，则最好结合行为策略，并且在晕车之前或在症状出现后迅速服用，疗效会得到提高。由于东莨菪碱的镇静作用（嗜睡感）比其他药物如茶苯海明小得多，因此，通常首选经皮给予东莨菪碱贴剂。

药物引起的恶心和/或呕吐

药物的使用可能是导致恶心和/或呕吐的一个常见原因，并通过多种机制产生。有些药物，如抗生素，可能会局部刺激胃肠道，导致腹部不适，随后出现恶心和/或呕吐。症状通常发生在进食后不久，患者可能会在呕吐后感到症状缓解。预防措施包括用食物或满杯水送服刺激性的药物。如果无效，且有合适的替代药物，可以考虑对敏感个体避免使用该药。

恶心和/或呕吐是患者使用阿片类药物后出现的常见副作用。这种影响似乎与剂量有关，对其耐受通常（但不总是）在使用后的几天到几周内出现[9]。**阿片类药物引起的恶心和/或呕吐**（opiate-induced nausea and/or vomiting，OINV）的确切病因尚不清楚。公认机制包括前庭敏感性增高、直接接触化学感受器触发区以及胃排空减慢等多种作用[9]。接触挥发性麻醉剂和氧化亚氮也会导致**术后恶心和/或呕吐**（postoperative nausea and/or vomiting，PONV），并且会因使用阿片类药物后进一步恶化[10]。

细胞毒性抗肿瘤药物也许是已知引起恶心和/或呕吐最严重的一类药物。**抗肿瘤药物引起的恶心和/或呕吐**（antineoplastic-induced nausea and/or vomiting，AINV）的病因很复杂，尚未完全阐明。来自化学受体触发区、大脑皮层、胃肠道（GIT）和其他区域的刺激信号被发送到呕吐中枢，引起随后的信号传递到效应器官，最终造成恶心和/或呕吐。许多神经递质受体参与其中，如5-羟色胺（血清素，$5-HT_3$）、多巴胺和神经激肽1（NK1）[11]。在决定预防AINV的需求和方案时，最需要考虑的因素是要知道服用这些抗肿瘤药物的致呕程度。因此，Hesketh等于1997年[12]提出了抗癌药致呕性的分类系统。Jordan等在2017年[13]进一步进行了优化，将每一种药物的致呕风险分为高、中、低或最小，这是基于药物对于未接受预防性治疗而引起患者呕吐的可能性进行的分类[12, 13]。

抗肿瘤药物引起的恶心和/或呕吐（AINV）可分为急性、迟发性、预期性、暴发性或难治性。急性AINV发生在给药后24小时内，强度在5～6小时达到峰值。迟发性AINV发生在给药后24小时以上，可持续6～7天[11]。迟发性恶心比急性恶心更常见，而且往往更严重，且对治疗有抵抗力。预期性AINV被认为是一种条件性的反应，并在患者下一次接受化疗前产生[11]。暴发性AINV是恶心或呕吐的一个术语，尽管进行适当的预防措施，但仍会发生。接受高或中度致呕性抗肿瘤治疗的患者需要联合治疗，以预防急性和迟发性AINV以及治疗暴发性恶心[14]。Hesketh等已于2017年发布了针对AINV和辐射诱导恶心和/或呕吐（RINV）的抗恶心/止吐联合治疗方案的最新指南[14]。预防AINV与高致呕性化疗的组合治疗可包括5-羟色胺（$5-HT_3$）拮抗剂（如昂丹司琼）、神经激肽1受体拮抗剂（如阿瑞匹坦、地塞米松和奥氮平[14]）。

妊娠期恶心呕吐

恶心和/或呕吐是妊娠的常见症状，影响到50%～80%妊娠妇女的正常生活[15]。在某些情况下，**妊娠期恶心呕吐**（nausea and vomiting of pregnancy，NVP）是轻微和暂时的，但对某些妇女来说，情况可能更为严重，会使人虚弱且持续很长时间[15]。尽管常常被称为晨吐，但是妊娠妇女可能会出现一整天都恶心和/或呕吐的情况。症状通常在受孕数周后开始，在妊娠10～16周达到高峰，在妊娠20周左右消退[6]。妊娠剧吐（HG）是NVP的一种严重且持续的妊娠呕吐类型，会导致脱水、体重减轻和电解质失衡，这些紊乱可能会对母亲和未出生的孩子造成潜在伤害[15]。NVP的发病机制一直被认为是人绒毛膜促性腺激素升高导致的。然而，支持这一理论的证据是有争议的，因此，确切的病因尚不确定[16]。

药师对出现恶心和/或呕吐症状的育龄妇女，应询问是否可能妊娠以及询问最后一次月经的具体时间（日期）。如果怀疑妊娠，但尚未确诊，应建议进行妊娠试验。妊娠试验结果将有助于指导鉴别诊断，并在合适时帮助患者选择安全的治疗方案。为了避免误诊，在断定症状仅由妊娠引起之前，应评估并排除其他潜在的原因。如果症状对妊娠妇女的生活质量有负面的影响，或者如果妊娠妇女的补液或营养状况令人担忧，应将患者转诊。此外，应为所有怀疑或新近发现妊娠的妇女提供产前护理的转诊服务。

改变饮食和生活方式通常是NVP的首要治疗策略。尽管支持证据的建议有限[15]，但是建议妊娠妇女保持充足的睡眠、避免接触强烈的气味、分开摄入固体与液体食物、选择小量多餐清淡的饮食以及避免摄入高脂肪的食物等都是合理的。鉴于沙利度胺对人类造成的令人震惊的历史影响，无论是患者还是医务工作者，对于使用药物治疗NVP都会心存犹豫。然而，如果非药物治疗无效，药物治疗可能是必要的。加拿大妇产科医师学会（SOGC）于2016年发布了由Campbell等撰写的《妊娠期恶心呕吐临床实践指南》（Clinical Practice Guidelines for NVP）[15]。在这些指南中，提供了一种治疗方法，以帮助针对NVP问题作出药物治疗的决策[15]。

症状评估（SCHOLAR问诊法）

恶心或者呕吐是一种常见的临床表现，可能有很多的潜在原因。病因可以从轻微的自限性疾病到需要紧急转诊的严重疾病。运用一个系统性流程仔细且完整地对症状进行评估是必要的。恶心和/或呕吐的特征、症状发作和行为、其他相关症状以及患者病史等信息为了解潜在病因和正确执行下一步措施提供了关键的线索。表6.2总结了这些特征、相关病因和下一步措施。

表6.2　恶心呕吐（NV）鉴别诊断的关键因素

其他相关症状及其特征	可能的原因	治疗策略
通常表现为腹泻症状，也可能表现为头痛、腹痛、发热、不适 疾病常发生于近期接触了生病的朋友/家人、外出旅行或摄入可能变质的食物/饮料	胃肠炎	评估严重程度和持续时间 如果需要静脉补液或细菌培养，可以考虑使用镇吐药/止吐药等药物治疗或转诊
与运动相关（乘坐飞机、轮船、汽车）或与电子刺激相关 症状包括眩晕、打嗝、出汗、头晕、多涎、面色苍白	晕动病	预防策略；避免运动/刺激（如果合理）、养成习惯或药物治疗
近期服用药物、化疗、放疗或需要全身麻醉的手术	药物引起的恶心呕吐或抗肿瘤药物引起的恶心呕吐或放疗引起的恶心呕吐或术后的恶心呕吐	评估严重程度和持续时间，确定引起症状的药物并尝试减轻症状或避免使用该药 如果这些策略不合理/不恰当，则考虑采用药物治疗来预防和/或治疗症状
恶心/呕吐可能发生在早晨 闭经或妊娠试验阳性 发病时间是妊娠12周前 未知原因引起的恶心呕吐	妊娠引起的恶心呕吐	如果无效，考虑生活方式改变/饮食措施或妊娠安全的药物治疗 进行产前护理和/或难治性症状的转诊治疗

续表

其他相关症状及其特征	可能的原因	治疗策略
剧烈腹痛 可能突然发作	阑尾炎、急性胆囊炎、胰腺炎、肠梗阻	立即转诊
多饮和/或多尿 可能有精神状态改变和/或有水果味的气味 有糖尿病史	糖尿病酮症酸中毒（DKA）	立即转诊
消化不良、胃灼热（烧心），或上腹部疼痛症状 呕血、咖啡渣样呕吐、血便、柏油样便	胃肠道出血、消化性溃疡病、癌症	考虑对轻度消化不良症状进行药物治疗，如果症状较严重则转诊 呕血需要紧急转诊
症状包括头痛、神经症状和/或定向障碍 呕吐呈喷射状 头部可能受伤	颅内疾病、卒中	紧急转诊做进一步检查/诊断
头痛可能伴有先兆和/或畏光 可能有恶心但不呕吐或在呕吐后头痛减轻 有偏头痛史	偏头痛	治疗偏头痛的潜在原因 如果担心颅内疾病请转诊
胸痛，可表述为压榨性的疼痛，可放射到下巴或左臂	心肌梗死	紧急转诊做进一步检查/诊断
症状可能包括头痛、颈部僵硬、发热	脑膜炎	紧急转诊做进一步检查/诊断
症状可能包括发热、排尿困难、阴道分泌物和/或耻骨上或两侧疼痛	尿路感染或盆腔炎	转诊进一步进行其他检查和抗菌治疗

症状问诊

● 除了恶心和/或呕吐，是否还有其他症状？

- 大便是否有变化，如腹泻或便秘？

- 发热了吗？

- 有疼痛吗？如果是，能描述疼痛的位置、类型和强度吗？

- 是否有头痛、头晕或意识错乱等神经系统的症状？

澄清恶心和/或呕吐相关的症状将有助于确定病因和识别危险信号。强烈的疼痛可能是紧急转诊的信号。腹痛可伴有阑尾炎、急性胆囊炎或胰腺炎。下腹、侧腹或骨盆的疼痛可能与泌尿生殖系统感染有关，而胸痛则可能与急性心肌梗死有关。胃肠炎出现腹泻和发热常伴有恶心和/或呕吐。便秘可能是肠梗阻的征兆，而黑褐色大便（柏油状的粪便）可能提示胃肠道出血。恶心和/或呕吐可伴有偏头痛。但是，如果出现令人担忧的神经系统症状，如伴有头痛或不伴头痛的意识错乱，则需要紧急转诊。

特征问诊

- 现在是否感到恶心、呕吐或两者都有?
  - 这些症状是否有固定模式? 如每天都是在同一时间出现的吗?
- 能否描述一下恶心的感受?
  - 恶心和呕吐是持续发生了很久, 还是周期性发生的?
  - 如果是周期性的, 频率高吗?
  - 严重程度如果按1 ~ 10分评分, 恶心程度大概是多少呢?
- 能描述一下呕吐情况吗?
  - 出现呕吐的频率有多高(或次数)?
  - 呕吐物是什么样子的(食物样、血样、咖啡渣或其他)?
  - 是否是在没有预警情况下和/或在喷射状态下发生的?

恶心以及呕吐的特征, 如呕吐物外观、严重程度、发生频率和时间, 为确定病因提供了有用的细节信息。恶心不伴有呕吐, 可能是因为药物或晕动病导致的。原先并无恶心却发生喷射性呕吐有可能是颅内疾病的症状。

呕吐物为鲜红的血液(称为呕血)或咖啡渣状陈血, 则可能与胃或十二指肠溃疡出血有关。当大量失血时, 可能会出现呕血, 应视为医疗紧急情况。发生咖啡渣样陈血是因为胃内有少量的血液已部分被消化变色了。这两种情况都应谨慎转诊。

了解患者呕吐的频率可以进一步问诊患者目前的补液状况以及脱水后可能出现的后遗症等重要信息。此外, 如果患者评估完成后, 提示适应证需要药物治疗, 则要告知临床医生患者对口服药物的耐受能力。对于妊娠期恶心呕吐, 症状有时(但不总是)在早晨更严重。了解呕吐的严重程度有助于建立干预后症状比较基线。

病史问诊

- 以前是否发生过恶心或者呕吐?
- 是否吃过/喝过不正常的饮食(参加聚餐、去过餐馆、喝过可疑的用水或过量饮酒等)?
- 是否服用过新开的药物或娱乐性药物(recreational drug)(严禁)?
- 最近外出旅行过吗? 何时? 何地?
- 最近是否接触过有类似症状的人?
- 最近是否受伤或有头部外伤?
- 如果属于育龄女性患者: 是否有妊娠的可能? (如果适用的话)最后一次月经是什么时候?

有旅行史, 接触了类似的病患或接触了可能受污到染的食物/水都可能提示会发生感染性胃肠炎。如适用的话，评估伴随症状、发病时间、症状严重程度和旅行地点等其他特征，对于确定疑似胃肠炎患者是否需要转诊进行细菌培养、抗生素治疗或静脉补液等临床决策是非常重要的。

最近服用过诱发恶心的药物意味着有可能是药物引起的。急性酒精中毒后，出现恶心以及呕吐很常见，也可能是服用娱乐性药物（严禁）后产生的。怀疑有酒精中毒或药物过量风险的患者需要立即就医。外伤引起恶心或者呕吐的患者，特别是头部外伤，也应转诊到急诊进行救治。可能妊娠的患者会出现妊娠期恶心呕吐（NVP），但其他原因也应加以关注。

发病问诊

- 什么时候开始出现恶心或者呕吐？
  - 对于抗肿瘤药物治疗的患者：什么时候开始出现恶心/呕吐（在化疗24小时内、24小时后还是化疗开始前）？
- 恶心和/或呕吐是突然发生的还是逐渐发生的？
- 是否在一天的确切时间出现恶心加重或呕吐变得更为频繁？

呕吐时间持续延长会导致脱水和电解质紊乱。突然呕吐应引起怀疑，其原因可能是最近接触了感染原或致呕的物质。虽然妊娠期恶心呕吐并不总是发生，但是恶心呕吐症状可能在早上更为频繁。对于接受化疗的患者来说，确定AINV的呕吐类型（急性、迟发性、暴发性或预期性）非常重要。

部位问诊

不适用。

加重因素问诊

- 什么促使恶心和/或呕吐开始发生或症状加重？
  - 症状是因某些异味诱发或恶化的吗？
  - 症状是否与特定类型运动或活动（电子游戏/模拟）有关？
  - 症状是否在摄入某些食物或服用某些药物后出现？
  - 在出现AINV情况下，是否还有一些特定诱因加重恶心或呕吐（如意料到下一次化疗的状况）？

对这些问题的回答可以进一步帮助临床医师确定出现症状的原因（如晕动病、妊娠期恶心呕吐或者药物引起的恶心或呕吐），还可以深入了解未来可以采取的预防措施。

缓解因素问诊

● 是否试过用过任何止呕手段？（探讨药物治疗干预措施和非药物治疗干预措施）

-这些干预措施是否减少或消除了恶心和/或呕吐？

-干预措施是否加重了恶心或呕吐？

-干预措施有无副作用？

-（如果过去曾使用过某种药物）多久服用一次镇吐药？

治疗恶心和/或呕吐的方案有多种，但其疗效取决于发生恶心和/或呕吐的可能原因（表6.3）。因此，治疗建议，包括镇吐药的选择，必须首先以病因为指导（如晕动病、NVP或AINV）。治疗计划的调整，如治疗药物的选择或给药剂量的决策，都会受到既往或当下干预措施成败的影响。例如，对于AINV患者而言，评估患者以前使用过的镇吐药效果，对确定如何改善暴发性症状以及对提高患者未来化疗周期的预防性治疗是极为重要的。在许多情况下，患有NVP的妊娠妇女应该是先进行非药物治疗，若没有获得成功，再开始考虑使用妊娠安全的药物治疗。

表6.3 抗恶心药物/镇吐药的汇总 [10, 14, 15, 17, 18]

镇吐药	成人的临床应用	特别警示
地塞米松	结合其他止吐药预防AINV	副作用包括高血糖症、高血压、体液潴留、失眠、情绪变化
茶苯海明（乘晕宁）	治疗GE、RINV、PONV以及DINV引起的恶心呕吐 与晕动病相关的眩晕或恶心呕吐的治疗 NVP[①]的管理	禁忌证包括闭角型青光眼、慢性肺部疾病、前列腺肥大导致的排尿困难 由于中枢神经系统的抑制作用，避免与酒精接触 可能会引起嗜睡
丁二酸多西他明与吡哆醇	NVP[①]的管理	禁忌证包括不受控制的哮喘、闭角型青光眼、消化性溃疡以及与单胺氧化酶抑制剂合用 常见的副作用包括嗜睡
甲氧氯普胺	PONV或AINV的预防 AINV或RINV[①]的治疗 NVP[①]的管理	会升高催乳素水平和/或引起锥体外系反应 副作用包括腹泻和嗜睡
神经激肽1受体拮抗剂 阿瑞吡坦（抑肽酶） 福沙吡坦	联合其他药物预防AINV PONV的预防（仅阿瑞吡坦）[①]	几种药物相互作用：阿瑞吡坦是CYP3A4的底物、中度抑制剂和诱导剂，也是CYP2C9的诱导剂
吩噻嗪类 丙氯拉嗪 氯丙嗪 异丙嗪	恶心和/或呕吐的处理 丙氯拉嗪[①]治疗AINV 异丙嗪[①]治疗晕动病	可引起锥体外系反应、迟发性运动障碍、QTc期间延长 在严重抑郁症和帕金森病的老年禁忌证患者中要格外小心使用

续表

镇吐药		成人的临床应用	特别警示
5-羟色胺拮抗剂	昂丹司琼	预防 AINV 和 RINV 预防和治疗 PONV 在急诊环境下治疗未分化恶心呕吐[①] NVP[①]的管理	5-羟色胺综合征风险增加 剂量依赖性 QTc 间期延长 常见副作用包括头痛和便秘
	格拉司琼	预防 AINV 和 RINV	
	帕洛诺司琼	预防 AINV	
东莨菪碱透皮贴剂[②]		预防晕动病症状	禁忌证包括闭角型青光眼、前列腺增生、麻痹性肠梗阻、重症肌无力 可能导致嗜睡、直立性低血压和口干 老年患者出现中枢神经系统不良反应的风险增加 患者敷贴后应立即洗手

① 非加拿大卫生部批准的适应证（标示外使用）。

② 加拿大卫生部认为其是一种天然保健品。

注：DINV—药物引起的恶心和/或呕吐；RINV—放疗引起的恶心呕吐。

患者的个体特征 -

患者因素的评估是考虑是否需要转诊或选择适宜镇吐药的重要因素。

妊娠

如前所述，药师应询问育龄妇女是否可能妊娠，如果不确定，则应进行妊娠试验。对于妊娠不足 20 周的妇女，在排除了引起恶心和/或呕吐的所有其他原因后，NVP 是一个合理的诊断结果。如果需要镇吐药，应根据恶心的原因并兼顾妊娠妇女和未出生胎儿的安全性来进行选择。

年龄

年幼或年老的患者可能更容易脱水并由此导致并发症。

既往病史

确认患者的合并症可以帮助确定发生恶心和/或呕吐的可能病因，并有助于选择合适的镇吐药。例如，糖尿病患者出现的恶心和/或呕吐有可能与糖尿病酮症酸中毒等严重原因有关。此外，糖尿病患者更容易因脱水或减少饮食摄入而加快并发症的发生。有明显心律失常病史的患者，如果服用 5-羟色胺（$5-HT_3$）拮抗剂的镇吐药

（如昂丹司琼）可能不是合适的选择，因为这类药物具有延长QT间期的风险。

用药史

尽力采集患者完整的用药史对于评估药物引起恶心和/或呕吐的原因以及避免服用药物与镇吐药间潜在的相互作用是非常重要的。例如，确定癌症患者正在接受的特定的抗肿瘤药物，对于评估其致呕的可能性及采取适当的预防措施是很重要的。一般情况下，用药史可以阐明致病的药物，从而可能容易启动另一种给药策略或治疗药物。出于对药物相互作用的考虑，已经在服用抗胆碱药物治疗晕动病的患者，可能无法耐受东莨菪碱额外的抗胆碱作用。

危险信号

对恶心和/或呕吐患者的评估必须考虑到可能存在的潜在原因在某些情况下可能会危及生命。如果出现以下任何一个危险信号，则表示有必要立即转诊到急诊。

● 剧烈疼痛。胸部、腹部或骨盆出现剧烈疼痛可能表示隐含严重的诱因，如心肌梗死、阑尾炎、胰腺炎、胆囊炎、消化性溃疡病、肠梗阻或盆腔炎。

● 头部外伤或神经系统症状或定向障碍。头部外伤史或存在神经性功能缺陷需要紧急转诊，以评估是否发生卒中或脑损伤。神经系统症状的定向障碍、发热和颈部僵硬与脑膜炎有关。

● 提示需要抗生素治疗的感染症状。出现其他症状，如发热伴排尿困难和/或尿频，则表明是尿路感染。发热伴阴道分泌物和耻骨上（下腹区）疼痛提示盆腔炎。如果怀疑胃肠炎是由细菌或寄生虫感染引起的，应将患者转诊进行其他检查。

● 含血呕吐物，类似咖啡渣和/或黑褐色粪便。恶心和/或呕吐，伴有黑褐色粪便和/或呕吐物含有血液或咖啡渣似的外观，表明胃肠道出血。

● 严重、难治和/或长期恶心和/或呕吐。持续呕吐可导致脱水、电解质紊乱和代谢问题。需要转诊进行可能的肠外补液和治疗。

● 脱水。有严重脱水体征的患者，如黏膜干燥、尿量减少和/或精神状态改变，应予以转诊。

其他评估注意事项

药师可根据**鉴别诊断**（differential diagnosis）的结论，增加其他检查项目，包括体格检查。当怀疑引起恶心和/或呕吐的原因是来自寄生虫或细菌性胃肠炎时，建议进行粪便和/或血培养。在患者出现严重脱水的情况下，有必要进行实验室检查，以检查是否可能存在电解质或代谢紊乱。如果怀疑隐含严重的诱因，则通常需要增加其他检查来探寻和/或确认诊断。这些检查可能包括影像学检查、内镜检查、实验室检查、细菌培养或心电图检查。

建议对发生恶心和/或呕吐的患者进行随访评估。应鼓励AINV患者和正在进行化疗的患者记录出现的恶心和呕吐经历。应监测对患者服用其他药物出现的恶心和/或呕吐进行干预（改变给药说明或改变治疗方案）的有效性，以尽量减少或消除其恶心/呕吐的症状，同时确保达到最初的治疗目标。应对疑似病毒性胃肠炎的患者进行监测其症状的缓解情况并给予充足的补液治疗。作为治疗NVP的一部分，应监测患者症状的改善情况，并持续给予充足的营养、补液和产前护理。

要点集萃

- 当患者发生恶心和/或呕吐而寻求医疗帮助时，药师通常是他们首位接触到的医务人员。
  - 药师需要掌握评估、治疗和监测恶心和/或呕吐的常见自限性病因知识。
  - 识别危险信号对于确保患者在需要时得到紧急转诊，以获得及时的诊疗是非常重要的。
- 对于患者发生恶心和/或呕吐症状的评估还有以下关键步骤：
  - 问诊患者的症状、特征、病史和发病情况，以确定发生恶心和/或呕吐的可能病因，并识别可能存在的危险信号。
  - 了解加重和/或缓解症状的因素，以进一步明确可能的病因，确定下一步的决策。
  - 根据发生恶心和/或呕吐的病因以及患者个体的重要因素，制订个体化的治疗和监测计划。

参考文献

1. Gravatt L, Donohoe KL, Di Piro CV. Nausea and vomiting. Chapter 35. In: Di Piro JT, Talbert RL, Yes GC, Matzke GR, Wells BG, Posey L, editors. Pharmacotherapy: a pathophysiologic approach. 10th ed. New York: McGraw-Hill Education; 2017. [cited 2018 May 25].

2. Scorza K, Williams A, Phillips DJ, Shaw J. Evaluation of nausea and vomiting. Am Fam Physician. 2007;76:76–84.

3. Guttman J. Nausea and vomiting. Chapter 26. In: Walls RM, Hockberger RS, Gausche-Hill M, editors. Rosen's emergency medicine: concepts and clinical practice. 9th ed. Philadelphia: Elsevier Inc; 2018. [cited 2018 May 26].

4. Graves N. Acute gastroenteritis. Prim Care Clin Office Pract. 2013;40(3):727–41. Available at: https://doi.org/10.1016/j.pop.2013.05.006.

5. Nguyen T, Akhtar S. Gastroenteritis. Chapter 84. In:

Walls RM, Hockberger RS, Gausche-Hill M, editors. Rosen's emergency medicine: concepts and clinical practice. 9th ed. Philadelphia: Elsevier; 2018. [cited 2018 May 26].

6. Nausea and vomiting. Chapter 11. In: Herrier RN, Apgar DA, Boyce RW, Foster SL. Patient assessment in pharmacy. New York: McGraw Hill; 2015 [cited 2018 May 16].

7. Brainard A, Gresham C. Prevention and treatment of motion sickness. Am Fam Physician. 2014;90(1):41–6.

8. Golding JF, Grest MA. Pathophysiology and treatment of motion sickness. Curr Opin Neurol. 2015;28(1):83–8. https://doi.org/10.1097/WCO.0000000000000163.

9. Smith HS, Laufer A. Opioid induced nausea and vomiting. Eur J Pharmacol. 2014;722:67–78.

10. Gan TJ, Diemunsch P, Habib AS, Kovac A, Kranke P, Meyer RA, et al. Consensus guidelines for the

management of postoperative nausea and vomiting. Anesth Analg. 2014;118(1):85–113.

11. Lohr L. Chemotherapy-induced nausea and vomiting. Cancer J. 2008;14(2):85–93.

12. Hesketh PJ, Kris MG, Grunberg SM, Beck T, Hainsworth JD, Harker G, et al. Proposal for classifying the acute emetogenicity of cancer chemotherapy. J Clin Oncol. 1997;15(1):103–9.

13. Jordan K, Chan A, Gralla RJ Jahn R, Rapoport B, Warr D, et al. 2016 updated MASCC/ESMO consensus recommendations: Emetic risk classification and evaluation of the emetogenicity of antineoplastic agents. Support Care Cancer. 2017;25(1):271–5.

14. Hesketh PJ, Kris MG, Basch E, Bohlke K, Barbour SY, Clark-Snow RA, et al. Antiemetics: American society of clinical oncology clinical practice guideline update. J Clin Oncol. 2017;35(18):3240–61. https://doi.org/10.1200/JCO.2017.74.4789.

15. Campbell K, Rowe H, Azzam H, Lane CA. The management of nausea and vomiting of pregnancy; SOGC clinical practice guideline. J Obstet Gynaecol Can. 2016;38(12):1127e1137. Available at: https://doi.org/10.1016/j.jogc.2016.08.009.

16. Quinlan JD, Hill DA. Nausea and vomiting of pregnancy. Am Fam Physician. 2013;68(1):121–12817.

17. Lexicomp Online, Lexi-Drugs Online, Hudson, Ohio: Wolters Kluwer Clinical Drug Information, Inc.; 2018; 10 Oct 2018.

18. CPS [Internet]. Ottawa, Ontario: Canadian Pharmacists Association; c2016 [cited Oct 10, 2018]. Available from: http://www.e-cps.ca or http://www. myrxtx.ca. Also available in paper copy from the publisher.

Elizabeth Glashan, Sherif Hanafy Mahmoud

本章目标

1. 概述急性腹泻的常见病因。
2. 评估腹泻患者状况。
3. 确定哪些患者可以接受药物治疗（抗生素、止泻药）或非药物治疗（口服补液或其他补液方法）。
4. 识别危险信号，立即转诊并进行紧急评估。

背景介绍

　　腹泻是患者经常寻求治疗的常见小病。数据显示，美国平均每人每年大约发生0.6次腹泻[1]。2008年，加拿大销售治疗腹泻非处方药超过5000万加拿大元[2]。药师在评估和管理腹泻的患者中起着重要作用。药师可以识别出哪些患者需要进行紧急治疗、哪些患者更适合自我诊疗以及哪些患者是介于两者之间的状况。对腹泻患者的评估包括收集其病史，关注患者的临床特征、接触史、是否存在危险信号以及患者个体的关键因素。一旦药师收集了必要的信息，就可以进入下一步决策，比如为患者提供OTC或者转诊至家庭医生或转诊到急诊。

　　腹泻是一种综合征，其特征在临床上表现为大便次数或大便量的显著增加。通常是指24小时内大便次数≥3次，或大便>250g/d。急性腹泻的定义是指其症状持续达14天，而持续性腹泻的症状可高达14～30天之久，慢性腹泻的症状持续时间则超过30天[1]。也可以根据其基本机制分为渗透性腹泻、分泌性腹泻和炎症性腹泻。当存在不可吸收的渗透活性物质且过多的水分渗入肠腔（如氢氧化镁）时，可发生渗透性腹泻。而肠道分泌物进入管腔超过吸收时，可发生分泌性腹泻。这种腹泻可能是对肠道病原体毒素的反应，也可能是由于肠切除术后吸收面积减少如胆盐等管腔分子吸收不良所致的。当肠上皮遭受炎症破坏，导致血液和脓液渗出管腔时，则发生炎症性腹泻。感染和炎症性肠病（IBD），如克罗恩病（CD）和溃疡性结肠炎（UC）是炎症性腹泻的常见原因[3]。

病因学

急性腹泻还可分为感染性腹泻、药物性腹泻和疾病性腹泻。

感染性腹泻

感染是急性腹泻最常见的原因。据美国疾病控制和预防中心（CDC）报告，在美国，每年急性感染性腹泻的发病率超过4000万例，医疗花费了超过1.5亿美元[4]。感染原可以是病毒、细菌或原虫。表7.1列出了最常见的病原体及接触源。急性腹泻的传染源既可能是来自处理不当的食物（如家禽、贝类、水果和蔬菜），也可能是来自受粪便污染的水源。在大多数情况下，粪便培养和显微镜检查无法确定致病因素，因此不建议常规进行。如果出现血性腹泻或其他严重症状（如每天大便次数≥6次、发热、脱水症状、严重腹痛）或症状持续时间>7天，则有必要转诊。这些患者可能受益于微生物检查和/或抗菌药物治疗[4]。

表7.1 常见感染性腹泻的病原体及接触源[1, 4-6]

微生物种类	微生物体	可能的接触源
病毒	诺如病毒	餐馆、医疗机构、学校、托儿所等常见暴发感染场所
	轮状病毒	
	肠道腺病毒	
细菌	大肠埃希菌（肠毒素）	前往卫生条件差的地区旅行
	志贺菌属	
	弯曲杆菌属	
	沙门菌（非伤寒）	
	艰难梭状芽孢杆菌	使用抗生素、住院治疗、胃酸抑制剂和免疫抑制剂
原虫	篮氏贾第鞭毛虫	托儿所，饮用未经处理的溪水（被称为"海狸热"）
	隐孢子虫	公共游泳池，托儿所
	溶组织内阿米巴	前往卫生条件差的地区旅行，同性关系

艰难梭状芽孢杆菌感染

艰难梭状芽孢杆菌（*Clostridium difficile*）是一种重要的致病菌，其发病率和死亡率都很高。据估计，2012年加拿大有37900个**艰难梭状芽孢杆菌感染（CDI）**的病例，花费超过2.8亿加拿大元[7]。腹泻是最常见的症状，可能伴随结肠炎、中毒性巨结肠，导致需要手术或死亡等。艰难梭菌是一种厌氧成长的革兰阳性梭状产毒芽孢杆菌，常定植于人类胃肠道。由于正常菌群的保护作用，许多人是无症状携带者。抗生素治疗是造成CDI的一个主要风险因素，因为微生物菌群平衡遭到破坏。事实上，任何抗生素都可能容易诱发艰难梭状芽孢杆菌感染。以下抗生素与产生CDI密切相关[8, 9]：

- 氟喹诺酮类药物（莫西沙星>环丙沙星>左氧氟沙星）。
- 头孢菌素类。
- 克林霉素。
- 碳青霉烯类。
- 氨基糖苷类。
- 甲氧苄啶磺胺甲噁唑。
- 四环素类。
- 甲硝唑。

除了抗菌药物外，观察数据表明质子泵抑制剂（PPI）和CDI之间存在关联性，强调了在适当情况下精简PPI处方的重要性[8]。由于胃酸减少，孢子杀灭能力降低被认为是这种关联性的基本机制。

胃肠摄入艰难梭状芽孢杆菌是主要的传播方式。芽孢很容易传播，因为它们能在无生命的物体上长时间存活。用洗手液不一定能去除艰难梭状芽孢杆菌，因此在确诊或疑似CDI的环境中，最好用肥皂和水洗手。艰难梭状芽孢杆菌已成为社区和医院的重要病原体[8]。药师在识别有CDI风险的患者方面起到关键的作用。对于近期接触抗生素和新发腹泻的患者，必须考虑CDI，并区分非CDI的**抗生素相关性腹泻**（antibiotic-associated diarrhea，AAD）。这可能很困难，因为多达35%服用抗生素的患者会出现腹泻，其中大多数并没有CDI问题[10, 11]。一般来说，AAD较温和，持续时间较短。CDI的患者不得使用洛哌丁胺、苯甲酸苄酯或其他肠蠕动抑制药物，因为这些药物会增加巨结肠的毒性反应。由于感染可能发展为严重疾病，一旦怀疑CDI，应立即开始使用治疗性抗生素，并且不应将含有抗生素的大便样本作为检验的标本[8]。重新评估引发问题的抗菌药物也很重要，如果它们的风险大于收益，就应该停止使用。目前没有足够的证据支持常规使用益生菌来治疗或预防CDI[8]，但有些患者可能希望以此为目的使用益生菌。

怀疑CDI时采取的行动：

- 转诊至家庭医生或急诊进行大便化验检查，进一步评估患者，并在适当时立即开始抗生素治疗（甲硝唑或口服万古霉素）。
  - 评估当前抗生素的适宜性（即评估使用致病性抗生素的机会）。
  - 如果不需要，尽量不用PPI。
  - 避免使用洛哌丁胺和其他肠蠕动抑制药。

CDI初期发病后，高达25%的患者会复发。复发的风险因素包括年龄高于65岁，在CDI治疗期间需要持续使用抗生素以及进行免疫抑制治疗[12]。CDI复发与不复发的患者相比，180天的死亡率风险增加了33%[8]。

旅行者腹泻

从医疗资源丰富的国家旅行到医疗资源有限的国家，高达40%～60%的旅行者会出现腹泻[13]。症状通常是轻微的和自限性的。大多数病例不应使用抗生素治疗。对于那些有更严重症状，如出现发热、便中有血和脓液或者腹泻等严重影响旅行活动的患者，应实施抗菌治疗。治疗轻中度症状的患者可以使用洛哌丁胺或铋制剂。对于症状严重的患者不应使用肠蠕动抑制药物，除非医嘱还开具了抗生素[13]。值得注意的是，水杨酸铋已被研究作为旅行者腹泻（TD）的预防性治疗药物，推荐剂量为每天4次，每次2片，相当于每天2.1g，成功率为61%。预防TD的口服疫苗也是可行的，但是，总的疗效和昂贵的成本限制了其使用。

药物性腹泻

新开的药物都应被认为是新发腹泻的罪魁祸首。尤其是在治疗初期，很多药物都有引起腹泻的副作用。表7.2列出了已知的引起腹泻的常见或重要的药物。除了表7.2中的药物外，阿片类药物戒断是一个经常被忽视的能引起药物性腹泻的原因。

表7.2 引起腹泻的药物[3, 14, 15]

腹泻类型	引起腹泻的药物
渗透性腹泻	阿卡波糖 抗生素类 ACE抑制剂 肠内营养剂 口服镁补充剂或泻药 糖醇（甘露醇、山梨糖醇、木糖醇） 渗透性泻药（如乳果糖、PEG 3350）
分泌性腹泻	5-氨基水杨酸 抗生素类 抗胆碱药（便秘>腹泻）[16] 抗肿瘤药

续表

腹泻类型	引起腹泻的药物
分泌性腹泻	氯金酸钠 二甲双胍 地高辛 降钙素 卡马西平 胆碱酯酶抑制剂 秋水仙碱 西咪替丁 咖啡因 前列腺素（如米索前列醇） 辛伐他汀 非甾体抗炎药 刺激性泻药 茶碱
改变蠕动引起的腹泻	胆碱酯酶抑制剂 胆碱能药物（如氨甲酰甲胆碱） 伊立替康 大环内酯类抗生素 甲氧氯普胺 甲状腺激素
炎症性腹泻	抗生素类 阿苯达唑 西咪替丁 卡马西平 化疗药物 可卡因 依替膦酸钠 氟他胺 氯金酸钠 他汀类 免疫抑制剂 伊曲康唑 甲基多巴 非甾体抗炎药 异维A酸 奥美沙坦（口炎性腹泻样肠病） 质子泵抑制剂 雷尼替丁 选择性5-羟色胺再摄取抑制剂 刺激性泻药 酪氨酸激酶抑制剂 复方新诺明（TMP/SMX）

续表

腹泻类型	引起腹泻的药物
脂肪性腹泻	氨基糖苷 氯金酸钠 考来烯胺 秋水仙碱 高活性抗逆转录病毒药物（HAART） 泻药 甲基多巴 奥曲肽 奥利司他 四环素

疾病性腹泻

所有反复出现腹泻和慢性腹泻的患者都应该转诊到医师那里给予进一步评估。这是因为慢性病更可能是真正的病因。炎症性肠病如克罗恩病和溃疡性结肠炎如果不加以治疗，会出现严重的后遗症。慢性分泌性腹泻可能是由胰腺功能不全（吸收不良）以及神经内分泌肿瘤（如类癌综合征）引起的。严重便秘时出现的大便嵌塞可导致溢出性腹泻，因为未成形的大便会绕过堵塞物。乳糜泻、食物不耐受、憩室炎和某些恶性肿瘤都是慢性病引起的腹泻例子[3]。对这些疾病状态的详细讨论不在本章的范围内。

症状评估（SCHOLAR问诊法）

运用SCHOLAR问诊方法进行患者评估，提供了一个系统性框架来采集患者必要的信息，可阐明鉴别诊断，并识别危险信号的特征。图7.1描述了腹泻的初始评估和一般管理方法。为了评估腹泻患者，建议提出以下问题：

症状问诊（主要症状和相关症状）

- 请描述一下症状。
- 发热了吗？
- 呕吐过吗？
- 是否有像喉咙痛、咳嗽或肌肉酸痛样的病毒感染症状？
- 有严重的腹部痉挛吗？
- 是否有脱水的体征或症状（口干、尿液色深、尿量减少、口渴、头晕、体重减轻）？

研究患者的主要症状和相关症状将有助于明确鉴别诊断，并确定如脱水或发热等危险症状。有关病毒感染症状的问题可能会提供感染病因的线索。

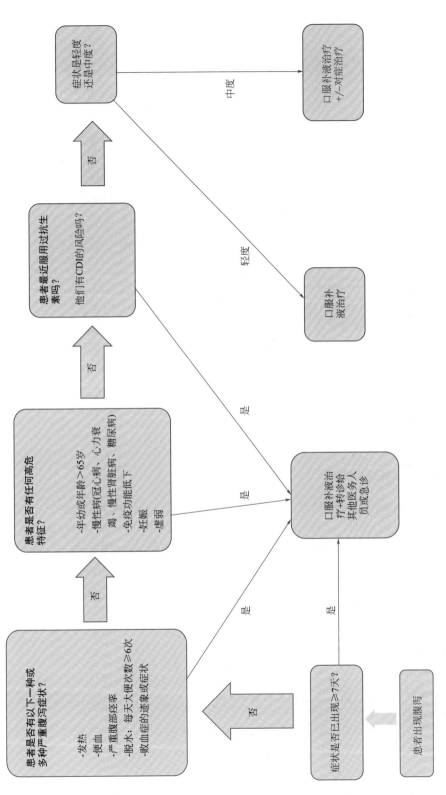

图 7.1 腹泻的初始评估和一般处理方法

特征问诊

- 大便是呈水样状的，还是成形的？
- 大便中有血吗？
- 大便呈黏液状、脂肪样还是含有脓液？
- 每天大便次数≥6次吗？
- 大便的量大还是量小？

问诊患者的症状特征有助于进一步阐明感染性病因（是病毒性、细菌性，还是非感染性）。这些问题还可以识别危险信号的特征和严重症状。如果发现便血或化脓性大便则表明细菌感染的可能性很高[17]。

病史问诊

- 以前有过类似的疾病吗？
- 在过去3个月内服用过抗生素吗？
- 最近有没有出差？
- 最近是否住过院？
- 患者的朋友和家人是否有类似的疾病？患者的工作单位或学校是否暴发过腹泻？
- 有没有吃过什么很可能让患者生病的食物？
- 最近是否开始服用新开的药物？
- 服用什么药？
- 对药物或食物是否过敏？
- 有什么既往病史？

病史问诊将引出重要信息，如抗生素使用、旅行、住院或其他接触史。这将识别出患有CDI或AAD、旅行者腹泻或食源性疾病风险的患者。某些慢性病也会引起腹泻（如炎症性肠病、肠易激综合征、艾滋病），有些药物也可引起腹泻。此外，如果腹泻严重到足以造成急性肾损伤（AKI），使用某些药物时，可能需要重新评估给药剂量。例如，严重腹泻可能会影响到华法林的药效作用，在这种情况下，应重新检查国际标准化比值（INR）。

发病问诊

- 腹泻是从什么时候开始的？
- 发病是渐进性的，还是突然出现的？

重要的是要知道症状的持续时间，可以将其分为急性、持续性或慢性。症状>7天需要转诊给医师。疾病发作是一个重要的临床特征。

部位问诊

● 如果出现腹部痉挛，则要检查一下痉挛的具体位置。

加重因素问诊

● 什么情况加重了腹泻？
● 是否注意到什么食物导致或加重了腹泻？
● 患者是否有易于发生腹泻的基本特征？
● 患者是否有引发腹泻并发症的风险因素？

请注意患者是否患有慢性病或食物不耐受症，这可能是导致腹泻的因素。这些患者需要家庭医生或专家进一步评估。请参阅"危险信号"部分，了解需要转诊给内科医师或急诊处置的高风险患者的特定因素。

缓解因素问诊（治疗方案）

● 是否尝试过任何药物或非药物治疗措施？
● 有什么可以帮助减轻症状的吗？
● 是否出现过副作用？如果有，都是些什么副作用？

了解患者尝试过什么方法很重要，因为这有助于指导他们治疗。

非药物治疗措施

维持体液状态/补液是治疗腹泻患者的基石。对于大多数轻度到中度腹泻的成年人，**口服补液疗法**（oral rehydration therapy，ORT）可以通过饮用足够的液体，以及食用咸味食品（如咸味饼干和汤）来实现。对于婴儿、老年人和患有严重水样腹泻的患者，应考虑**口服补液盐**（oral rehydration solution，ORS）[18]。如果已知患者的基线体重，连续测量体重是获知患者体液损失的一种很好的方法[5]。一般来说，口服补液盐由水、糖和电解质组成。口服补液盐利用小肠中的钠-葡萄糖协同转运促进水与钠和葡萄糖的吸收。世界卫生组织（WHO）认可口服补液盐的使用，且有自己的配方。世界卫生组织在2002年重新制订了其口服补液盐配方，以降低渗透压（245mOsm/L vs 311mOsm/L）。他们发现，与高渗透压溶液相比，降低渗透压的ORS可减少20%的粪便排出量，30%的呕吐量，33%的静脉补液（IVF）需要量。有几种市面上可买到的口服补液盐，也有自制溶液的配方。通常首选市售制剂，以避免混合错误。表7.3显示了市售可用的口服补液盐以及世界卫生组织的配方。以下是自制口服补液盐的常用配方[16]：

● 2.5mL（1/2茶匙）盐。
● 30mL（2汤匙）糖。
● 1L安全的饮用水。

表7.3 口服补液盐（ORS）[19-26]

口服补液盐	渗透压/ (mmol/L)	钠/ (mmol/L)	钾/ (mmol/L)	葡萄糖/ (mmol/L)	右旋葡萄糖
WHO配方（2002）	245	75	20	75	
Gastrolyte®	240	60	20		90mmol/L
Hydralyte®	245	45～60	20	81	
Pedialyte®, unflavored	250	45	20		25g/L碳水化合物

体液置换应考虑初始丢失、维护补液和持续丢失的液体量[17]。在线计算器可以帮助算出[27]。加拿大儿科学会提供了儿童补液的具体建议[28]。对于严重脱水的患者，静脉补液（IVF）最初必须用于纠正体液不足。

药物治疗措施

如表7.4所示，如果自我诊疗措施被认为是适当的，则可以选择一些有效的药物。排除止泻药的禁忌证是很重要的。像洛哌丁胺这样的止泻药（肠蠕动抑制剂）可以使CDI患者发生中毒性巨结肠，因此，对于疑似或已知的CDI患者，肠蠕动抑制剂是禁忌药物。洛哌丁胺还会延长痢疾患者的病程并加重疾病病情。因此，如果出现便血或黏液、发热或严重腹部绞痛等症状，应避免使用肠蠕动抑制剂[17]。肠蠕动抑制剂也会掩盖因肠道内液体聚集而造成的体液丢失[29]。值得注意的是，服用洛哌丁胺后，还持续48小时以上出现腹泻时必须就医治疗[5]。严重腹泻不应单独使用洛哌丁胺或其他对症疗法治疗。请参阅"危险信号"部分了解严重腹泻的特征，出现这些特征需要转诊给医生或急诊处置。对于大多数急性腹泻病例，抗生素治疗并不适用，必须谨慎地使用，以防止抗生素耐药性和CDI的发生。在严重腹泻的情况下，或高风险的并发症患者，则经常使用抗生素治疗[6]。

表7.4 腹泻治疗的用药选择[9, 13, 17]

药物	剂量（成人）	评价
洛哌丁胺	口服1次，每次大便后根据需要服用2mg，最多16mg/d	CDI禁用的肠蠕动抑制剂
地芬诺酯/阿托品	5mg，（地芬诺酯）口服4次/天（根据需要）	CDI禁用的止泻药 添加阿托品是为了防止误用 可能不如洛哌丁胺有效
水杨酸铋	524mg（2片）每30～60分钟，口服，根据需要可增至4.2g/d	抗分泌和抗菌作用 与其他药物分开使用
阿塔凝胶	根据需要，每次排便后服用1200～1500mg，最多8400mg/d	吸收多余的肠液 因缺乏功效，已退出美国市场 与其他药物分开使用

危险信号 ------------------------------------

危险信号表示需要转诊给另一位医生，或者在某些情况下需要到急诊就医。药师在识别存在危险信号特征的患者方面起到关键的作用。

重症腹泻[6]

- 发热（≥38.5℃）。
- 便血。
- 腹部严重痉挛。
- 24小时内排便≥6次。
- 症状持续≥7天。
- 脱水症状（尿液色深、尿量减少、口渴、头晕、口干、皮肤弹性减弱、体重减轻）。

任何上述症状都表明患者正在经受重症腹泻的痛苦。重症腹泻比非重症腹泻更常见细菌性病因，尤其是当便中带血或脓液，或者患者发热时。因此，对于重症腹泻的患者需要进一步评估和治疗，包括进行粪便培养、卵母细胞和寄生虫粪便检查、艰难梭状芽孢杆菌试验、腹部X线检查或内镜检查。如果需要，进行微生物试验将有助于指导抗生素治疗。如果患者严重脱水，静脉输液是必不可少的。在全球范围内，腹泻每年造成了220万人死亡[30]，主要是由于脱水。

高危患者的个体因素[1, 6]

- 幼儿或年龄>65岁。
- 免疫受损状态。
- 慢性病，如心血管疾病、慢性肾脏病（CKD）或糖尿病（DM1或DM2）。
- 虚弱患者。
- 妊娠妇女。

这些患者对急性腹泻的生理变化更敏感，容易发生脱水、液体流失和侵袭性感染。除了适当的目标指导疗法外，还需要更密切的监测。

监测和随访 ------------------------------------

随访的频率和持续时间应依据疾病的严重程度、是否存在脱水症状以及是否存在危险信号特征作为指导原则。这些因素也将决定需要哪些监测的临床参数。在所有情况下，患者都应该监测他们每天腹泻的次数以及大便的稠度等特征。以下案例将有助于说明可能的随访计划。

● JZ是一名60岁男性患者，有高血压病史，服用雷米普利和氢氯噻嗪，36小时前出现腹泻，现在到药房就诊。在过去的一天里，他已经大便3次，但除了腹泻之外感觉尚可（无发热，没有脱水症状）。他目前的血压为120/85mmHg（基线值为130/90mmHg）。当你与患者JZ一起确定了治疗计划之后，你想什么时候随访？

- 因为JZ没有任何危险信号，所以他适合自我诊疗。然而，他几乎到了界定老年人的临界年龄，同时他正在服用两种药物，这可能会使他的病情变得复杂化（雷米普利增加了他患AKI的风险，氢氯噻嗪增加了低钠血症的风险，两种药物都增加了低血压的风险）。谨慎的做法是在未来的24～48小时内进行随访，以确保他的腹泻情况有所改善（如每天大便次数减少），血压没有下降，并且无发热，没有出现脱水、绞痛以及便中没有带血的迹象。此外，询问患者服用药物时，是否出现什么可能的副作用（如果已经开始了药物治疗），能保持摄入多少液体，以及是否能够正常进食。

● LV为30岁女性，无既往病史，也未服用常规药物。在过去的两天里，她每天大便2次。她没有发热，没有出现脱水的迹象或症状，但她确实有轻微的腹部痉挛。一旦共同确定了治疗计划，你想什么时候对LV女士进行随访？

- 由于LV年纪轻，症状轻微，无危险信号特征，因此适合等待较长时间再进行随访。但是合理的做法是在4天或5天后检查她的情况，以确保其腹泻在逐渐消失。此外，还必须检查患者每天的大便次数、是否发现危险信号特征，以及如果患者开始用药，是否出现副作用。

参考文献

1. Dupont H, Campion E. Acute infectious diarrhea in immunocompetent adults. N Engl J Med. 2014;370:1532–40.
2. Canadian Digestive Health Foundation. Statistics, diarrhea. http://www.cdhf.ca/en/statistics#5. Accessed from 22 May 2018.
3. Juckett G, Trivedi R. Evaluation of chronic diarrhea. Am Fam Physician. 2011;84(10):1119–26.
4. Riddle M, Dupont H, Connor B. ACG clinial guideline: diagnosis, treatment, and prevention of acute diarrheal infections in adults. Am J Gastroenterol. 2016;111:602–22.
5. Talbert RL, et al. Pharmacotherapy: a pathophysiologic approach. New York: McGraw-Hill Publishing; 2011.
6. Shane A, Mody R, Crump J, Tarr P, Steiner T, Kotloff K, et al. 2017 infectious diseases society of America clinical practice guidelines for the diagnosis and management of infectious diarrhea. Clin Infect Dis. 2017;65(12):e45–80.
7. Levy A, Szabo S, Lozano-Ortega G, Lloyd-Smith E, Leung V, Lawrence R, et al. Incidence and costs of Clostridium difficile infections in Canada. Open Forum Infect Dis. 2015;2(3):ofv076.
8. McDonald C, Gerding D, Johnson S, Bakken J, Carroll K, Coffin S, et al. Clinical practice guidelines for Clostridium difficile infection in adults and children: 2017 update by the IDSA and SHEA. Clin Infect Dis. 2018;66(7):e1–e48.
9. Blondel-Hill E, Fryters F. Bugs and Drugs. http://www.dobugsneeddrugs.org/health-care-professionals/bugs-drugs-antimicrobial-reference. Accessed 23 May 2018.
10. Beaugerie L, Flahault A, Barbut F, Atlan P, Lalande V, Cousin P, et al. Antibiotic-associated diarrhoea and Clostridium difficile in the community. Aliment Pharmacol Ther. 2003;17(7):905–12.
11. McFarand LV. Antibiotic-associated diarrhea: epidemiology, trends and treatment. Future Microbiol. 2008;3(5):563–78.
12. Hu M, Kathcar K, Kyne L, Maroo S, Tummala S, Dreisbach V, et al. Prospective derivation and validation of a clinical prediction rule for recurrent C.difficile infection. Gastroenterology. 2009;136(4):1206–14.
13. Kollaritsch H, Paulke-Korine M, Wiedermann U. Traveler's diarrhea. Infect Dis Clin N Am. 2012;26:691–706.
14. Abraham B, Sellin J. Drug induced diarrhea. Curr Gastroenterol Rep. 2007;9:365–72.

15. Ratnaike R, Jones T. Mechanisms of drug-induced diarrhoea in the elderly. Drugs Aging. 1998;13(3):245–53.

16. World Health Organization (WHO). WHO position paper on ORS to reduce mortality from Cholera. http://www.who.int/cholera/technical/en. Accessed 25 May 2018.

17. Miner D. Acute diarrhea in adults. www.dynamed.com. Accessed 25 May 2018.

18. Thielman N, Guerrant R. Clinical practice. Acute infectious diarrhea. N Engl J Med. 2004;350:38–47.

19. World Health Organization (WHO). New formula oral rehydration salts. WHO drug information. 2002;16(2). http://apps.who.int/medicinedocs/en/d/Js4950e/2.4.html. Accessed 25 May 2018.

20. Sanofi-aventis. Gastrolyte® product monograph. Available from http://products.sanofi.ca/en/gastrolyte.pdf. Accessed 25 May 2018.

21. Hydration Pharmaceuticals Canada, Inc. Hydralyte Electrolyte Powder (10 Pack). http://www.hydralyte.ca/products/electrolyte-maintenance-powder. Accessed 1 June 2018.

22. Abbott. Pedialyte® oral electrolyte maintenance solution. Available from https://static.abbottnutrition.com/cms-prod/abbottnutrition-2016.com/img/Pedialyte%20EN_tcm1310-73180.pdf. Accessed 27 May 2018.

23. Lexicomp Online. Lexi-Drugs. Loperamide. [Internet]. [Cited 2018 June 1].

24. Lexicomp Online. Lexi-Drugs. Diphenoxylate-atropine. [Internet]. [Cited 2018 June 1].

25. Lexicomp Online. Lexi-Drugs. Bismuth subsalicylate. [Internet]. [Cited 2018 June 1].

26. Lexicomp Online. Lexi-Drugs. Attapulgite. [Internet]. [Cited 2018 June 1].

27. EBM Consult LLC. Maintenance fluid calculator. https://www.ebmconsult.com/app/medical-calculators/maintenance-fluid-calculator?from=pw. Accessed 1 June 2018.

28. Canadian Paediatric Society. Caring for Kids. Dehydration and diarrhea in children: prevention and treatment. Updated June 2013. Available from: https://www.caringforkids.cps.ca/handouts/dehydration_and_diarrhea. Accessed 25 May 2018.

29. LaRocque R, Harris J. Approach to the adult with diarrhea in resource-rich settings. www.uptodate.com. Accessed 22 May 2018.

30. Rehydration Project. What is diarrhoea and how to prevent It. http://rehydrate.org/diarrhoea. Accessed 28 May 2018.

第8章

便秘

Sally Eliwa, Sherif Hanafy Mahmoud

本章目标

1. 定义便秘并确定其主要原因。
2. 评估出现便秘的患者。
3. 确认便秘患者的危险信号，以提示立即转诊给医师。

背景介绍

有位患者来到药房，主诉他排便次数少或便秘。需要什么信息才能进行正确的评估？为了回答这个问题，药师需要具备一些基本的背景知识，了解便秘的定义和产生的原因。此外，采集患者个体的相关信息，包括从症状评估到既往病史等，对于决定正确的治疗方案是至关重要的，例如推荐药物/非药物治疗或转诊进一步评估。

便秘是药师在日常执业中经常遇到的症状之一。美国胃肠病学学会将其定义为"排便不畅，其特征是排便次数少、大便困难，或两者兼而有之"[1]。根据加拿大消化健康基金会的数据，1/4的加拿大人在一定程度上有便秘症状，分别有27%和38%的人在3个月和12个月内出现过便秘。便秘在女性、65岁以上老年人、非白人、经济状况较差的人及久坐的人中更为普遍[2]。

病因与诊断

确定便秘的根本原因对于正确评估和后续治疗至关重要。根据病因，便秘分为原发性便秘和继发性便秘。原发性便秘不能归结于一个确定的原因，包括功能性便秘（正常蠕动）、迟缓性便秘和阻塞性便秘[3]。继发性便秘是由诱因引起的。表8.1

描述了继发性便秘的原因。

评估患者是否出现便秘时，临床医师需要确定患者是否真的患有便秘。急性或短期便秘通常是指排便次数减少（每周排便少于3次或超过4天没有排便）、排便不畅、排便费力和/或排便时间延长，通常持续几天。另外，如果患者在1/4以上的排便中出现以下2种或2种以上症状至少有3个月，则诊断为慢性功能性便秘（罗马Ⅲ诊断标准）[3, 4]。

- 排便频率低（每周少于3次）。
- 排便费力。
- 大便坚硬或结块。
- 感觉排便不完全。
- 肛门直肠区域有梗阻感。
- 使用手动措施促进排便，如使用手指协助排便和盆底支撑排便。

表8.1 继发性便秘的原因

药物原因	阿片类镇痛药 钙通道阻滞剂，如维拉帕米 具有抗胆碱能特性的药物，例如苯海拉明、茶苯海明（乘晕宁）、三环类抗抑郁药 铁制品，例如葡萄糖酸亚铁、硫酸盐和富马酸盐制剂 碳酸钙 铝盐抗酸剂 左旋多巴/卡比多巴 水杨酸铋 考来烯胺 硫糖铝
疾病原因	脱水 糖尿病 甲状腺功能减退 癌症，如结肠癌 胃肠道疾病，如肠易激综合征、肠梗阻 抑郁症 焦虑 自主神经病 帕金森病 脊髓损伤
其他原因	高龄 缺乏时间和抑制排便欲望 低纤维、高脂肪或高糖饮食，液体摄入少

症状评估（SCHOLAR问诊法）

正确的评估需要记录患者便秘的特征和出现相关症状的病史。除此之外，还需要识别提示立即转诊患者的危险信号。了解患者的病史和用药史有助于正确评估和/或选择合适的药物。此外，还有助于确定继发性便秘的可能诱因，这些诱因可能归为药物或疾病。图8.1是描述药师评估便秘患者的流程图。为了评估便秘患者，建议询问以下问题。

症状和特征问诊

- 请描述一下便秘的情况。
- 除了便秘，还有其他症状吗，比如恶心、呕吐、食欲减退、直肠出血、腹痛等？
- 能否描述一下大便的稠度和颜色？
- 是否放屁？
- 明确大便的特征、频率以及相关症状将有助于确定患者是否真的患有便秘（参见"病因与诊断"部分），并确定是否存在危险信号（参见"危险信号"部分）。

病史和发病问诊

- 便秘有多久了？
- 过去是否发生过这种情况？是否不一样？
- 最近的饮食有什么变化吗，喝水少吗？
- 请描述正常排便习惯。通常一天或一周有几次大便？
- 便秘是突然出现的，还是逐渐出现的？

加重因素问诊

- 什么加重了便秘？关于患者诱因的讨论。
- 最近是否开始服用西药、非处方药或草药？
- 描述饮食和液体摄入量。

缓解因素问诊

- 有没有试过什么措施（药物和非药物治疗）治疗便秘？
- 什么措施对便秘有效，什么对便秘无效？

以下几种非药物措施可能有助于改善便秘：

- 增加液体、纤维、西梅干、水果和蔬菜的摄入量。
- 保持正常的排便习惯，例如每天在同一时间上厕所。
- 避免抑制排便的冲动。
- 加强锻炼。

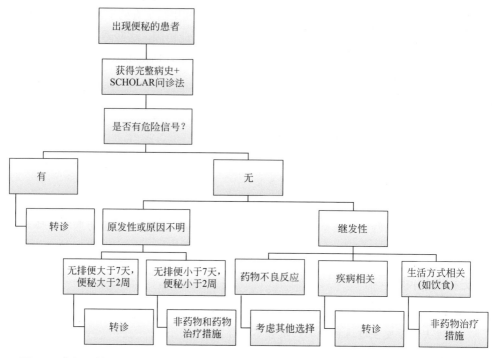

图8.1　药师评估便秘患者的流程

多种药物措施对治疗便秘是有效的。表8.2总结了目前可选择用于治疗便秘的药物。如果非药物治疗无效，建议尝试药物治疗。一线治疗的药物包括容积性泻药、渗透性泻药和刺激性泻药。目前已发现软便剂（如多库酯钠）并没有比安慰剂更有效，不推荐使用。

表8.2　治疗便秘的药物

类别	药物（成人剂量）	注解
容积性泻药	车前子（3.4g，口服，每日1～3次）	要和大量液体一起服用 适合长期使用
软便剂	多库酯钠（每天2次，每次100mg） 多库酯钙（每天2次，每次240mg）	它们并不比安慰剂更有效 不推荐
渗透性泻药	聚乙二醇3350（每日17g，口服） 乳果糖（15～30mL，口服，每日1次或2次） 甘油（成人直肠栓剂1个，视需要而定）	适合长期使用 是阿片类药物引起便秘的一种选择
刺激性泻药	番泻叶睡前服用2片 比沙可啶（需要时10mg栓剂直肠；每日5～10mg，口服）	是阿片类药物引起便秘的一种选择

续表

类别	药物（成人剂量）	注解
其他药物 如果上述药物无效，请尝试二线治疗的药物	甲基纳曲酮（每2天皮下注射6～18mg；剂量取决于患者体重）	用于阿片类药物引起的便秘
	利那洛肽（每日145μg，口服）	用于慢性便秘，费用贵
	普卡必利（每日1～2mg）	用于慢性便秘 如果其他治疗失败，可作为二线治疗的药物
	纳洛塞醇（每日12.5～25mg）	用于阿片类药物引起的便秘

患者的个体特征

除了评估便秘及其相关症状外，了解患者的病史和用药史可以正确评估和/或选择合适的药物。此外，有助于确定继发性便秘的可能诱因（表8.1）。下面示例说明患者的个体特征在便秘评估中是不可或缺的：

● 年龄。65岁以上的老年人比年轻人患便秘的风险更高。这是因为他们更有可能患多种合并症并服用多种药物。

● 妊娠状态。腹部压力增加，激素发生变化以及可能摄入钙剂，增加了妊娠妇女便秘的倾向。应先尝试非药物治疗。如果便秘持续出现，需要时，可以尝试容积性泻药，然后再试渗透性泻药。

● 既往病史。确定患者的合并症有助于识别继发性便秘的可能原因。理想情况下，如果可能的话，控制潜在的状况可以解决便秘。建议在过渡期间使用泻药。

● 用药史。确定患者目前使用的药物有助于认识药物引起便秘的可能性（表8.1）。更重要的是确定药物起效与症状发生时间之间是否存在关联。如果是患者服用的药物引发了便秘，可以考虑替代疗法。

● 饮食。低纤维、高脂肪或高糖饮食和液体摄入少更容易增加便秘。应建议患者增加纤维和液体的摄入量。

危险信号

确定患者的便秘是否可能是潜在的疾病原因造成的是非常重要的。如果出现以下任何一个危险信号，则提示应将患者转诊就医。

● 便血或直肠出血。

● 近期手术（尤其是腹部手术）。

● 有结肠癌家族史。

● 持续腹痛。

- 便秘2周以上或7天以上不排便。
- 出现相关症状，如发热、精神状态改变、严重脱水体征、持续呕吐，表明病情更严重。
- 贫血。
- 不明原因的体重减轻。

其他评估注意事项

建议对出现危险信号的患者进行进一步评估。评估考虑因素包括但不限于以下内容。

- 腹部和直肠区域的检查。
- 实验室检查以确定便秘的继发原因，如甲状腺功能测试、电解质、全血细胞计数和隐血测试。
- 结肠镜或乙状结肠镜检查。

在随访评估时，如果发现患者持续便秘，应询问患者认为是适合非药物治疗，还是药物治疗。便秘超过2周或超过7天没有排便应立即转诊给医师。如果在推荐剂量下尝试服用泻药2～4周后没有反应，则认为泻药无效。除了检查症状控制状况外，药师还需要监测患者药物治疗是否出现不良反应。不良反应包括但不限于腹部绞痛、腹胀、肠胃胀气、腹泻和恶心。

要点集萃

- 药师在发现便秘患者的危险信号方面发挥着重要的作用。
- 对便秘患者的评估包括评估患者便秘的特征、病史以及是否存在其他相关症状。
- 药师需要评估药物引起的便秘，并确定是否需要替代治疗。

参考文献

1. Ford AC, Moàyyedi P, Lacy BE, Lembo AJ, Saito YA, Schiller LR, et al. American College of Gastroenterology monograph on the management of irritable bowel syndrome and chronic idiopathic constipation. Am J Gastroenterol. 2014;109(Suppl 1):S2–26; quiz S7
2. Canadian Digestive Health Foundation. Accessed 25 May 2018, at http://cdhf.ca/.
3. Paquette IM, Varma M, Ternent C, Melton-Meaux G, Rafferty JF, Feingold D, et al. The American Society of Colon and Rectal Surgeons' Clinical Practice Guideline for the Evaluation and Management of Constipation. Dis Colon Rectum. 2016;59:479–92.
4. Foxx-Orenstein AE, McNally MA, Odunsi ST. Update on constipation: one treatment does not fit all. Cleve Clin J Med. 2008;75:813–24.

第 9 章

胃灼热

Mark Makowsky

本章目标

1. 描述胃灼热（俗称：烧心）的流行病学、病因、风险因素和病理生理学。
2. 对社区药房中出现的胃灼热成人患者进行评估。
3. 识别成年人出现胃灼热的危险信号，以便转诊给医师或急诊处置。
4. 对长期使用质子泵抑制剂（PPI）治疗的患者进行随访评估，以期减少剂量或完全停止使用质子泵抑制剂。

背景介绍

一位患者来到药房，咨询有关治疗胃灼热症状的办法并想得到药师的建议。评估和确定患者是否适合进行自我治疗的过程是什么？为了回答这个问题，药师必须对胃灼热的常见基本原因、可能的鉴别诊断有基本的了解，并能够采集到患者个体的相关信息，以确定患者是否能够安全地进行自我诊疗，或需要转诊给医师治疗。指南建议指出，胃食管反流病（GERD）可以在确定出现胃灼热和反流等典型症状情况下做出推断性诊断，并且可以在这种情况下启动**经验性治疗**（empiric therapy），无需进一步检查[1]。因此，药师在评估患者出现胃灼热症状时，可以发挥独特的作用，并可直接指导患者进行有效的非处方药治疗，如服用抗酸剂、褐藻酸盐、H_2受体拮抗剂（H_2RA）和质子泵抑制剂（PPI）[2-5]。

上消化道症状的分类：胃食管反流病与消化不良

胃灼热定义为胸骨后区域（胸骨后面）的烧灼感，反流（反胃）定义为胃内容物反流到口腔或下咽部的感觉，两者均是胃食管反流病（GERD）的主要症状[6]。

GERD被公认为"胃内容物反流到食管引起令人烦恼的症状和/或并发症时发生的一种病症"[6]。值得注意的是，一定程度的胃食管反流，或胃内容物进入食管是生理性的[7]。如果轻度症状每周出现2天或2天以上，或者中/重度症状每周出现1天以上，则认为是胃灼热[6]。在适宜内镜检查的情况下，GERD可进一步分为非糜烂性反流病（即无可见糜烂的症状）和糜烂性反流病（即内镜检查中出现症状和糜烂；又称糜烂性食管炎）[1]。

除了胃灼热和反流症状外，胃食管反流病还可能表现为其他"非典型"或"警示"症状，根据病情的严重程度，应立即转诊给医师或到急诊进一步检查（表9.1）。例如，胸痛可能是胃食管反流病的一种症状，这种疼痛可能是心脏性的或非心脏性的。在认为GERD是胸痛的原因之前，必须区分心脏性胸痛和非心脏性胸痛[1]。吞咽困难、慢性咳嗽、哮喘和喉炎可能是所谓的食管外症状[1]。胃食管反流病也可能出现非典型症状，包括消化不良、上腹部疼痛、恶心、腹胀和打嗝，但这些症状也与其他症状重叠[1]。GERD的主要并发症包括糜烂性食管炎、Barrett食管、食管狭窄、食管癌以及上述食管外症状[1]。

表9.1　胃食管反流病：典型症状、非典型症状和需要转诊给医师的警示症状

典型症状	非典型或非特异性症状	警示症状
胃灼热（即胸骨后区的烧灼感）	胸痛 恶心 打嗝 上腹痛 呼吸系统症状（反复咳嗽、声音嘶哑、喘息、鼻窦炎）	持续性呕吐 胃肠道出血（呕血、黑便） 缺铁性贫血 不明原因的体重减轻（>5%） 吞咽困难/疼痛（吞咽困难、吞咽痛）
反流（感觉反流的胃内容物流入口或下咽部）	窒息性发作，尤其是在晚上夜醒	上腹部肿块 食管癌或胃癌家族史 50岁以上患者新发症状

注：改编自 Boardman（2015）[4], Armstrong（2016）[5], Hunt（2017）[8], ACG/CAG Dyspepsia Guidelines[9]。

警示特征的出现可能提示存在并发症或恶性肿瘤的迹象[1]。如表9.1所示，主要的警示症状如下。

- 持续性呕吐。
- 胃肠道出血（如呕血、黑便、便血、便中隐血）。
- 50岁以上患者的新发消化不良。
- 贫血。
- 食欲减退。
- 体重减轻（原因不明）。
- 吞咽困难或吞咽痛（吞咽时疼痛）。
- 一级亲属患有胃肠道癌。

患者找家庭医生就诊，主诉上消化道症状，但仅凭患者主诉症状做出执业诊断是困难的[10, 11]。胃灼热是胃食管反流病的典型症状，但与消化不良症状存在相当多的重叠。消化不良定义为至少1个月的上腹明显疼痛[9]。消化不良可能与其他胃肠道症状有关，如上腹饱胀、恶心、呕吐或烧心，但患者主诉的是上腹疼痛[9]。在没有检查的情况下，患者可能会被贴上"未经查明的"消化不良的标签。大约40%未经检查消化不良的患者有其潜在的器质性原因，例如消化性溃疡病、反流性食管炎、胃食管恶性肿瘤、药物性消化不良、胆道疼痛，而高达60%的患者患有"功能性"消化不良，即诊断性评估为无潜在器质性病因的消化不良症状[12]。普遍认为对临床诊断为功能性消化不良的患者通常不需要进行内镜检查[13]。目前针对消化不良的临床实践指南基于非常低质量的证据，有条件地建议对60岁或以上的消化不良患者进行内镜检查，以排除上消化道恶性肿瘤[9]。对60岁以下的消化不良患者，指南建议不需要通过内镜检查警示特征（属于条件性推荐，中等质量证据），而是建议对这些患者进行非侵入性的幽门螺杆菌检测（*Helicobacter pylori* test）（强烈推荐，高质量证据）。此外，对于那些幽门螺杆菌阴性或根除幽门螺杆菌后仍有症状的患者，他们强烈建议在医师监督下，依据高质量证据实施经验性PPI治疗。其他建议是在已知幽门螺杆菌感染率<20%的局部地区，直接采用经验性PPI治疗代替Hp检测作为首选方法[14]。

流行病学

GERD症状在全世界普遍存在。例如，最近对28项GERD患病率研究的系统综述表明，GERD所定义的每周至少出现一次胃灼热（烧心）和/或反流，在18%～28%的美国人和9%～26%的欧洲人中存在[15]。加拿大共识会议指南指出，"GERD是加拿大最普遍的胃酸相关疾病"（Ⅱ-1级，A级证据）[16]。这主要基于一项对1000名加拿大人的人口调查，其中17%的人在前3个月报告有胃灼热症状；13%的人每周都会出现中度/重度的上消化道症状[17]。临床上出现较重胃灼热的人约占美国人口的6%。

病因及风险因素

胃食管反流病的发展反映了胃肠道攻击性防御机制和生理性防御机制之间的不平衡性[19]。主要原因及风险因素见表9.2。食管炎是胃食管反流病的一种并发症，反流的胃酸和胃蛋白酶会导致食管黏膜坏死，最后出现糜烂和溃疡[22]。

表9.2　GERD 的可能原因[8, 20, 21]

药物原因	**降低食管括约肌压力**
	抗胆碱药
	α受体激动剂
	β受体激动剂
	钙通道拮抗剂
	雌激素
	阿片类药物（如吗啡）
	茶碱
	硝酸盐（例如单硝酸异山梨酯）
	苯二氮䓬类（如地西泮）
	氯丙咪嗪
	巴比妥类
	直接刺激黏膜
	双膦酸盐
	铁（如硫酸亚铁）
	补钾药
	维生素C
	红霉素、四环素、强力霉素、克林霉素
	奎尼丁
	化疗药物（如紫杉醇）
	直接刺激黏膜和抑制环氧化酶
	阿司匹林
	非甾体抗炎药
	糖皮质激素
疾病原因	食管胃交界处的机械性或功能性损害（如裂孔疝）
	肥胖
	妊娠
其他原因	**吸烟**
	酒精
	食物
	高脂肪食物、巧克力、薄荷糖（降低食管下括约肌张力）
	香料、洋葱、柑橘汁、咖啡（直接刺激黏膜）
	可乐、啤酒、牛奶（刺激胃酸分泌）
	体位
	弯腰、躺下

　　胃食管反流病的两个主要病理生理机制是胃食管连接处功能不全和食管酸清除障碍[19]。胃食管连接处功能不全可由多种机制引起，包括不涉及吞咽的自发性和短暂性松弛、低静息食管下括约肌（LES）张力、胃食管连接处的解剖结构破坏（如裂孔疝）及腹腔内压的短暂升高（如紧张、妊娠）[22]。食管清除胃液不当可能是由于食管蠕动无效、食管裂孔疝导致的逆行反流以及唾液分泌或唾液中和能力下降等原因[19]。虽然症状和黏膜损伤的程度与反流事件的频率、黏膜酸化的持续时间和反流液的腐蚀性强度成正比，但胃酸分泌过多通常不是GERD的主要因素[22]。

加重或诱发GERD症状的几个可能因素[19, 22]如下。

● 生活方式因素。腹部肥胖、暴食、饮酒、吸烟、咖啡因、压力。

● 妊娠、胃分泌亢进、胃排空延迟、食管蠕动中断。

● 某些食物［脂肪性或油炸食品、咖啡/茶或其他含咖啡因饮料、辛辣食物、酸性食物（如柑橘、西红柿、洋葱）或其他（巧克力、薄荷）］。

● 弯腰或饭后躺下、穿着紧身衣。

GERD有几个风险因素，包括超重或肥胖、节食、妊娠、吸烟、其他疾病［如克罗恩病（Crohn's disease）和甲状腺功能减退症（hypothyroidism）］，以及药物的使用[20, 21]。

推断性胃食管反流病的分类与管理

关于GERD的治疗，有许多临床实践指南阐述[1, 8, 16, 23, 24]，其中一些专门帮助社区药师解决胃灼热/胃食管反流病治疗的内容[2-5, 13, 25-30]。治疗胃灼热和胃食管反流病的各种生活方式和药物选择如表9.3所示[31, 32]。

一般来说，症状的严重程度、发生频率和持续时间一直是药师确定是应进行自我药疗还是应转诊到医师那里进行PPI治疗的重要决策因素。GERD症状的典型特征分为轻度或中度/重度[16]。

● 轻度胃食管反流病的特征是反流症状发生频率不高（<3次/周），反流强度低（如1～3），持续时间短（如<3个月），对日常生活活动或生活质量的长期影响很小。

● 中度或重度胃食管反流病的特征是反流症状频繁且强烈或持久［例如，每天发作反流性疼痛，症状持续3个月以上，强度达7～10分（按10分计算），或症状干扰了日常活动并在夜间出现］。

在大多数应对方法中，轻度/中度症状被认为适合自我药疗，而那些严重胃灼热的患者则需要转诊到其家庭医生那里进行PPI治疗。重度患者可能表现出Barrett食管病的食管糜烂特征。然而，出现症状的频率或严重程度与食管损伤严重程度之间的关系不大（即症状较轻的患者也可能有这些症状）[5]。

在新分类方法中，考虑到非处方药PPI治疗的有效应用，胃灼热分为偶发性或频发性。例如，世界胃肠病学组织（WGO）的指南对社区治疗胃肠道疾病进行分类，将患者发生轻度或中度且频率很低的烧心分类为偶发性胃灼热。而将每周发生2天或2天以上的胃灼热分类为频发性胃灼热[5, 24]。按照这种方法，如果出现胃灼热持续3个月，或当症状严重或夜间出现时，建议转诊[24]。WGO指南建议使用抗酸剂、褐藻酸盐或非处方药H_2受体拮抗剂治疗轻度或中度发作的胃灼热（即<1次/周），而非处方药PPI则用于治疗频发性胃灼热的患者（图9.1）[24]。在加拿大，使用非处方

药PPI奥美拉唑或埃索美拉唑进行自我药疗仅限于治疗频发性胃灼热[33, 34]。虽然有些人保守，建议症状持续超过3个月、症状严重或常见于夜间时，应该转诊给医师治疗，不建议使用非处方药PPI治疗[24, 26]，但其他人建议非处方药PPI治疗是适宜的，但也可同时考虑转诊有重度GERD症状的患者[2]。药师最新的策略是建议患者自我服用OTC药PPI治疗2～4周，对那些频发或有恼人症状的患者先不转诊[4]。

表9.3　胃食管反流病的药物治疗和非药物治疗策略

非药物治疗策略[31]	示例
生活方式和饮食的调整	超重者应减肥
	将床头抬高10～20cm，尤其是在夜间出现症状时
	消除那些注意到与胃食管反流病症状相关并出现症状改善的人的饮食诱因
	睡前3小时内避免进食
	避免饭后躺下
	戒烟
	避免饮酒
	避免穿紧身衣
药物治疗选择[32]	**仿制药和成人剂量**
抗酸药	氢氧化镁-氢氧化铝（如Maalox®、Mylanta®）；参阅说明书给药 碳酸钙200～400mg，必要时服用（最大剂量24小时内2g钙元素）
褐藻酸盐	褐藻酸钠盐（如Gaviscon® 2～4茶勺，每天2次） 硫酸盐1g，每天3次或每天2次
H_2受体拮抗剂	雷尼替汀（非处方药，每天75mg），每天2次，每次20mg 法莫替汀（非处方药，每天10mg），每天2次，每次20mg 尼扎替丁，每天2次，每次150mg 西米替丁，每天2次，每次600mg
质子泵抑制剂①	埃索美拉唑（非处方药：20mg/d×2周）每天40mg 奥美拉唑每天20mg（非处方药：20mg/d×2周） 泮托拉唑每天40mg 雷贝拉唑每天20mg 兰索拉唑每天30mg 右兰索拉唑每天60mg
其他药物	水杨酸铋（Pepto Bismol®）30mL（2片）每30～60分钟，必要时（最多8剂/天）

① 医师指导治疗的疗程为4～8周。

注：除了减肥和抬高床头外，支持生活方式的有效改变证据有限。

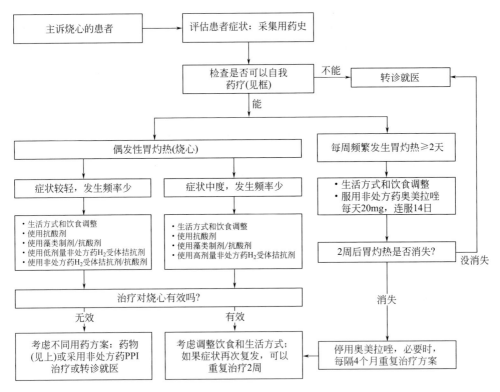

图9.1 胃灼热的自我药疗方法[24]

诊断

    诊断GERD最有用的工具是病史[16, 35]。胃食管反流病的诊断通常仅基于典型的胃灼热和/或反流的临床症状[6]。一般认为胃灼热或反酸的存在具有较高的特异性（分别为89%和95%），但诊断GERD的敏感性较低（38%和6%）[35]。最近对7项研究进行了系统综述，发现胃灼热和胃反流对糜烂性食管炎的敏感性为30%～76%，特异性为62%～96%[36]。胃食管反流病的诊断不需要进行胃食管上消化道内镜检查。然而，内镜检查可以发现胃食管反流病食管的临床表现并识别上消化道恶性肿瘤。通常胃食管反流病没有体征，体格检查对评估胃灼热、反流或GERD病情的作用仅限于评估和检查，以排除其他疾病（医学问题），如心脏病、哮喘或癌症[8]。

    尽管有些人认为可以运用质子泵抑制剂治疗改善症状作为一种诊断标准，这常常在实践中得到验证，但是并不是GERD的诊断标准。美国胃肠病学会发布的GERD指南表明，当疑似具有典型症状的患者为GERD时，采取经验性PPI治疗是一种合理的方法[1]。然而，荟萃分析表明，PPI的经验性治疗试验对预测GERD的诊断具有78%的敏感性和54%的特异性[38]。

    医师可能会要求进一步做食管内镜检查和检测食管pH值来评估胃灼热或胃食管

反流病。但是不应该实施钡剂造影来诊断GERD[1]。内镜检查推荐用于出现警示症状或用药无效的患者。对于出现不典型反流症状，无法诊断为GERD的患者，以及对于标准药物治疗失败但内镜检查正常的患者，应行门诊24小时动态pH值监测和阻抗监测，并作为实施抗反流手术的术前评估[39]。胃食管反流病不建议进行幽门螺杆菌筛查（*H. pylori* screen）。作为抗反流治疗的一部分，根除幽门螺杆菌感染并非常规要求[1]。然而，当怀疑患有消化性溃疡疾病时，要进行幽门螺杆菌检测。

GERD的鉴别诊断包括心脏病、消化性溃疡病、感染性食管炎（如念珠菌感染、单纯疱疹病毒感染）、药物性食管炎、嗜酸性粒细胞性食管炎、舍茨基环（Schatzki ring）、食管运动障碍引起的吞咽困难、食管梗阻、食管癌、反流过敏、消化不良（如功能性消化不良）和胆绞痛[8, 22]。

成人新自诊胃灼热症状的初步评估 -

由于GERD管理已被公认为药师可以影响的一个治疗领域，并且由于质子泵抑制剂疗法可用于短期（2周）频发性胃灼热的治疗，因此已创建出共识的治疗方法[2, 4, 13, 25, 29]和文件记录流程图[26]来指导药师对成人胃灼热症状进行评估（图9.2）。虽然每种方法都不同，但在治疗新出现胃灼热症状的患者时，都有共同点。

● 确定诊断。通过问诊患者症状的性质来确认治疗的适应证[2]。询问患者是否曾被医师诊断为胃食管反流病。记住，虽然许多患者可能有其他上消化道症状主诉，但在诊断胃食管反流病时，应注意胃灼热和反流是其主要症状。

● 确定是否需要转诊给医师。对于有警示特征、有胃肠道癌家族史或个人病史、发病年龄≥55岁、先前尝试使用H_2受体拮抗剂或非处方药PPI进行自我药疗却无效的患者，都需要转诊。如果患者的主要症状与胃灼热和反流相一致，并且患者没有任何警示或非典型症状，社区药师可以对GERD作出推断性诊断。

● 评估病史和用药史。评估药物引起反流的原因并评估治疗方案的适宜性。

● 确定症状的发生频率和严重程度。问诊症状的特征和发病情况，以确定患者出现胃灼热症状是偶发性还是频发性。虽然有些治疗方法建议对偶发性胃灼热患者可以使用非处方药PPI治疗[2, 4]，但建议最初仅使用抗酸剂、藻酸盐或H_2受体拮抗剂治疗偶发性胃灼热，对频繁出现胃灼热的患者则采用非处方药PPI治疗[4, 24, 33, 34]。

表9.4列出了一系列可能的问题，有助于正确评估患有胃灼热症状的成人患者。

症状和警示特征

药师首先应该要求患者描述其出现的症状，倾听并寻找是否存在典型症状、非典型症状和警示症状。在评估胃灼热症状时，有必要区分患者正在经受未诊断的新发症状，或他们是否已被医师诊断为胃食管反流病的状况。药师在最先询问时，应

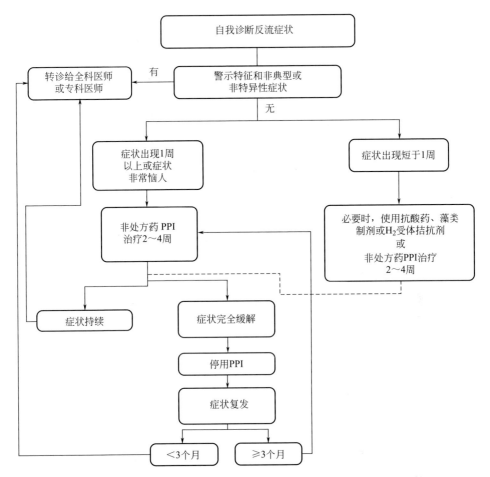

图9.2 药师处理典型反流症状的自我药疗路径[4]

（授权引自 Taylor and Francis.Boardman 等[3]）

询问非典型和警示症状（如表9.1所示），以确定任何危险信号，如果存在，应将患者转诊给医师。对于患者出现非典型的食管外症状如胸痛、慢性咳嗽、声音嘶哑、喉咙痛、呼吸急促和喘息等，应转诊给医师进一步检查[5]。

表9.4 评估出现烧心症状患者时，可能的问诊问题[4, 5, 26]

步骤	提问	注意事项
确定诊断	出现的症状是什么性质？ 之前已被医师诊断为胃食管反流病吗？	出现典型的胃灼热和反流症状，可以推断性诊断为胃食管反流病 胃灼热症状位于胸骨后，可沿食管向上蔓延至咽部 具有非典型症状应立即转诊 出现上腹疼痛症状（即消化不良），需要转诊

步骤	提问	注意事项
排除需转诊的警示症状	是否有吞咽困难或吞咽时疼痛症状？ 是否有任何胃肠道内出血的体征（如柏油样大便、呕血）？ 是否已超过50岁，这些症状是新出现的吗？ 是否在没有任何控制措施的情况下有明显体重减轻（即>5%）？ 出现呕吐了吗？ 有贫血史吗，或者有贫血的症状吗？ 有没有一级亲属患有胃癌或食管癌病史？	出现警示特征提示转诊
病史和用药史	女性：怀孕了吗？目前正在服用什么药物？ 是否服用了可能诱发症状的药物？ 在接受非甾体抗炎药还是乙酰水杨酸进行慢性病治疗？ 有什么病史？还诊断出其他什么疾病？	妊娠期间用抗酸剂自我药疗是合适的。治疗应在医师的监督下进行
症状特征和发病时间	多久会出现一次胃灼热症状？按1～10分计算评分，胃灼热的严重程度达到几分？ 症状持续了多久？症状发生在晚上吗？症状会影响日常活动和工作效率吗？ 出现症状有多久了？（例如，症状是什么时候开始的？） 这是第一次发现胃灼热，还是症状复发？ 以前做过内镜检查吗？	阵发性胃灼热是轻度或中度的，但不常发生，可使用抗酸剂、褐藻酸盐、H_2受体拮抗剂和非处方药PPI治疗 如果频繁发生胃灼热（每周2天或2天以上），可用PPI治疗
加重症状的因素/缓解症状的因素	是否尝试过改变生活方式或服用药物，这些措施是让症状好转还是出现恶化？	对于先前使用非处方药质子泵抑制剂治疗有效的患者，停止治疗后其症状复发超过3个月，可以再次治疗 对于症状难治的患者需要转诊

其他胃肠道疾病（如功能性消化不良）也可能出现反流样症状（reflux-like symptom），且治疗方案不同[5]。如果症状描述更符合消化不良，那么应进行鉴别诊断，以区分消化性溃疡病、消化道癌和功能性消化不良。在这种情况下，根据上述讨论[9]，应选择转诊给家庭医生进行幽门螺杆菌检测或在医师监督下进行4～8周质子泵抑制剂的经验性治疗。作为这个过程的一部分，药师应该意识到其他可能导致消化不良的原因，包括上腹疼痛涉及心脏或肝胆的原因。

病史

对有胃灼热症状的患者，需要采集病史和用药史，以确定消化不良症状是否可能是因药物导致的，并评估不同治疗方案的适宜性。众所周知，慢性病使用非甾体抗炎药或乙酰水杨酸治疗是消化性溃疡病的一个风险因素，并可能提示消化不良症状与消化性溃疡病有关，而不是胃食管反流病。已知其他几类药物也会引起消化不良和食管并发症，应排除这些因素（表9.2）。此外，当建议治疗胃食管反流病时，药师应该注意避免临床上一些重要的药物相互作用。例如，服用特定的抗逆转录病毒药物时，必须在胃酸环境下才能吸收，在这种情况下，使用质子泵抑制剂治疗是绝对禁忌的[40]。另一个值得注意的是心脏支架术后的患者常同时服用奥美拉唑和氯吡格雷，会产生药物相互作用[41]。已知几类药物（如氟喹诺酮类、四环素类）与抗酸剂合用在临床上存在显著的药物相互作用[42]。

症状复发的患者评估

明确患者出现胃灼热的症状是第一次发生还是复发，有助于药师在患者评估期间确定自己的方向并确定患者是否适合重复自我药疗。对复发症状患者的评估流程与上述新发患者的初始评估是一致的。然而，药师必须收集更多关于症状治愈和先前治疗的病史，以便提出适当的建议。

有难治性症状的患者（如尽管接受了适宜的治疗，但仍有持续的症状发生）应转诊给内科医师[4, 33]。这可能与不正确的诊断、患者不依从或抑酸不足有关。患者已开始非处方药PPI治疗，GERD症状已得到缓解，但复发时间>7天，少于3个月，即使尝试了非处方药PPI治疗，也应转诊给他们的家庭医生[4]。如果停止先前有效的非处方药PPI治疗后，症状复发超过3个月，则重新治疗是合适的[4]。既往有内镜检查的病史可能表明患者被确诊过胃肠道疾病，在这种情况下，自我药疗可能就不合适了。

妊娠期胃灼热的评估和治疗

胃灼热在妊娠期间很常见，据报道其发病率为17%～45%[43]。通常在妊娠后期更为常见。例如，研究发现患病率从妊娠头三个月的22%增加到妊娠中期的39%再到妊娠后期的72%。胃灼热的原因是多方面的。妊娠可能加重胃食管反流病的发生，因为食管下括约肌张力降低，这是由激素状态的改变、食管下括约肌移位进入胸腔以及腹腔内压力增加所导致的[43, 45]。胃灼热通常在分娩后消失[46]。

药师对症使用非处方药PPI治疗，但通常不涉及妊娠期发生胃灼热的治疗[2, 4, 13]，而且各种指南认为自我药疗也不合适妊娠妇女[24, 25]。加拿大市面销售的非处方药PPI说明书上提示妊娠或哺乳期的女性在尝试治疗前，应该与其医师或药师交流[33, 34]，因此，有些人还是建议转诊给医师进行处理[25]。

妊娠期胃灼热的生活方式和药物治疗的证据已在其他地方进行了总结[43, 47]。然而，由于缺乏对这类人群的临床试验，确定干预措施的有效性就受到了限制。一种循序渐进的方法是从生活方式和饮食调整开始，然后是尝试抗酸剂、褐藻酸盐或硫糖铝（FDA B类），再使用H_2受体拮抗剂，最后是才选用PPI[8, 48]。抗酸剂、褐藻酸盐在妊娠和哺乳期使用都是安全的。钙盐抗酸剂是首选的，因为副作用很少，而且已经证明它们有助于预防高血压和先兆子痫，并可降低产妇死亡或严重发病率[49]。关于H_2受体拮抗剂治疗妊娠期胃灼热的疗效，缺乏临床试验证据[43]。尽管如此，如果单独使用抗酸剂强度不够，可以合用雷尼替丁。雷尼替丁是FDA划分的B类药物，专家认为在妊娠期使用是安全的[46, 50]。对于妊娠期安全使用质子泵抑制剂的证据是有限的。一组专家根据三星质量证据给出了强烈推荐意见，即在妊娠期使用B类非处方药PPI治疗胃灼热，不存在禁忌[27]。FDA将奥美拉唑定为C类，而所有其他PPI均为B类。尽管如此，目前可用的数据表明，奥美拉唑对人体没有致畸作用，并认识到奥美拉唑具有最大的安全性，因为它已用于治疗的患者人数最多[51]。基于中等水平的证据，ACG 2013指南提出了一个条件性建议，即如果有临床症状，PPI对妊娠妇女是安全的[1]。

随访评估

胃灼热的新疗法

对初始使用非处方药治疗胃灼热的患者进行随访评估，但在所有情况下并非都是强制性的，因为自我药疗的目标是让患者的症状消失即可。如果患者开始服用非处方药PPI，且症状在2～4周内仍未消除，告知他们回药房接受药师指导或就诊医生，因为这种情况提示可能存在消化性溃疡病或糜烂性食管炎。持续服用非处方药PPI超过2周存在的潜在风险是推迟了早期食管癌的临床表现[27]。治疗成功几个月后症状复发可能是另一个疗程治疗的适应证[4]。在下列情况下，建议转诊给医师。

- 患者对初期服用OTC PPI治疗无效。
- 个人在使用非处方药PPI后，有持续性发作（>1个月）或复发症状发生[27]。
- 必须每4个月进行一次以上的非处方药PPI治疗[33, 34]。

长期服用PPI治疗的患者：精简处方

虽然GERD的治疗通常限于4～8周时间，但长期使用PPI治疗是有问题的[52]。随着对长期进行PPI治疗的不良后果认识的深入，在适当的情况下，停止或减少剂量PPI治疗已成为一个重要的共识[53]。一项循证指南针对18岁以上的成人患者连续服用PPI超过28天治疗GERD或食管炎的循证指南建议，评估PPI治疗的适应证，以此作为确定PPI治疗是否合适的起点[52]。长期进行PPI治疗适用于Barrett食管、严重食管炎（内镜检查为C级或D级）、具有胃肠道溃疡出血史以及长期使用非甾体抗炎药具有出血风险的患者。

大多数患者至少应每年尝试一次中止或减少PPI的治疗[54]。以下问题将有助于确定长期PPI治疗是否适合继续下去，或者是否可以接受精简处方治疗。

- 为什么在服用PPI？
- 以前是否做过上消化道内镜检查？
- 是否有上消化道出血史？曾因胃肠道出血住过院吗？
- 目前是否在服用非甾体抗炎药（长期使用非甾体抗炎药治疗）？

意识到要精简处方PPI治疗时，需要谨慎对待。因为最近一份对比成人中止或降低PPI剂量与长期每日PPI治疗的系统综述表明，按需开药可能导致胃肠道症状增加[53]。

要点集萃

- 药师对胃灼热患者的评估旨在确定患者自我药疗是否合适（包括OTC PPI）或是否需要转诊。应考虑患者年龄、合并症情况、合并用药、是否存在警示症状以及其他风险因素[4]。
- 对于患者出现警示症状和胸痛问题，医师应立即评估，以排除心血管疾病、上消化道癌和消化性溃疡疾病[13, 30]。

胃食管反流病的推断性诊断可依据胃灼热和/或反流的临床症状，药师可建议对那些经常出现胃灼热症状的患者，尝试进行为期2周的非处方药PPI治疗，而无需进一步检查或转诊。在内科医师监督下治疗GERD，持续4～8周，提供即时检测手段是协助患者中止或减少PPI剂量的方法，可以查阅Deprescribing.组织的网站和Choosing Wisely Canada的网站，然后共同决策。

主要GERD临床实践指南

- 美国胃肠病学会：胃食管反流病诊断和管理指南（2013年）[1]。
- 世界胃肠病学组织的全球指南，如GERD全球观点（2017年）[8]。
- 加拿大胃肠病学学会：加拿大成人胃食管反流病治疗的共识会议更新信息（2005年）[16]。
- 加拿大胃肠病学学会：药师针对成人GERD的诊疗管理指南（2008年）[30]。

参考文献

1. Katz PO, Gerson LB, Vela MF. Guidelines for the diagnosis and management of gastroesophageal reflux disease. Am J Gastroenterol. 2013;108:308–28; quiz 29.
2. Holtmann G, Bigard MA, Malfertheiner P, Pounder R. Guidance on the use of over-the-counter proton pump inhibitors for the treatment of GERD. Int J Clin Pharm. 2011;33:493–500.
3. Boardman HF, Heeley G. The role of the pharmacist in the selection and use of over-the-counter proton-pump inhibitors. Int J Clin Pharm. 2015;37:709–16.
4. Boardman HF, Delaney BC, Haag S. Partnership

in optimizing management of reflux symptoms: a treatment algorithm for over-the-counter proton-pump inhibitors. Curr Med Res Opin. 2015;31:1309–18.

5. Armstrong D, Nakhla N. Non-prescription proton-pump inhibitors for self-treating frequent heartburn: the role of the Canadian pharmacist. Pharm Pract (Granada). 2016;14:868.

6. Vakil N, van Zanten SV, Kahrilas P, Dent J, Jones R, Global Consensus Group. The Montreal definition and classification of gastroesophageal reflux disease: a global evidence-based consensus. Am J Gastroenterol. 2006;101:1900–20; quiz 43.

7. Richter JE. Typical and atypical presentations of gastroesophageal reflux disease. The role of esophageal testing in diagnosis and management. Gastroenterol Clin North Am. 1996;25:75–102.

8. Hunt R, Armstrong D, Katelaris P, Afihene M, Bane A, Bhatia S, et al. World gastroenterology organisation global guidelines: GERD global perspective on gastroesophageal reflux disease. J Clin Gastroenterol. 2017;51:467–78.

9. Moayyedi PM, Lacy BE, Andrews CN, Enns RA, Howden CW, Vakil N. ACG and CAG clinical guideline: management of dyspepsia. Am J Gastroenterol. 2017;112:988–1013.

10. Vakil N, Halling K, Ohlsson L, Wernersson B. Symptom overlap between postprandial distress and epigastric pain syndromes of the Rome III dyspepsia classification. Am J Gastroenterol. 2013;108:767–74.

11. van Zanten SV, Armstrong D, Barkun A, Junghard O, White RJ, Wiklund IK. Symptom overlap in patients with upper gastrointestinal complaints in the Canadian confirmatory acid suppression test (CAST) study: further psychometric validation of the reflux disease questionnaire. Aliment Pharmacol Ther. 2007;25:1087–97.

12. Talley NJ, Vakil NB, Moayyedi P. American gastroenterological association technical review on the evaluation of dyspepsia. Gastroenterology. 2005;129:1756–80.

13. Haag S, Andrews JM, Katelaris PH, Gapasin J, Galmiche JP, Hunt R, et al. Management of reflux symptoms with over-the-counter proton pump inhibitors: issues and proposed guidelines. Digestion. 2009;80:226–34.

14. Talley NJ, Vakil N, Practice Parameters Committee of the American College of Group. Guidelines for the management of dyspepsia. Am J Gastroenterol. 2005;100:2324–37.

15. El-Serag HB, Sweet S, Winchester CC, Dent J. Update on the epidemiology of gastro-oesophageal reflux disease: a systematic review. Gut. 2014;63:871–80.

16. Armstrong D, Marshall JK, Chiba N, Enns R, Fallone CA, Fass R, et al. Canadian consensus conference on the management of gastroesophageal reflux disease in adults – update 2004. Can J Gastroenterol. 2005;19:15–35.

17. Tougas G, Chen Y, Hwang P, Liu MM, Eggleston A. Prevalence and impact of upper gastrointestinal symptoms in the Canadian population: findings from the DIGEST study. Domestic/International Gastroenterology Surveillance Study. Am J Gastroenterol. 1999;94:2845–54.

18. Camilleri M, Dubois D, Coulie B, Jones M, Kahrilas PJ, Rentz AM, et al. Prevalence and socioeconomic impact of upper gastrointestinal disorders in the United States: results of the US Upper Gastrointestinal Study. Clin Gastroenterol Hepatol. 2005;3:543–52.

19. Boeckxstaens G, El-Serag HB, Smout AJ, Kahrilas PJ. Symptomatic reflux disease: the present, the past and the future. Gut. 2014;63:1185–93.

20. Zografos GN, Georgiadou D, Thomas D, Kaltsas G, Digalakis M. Drug-induced esophagitis. Dis Esophagus. 2009;22:633–7.

21. Tutuian R, Clinical Lead Outpatient Services, Gastrointestinal Function Laboratory. Adverse effects of drugs on the esophagus. Best Pract Res Clin Gastroenterol. 2010;24:91–7.

22. Kahrilas P, Hirano I. Chapter 347. Diseases of the esophagus. In: Kahrilas P, Hirano I, editors. Harrison's principles of internal medicine. 19th ed. New York: McGraw Hill; 2015.

23. Gastro-oesophageal reflux disease and dyspepsia in adults: investigation and management. Clinical Guideline [CG184]. 2014. https://www.nice.org.uk/guidance/cg184. Accessed 15 May 2018.

24. Hunt R, Quigley E, Abbas Z, Eliakim A, Emmanuel A, Goh KL, et al. Coping with common gastrointestinal symptoms in the community: a global perspective on heartburn, constipation, bloating, and abdominal pain/discomfort May 2013. J Clin Gastroenterol. 2014;48:567–78.

25. GERD – Treatment Flowchart. https://medsask.usask.ca/professional/guidelines/gerd.php. Accessed 12 Mar 2018

26. GERD – Pharmacist Assessment Document. https://medsask.usask.ca/professional/guidelines/gerd.php. Accessed 12 Mar 2018.

27. Johnson DA, Katz PO, Armstrong D, Cohen H, Delaney BC, Howden CW, et al. The safety of appropriate use of over-the-counter proton pump inhibitors: an evidence-based review and Delphi consensus. Drugs. 2017;77:547–61.

28. Simonson W. Implications of over-the-counter proton pump inhibitors for patient counseling by pharmacists. Am J Ther. 2013;20:676–84.

29. Tytgat GN, McColl K, Tack J, Holtmann G, Hunt RH, Malfertheiner P, et al. New algorithm for the treatment of gastro-oesophageal reflux disease. Aliment Pharmacol Ther. 2008;27:249–56.

30. Armstrong D, Marchetti N. Pharmacist-specific guidelines for the medical management of GERD in adults. Can Pharm J. 2008;141(Suppl 1):S10–S5.

31. Kaltenbach T, Crockett S, Gerson LB. Are lifestyle measures effective in patients with gastroesophageal reflux disease? An evidence-based approach. Arch Intern Med. 2006;166:965–71.

32. Sigterman KE, van Pinxteren B, Bonis PA, Lau J, Numans ME. Short-term treatment with proton pump inhibitors, H2-receptor antagonists and prokinetics

for gastro-oesophageal reflux disease-like symptoms and endoscopy negative reflux disease. Cochrane Database Syst Rev. 2013;5:CD002095. https://doi.org/10.1002/14651858.CD002095.pub5.

33. OLEX Product Monograph. 2014. http://olex24.ca/public/default/pdfs/olex-product-monograph.pdf. Accessed 29 May 2018.

34. Nexium 24Hr Product Monograph. 2017. https://www.pfizer.ca/sites/g/files/g10047126/f/201804/HCApproved_PM_Nexium%2024HR_CN207640_EN_20Sep2017.pdf. Accessed 29 May 2018.

35. Klauser AG, Schindlbeck NE, Muller-Lissner SA. Symptoms in gastro-oesophageal reflux disease. Lancet. 1990;335:205–8.

36. Moayyedi P, Talley NJ, Fennerty MB, Vakil N. Can the clinical history distinguish between organic and functional dyspepsia? JAMA. 2006;295:1566–76.

37. Bytzer P, Jones R, Vakil N, Junghard O, Lind T, Wernersson B, et al. Limited ability of the proton-pump inhibitor test to identify patients with gastroesophageal reflux disease. Clin Gastroenterol Hepatol. 2012;10:1360–6.

38. Numans ME, Lau J, de Wit NJ, Bonis PA. Short-term treatment with proton-pump inhibitors as a test for gastroesophageal reflux disease: a meta-analysis of diagnostic test characteristics. Ann Intern Med. 2004;140:518–27.

39. Schaffer E. Gastroesophageal reflux disease. In: Compendium of therapeutic choices. Ottawa, Ontario: Canadian Pharmacists Association; 2017.

40. Wedemeyer RS, Blume H. Pharmacokinetic drug interaction profiles of proton pump inhibitors: an update. Drug Saf. 2014;37:201–11.

41. Focks JJ, Brouwer MA, van Oijen MG, Lanas A, Bhatt DL, Verheugt FW. Concomitant use of clopidogrel and proton pump inhibitors: impact on platelet function and clinical outcome- a systematic review. Heart. 2013;99:520–7.

42. Ogawa R, Echizen H. Clinically significant drug interactions with antacids: an update. Drugs. 2011;71:1839–64.

43. Vazquez JC. Heartburn in pregnancy. BMJ Clin Evid. 2015;2015:1411.

44. Marrero JM, Goggin PM, de Caestecker JS, Pearce JM, Maxwell JD. Determinants of pregnancy heartburn. Br J Obstet Gynaecol. 1992;99:731–4.

45. Veldhuyzen van Zanten SJ, Bradette M, Chiba N, Armstrong D, Barkun A, Flook N, et al. Evidence-based recommendations for short- and long-term management of uninvestigated dyspepsia in primary care: an update of the Canadian dyspepsia working group (CanDys) clinical management tool. Can J Gastroenterol. 2005;19:285–303.

46. Richter JE. Review article: the management of heartburn in pregnancy. Aliment Pharmacol Ther. 2005;22:749–57.

47. Phupong V, Hanprasertpong T. Interventions for heartburn in pregnancy. Cochrane Database Syst Rev. 2015;9:CD011379. https://doi.org/10.1002/14651858.CD011379.pub2.

48. Richter JE. Gastroesophageal reflux disease during pregnancy. Gastroenterol Clin N Am. 2003;32:235–61.

49. Hofmeyr GJ, Lawrie TA, Atallah AN, Duley L, Torloni MR. Calcium supplementation during pregnancy for preventing hypertensive disorders and related problems. Cochrane Database Syst Rev. 2014:CD001059.

50. Tytgat GN, Heading RC, Muller-Lissner S, Kamm MA, Scholmerich J, Berstad A, et al. Contemporary understanding and management of reflux and constipation in the general population and pregnancy: a consensus meeting. Aliment Pharmacol Ther. 2003;18:291–301.

51. Majithia R, Johnson DA. Are proton pump inhibitors safe during pregnancy and lactation? Evidence to date. Drugs. 2012;72:171–9.

52. Farrell B, Pottie K, Thompson W, Boghossian T, Pizzola L, Rashid FJ, et al. Deprescribing proton pump inhibitors: evidence-based clinical practice guideline. Can Fam Physician. 2017;63:354–64.

53. Boghossian TA, Rashid FJ, Thompson W, Welch V, Moayyedi P, Rojas-Fernandez C, et al. Deprescribing versus continuation of chronic proton pump inhibitor use in adults. Cochrane Database Syst Rev. 2017;(3):CD011969.

54. Bye Bye PPI: A toolkit for deprescribing proton pump inhibitors in EMR-enabled primary care settings. https://choosingwiselycanada.org/wp-content/uploads/2017/07/CWC_PPI_Toolkit_v1.2_2017-07-12.pdf. Accessed 31 May 2018.

发热

Mark Diachinsky

背景介绍

一位家长走进药房，要买药给孩子治疗发热。药师需要收集什么信息，才能对孩子进行合适的评估？对于药师来说，了解发热的常见原因是很重要的。此外，重要的是收集有关评估患者个体症状的相关信息，以及详尽的既往病史，以便为治疗或转诊提出恰当的建议。

定义与流行病学

简单来说，发热是指患者身体温度升高，**基础体温**（core body temperature）超过了机体正常的体温范围。发热是一种复杂的生理反应，是由众多生理、内分泌和免疫系统的激活引起的[1]。最常见由感染导致，但也可能是非感染性疾病造成的。发热是患者寻求医疗建议的常见原因，尤其是儿童。在美国，发热占儿童急诊就诊的25%，老年人急诊就诊的15%，成人急诊就诊的为5%[2, 3]。在加拿大，发热是5岁以下患者急诊就诊的三大原因之一[4]。

发热的病理生理学 ------------------------------------

发热是中枢神经系统（CNS）调控产生生物学反应的结果，主要是对机体中的细胞因子和前列腺素产生的反应[5]。下丘脑负责通过皮肤神经感受器的输入来调节体温，该神经感受器测量周围环境相对于下丘脑周围血液的温度。外界因素的诱发炎症性级联反应，释放出细胞因子，导致周围组织释放前列腺素2，随后通过cAMP释放促使下丘脑提高**体温调定点**（temperature set point）[3]。

身体为了维持下丘脑设定的高温会作出生理反应，因而发热通常会伴有其他症状。例如，寒战通过增加肌肉的活动以及周围血管的收缩来提高热量的产生[6]。发热也可能伴随着心率加快，发热时体温每升高1℃，心率大约增加3～10次/分[7, 8]。高热惊厥是儿童发热造成的痫性发作，其原因不明（如中枢神经系统感染或癫痫）。6个月至6岁的儿童有3%～5%发生这种情况，并且初次发作后再次发生高热惊厥的概率更高[9]。高热惊厥可能会使儿童和看护者感到痛苦，尽管通常使用退热治疗来预防高热惊厥的复发，但其疗效尚未得到证明，并且一般不建议这些患者使用[2, 9]。其他症状可能包括嗜睡、全身不适、四肢冰凉、前额发热和恶寒[6]。

发热是辅助免疫反应的正常生理反应。通常是自限性且普遍无害的。是否出现发热可用于监测感染的进展情况。药物治疗发热主要是为了缓解发热相关的不适。治疗包括使用解热镇痛药，如对乙酰氨基酚和非甾体抗炎药。由于不良反应或给药差错的风险，特别是对于儿童，通常不建议交替使用解热镇痛药。如果在使用下一剂解热镇痛药之前出现明显的不适，则只有在确保可以恰当监测依从性的情况下，才应考虑交替使用解热镇痛药。表10.1列出了常用的解热镇痛药。市面供应各种对乙酰氨基酚和布洛芬的制剂，应指导患者阅读药瓶标签以确保使用正确的剂量。各种止咳药和感冒药也含有对乙酰氨基酚或布洛芬，因此应告知患者因多处购买对乙酰氨基酚或布洛芬而存在重复用药的风险。儿童的给药剂量是根据体重确定的，应指导看护者以确保选对药物制剂并给予正确的剂量。尤其要特别注意溶液剂的浓度，因为有些药物可能有不同的浓度，这是给药差错的常见原因。可采取保持环境温度、避免体力消耗、脱去多余的衣服或减少床上被褥以及增加液体摄入等非药物治疗措施[10]。

表10.1　常用的解热镇痛药

药物类别	给药剂量	不良反应
对乙酰氨基酚	儿童：10～15mg/kg，每隔4～6小时给药1次，口服/直肠给药，必要时 每天最大剂量5次或75mg/（kg·d）（不超过成人剂量）	肝毒性（*注意市面上不同产品的浓度：32mg/mL，80mg/mL）
	成人：325～650mg，每隔4～6小时给药1次，口服/直肠给药，必要时每天最大剂量4g	

续表

药物类别	给药剂量	不良反应
非甾体抗炎药	**布洛芬** 儿童：5～10mg/kg，每隔6～8小时给药1次，口服，必要时 每天最多4次或40mg/（kg·d）（不超过成人剂量） 成人：200～400mg，每隔6～8小时给药1次，口服，必要时 每天最大剂量3.2g	胃肠不适、胃肠道出血、头晕、头痛、腹泻、皮疹、过敏反应、肾功能减退、水潴留、血小板功能障碍、Reye综合征（18岁以下儿童服用乙酰水杨酸）（*注意市面上不同产品的浓度：20mg/mL，40mg/mL）
	乙酰水杨酸（阿司匹林） 儿童：不推荐 成人：325～650mg，每4～6小时给药1次，口服，必要时 每天最大剂量4g	
	萘普生 12岁以上儿童和成人：220m，每8～12小时给药1次，口服，必要时 每天最大剂量440mg	

高热

发热与高热完全不同。发热是身体通过体温调节效应因子维持较高温度的结果[5]。与此相反，高热是体温调节异常而引起体温升高[2]。高热是产热增加或散热减少的结果，因此人体会丧失对环境温热条件的反应能力[6]。这些发热相关病症通常分为热衰竭和中暑，或恶性高热。热衰竭不那么严重，导致基础体温在37～40℃，而中暑时，基础体温会超过40℃[11]。热衰竭的症状包括焦虑和意识混乱、头晕、疲劳、虚弱、恶心、头痛、低血压和皮肤潮红。中暑的症状包括脱水症、心律不齐、过度通气以及出现更严重的精神状态变化（如共济失调、昏迷、易怒和可能的癫痫发作）[11]。治疗热衰竭是让患者离开炎热环境并及时补液，持续监控。如果病情发展为中暑，则需要立即进行降温，并且必须立即寻求医疗帮助。高热可能是威胁生命的事件，需要立即引起注意和急救。

诊断标准

出乎意料的是，考虑到发热是向临床医师报告的主要症状，有关发热的标准定义一直存在争议[1]。《Steadman医学词典》将发热定义为"体温高于正常水平98.6°F（37℃）"。但是，医学和生理学教科书对正常体温上限的定义从37.1℃到38℃（98.8～100.4°F）不等[1, 12]。发热最常用的定义是基础体温为38℃（100.4°F）或更高[2]。体温大于或等于41.5℃（106.7°F）被认为是高热[3]。但是，考虑患者情况很重要，因为发热是个体正常的基础体温升高，而定义人群的正常体温上限可能会造成误导[1]。同样重要的是要注意，上述定义是指基础体温，而在特定部位（如直肠或腋窝）测得的温度是基础体温的一次预估值，并且不同部位之间存在很大差异。

　　Carl Wunderlich于1868年进行的早期研究表明，正常的基础体温为37℃，而最近的一项研究表明，基础体温随年龄、性别和一天中的时间而变化[13]。Mackowiak等调查了148位年龄在18～40岁的健康男性和女性，发现他们的总体平均口腔温度为36.8℃，范围为35.6～38.2℃。这项研究还观察了白天口腔温度的变化，报告的最高口腔温度（在第99百分位数之内）在早上为37.2℃，在下午为37.8℃。笔者得出的结论是，对于年轻健康的成年人，发热可以更准确地定义为：清晨体温不低于37.2℃或者一天中任何时候的体温都不低于37.8℃[13]。此外，研究表明，女性的正常体温高于男性[13-15]。女性的体温因月经周期不同而异，黄体期比卵泡期的体温高约0.4℃[16]。一般认为老年人的体温低于年轻人。然而，年轻人组和老年人组之间的比较表明，老年人组的腋窝和口腔温度较低，但直肠温度与年轻人组相似[1, 17]。尽管正常情况下儿童的体温通常会比成人高[18]，但儿童的正常体温还没有很好的定义。总体而言，婴儿的平均体温较高，从大约1岁开始到成年逐渐降低，女性体温在13～14岁稳定，而男性体温在17～18岁稳定[1]。健康的婴儿在睡眠中的正常体温可低至36℃，在一天的活跃期间（包括进食后）的体温可高达37.8℃[2]。鉴于个人之间乃至同一个人本身存在巨大差异，因此很难定义正常的上限体温也就不足为奇了。尽管最常见的发热定义是38℃或更高，但考虑个体差异是非常重要的。因此，临床决策应基于患者的正常体温变化（如果能提供的话）。

测量方法

　　体温最常以摄氏度或华氏度为测量单位，通常两者可以互换使用。表10.2提供了摄氏度和华氏度之间的转换表。最常见测量体温的方法是通过直肠、口腔、腋窝、耳朵或皮肤（通常是前额或颞动脉）进行。如前所述，这些测量提供了基础体温的估算，且各个测量部位的测量值会有所不同。尽管直肠测量的温度通常被认为是金标准[2, 19-21]，因为其可以提供基础体温最准确的估算值，但由于顾虑其安全性、实际问题及其可能引起的不适（无论是生理，还是心理的），其他指南也不建议使用此方法[22, 23]。此外，由于肠道穿孔和感染的风险，对于免疫功能低下或中性粒细胞减少的患者禁忌使用直肠测量法[24]。鉴于准确性，经常推荐口腔测温。但是，口腔平均温度比直肠温度低0.5℃[2]。口腔测温不适用于5岁以下的儿童，可能会使患者不舒服[2]。腋下测温通常作为首选，因其实用、合理和准确（但是不如直肠测温敏感）[2]。腋下测温可能更适合婴儿，因为这种方法似乎更可靠，且与肛温相差在0.25～0.5℃。但对于年龄较大的儿童来说，腋下温度与肛温有较大的差异（0.5℃或更高)[2]。由于红外鼓膜温度计易于用于幼儿，因此是患者（尤其是父母）的一种普遍选择。但是，对于 3 个月以下的婴儿这种方法不准确，敏感性也较低[2]。也可以直接在中心部位测量体温，包括血管、膀胱导管、食管、直肠内测量[23]。这些方法都是侵入性的，除了通过直肠测量外，其他途径必须在医疗机构或医院的重症监护室由训练有素的医务人员完成。对于门诊患者或社区药房患者，直肠是唯一可行的测量部位。表 10.3 给出了建议儿童测量部位的摘要。表 10.4 列出了每个测量位置的正常温度范围。

表 10.2　体温测量中摄氏度与华氏度的转换表

摄氏度/℃	华氏度/°F
35.5	95.9
36.0	96.8
36.5	97.7
36.8	98.2
37.0	98.6
37.5	99.5
38.0	100.4
38.5	101.3
39.0	102.2
39.5	103.1
40.0	104

$T(°F) = T(℃) \times 1.8 + 32$

$T(℃) = [T(°F) - 32]/1.8$

表 10.3　体温测量的推荐部位

年龄	推荐技术
0～2 岁	①直肠（最准确） ②腋下 不推荐鼓膜温度计
2～5 岁	①直肠（最准确） ②腋窝或鼓膜 ③医院：颞动脉
>5 岁	①口腔（最准确） ②腋窝或鼓膜（或颞动脉，如果住院） ③医院：颞动脉

注：摘自加拿大儿科学会 the *Canadian Pediatric Society*[21]。

表 10.4　正常温度范围

测量部位	正常温度范围
直肠	36.6 ～ 38 ℃
鼓膜	35.8 ～ 38 ℃
口腔	35.5 ～ 37.5 ℃
腋下	36.5 ～ 37.5 ℃

注：摘自加拿大儿科学会[21]。

表 10.5　发热的可能原因

感染原因	细菌感染（如尿路感染、中耳炎、肺炎、菌血症、细菌性脑膜炎） 病毒感染（如流感、艾滋病、病毒性脑膜炎） 寄生虫感染（如疟疾、弓形虫病、贾第虫病） 节肢动物作为传播媒介所致疾病（如莱姆病、落基山斑点热） 真菌感染（如念珠菌病、芽生菌病、组织胞浆菌病）
非感染原因	恶性肿瘤（如白血病、淋巴瘤） 自身免疫性疾病（如类风湿关节炎、系统性红斑狼疮） 药物反应（如过敏反应、药物代谢后果、副作用） 接种疫苗（儿童更常见） 环境热（如中暑、过度运动） 甲状腺功能亢进症或甲状腺危象 神经系统疾病（如颅内出血） 肺栓塞 心肌梗死 肾梗死 输血反应 人为发热（如孟乔森综合征和代理型孟乔森综合征） 抗精神病药物导致的恶性综合征 恶性高热 血清素综合征（5-羟色胺综合征）

注：摘自文献[3]。

病因

　　发热可以由感染性和非感染性原因引起。感染性原因通常是细菌或病毒感染，但也可能有其他感染原因。非感染性原因可包括免疫介导和炎症的原因，以及某些药物、疾病和恶性肿瘤。当无法确定发热原因时，称为"未知病原的发热"（FWS）[2]。发热温度的高低可能无法确定疾病的严重程度；但是，当体温高于39℃时，尤其是对6个月以下的婴儿来说，存在更大的严重细菌感染风险[2]。严重的细菌感染可包括尿路感染、肺炎、败血症或脑膜炎。体温达到41℃以上时，存在高度患脑膜炎的风险[2]。单靠体温不能确定是否受到严重的细菌感染，并且体温正常的患者也可能发生感染。如面色苍白、肤色斑驳、皮肤发紫、活动减少、难于喂食、面无笑容、刺激反应减弱、婴儿虚弱、高声哭泣、呼吸急促、心动过速、毛细血管充盈时间大于3秒，且尿量减少等体征可能表明存在严重的细菌感染，应提示转诊[2]。呕吐、嗜睡、意识错乱/烦躁不安、颈部/关节僵硬和皮肤白斑等症状可能也是败血症或脑膜炎的体征。老年患者对感染的反应可能不那么强烈，且在感染时可能会出现体温过低[10, 25]。但是老年患者具有更高的感染发病率和死亡率，并且对60岁以上的个体更需要仔细监测[10, 25]。老年人也更容易中暑[11]。表10.5概述了发热可能的感染性和非感染性原因。非感染性原因包括肺栓塞（PE）、颅内出血（ICH）、抗精神病药物导致的恶性综合征（NMS）、甲状腺危象、中暑和某些药物热，这些非感染性原因可能会威胁生命[3]。败血症患者可能会发生高热（体温高于41.5℃），但高热更常见于颅内出血、抗精神病药物导致的恶性综合征❶（NMS）和中暑的患者中[3]。高热也可能发生于恶性高热、5-羟色胺综合征、甲状腺危象、抗胆碱能中毒综合征（如三环类抗抑郁药）或拟交感神经中毒综合征（例如苯丙胺、可卡因）[3]。药物热是给予药物后产生的发热反应[26]，其可由多种机制引起。一些更严重的药物热包括抗精神病药物导致的恶性综合征、5-羟色胺综合征或摄毒。在一般人群中，药物热的发生率未知，但大约有10%的住院患者发生药物热[26]。这些发热可能发生在药物治疗期间的任何时间，经常在治疗1～2周后发生。但是，长期药物治疗不应排除发生药物热的可能性[26]。这些发热有时可能伴有斑丘疹。表10.6列出了通常会引起发热的药物及可能的已知机制。此外，也可以观察到各种疾病的一些发热规律（表10.7）。发热规律可能包括体温变化的不同发生率，一天中在特定的不同时间发热，每隔3天或4天发热一次，零星发热或长时间的发热[1]。

表10.6 引起发热的药物清单

改变体温调节机制	**增加身体新陈代谢**：外源性甲状腺激素（如左甲状腺素）、单胺氧化酶抑制剂 **血管收缩，限制散热**：肾上腺素、可卡因、苯丙胺 **影响出汗**：抗胆碱能药（如阿托品、抗组胺药、三环类抗抑郁药、吩噻嗪类、丁丙酚类） **阻断下丘脑H_2受体**：H_2受体拮抗剂（如西咪替丁） **提高儿茶酚胺突触浓度（拟交感神经中毒综合征）**：可卡因、甲基苯丙胺、苯丙胺 **改变汗腺功能，减少积水**：碳酸酐酶抑制剂（如乙酰唑胺）、弱碳酸酐酶抑制剂（如托吡酯和唑尼沙胺）

❶ 译者注：抗精神病药物导致的恶性综合征（neuroleptic malignant syndrome, NMS）是指与使用抗精神病药物相关的特异性严重不良反应。

改变体温调节机制	**改变细胞因子浓度**：氯氮平
用药相关发热	万古霉素（由于热原杂质）、头孢菌素、喷他佐辛（接种疫苗、肌内注射）、两性霉素B、博来霉素、阿糖胞苷
药理作用引起的发热	由于垂死的病原体释放物质而引起的Jarisch-Herxheimer反应（如治疗梅毒、包柔螺旋体病、钩端螺旋体病、布鲁氏菌病、锥虫病） 化疗药物对恶性细胞的损伤
特异性反应	**钙调节基因素乱引起的恶性高热**：在遗传易感患者中，接触了吸入麻醉剂（氟烷、安氟醚、异氟烷、甲氧基氟烷、七氟醚、环丙烷、乙醚、乙烯）、去极化肌肉松弛剂（琥珀酰胆碱、十烃季铵、镓）、可能的抗胆碱酯酶、氯胺酮、地高辛、钾制剂、茶碱、阿托品和吡咯烷醇盐 **中枢神经系统D_2受体突触多巴胺减少引起的抗精神病药物所致的恶性综合征**：吩噻嗪类（氟哌嗪、奋乃静、三氟拉嗪）；丁丙苯酚（氟哌啶醇、氟哌利多）；硫黄嘌呤（硫噻嗪）；二苄嗪衍生物（奥氮平、氯氮平）；三环类抗抑郁药（阿莫沙平、地昔帕明、去甲替林、阿米替林、氯丙米嗪、丙米嗪） **中枢神经系统5-羟色胺能过度活性引起的5-羟色胺综合征**：选择性5-羟色胺再摄取抑制剂（西酞普兰、艾司西酞普兰、氟西汀、氟伏沙明、帕罗西汀、舍曲林）；5-羟色胺和去甲肾上腺素再摄取抑制剂（地文拉法辛、度洛西汀、文拉法辛）；5-羟色胺类药物（色氨酸、苯丙胺类、三环类抗抑郁药、曲唑酮、右美沙芬、哌替啶、芬太尼、曲马多、单胺氧化酶抑制剂、丁螺环酮、锂制剂、雷公藤烷、5-HT$_3$受体拮抗剂、二氢麦角碱） **G6PD缺乏导致内源性热原释放的红细胞溶血**：磺胺类药物（磺胺甲噁唑-甲氧苄啶、氨苯砜）、抗疟药、呋喃妥因、奎尼丁、氯霉素、拉布立酶
过敏反应/免疫调节	**报告药物（最常用的药物）**：别嘌呤醇、氨基糖苷类、氨基水杨酸、两性霉素B、抗组胺药、天冬酰胺酶、阿托品、硫唑嘌呤、巴比妥类、博来霉素、卡马西平、头孢菌素类、苯丁酸氮芥、氯霉素、氯丙嗪、西咪替丁、克林霉素、黏菌素、皮质类固醇、阿糖胞苷、柔红霉素、地尔硫䓬、叶酸、氟哌啶醇、肝素、肼屈嗪、羟基脲、亚胺培南、干扰素、碘化物、异烟肼、静脉注射免疫球蛋白、拉贝洛尔、左旋咪唑、大环内酯类、甲苯咪唑、甲基多巴、甲氧氯普胺、硝苯地平、呋喃妥因、非甾体抗炎药、新生霉素、帕米膦酸、对氨基水杨酸、青霉素、苯妥英钠、普鲁卡因酰胺、甲基苄肼、丙硫氧嘧啶、前列腺素E_2、奎尼丁、利托君碱、利福平、水杨酸盐、6-巯基嘌呤、链激酶、链霉素、链脲霉素、磺胺类、四环素类、硫利达嗪、托美汀、氨苯蝶啶-万古霉素、维生素制剂

注：楷体字体的药物表示更常报告的药物。摘自参考文献［26］。

表 10.7 特定疾病引发的发热模式

发热模式	可能原因
持续发热，轻微缓解不超过 2°F（16.7℃）	大叶性肺炎和革兰阴性菌肺炎、立克次体病、伤寒、中枢神经系统疾病、土拉菌病和恶性疟疾
间歇性发热（脓毒性，常规的"尖桩篱笆"式），波动很大，通常在早晨正常或较低，在下午4：00至8：00达到高峰	局部化脓性感染和细菌性心内膜炎 疟疾可表现为日常发作（每日发作）、日期发作（第三天发作）或四分之一发作（每四天发作） 急性布鲁氏菌病常为间歇性 沙门菌感染、粟粒性结核、双重疟疾感染、淋菌性心内膜炎和脑膜炎球菌性心内膜炎通常表现为每天两次峰值
马鞍背（双相）热：发热数天，发热水平明显降低约1天，然后再高热几天	登革热和黄热病、科罗拉多蜱热、复发热、裂谷热、流感、脊髓灰质炎和淋巴细胞性脉络丛脑膜炎
肝病性间歇热（Charcot's 热）：偶发性发热；正常体温和反复发热期	胆管炎（通常与胆石症、黄疸和白细胞增多症有关）
Pel-Ebstein发热：其特征表现为每周或更长时间的发热期和同样长时间的不发热期，周期重复	霍奇金病，布鲁菌引起的布鲁菌病和复发性发热 偶发于肺结核
反转夜间发热模式（斑疹伤寒），在清晨体温升至最高，而不是下午或晚上	偶发于粟粒性结核、沙门菌病、肝脓肿和细菌性心内膜炎
Jarisch-Herxheimer反应，体温急剧升高，其他临床异常恶化	在青霉素初始治疗梅毒、钩端螺旋体病和壁虱传播的复发性发热后数小时内发生 随后使用四环素或氯霉素治疗急性布鲁菌病

注：改编自参考文献 [1]。

症状评估（SCHOLAR问诊法）

为了正确评估患者的发热，应收集以下信息，以确保不需要进行更紧急的随访。如果患者只有3个月或更小，应立即转诊至急诊中心。

症状问诊

- 除发热外，还有其他症状吗？
- 现在是否有恶心或呕吐、腹泻、流鼻涕或咳嗽？
- 现在感到疼痛吗？
- 关节僵硬吗，尤其是颈部？
- 现在比平时更觉得疲劳吗？感到晕头转向，甚至无法进食或喝水吗？
- 对于婴儿来说，囟门是否肿胀？

理清患者发热相关的症状有助于识别是否存在提示转诊的危险信号。

特征问诊

- 发热了几天？
- 发热持续多长时间了？发热是否有规律（仅晚上，还是早上和晚上）？
- 测量到的最高体温是多少？

理清发热的特征、发热的高度和发热的规律，将有助于确定发热的严重程度，对发热与高热进行鉴别诊断，并确定是否存在任何危险信号。

病史问诊

- 在发热之前/期间，做过什么运动，或者外出时是否遇到炎热天气？
- 最近有没有接触过生病的人？
- 最近去过国外旅行吗？
- 最近是否接受过肿瘤治疗或使用过其他免疫抑制剂？

了解患者发热的病史以及相关的病历，将有助于确定患者发热的严重程度以及是否需要将患者转诊给医师或立即寻求医疗帮助。

发病问诊

- 第一次发热是在什么时候？
- 体温升高有多快？
- 完全退热了吗？

弄清发热的即时性和发热时体温升高的速度将有助于识别是否存在危险信号。

部位问诊

- 在哪个部位（口腔、鼓膜、腋窝、直肠等）测体温？

明确体温的测量部位有助于确定准确的基础体温以及识别出现的危险信号。

加重因素问诊

- 什么加重了发热？
- 是服用某种药物后引起发热的吗？

发热是由感染性和非感染性原因引起的。药物引起的发热在任何时候都可能发生。患者出现高热，可能是无法忍受炎热的环境，且发展成高热症状。

缓解因素问诊

- 什么缓解了发热，是药物还是非药物治疗？

- 曾试用过解热镇痛药（NSAID或对乙酰氨基酚）吗？
- 药物是否能有效缓解发热或改善相关症状？
- 多久服用一次药物来退热？

非甾体抗炎药和对乙酰氨基酚是缓解发热的常用解热镇痛药，但不能有效地缓解高热体征，例如热衰竭或中暑，因为这些都是身体无法调节降温的病症，而不是由于下丘脑提高了基础体温调定点。解热镇痛药可能不能完全退热，但可以减轻发热。解热镇痛药的持续时间和给药剂量的信息对于确定是否会发生副作用（例如服用NSAID引起的肾脏或胃肠道毒性或对乙酰氨基酚引起的肝毒性）是非常重要的。

患者的个体特征

除了评估患者的症状外，了解患者的病史和用药史还可以确定最合适的治疗计划。以下举例说明了解患者的个体特征对发热评估的必要性。

- 年龄。6个月以下的婴儿发热被认为是一个危险信号，由于存在严重细菌感染的风险，因此提示转诊给医师进行进一步评估。由于感染而发热的老年人患病和死亡的风险也更大，并且60岁以上的个体更需要仔细的监测，且有可能更需要转诊。
- 妊娠状态。妊娠妇女可能需要更仔细的评估和退热治疗。研究表明，在妊娠初始3个月发热可能与胎儿神经管缺损和先天性异常的风险增加有关[10]。对乙酰氨基酚是首选的治疗药物，因为使用ASA和NSAID会产生副作用，包括干扰分娩，动脉导管未成熟闭合导致婴儿发生肺动脉高压，胆红素在体外从蛋白质结合位点移出以及如果在分娩时服用，则可抑制妊娠妇女和婴儿的血小板聚集[10]。
- 既往病史。确定合并症可能有助于确定是感染性，还是非感染性原因引起的发热。近期接受手术治疗的患者更容易受到感染，一般更容易发热，需要转诊[27]。患有恶性肿瘤或其他免疫功能低下疾病（如艾滋病）的患者有发生严重细菌感染的风险，需要立即转诊。最近的旅行可能与更严重的感染有关，也是一个危险信号。某些合并症可能禁止使用特定的解热镇痛药，例如有消化性溃疡病史的患者应避免使用NSAID。
- 用药史。确定患者当前的用药将有助于识别药物引起发热的可能性或解热治疗可能产生的药物相互作用。已知许多药物可能会在治疗期间的任何时间发生药物热。获得准确的用药史以确定危险信号也很重要。例如，接受化疗或其他免疫抑制治疗的患者有发生严重感染的风险，需要及时转诊。

危险信号

如果患者存在以下任何危险信号，则提示应转诊给医师或急诊处置。这些危险信号可能表明患者处于危及生命的状态。

- 6个月以下婴儿的发热。6个月以下的婴儿存在更大的严重细菌感染风险，应转诊至急诊进行病菌检查。这通常包括尿液培养、血培养以及可能的腰穿以排除脑膜炎。

- 60岁以上老年人的发热。60岁以上老年人不太可能发生良性的发热，而是存在更高的发病和死亡的风险。需要对他们进行仔细的监测，并可能需要立即转诊给医生。

- 发热高于40.5℃。发热高于40.5℃的患者有发生更严重感染（包括脑膜炎）的风险，应转诊给医师做进一步评估。

- 发热超过72小时。发热持续超过72小时可能表明发生更严重感染，应将患者转诊给医师进行进一步评估。发热持续超过5天的儿童应接受川崎病的评估[22]。另外，退热治疗后又持续24小时或者无明显原因的发热也应予以转诊。

- 颈部僵硬伴发热。这些症状可能伴有脑膜炎。及时转诊至急诊进行进一步评估，还需进行细菌培养、影像学检查以及可能进行腰穿检查，以排除脑膜炎。

- 痫性发作。高热惊厥多见于3个月至5岁的儿童[27]，很少与永久性痫性发作或神经系统损害相关。高热惊厥患者需要医师进行评估，并可能需要医师进一步的治疗/随访评估。

- 发热伴有局部疼痛、肿胀或发热。这可能提示存在血栓栓塞，包括深静脉血栓形成（DVT）或更严重的肺栓塞（PE），应由医师紧急评估，并可能需要进一步的诊断性影像学检查和血液检查。

- 最近旅行的患者发热。新近外出的旅行者存在受到更严重感染的风险。潜伏时间各不相同，在旅行数月后不久即可出现感染。医师应完成早期评估，尤其是最近几个月访问过疟疾地区的患者。通常，如果旅行者在旅途中具有感染性或感染了诸如黄热病或埃博拉病毒等，医师将需要提醒公共卫生官员。

- 接受免疫抑制治疗的患者发热。免疫功能低下的患者发生严重感染的风险更大，需要迅速转诊至急诊以启动抗生素治疗和病菌检查。评估可能包括尿液和血培养，以及可能的诊断性影像学检查（如胸部X线检查），以排除呼吸道感染。

- 最近接受手术或牙科手术的患者发热。术后患者存在严重感染或脓肿的风险（仅使用抗生素可能难以控制）。例如，最近接受过牙科手术的患者，其感染可能像心内膜炎一样严重。这些患者应及时转诊至急诊处置。

- 嗜睡，发热，进食难，起床难。这些症状通常与严重的细菌感染（如菌血症或脑膜炎）有关。此外，孩子看起来病得很重，情绪不稳定/过于挑剔，或表现出任何令父母担心的症状，则更有可能受到严重感染。建议立即转诊至急诊以进行更多检查和可能的影像学检查。

- 最近进食未煮熟的鱼肉后引起的患者发热。生食鱼肉可能使患者面临沙门菌或大肠埃希菌（该菌感染也称为汉堡病）等严重感染的风险。建议立即转诊至急诊，因为如果不及时治疗，这些疾病可能导致严重的器官损害或死亡。

体格评估技能

必要时，可以由药师测量患者体温，但患者可以在家中用体温计测量自己体温。测量方法见表10.3。

其他评估注意事项

由于发热可能是由感染引起的，因此有必要进行进一步检查，以确定感染原。社区药师可以进行快速抗原检测，以排除A群链球菌（GAS）性咽炎。中度至重度感染或脓毒症检查可能需要尿液培养和血培养。可以进行诸如胸部X线或计算机断层扫描（CT）的成像检查，以诊断肺部感染。如果怀疑脑膜炎，可以实施腰穿术。还可能需要进行实验室检查以确定感染的风险或对抗菌药的反应，尤其是全血细胞计数（CBC）的检查［通常是鉴别检查白细胞（WBC）计数］。

要点集萃

- 发热是医务人员最常见到的主诉之一，药师通常是患者最早接触的医疗专业人员。
- 发热是一种复杂的生理反应。没有明确的"设定体温"来定义所有个体的发热。发热是基础体温的升高，个体之间以及一天中的不同时间体温都有所不同。
- 了解不同测量部位的体温变化是非常重要的。
- 通常发热并不严重，且不一定总是必须用解热镇痛药治疗发热。发热引起的不适可以通过药物治疗，但是如果需要药物治疗超过3天，应转诊给医师。
- 不应交替使用对乙酰氨基酚和布洛芬治疗发热。
- 由于市面上有各种制剂，应指导患者阅读药物说明书，以确保患者使用正确的剂量，尤其是对于儿童，因为市面上可能有各种浓度的产品。给药剂量应根据儿童的体重和标签上的说明确定。应选用合适的体温计。
- 药师需要完成准确的信息收集，以便根据危险信号和其他患者信息确定需要医师评估的信息。药师的作用是帮助减轻患者发热引起的不适，并排除更严重的感染或高热嫌疑，若不及时处理，可导致严重的发病和死亡。

参考文献

1. Mackowiak PA, Bartlett JG, Borden EC, Goldblum SE, Hasday JD, Munford RS, et al. Concepts of fever: recent advances and lingering dogma. Clin Infect Dis. 1997;25(1):119–38.
2. Barbi E, Marzuillo P, Neri E, Naviglio S, Krauss BS. Fever in Children: Pearls and Pitfalls. Children.
2017;4(9):pii: E81.
3. DeWitt S, Chavez SA, Perkins J, Long B, Koyfman A. Evaluation of fever in the emergency department. Am J Emerg Med. 2017;35(11):1755–8.
4. Emergency Department Visits in 2014–2015 [Internet]. Candian Institute for Health Information;

c2014-2015 [cited 2018 May 1]. Available from: https://secure.cihi.ca/free_products/NACRS_ED_QuickStats_Infosheet_2014-15_ENweb.pdf.

5. Biddle C. The neurobiology of the human febrile response. AANA J. 2006;74(2):145–50.

6. Dascombe MJ. The pharmacology of fever. Prog Neurobiol. 1985;25(4):327–73.

7. Lyon DM. The relation of pulse-rate to temperature in febrile conditions. Qu J Med. 1927;20(78):205–18.

8. Tanner JM. The relationships between the frequency of the heart, oral. temperature and rectal temperature in man at rest. J Physiol. 1951;115:391–409.

9. Strengell T, Uhari M, Tarkka R, Uusimaa J, Alen R, Lautala P, et al. Antipyretic agents for preventing recurrences of febrile seizures: Randomized controlled trial. Arch Pediatr Adolesc Med. 2009;163:799–804.

10. Shevchuk YM. Chapter 9 fever. In: Carol CPHA, editor. Patient self-care: helping your patients make therapeutic choices. 2nd ed. Ottawa: Canadian Pharmacists Association; 2010. p. 80–93.

11. Glazer JL. Management of heatstroke and heat exhaustion. Am Fam Physician. 2005;71(11):2133–40.

12. Hensyl WR, editor. Steadman's medical dictionary. 25th ed. Baltimore: Williams & Wilkins; 1990. p. 574.

13. Mackowiak PA, Wasserman SS, Levine MM. A critical appraisal of 98.67 degrees F, the upper limit of the normal body temperature, and other legacies of Carl Reinhold August Wunderlich. JAMA. 1992;268(12):1578–80.

14. Wunderlich CA, Seguin E. Medical thermometry and human temperature. New York: William Wood & Co. p. 1871.

15. Dinarello CA, Wolff SM. Pathogenesis of fever in man. N Engl J Med. 1978;298(11):607–12.

16. Baker FC, Driver HS. Circadian rhythms, sleep, and the menstrual cycle. Sleep Med. 2007;8(6):613–22.

17. Jones SR. Fever in the elderly. In: Mackowiak PA, editor. Fever: basic mechanisms and management. New York: Raven Press; 1991. p. 233–42.

18. Lorin MI. Fever: pathogenesis and treatment. In: Feigin RD, Cherry JD, editors. Textbook of pediatric infectious diseases, vol. 1. 3rd ed. Philadelphia: WB Saunders; 1992. p. 130–6.

19. Taylor NAS, Tipton MJ, Kenny GP. Considerations for the measurement of core, skin and mean body temperatures. J Therm Biol. 2014 Dec;46:72–101.

20. Wyckoff SA. Thermometer use 101. American Academy of Pediatrics [Internet]. 2009 Nov [cited 2018 May 1]; 30(11):[about 1 p.]. Available from: http://www.aappublications.org/content/aapnews/30/11/29.2.full.pdf.

21. Leduc D, Woods S, editors. Temperature measurement in paediatrics [Internet]. Canadian Paediatric Society; 2017 [cited 2018 May 1]. Available from: https://www.cps.ca/en/documents/position/temperature-measurement.

22. National Institute for Health and Care Excellence [Internet]. London; c2013-2018 [cited 2018 May 1]. Fever in under 5s: assessment and initial management. Available from: https://www.nice.org.uk/guidance/cg160.

23. El-Radhi AS. Determining fever in children: the search for an ideal thermometer. Br J Nurs. 2014;23(2):91–4.

24. Freifeld AG, Bow EJ, Sepkowitz KA, Boeckh MJ, Ito JI, Mullen CA, et al. Infectious diseases society of America clinical practice guideline for the use of antimicrobial agents in neutropenic patients with cancer: 2010 update by the infectious diseases society of America. Clin Infect Dis. 2011;52(4):e56–93.

25. Outzen M. Management of fever in older adults. J Gerontol Nurs. 2009;35(5):17–23.

26. Cuddy ML. The effects of drugs on thermoregulation. AACN Clin Issues. 2004;15(2):238–53.

27. O'Mara SK. Management of postoperative fever in adult cardiac surgical patients. Dimens Crit Care Nurs. 2017;36(3):182–92.

第11章

皮肤病症状的评估

Ravina Sanghera, Parbeer Singh Grewal

本章目标

1. 建立一种评估皮肤病的系统性方法。
2. 确定采集皮肤病史的关键问题。
3. 使用适当的术语描述皮肤损伤情况。
4. 描述常见药疹的形态。
5. 描述处理药疹的初始措施。

背景介绍

　　本章的目的是使药师能够对皮肤疾病进行一次完整的病史问诊和检查，使用一套通用的参考术语来描述皮肤病检查结果，并认识药师可能遇到的一些最常见的皮肤病特征。据估计，有15%患者就医的原因涉及皮肤病问题，药师通常是许多患者寻求常见皮肤病诊断和治疗的第一个接触者[1, 2]。

症状评估

　　为了对有皮肤病症状的患者进行合适的评估，必须收集患者的主客观信息。作为药师，了解患者完整的病史和进行体格检查将是评估皮肤疾病的基础。

完整病史问诊：皮肤科病史

　　通过获取当前疾病和相关或潜在特征的信息，才能评估患者皮肤病问题的状况。皮肤病理学可分为两类，仅限于皮肤的临床表现和全身过程的临床表现。异常结果可能代表仅限于皮肤的疾病过程，如接触毒藤引起的皮炎，也可能是累及其他器官或引起身体反应的全身性疾病，如水痘。问诊的线索应该是收集有助于识别局部或全身临床表现的信息数据，这对于成功诊断和治疗至关重要。

症状问诊

在问诊患者病史中常见的症状包括疼痛、灼热、刺痛和瘙痒。这些症状的分类应该是根据首次发病时间、发病部位、是否间歇性发生以及症状的严重程度来决定的。这些症状可以通过SCHOLAR方法问诊患者、对患者进行问卷调查［如皮肤病学质量生活指数（DLQI）］[3]或者使用客观评估工具［如使用银屑病病变面积与严重程度指数评分工具（PASI）对银屑病进行分级］来主观描述[4]。瘙痒是大多数皮肤病的常见症状，如荨麻疹和皮炎。疼痛是一种不太常见的症状，通常继发于化脓性物质或神经炎症，如带状疱疹感染[5]。其他症状可能包括胃肠道紊乱、骨骼和关节的风湿性炎症、感觉运动功能的神经变化和/或焦虑、抑郁等心理表现。为了全面了解这些情况的影响，在可能情况下，先进行完整的系统评估（review of system），再进行其他身体系统的评估可能才是适宜的。

特征问诊

重要的是要确定皮肤症状是否一直随时间明显地逐步发生变化。最近身体皮肤的迅速生长、颜色改变、变得不对称、发生出血或结痂等病变都会提示疑似皮肤有恶性的转变。如果皮肤的病变已有几年或更长时间且保持不变，疑似癌症的可能性则较小；虽然有些患者，特别是老年人，可能没有意识到这种变化。对于出现泛发性皮疹，应该问诊患者症状最初在哪里出现的以及是否是随时间变化逐渐发展起来的。诸如麻疹的出疹，最初发生于脸上，然后蔓延到躯干和四肢，而固定的药疹通常只影响皮肤的一个区域，不会改变原有的位置。

有时当患者告诉全科医生自己的皮疹已经改变且皮肤形态可能不一样时，也应该引导患者说出皮肤初始的变化或病变情况。例如可能是最初一直存在脓疱性大疱，但在检查时却可能已经破了。

发病问诊

病史记录的关键信息是确定病变或皮疹首次出现的时间。病情可能是最近几天才出现的，反之，也有可能已经出现很多年了。如果是后者，应询问患者为何此时才找药师评估。应探讨病变发生与任何特定事件或接触之间是否存在相关性。在某些情况下，患者已经注意到明显的关联（例如，服用药物后出现的皮疹）。通常，需要问几个问题来引出这种关联性，因为患者可能不知道各种因素的重要性。例如疑似过敏性接触性皮炎，可能需要考虑接触范围可能很广，包括化妆品、洗涤剂、外用药物和职业接触以及接触精神类物质。此外，暴露在阳光下可能也是一个诱发或加剧因素；或者最近的流感样疾病也可能会引发疑似病毒性皮疹。

加重/缓解因素问诊

从诊断的角度来看，问诊患者是否感觉到病情自发出现减轻或加重，或者使用过什么药物治疗，这一点很重要。例如酒渣鼻可能会因一些环境因素而加重，包括阳光照射、局部使用类固醇、饮酒、咖啡因摄入等。通过避免这些触发因素以及进行局部或全身性酒渣鼻治疗得以改善病情，将有助于与其他疾病如红斑狼疮相比较，来确诊该病。对治疗的反应或缺乏反应也可能提示一种诊断优于另一种诊断。错误地使用局部类固醇治疗皮癣可能会暂时产生轻微的改善作用，然而，如果继续使用类固醇治疗将会造成随后病情发生恶化，因为皮癣（真菌感染）会继续扩大。

完整病史问诊：病史、用药史、家族史和生活史

病史

当收集患者病史时，获取一份慢性病、近期疾病和各种治疗的清单，可能会提示皮肤检查结果的系统原因。皮肤病通常是因患者内在的疾病或者真菌、细菌或病毒感染引起的。还应该采集药物和环境因素的所有相关过敏史。

用药史

药师有必要注意一下目前患者使用的处方药和非处方药，包括全身性治疗、注射治疗和局部治疗相关的用药清单。收集患者用药的持续时间和依从性情况、患者正出现的药物不良反应以及最近停用的药物信息。有些药物比其他药物更容易引起皮肤病症状，但任何药物几乎都有可能与之相关。虽然新开的药物（已服用数天或数周）最有可能引起药物不良反应，但即使是那些已经连续服用数月或数年的药物，有时也有可能引起不良反应。采集完整的用药史，请记住七个"I"[6]：

- 滴入（Instilled）（滴眼液、滴耳液）。
- 吸入（Inhaled）（鼻腔吸入和口腔吸入）。
- 摄入（Ingested）（胶囊、片剂、糖浆）。
- 插入或植入（Inserted）（栓剂和卵胚）。
- 注射（Injected）（肌内注射、皮下注射、静脉注射）。
- 隐性信息（Incognito）（使用草药、非传统药物、顺势疗法、维生素、非处方药等）。
- 断续行为（Intermittent）（间歇性服用药物的患者）。

家族史和生活史

收集患者一级亲属（即父母、兄弟姐妹和子女）是否患病的简单概要。这些信息可能反映家庭成员之间的传染病致病原或经常接触的病原，也可能提示存在的遗传性疾病，如牛皮癣或特应性皮炎。

询问患者的生活史，包括他们的饮酒、吸烟和吸毒以及营养和锻炼等情况，可能有助于确定其皮肤病的致病因素，并有助于选择合适的治疗药物。此外，还可以了解患者有关就业和生活条件的信息，这将进一步有助于全面了解患者皮肤病的病因。

体格评估

体格检查的范围将取决于药师的舒适程度、业务性质和临床环境。完整的皮肤科检查包括皮肤、头发、指甲和黏膜（口腔、眼睛、鼻子和生殖器）的检查。第1步到第4步介绍进行皮肤科评估的系统方法。体格检查的程度必须符合执业环境的要求，针对患者的治疗需求，并由药师掌握的临床技能支持。通常对于容易识别的局部问题没必要进行全身检查。然而，如果对患者的检查仅仅围绕最明显的病理检查或患者指出的病理检查，则可能会遗漏一些检查结果。如果检查超出了容易接近和可见的区域，则应为患者提供一件医疗检查衣和隐私检查空间。体格评估应在光线充足的房间进行，手电筒有助于评估口腔或鼻子内的病变情况。放大镜和直尺可能有助于进一步识别和量化皮肤病表现的特征[6]。

第1步：体格检查

首先，应该评估患者的整体外貌和性格。最基本应该看看患者是否表现出良好状态，或者是否有呼吸困难、出汗、皮肤发黄或呼吸急促等全身性疾病的体征。如果有任何危险信号或严重的全身性疾病，应告知患者去看家庭医生或前往急诊就医。如果患者一般情况良好，则完整的皮肤科检查包括皮肤、头发和指甲的检查即可。建议采用从上到下的系统检查方法（表11.1）。

表11.1 皮肤科体检的方法

身体部位	注解
头皮和头发	取下任何发带或配饰。注意脱发或头发稀疏。也可以评估头发的厚度、长度和断裂情况。评估头皮是否有红斑、结痂、瘢痕、糜烂或其他情况
头部与颈部	包括眼睛、鼻子和嘴巴。手电筒或放大镜可用于视化辅助检查。评估是否有任何病变或发炎性皮疹。外耳、外耳道以及耳后，在某些情况下，甚至内耳道也可能伴有皮疹，如牛皮癣和盘状狼疮。颈部也应该借助视化工具检查一下
躯干（背部、胸部和腹部）	切记要检查一下腋窝、乳房下方以及肥胖患者的皮肤褶皱处。再次注意任何皮疹或病变的状况
手臂、双手、指甲	检查手指和指蹼间的侧面。观察手背部和手掌。检查指甲时，还要注意周围区域和角质层的变化（趾周）

身体部位	注解
生殖器/臀部	遵守部位检查规则。建议另一个医务人员在场陪伴。检查妇女的阴部和阴唇；检查男性阴部、阴囊和阴茎
双腿、双脚和脚指甲	按评估双手的方式评估脚部，包括趾间区域和脚底

病变情况可按第2步说明描述，如果出现痣（黑痣），则记下异常特征，使用黑色素瘤特征首字母ABCDE的变化作为痣的警告标志，以便进一步检查（表11.2）[7]。检查头发，记下头发的颜色、质地和分布。此外，观察一下毛干程度有益于避免毛发脆性增加或受到寄生虫侵扰带来的皮肤疾病。最后，检查指甲是否肥厚、甲下角化过度、形状异常或弯曲、凹陷和颜色变化。评估甲床是否与甲盖分离和出血。最后，应检查甲褶是否有红斑、炎症、肿胀和压痛。

表11.2 黑色素瘤的ABCDE特征鉴别①（见彩插）

特征	注解	皮肤形态图像
正常	对称，边界均匀，着色均匀，小于6mm，并且在数月或数年内没有变化	
A 不对称形状	黑色素瘤病变的形状通常不规则或不对称。良性痣通常是对称的	
B 边界	通常，非癌性痣具有光滑、均匀的边界。黑色素瘤病变通常具有无法定义的不规则边界	
C 颜色	出现一种以上的颜色（蓝色、黑色、棕色、棕褐色等）或颜色分布不均有时可能是黑色素瘤的警告信号。良性痣通常是单一的棕色或棕褐色	

续表

	特征	注解	皮肤形态图像
D	直径大小	黑色素瘤病变的直径通常大于6mm（大约是橡皮的大小）	
E	变化	黑痣的变化已成为诊断黑色素瘤时要考虑的最重要因素。如果黑痣最近出现了颜色、大小和/或增大的变化，或者患者出现任何新的症状，如出血、发痒或结痂，请立即找皮肤科医生就诊	

① 图片经授权引自Shutterstock.com。

第2步：描述并记录皮肤形态

皮肤科医生使用皮肤形态词（描述符），以准确描述皮肤部位特征和记录病变情况。病变的形态特征是建立诊断和传达皮肤检查结果的关键要素。按照图11.1所示步骤的概述的方法进行描述[8]。

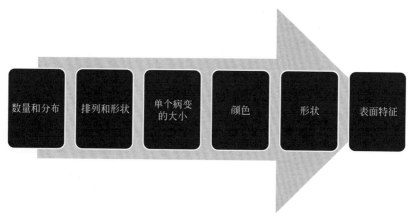

数量和分布　排列和形状　单个病变的大小　颜色　形状　表面特征

图11.1　描述皮肤病变的方法

数量和分布

皮肤可能存在一个或多个局部病变，还可能在多个区域存在无数病变。通常了解这种分布情况有助于合理提示可能的病因。例如，像玫瑰糠疹这种病毒性疾病通常会引起全身性丘疹鳞状疹的临床表现，即同时出现丘疹和鳞屑，大多局限于躯干，通常呈圣诞树状。出疹局限在单一皮肤区域（单个脊髓神经根的皮肤分布）是典型的带状疱疹感染特征。受日光照射的区域（如脸部、双手背侧、颈部和上胸部的V区）上的病变可能提示存在光敏性（由阳光引起的）反应，如多形性日光疹特征。

排列和形状

有些皮疹可以在皮肤上形成有趣的特征性图案，也可以为其病因提供线索。例如，急性皮炎有明确的线形边界，通常提示接触过敏原。其他形状可以标记为环形

（圆形）或锯齿状（波浪状）。环状肉芽肿（一种炎症性皮肤病）和皮肤体癣都可以是环状的，当特征性皮疹出现时，有助于缩小鉴别诊断的范围。

单个病变的大小

如果存在多个病变，其大小可能相似，或者可能存在一系列大小不同的病变。如果是后者，则应指明大小范围（即5～15mm）。身体上的痣只是一个常见的例子，会遇到各种大小的病变。

病变颜色

皮肤病变可能呈现多种颜色和规律性。色素沉着的皮肤是一个颜色比周围皮肤浅，或者比周围的皮肤颜色更深的区域。注意颜色的均匀性（或不均匀性）很重要。病变周围可能有一个红斑环，中心呈肉色。另一种病变可能是均匀的浅棕色，也可能是颜色不均匀的棕色阴影；两者都可以正确地标记为色素沉着，但需要更精确的描述来区分这两者之间的差异。例如，当患者皮肤完全变白或脱色时，最常见的诊断是白癜风。

形状与形态

皮肤上的病变按主要形态和次要特征分类。原发性病变（primary lesion）是指未因外伤或操作而改变且未消退的初始病变。最常见的主要形态学术语包括：斑疹、斑片、丘疹和斑块。继发性病变（secondary lesion）是在皮肤病的演变过程中产生的，或是在原发性病变治疗处理中由原发病变的并发症（如摩擦、抓伤、剥落和感染）造成的。表11.3描述了各种类型的原发性病变和继发性病变以及基于形态学的常见鉴别诊断。

表11.3 原发性病变和继发性病变描述及常见鉴别诊断[①]（见彩插）

术语	描述	图像	示例
原发性病变			
斑疹	片状病变，小于1cm		**雀斑**（阳光照射区域的小的、色素沉着的病变） **病毒疹**（局部出现并蔓延的红斑性皮疹） **特发性点状黑色素沉着症**（阳光照射区域有小的脱色白斑）
斑片	片状病变，大于1cm		**白癜风**（皮肤和头发的脱色区域） **病毒疹**（红斑性皮疹，最常见的症状是发热或全身症状） **斑秃**（生发部位有光滑的秃斑）

术语	描述	图像	示例
丘疹	隆起病变，小于1cm		**疣**（半球状或丝状丘疹，毛细血管和周围的痂） **昆虫叮咬/刺伤**（离散、疼痛或发痒的病变） **基底细胞癌**（毛细血管扩张，珍珠状、穹隆状结节）
斑块	隆起病变，大于1cm		**银屑病**（鳞屑，通常可见于伸肌表面的红斑） **特应性皮炎**（瘙痒，皮肤变厚，通常在弯曲部位有明显的皮肤斑纹） **环状肉芽肿**（手或脚背上隆起的环状皮疹） **股癣**（隆起的环状皮疹，边缘有鳞屑）
水疱	积液性病变，小于1cm		**单纯疱疹**（离散、丛生、疼痛的水疱） **出汗障碍性湿疹**（手指和脚趾两侧有小水疱，非常痒） **水痘带状疱疹**（水痘中广泛的水疱和带状疱疹中的水疱，通常疼痛）
大疱	积液性病变，大于1cm		**大疱性类天疱疮**（自身免疫性水疱病） **大疱性脓疱**（儿童常见的大而松弛的水疱） **水肿性水疱**（见于严重淤血性皮炎和下肢水肿患者的腿部）
结节	隆起，实性病变，大于1cm，通常在真皮或皮下		**皮肤纤维瘤**（通常发生于外伤后，坚硬，皮肤颜色从红色到棕色） **痤疮**（皮肤表面下坚硬、疼痛的肿块，不能排出分泌物或液体） **脂肪瘤**（软，皮下，橡胶状肿胀）
囊肿	包含液体或半固体成分的丘疹或结节		**表皮样包涵体囊肿**（皮下，活动性病变，充满角蛋白） **痤疮**（皮下结节，常不活动，充满脓液）
脓疱	含有脓性物质或中性粒细胞的不连续的病变		**痤疮**（表面能分泌脓液的小病灶） **脓疱性银屑病**（可形成脓疱，主要发生在手掌和脚底） **毛囊炎**（脓疱分散分布在毛囊开口处）

续表

术语	描述	图像	示例
风团	周围色素减退的隆起性红斑		**慢性自发性荨麻疹**（特发性风疹和血管性水肿，伴有瘙痒） **虫咬和虫叮**（通常是接触后不连续的、发痒的区域） **药疹**（通常服药后几天或几周内开始广泛暴发发痒的风疹）
继发性病变			
鳞屑	剥落性皮肤细胞		**脂溢性皮炎**（眉间和鼻唇沟有油腻的黄色片状物） **癣**（周围有鳞片和中央清晰的环形斑块）
苔藓样变	皮肤增厚，有明显的皮肤斑点		**慢性单纯性苔藓**（慢性剥脱性丘疹和斑块）
痂	血浆渗出并固化		**脓疱疮**（红斑基底上的蜂蜜色结痂）
糜烂	表皮脱落		**单纯疱疹**（侵蚀和/或结痂的孤立或丛集性黏膜表皮病变，可见于嘴唇）
溃疡	表皮层和真皮的深层缺失		**下肢静脉性溃疡**（皮肤水肿，静脉曲张，可能有含铁血黄素沉积的开放性伤口）

续表

术语	描述	图像	示例
萎缩	表皮、真皮或皮下组织的丧失		**硬化性苔藓**（皮肤变薄，有白色瘢痕和/或萎缩区）
肥厚	表皮、真皮或皮下组织增厚		**瘢痕疙瘩**（粉红色到肤色到色素沉着的丘疹和斑块，通常在上半身和耳朵上）

① 图片经授权引自Shutterstock.com。

表皮特征

有时，原发性病变和继发性病变的形态术语可能无法给予足够的信息来作出准确的诊断。其他术语可以用来描述病变或皮疹的形态。如光滑、粗糙、有光泽、无光泽、蜡质、疣状、角化（皮肤变厚）、丝状（指状或线状）等术语都可以使用。例如，疣的表面可以描述为粗糙、疣状、角化和/或丝状。另外，通常描述黑痣的形态特征为光滑或半球形。

第3步：触诊

如需检查时，可以触诊病变部位，触诊时应始终戴手套。千万不要触碰发炎的部位，因为这可能会造成感染扩散得更厉害，并会产生剧烈疼痛。触诊时，用食指小心地在病变上划过，注意表皮的纹理（即粗糙或光滑）。有时可以通过闭上眼睛仔细触诊来区分轻微隆起和平坦的病变差异。下一步，按压病变部位，然后用手指触碰，确定其**坚实度（consistency）**。用于描述坚实度的术语包括岩石样硬、坚硬、有弹性、起伏和柔软。另外，通过感觉，注意病变延伸到皮肤表面以下的距离，以及是否是固定在适当的位置还是自由移动的[1]。

实验室检查和诊断性检查

在大多数情况下，完整的病史和体格检查通常可以帮助执业药师达成临床判断和治疗计划。然而，在某些情况下，可能需要进一步的诊断性检查。如果诊断不清楚，患者可能需要找皮肤科医生进行**皮肤活检（skin biopsy）**。皮肤活检是最有价值的诊断工具之一，可以极大程度地帮助作出及时而正确的诊断。其他诊断性检查包括擦洗皮肤损伤处或取皮肤刮片来排除细菌、病毒和真菌感染。血常规检查在诊断患者全身特征或潜在的内科相关的皮肤疾病方面也有很大的用处。在某些情况下，当认为患者过敏与他们的临床表现有关时，也会对患者行皮肤点刺过敏试验和/或斑贴试验。

药师在监测和治疗皮肤病中起到的作用

药师和其他医务人员在皮肤病治疗方面可能会遇到许多挑战。对患者进行的调查发现，某些皮肤病患者（如银屑病患者）的治疗不依从率高达73%，这可能导致在疾病恶化和治疗失败之间形成恶性循环，从而导致患者预后不佳[9]。患者不依从的最常见原因包括对药物疗效的失望、给药的不便及对不良反应的恐惧[9]。依从性差是患者认为治疗效果不佳的原因和结果。在制订治疗计划时，最重要的是让患者参与治疗决策，并了解患者任何可能依从或不依从具体治疗的原因。

目前药师对于提高患者治疗依从性具有一定的优势。改善依从性相关的因素包括选择最简洁的治疗方案和适合患者生活方式的给药方案，提供易于理解的药物使用说明，以及适当传达有关治疗风险的信息。研究还表明，定期随访和建立良好的医患关系能构建很好的协作管理模式，并可以进一步提高患者的依从性[10]。

应对患者期望以及传递如痤疮、酒渣鼻和牛皮癣等皮肤疾病的慢性特征，有助于增强患者对治疗的投入。皮肤病治疗的主要目标通常是清除皮肤病变，减轻全身和局部症状，提高生活质量。然而，患者治疗的满意度是一个可能被忽视的重要因素。治疗满意度不仅包括疗效和安全性，还包括治疗方案的便利性、给药的简易性和药物/治疗的费用多少。在某些情况下，皮肤病治疗可能需要几天或几周才能看到最大的效益。在做出或建议改变治疗方法之前，应先解决患者对治疗方案的依从性，才能彻底评估其疗效存在的不足或无效的原因。重要的是，应该鼓励患者在没有得到医师的指导的情况下，不要突然停止用药，因为这也会引起疾病复发。对用药依从性的评估应在常规续方补药时进行，并应定期审核患者药历，以识别任何可能加剧皮肤病病情的药物。定期随访不仅有助于提高患者的依从性，而且还可以早期发现问题和及时干预，以管理各种皮肤病相关的合并症（如关节炎伴银屑病，抑郁症伴慢性荨麻疹）[11]。解决治疗的所有这些方面对于设计一个补充患者常规治疗和愿意参与的治疗计划至关重要。

在相关的情况下，强化健康的生活方式行为和提供解决方案以避免既定的触发因素（如适用）都应成为综合治疗计划的一部分。应根据患者的疗效反应和不良反应情况，考虑调整治疗方案。当疾病范围广、痛苦且对当前治疗无反应，或者如果患者发生局部或全身治疗无法控制的不良反应，应考虑转诊给专科医生。表11.4总结了皮肤病常用处方药物的不良反应和监测参数。

表 11.4　皮肤病常用处方药物的不良反应和监测参数[15–17]

药物	举例①	可能的不良反应及建议监测的参数①②	注解（要点集萃）①②
局部使用			
糖皮质激素	低效：氢化可的松 中高效： 倍氯米松 倍他米松 莫米松 超高效： 氯倍他索	**使用部位：** 刺激性（通常使用工具引起） 瘙痒/灼热 毛囊炎 接触性皮炎 多毛症 痤疮样疹 色素沉着改变 粟疹 萎缩 条纹 血细血管扩张；紫癜；伤口愈合不良；类固醇性酒渣鼻	注意活性性病毒、真菌、寄生虫感染，可能因免疫抑制而加重的感染（如单纯疱疹病毒感染、水痘带状疱疹病毒感染）。 有白内障和/或青光眼病史的患者谨慎眼周用药 大量外用类质类固醇易产生全身性副作用（库欣综合征、肾上腺危象）
维A酸类药物	维A酸 他扎罗汀 阿达帕林	**使用部位：** 红斑/脱皮 烧灼/刺痛 瘙痒/干燥 压痛/疼痛 接触性皮炎 光敏性增加（阿达帕林较少）；皮肤裂纹/唇炎	妊娠期禁用他扎罗汀 孕期不使用局部维A酸
局部用抗生素	**大环内酯类：** 红霉素 克林霉素	**使用部位：** 干燥 接触性皮炎	与过氧化苯甲酰一起使用可提高疗效
其他抗菌药	过氧化苯甲酰	**使用部位：** 接触性皮炎 刺痛/红斑 烧灼/瘙痒 干燥/脱皮 增加光敏反应的风险；头发和衣服的漂白；挥之不去的气味	警惕对秘鲁香脂或肉桂的敏感性
钙调神经磷酸酶抑制剂	他克莫司 吡美莫司	**使用部位：** 灼热/刺痛、瘙痒、刺痛性红斑 流感样症状；由于使用阻塞性制剂导致痤疮/毛囊炎	警告：在局部应用钙调神经磷酸酶抑制剂治疗的患者中报告了罕见的皮肤恶性肿瘤和淋巴瘤病例。避免长期连续使用。有争议的是，人体研究显示没有进一步的风险，不用于免疫功能低下的患者和活动性感染

续表

药物	举例[①]	可能的不良反应及建议监测的参数[①②]	注解（要点集萃）[①②]
去角质剂/ 消粉剂	水杨酸	**使用部位：** 刺激性 灼热 红斑 剥落 增加光敏反应的风险	
其他	氨苯砜	**使用部位：** 脱皮、干燥、红斑、灼热、刺激	可与阿达帕林和过氧化苯甲酰结合使用

全身使用

药物	举例[①]	可能的不良反应及建议监测的参数[①②]	注解（要点集萃）[①②]
维A酸类药物	异维A酸 阿维A	高脂血症；抑郁；光敏性增加；皮炎；脱发；干眼症/视物模糊；视力下降；黏膜/嘴唇干燥；鼻出血/唇炎；口咽疼痛；荨麻疹；关节痛/肌痛；听觉障碍；炎症性肠病 监测实验室检查： 　肝脏试验（AST、ALT、ALP） 　血脂（甘油三酯、低密度脂蛋白、胆固醇） 　血糖 　促甲状腺激素（TSH） 　CBC（全血细胞计数） 　妊娠试验（hCG）	妊娠期风险因子X（妊娠期或哺乳期时请勿使用）。使用阿维A后必须禁孕3年 　如果对其他维A酸类、维生素A或其代谢物敏感，请勿使用 　监测其他来源维生素A的消耗量（过量维生素A的风险） 　避免与酒精一起使用。对于阿维A，女性患者应在治疗期间和停药后2个月内禁止饮酒或服用含乙醇的产品 　对有骨丢失倾向或病史的患者应谨慎使用 　不要与四环素类药物同时使用，因为有患假性脑瘤的风险 　可能导致抑郁、情绪紊乱和自杀念头。停止使用并转诊进一步评估
抗生素	**四环素类：** 四环素 多西环素 米诺四环素	疲劳/嗜睡 头痛/头晕 眩晕/共济失调 光敏性痤疮增多 痤疮 恶心/呕吐/腹泻/厌食症 色素沉着（米诺环素） 食管炎/食管溃疡	妊娠/哺乳期妇女，8岁以下儿童不可使用（除非这些药物是唯一有效或最安全的选择） 　已报道发生过自身免疫综合征：狼疮样、肝炎和血管炎自身免疫综合征（包括血清病，如发热、关节痛和不适）；如果出现症状，停止治疗并评估肝功能

续表

药物	举例①	可能的不良反应及建议监测的参数①②	注解（要点集萃）①②
抗生素	**四环素类：** 四环素 多西环素 米诺四环素	疲劳/嗜睡 头痛/头晕 眩晕/共济失调 光敏性痤疮增多 痤疮 恶心/呕吐/腹泻/厌食症 色素沉着（米诺环素） 食管炎/食管溃疡	可能与BUN（血尿素氮）增加有关。对肾功能不全的患者要谨慎使用，因为这可能导致氮质血症、高磷血症、酸中毒，并可能导致药物积聚和潜在的肝毒性 　患重症肌无力的风险 　假性脑瘤的风险（与系统性维A酸同时使用）
	大环内酯类： 红霉素 克拉霉素 阿奇霉素	皮疹 耳鸣，听力损失 胃肠道反应（包括腹痛和抽筋、恶心/呕吐/腹泻、黄疸、肝炎） 心律失常 癫痫发作 虚弱 超级感染（艰难梭状杆菌、念珠菌感染）	对有肝功能不全、胆汁淤积性黄疸史或肝功能不全的患者既往使用阿奇霉素应注意与CYP3A4抑制剂同时使用
免疫抑制剂	甲氨蝶呤	骨髓抑制；不适/疲劳；发冷/发热 神经毒性：嗜睡/头晕（恶心、呕吐、腹泻）；气短；头痛；皮疹；口腔溃疡；肝毒性；肺炎；肾炎 监测实验室检查： 　肝试验（AST、ALT、ALP） 　白蛋白 　SCr/尿素 　CBC 　妊娠试验（hCG）	妊娠/哺乳期请勿使用 叶酸应在甲氨蝶呤前/后几天服用 补充叶酸和甲氨蝶呤可提高耐受性
	环孢素	高脂血症；神经毒性；震颤/头痛；牙龈增生 荨麻疹；高血压（监测血压）；胃肠道效应（恶心/呕吐/腹泻），腹痛 肾毒性；高钾血症；高尿酸血症；肌痛；恶性肿瘤（尤其是皮肤癌）；骨髓抑制 监测实验室检查： 　钾/镁	妊娠/哺乳期（有生育潜力的女性）、免疫缺陷综合征、酒精中毒（非绝对）、肝病、肾损害时请勿使用 　监测血液失调 　药物相互作用（见产品专著）

续表

药物	举例[①]	可能的不良反应及建议监测的参数[①②]	注解（要点集萃）[①②]
免疫抑制剂	环孢素	LFT/胆红素 脂类 SCr（空腹）/尿素 尿检 CBC	妊娠/哺乳期（有生育潜力的女性）、免疫缺陷综合征、酒精中毒（非绝对）、肝病、肾损害时请勿使用 监测血液失调 药物相互作用（见产品专著）
其他	阿普斯特	头痛 上呼吸道感染 体重减轻 胃肠道反应（恶心/呕吐/腹泻） 抑郁情绪 快速性心律失常 监测实验室检查： SCr（非常规使用，仅用于肾功能衰竭患者）	不可用于尚未控制的感染、免疫缺陷（自身免疫性疾病除外）、恶性肿瘤（非黑色素瘤皮肤癌除外）、无法控制的高血压、肾功能减退、妊娠和哺乳期
生物制剂	**TNFi（肿瘤坏死因子抑制剂）** 阿达木单抗 依那西普 英夫利昔单抗	注射部位反应 输液反应（仅英夫利昔单抗） 感染（荨麻疹、呼吸道感染、皮肤感染、其他） 结核病再激活的风险 口腔疱疹 口咽痛 关节痛 头痛/疲劳 皮疹 狼疮样综合征 骨髓抑制 监测实验室检查（预筛选）： CBC 胸部X线片 结核试验 HBV、HCV、HIV 抗核抗体	在严重感染活跃期时不要使用或暂停治疗（败血症、活动性肺结核、机会性感染、肝炎） 脱髓鞘病禁忌证。监测神经系统疾病 心力衰竭禁忌证［NYHA Ⅲ/Ⅳ级］ 对有淋巴瘤或恶性肿瘤病史的患者应注意和监测
	IL-17A抑制剂： 伊克泽珠单抗 塞库金单抗 柏达鲁单抗	注射部位反应 感染（葡萄球菌和念珠菌感染率增加） 中性粒细胞减少症；疲劳；恶心/腹泻 关节痛/肌痛 炎症性肠病加重	在感染活跃期不要使用或暂停使用（见TNFi抑制剂） 活动期炎症性肠病（禁用柏达鲁单抗） 柏达鲁单抗与自杀意念的风险（黑匣子警告；见产品专著）

续表

药物	举例①	可能的不良反应及建议监测的参数①②	注解（要点集萃）①②
生物制剂		监测实验室检查（预筛选）： CBC 胸部X线片 结核试验 HBV、HCV、HIV 抗核抗体	对有淋巴瘤或恶性肿瘤病史的患者应注意和监测 妊娠期和哺乳期的注意事项 在开始治疗前回顾患者的疫苗接种史
	IL-12/23 抑制剂 尤特克单抗 **IL-23 抑制剂** 古塞库单抗	注射部位反应 感染发病率增加；头痛；恶心/腹泻；关节痛 神经毒性（罕见）；肺炎（罕见）；恶性肿瘤（风险不明） 监测实验室检查（预筛查）： CBC 胸部X线片 结核试验 HBV、HCV、HIV 抗核抗体	在感染活跃期不要使用或暂停使用（见TNFi） 对有淋巴瘤或恶性肿瘤病史的患者应注意和监测 孕期和哺乳期的注意事项 在开始治疗前回顾患者的疫苗接种史

① 清单并非包括全部药物。

② 如果已知对制剂的活性成分或任何其他成分过敏，则禁止使用。

注：ALP—碱性磷酸酶；ALT—丙氨酸氨基转移酶；AST—天冬氨酸氨基转移酶；hCG—人绒毛膜促性腺激素。

药物反应

本节的目的是帮助药师建立一种临床评估方法，以初步处理出现药物反应的患者。把药物视为引起皮疹的原因需要敏锐的观察。大多数皮肤药物反应是全身性对称性的炎症反应。其诊断依据皮疹的形态和发病时间等临床特征。

最常见的药物反应类型包括发疹型药疹或麻疹型药疹、荨麻疹型药疹、固定型药疹、药物超敏反应综合征（DIHS）[也称为伴发嗜酸性粒细胞增多和系统症状的药疹（DRESS）]和表皮坏死松解症[包括史蒂文斯-约翰逊综合征（SJS）和中毒性表皮坏死松解症（TEN）]等药物反应。某些个体可能比其他人更容易发生药物反应（表11.5）。风险因素包括女性、既往药疹史、反复用药和不同的HLA基因类型。药物引起的皮肤反应按时间可分为即时反应和迟发反应。即时反应即在最后一次给药后不到1小时，立即出现反应，如烟酰胺引起的潮红。延迟反应通常发生在1小时后，但通常超过6小时，偶尔在开始给药后数周至数月才发生[6]。

表11.5 患者药物反应的风险因素[12]

药物反应的风险因素	注解
女性	
药物反应既往史	
反复用药	使用相同药物或相关药物的重复疗程与较高的药物不良反应发生率相关
HLA 基因类型	HLA-B*1502：汉族和东南亚人服用卡马西平会发生 SJS/TEN HLA-B*5701：白人和西班牙裔服用阿巴卡韦会发生 DRESS HLA-B*5801：汉族、泰国人服用别嘌呤醇会发生 SJS/TEN
某些疾病情况	对氨基青霉素的反应更常见于 EBV 感染患者。HIV 阳性患者对磺胺类药物和其他药物有很高的皮肤反应率

通过过敏试验评估药物引起的皮肤不良反应的作用是有限的，因为大多数药物相关反应不能通过经皮试验产生。青霉素是这个规则的例外。青霉素皮试是评估其引起潜在的Ⅰ型反应和IgE介导青霉素过敏（青霉素引起的荨麻疹）的首选方法[6, 12]。

用药时间表

确定皮疹是否与药物有关，其最重要的信息是皮疹发生的时间。当以一条时间线开始时，从出现皮疹的第0天开始，向前和向后创建一个用药时间表，包括患者一直在服用的所有西药、草药、膳食补充剂和非处方药（图11.2）。引发药疹的药物通常是在第0天之前开始使用，并与第0天重叠，甚至可能超过第0天[6]。

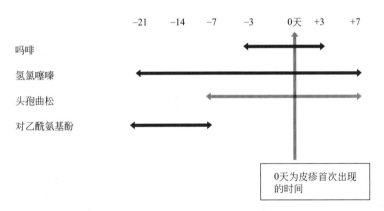

图11.2 用药时间表的示例

发疹型药疹

发疹是所有皮肤药疹中最常见的（约90%），其表现通常局限于皮肤。病变表现为泛发性的红斑疹，最初出现于躯干，并以对称离心扩散到四肢。患者可能表现为瘙痒和发热。病变通常出现在用药后2天以上，大多数在第8～11天左右出现，停药几天后偶尔还会持续发生[6]。药疹的临床病程通常在停药后几天到一周内消退。在某些情况下，如果药疹不太严重且药物不能替代，诊疗医师或药师可以继续让患者用药。虽然可能会发生大面积的鳞屑和脱皮，但一般情况下不会出现后遗症。对发疹型药疹的治疗通常使用一个疗程的局部类固醇，如果有必要，还可以口服抗组胺药。

荨麻疹型药疹

荨麻疹是指皮肤上出现风疹，血管性水肿是指皮肤出现更深的皮下肿胀[13]。急性荨麻疹的定义是持续时间小于6周，慢性荨麻疹是持续时间超过6周。临床表现为瘙痒、红斑、水肿性丘疹和斑块，常伴有血管收缩晕圈。患者个体病变通常持续不到24小时，其特征是皮肤和/或皮下组织上完全随机的部位内自发出现和消退。过敏反应是这些反应的一种严重形式，通常表现为喉咙肿胀、呼吸困难、低血压，如果不给予治疗，甚至可能死亡。这些反应可能在服用食物或药物后立即发生，有时也可能延迟。表11.6描述了常见可能引起荨麻疹、血管性水肿和过敏反应的药物。

表11.6　常见可能引起荨麻疹、血管性水肿和过敏反应的药物①

抗生素：青霉素类药、头孢菌素类药、磺胺类药	降压药：ACEI和CCB
促组胺释放药物：阿片类药物、苯丙胺、阿司匹林	口服避孕药

① 不是一份涵盖所有药物的列表。

过敏管理包括识别并试图消除任何潜在的诱发药物，避免将来再次接触或再次发生过敏的风险。一线治疗管理是使用第二代非镇静类H_1受体拮抗药，常规剂量或超剂量治疗。针对慢性荨麻疹的情况，如果在最大限度滴定用药后，其一线治疗失败，患者可以开始使用生物制剂奥马珠单抗。如果出现过敏反应，应给患者注射肾上腺素（如Epipen®）并立即前往医院处置。

固定型药疹

固定型药疹（fixed drug eruption）是一种药物不良反应，其特征是形成红斑点或斑块，并在同一部位再次接触药物的复发性药疹[6, 14]。这一显著特征就是这种皮疹被归类为"固定"的原因。早期的病变是界限分明的红斑小斑，并变成水肿，形成斑块，可能演变成大疱（水疱），然后形成糜烂。然而，病变通常是孤立的，也可能随机多处分布。在先前致敏的个体患者中，药疹病变可能发生在服用药物后30分钟到8小时。表11.7列出了常见可能诱发固定型药疹的药物清单。

表 11.7 常见可能诱发固定型药疹的药物①

酚酞（泻药）	巴比妥盐
四环素类药	非甾体抗炎药
甲硝唑	水杨酸盐
磺胺类药	食品染料（黄色）

① 不是一份涵盖所有药物的列表。

药疹通常是在停药后几天到几周内消失。非侵蚀性病变（non-eroded lesion）可以局部使用强效皮质类固醇软膏治疗。侵蚀性皮肤病变（eroded cutaneous lesion）可以用保护性或抗菌性软膏和敷料治疗，直到该部位上皮重新形成。患者可能会体验到皮疹的疼痛，尤其是黏膜区域的病变。在这些情况下，应解决疼痛管理问题。

药物超敏反应综合征

药物超敏反应综合征（DIHS）又称为伴嗜酸性粒细胞增多和系统症状的药疹（DRESS）[6, 12]。皮疹伴有全身症状和内脏器官（如肝、肾、心脏和骨髓）受累。典型的皮疹表现为发疹，中央红肿，伴有发热、不适和淋巴结肿大。超过70%的患者也会出现嗜酸性粒细胞增多。此外，检查肝功能是否异常和/或肝脾肿大也是有用的诊断手段。更具体地说，临床医师应该下医嘱检查CBC、LFT（肝功能测试）、BUN和肌酐，因为肝、肾和骨髓是常见的药物靶点。DIHS/DRESS的症状和体征通常在开始用药后的第3周或者在增加药物剂量后开始出现，但是，范围可能只有1周，最多12周。DIHS/DRESS的致死率可能高达10%。常见涉及的药物见表11.8。

表 11.8 诱发 DIHS/DRESS 的常见药物①

	抗惊厥药
别嘌呤醇	苯妥英钠 卡马西平 拉莫三嗪
抗生素 磺胺类 青霉素 米诺环素 甲硝唑	**非甾体抗炎药** 舒林酸 双氯芬酸 美洛昔康
抗结核药物 异烟肼	**抗艾滋病药物** 阿巴卡韦

① 不是一份涵盖所有药物的列表。

药物治疗停止后，DIHS/DRESS的症状和体征可能会持续并反复出现数周。最重要的是，所有可疑药物都要停止或替代，所有非必需的药物都要停用。治疗可包括局部使用类固醇、全身性抗组胺药治疗，严重者可使用全身类固醇治疗，以避免即将发生的器官衰竭。有必要继续监测器官功能衰退状况。

表皮坏死松解症

表皮坏死松解症包括Steven Johnson综合征（SJS）和中毒性表皮坏死松解症（TEN），这两种症状都是严重危及生命的皮肤黏膜反应，需要皮肤科急诊治疗[6, 12]。根据患者受累体表面积（BSA），分为3组（SJS<10%，SJS/TEN 10%～30%，TEN>30%）。SJS的死亡率从5%到12%不等，TEN的死亡率超过20%。年龄越大、合并症越严重和皮肤受累程度越大，预后就越差。超过100种不同的药物与SJS/TEN相关，表11.9列出了最高风险的药物。

表11.9　中毒性表皮坏死松解症最常涉及的药物①

磺胺类抗生素，柳氮磺吡啶	非甾体抗炎药
别嘌呤醇	奈韦拉平
四环素	噻乙酮
抗惊厥药（卡马西平、拉莫三嗪、苯巴比妥、苯妥英钠）	

① 不是一份涵盖所有药物的列表。

这两种疾病表现出相似的发病过程，但根据所涉及的体表面积的不同，其严重程度也不同。其特征表现为表皮和黏膜表面广泛坏死和脱落。临床表现通常在药物接触后8周内开始。黏膜（颊部、眼部、生殖器）受累、发热、头痛、鼻炎和肌痛可能先于皮肤病变1～3天时间。最初皮疹是对称的，分布于面部、上躯干和近端肢体。早期皮肤病变的特征为红斑，不规则形状、暗红色到紫色的斑点，随着病情的发展逐渐合并。皮肤病变演变为松弛性水疱，坏死的表皮很容易在压力点或摩擦性创伤处脱落，真皮大面积裸露，呈红色，有时伴渗出。

早期识别和停用致敏药物对预后至关重要。如有疑问，应停止使用所有非维持生命的药物。对于BSA受累率>25%～30%的患者，应在烧伤科病房进行护理，并需要广泛的支持性诊疗。

要点集萃 ----------------------------------

● 当患者出现皮疹或皮肤病变时，有可能的话，需要采集全面病史并进行一次体格检查，以确定是否可以在药房里解决，还是应该转诊给医师治疗。

● 在描述皮疹和皮肤病变时，应使用正确、准确和通用的术语，以确保记录准确，并能够使用通用语言与其他医务人员进行交流。

● 如果患者出现皮疹，并伴有全身症状，如发热、面部水肿或不适，请就医及时评估。

● 在寻找引起药物反应的原因时，千万不要忘记对7个"I"问题的问诊。

● 创建用药时间表时，始终以第0天为起点，并向前和向后确定引发药疹的药物。

● 如果最终还未确诊，或患者对治疗无效，药师应将患者转诊给其全科医生或皮肤科医生进一步评估和检查。

参考文献

1. Herrier RN, Apgar DA, Boyce RW, Foster SL. Chapter 17. Common skin disorders. In: Patient assessment in pharmacy. New York: McGraw-Hill; 2015. p. 197–225.

2. What is a dermatologist? What is dermatol-ogy? In: DermNetNZ2018 [cited Aug 2018]. Available from: https://www.dermnetnz.org/topics/ what-is-a-dermat-ologist-what-is-dermatology/.

3. Finlay AY, Khan GK. Dermatology Life Quality Index (DLQI) – a simple practical measure for routine clinical use. Clin Exp Dermatol. 1994 May;19(3):210–6.

4. Rodgers M, Epstein D, Bojke L, et al. Etanercept, infliximab and adalimumab for the treatment of psoriatic arthritis: a systematic review and economic evaluation. Southampton: NIHR Journals Library; 2011 (Health technology assessment, no 15.10.) Appendix 18, estimation of psoriasis area and severity index score for treatment responders in the decision model [cited Aug 2018]. Available from: https://www.ncbi.nlm.nih.gov/books/NBK109508/.

5. Tran C, Chen YA, Shah R, Vaisman A. The Toronto notes 2011: comprehensive medical reference and review for the Medical Council of Canada Qualifying Exam Part 1 and the United States Medical Licensing Exam Step 2. Toronto: Toronto Notes for Medical Students, Inc; 2011. Print.

6. Learning module: the skin exam [Internet]. American Academy of Dermatology. 2018 [cited June 2018]. Available from: https://www.aad.org/education/basic-derm-curriculum/suggested-order-of-modules/ the-skin-exam.

7. The ABCCDEs of Melanoma. Melanoma Research Foundation. 2018 [cited July 2018]. Available from: https://www.melanoma.org/understand-mel-anoma/diagnosing-melanoma/detection-screening/abcdes-melanoma.

8. Jones RM, Rospond RM. Skin, hair, and nails. In: Goucher J, editor. Patient assessment in pharmacy practice. 2nd ed. Baltimore: Lippincott Williams & Wilkins; 2009. p. 118–40.

9. Fouere S, Adjadj L, Pawin H. How patients experience psoriasis: results from a European survey. J Eur Acad Dermatol Venereol. 2005;19(Suppl 3):2–6.

10. Brown KK, Rehmus WE, Kimball AB. Determining the relative importance of patient motivations for non-adherence to topical corticosteroid therapy in psoriasis. J Am Acad Dermatol. 2006;55:607–13.

11. Canadian Psoriasis Guidelines Committee. In: Canadian guidelines for the management of plaque psoriasis [cited June 2018]. Available from http://www.dermatology.ca/wpcontent/uploads/2012/01/cdnpsoriasisguidelines.pdf.

12. Darlenski R, Kazandjieva J, Tsankov N. Systemic drug reactions with skin involvement: Stevens-Johnson syndrome, toxic epidermal necrolysis, and DRESS. Clin Dermatol. 2015;33(5):538–1. ISSN 0738-081X. https://doi.org/10.1016/j.clindermatol.2015.05.005.

13. Zuberbier T, Aberer W, Asero R, Abdul Latiff AH, Baker D, Ballmer-Weber B, et al. The EAACI/GA²LEN/EDF/WAO guideline for the definition, classification, diagnosis and management of urticaria. Allergy. 2018;73:1393–414. https://doi.org/10.1111/all.13397.

14. Fixed drug eruptions. In: DermNetNZ2018 [cited Aug 2018]. Available from: https://www.dermnetnz.org/topics/fixed-drug-eruption/.

15. Health Canada. Drug Product Database [Internet]. 2018 [updated June 2018; cited Sept 2018]. Available from: https://health-products.canada.ca/dpd-bdpp/index-eng.jsp.

16. Lexi-drugs online [database on the Internet]. Hudson (OH): Lexicomp, Inc.; 2018 [updated 2018; cited Oct 2018]. Available from: http://online.lexi.com. Subscription required to view.

17. CPS [Internet]. Ottawa (ON): Canadian Pharmacists Association; 2018 [cited Oct 2018]. Available from: http://www.e-cps.ca or http://www.myrxtx.ca.

推荐阅读

Bolognia J, Jorizzo J, Schaffer J. Dermatology. Philadelphia: Elsevier Saunders; 2012.

第3部分

慢性病评估技能

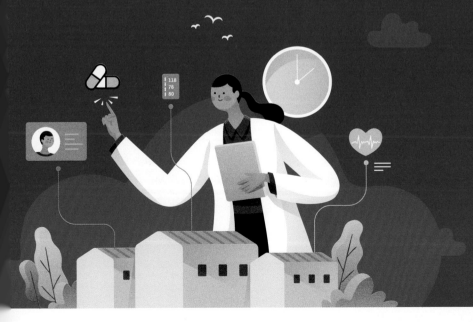

第12章

糖尿病

Yazid N. Al Hamarneh, Rick L. Siemens, Kendra J. Townsend, Ross T. Tsuyuki

本章目标

1. 描述糖尿病的诊断标准和检测。
2. 描述针对不同糖尿病人群的血糖控制目标。
3. 描述糖尿病患者的治疗选择。
4. 应用各种检测来评估血糖控制状况。
5. 描述低血糖症的症状、治疗方法以及避免方法。

背景介绍

　　糖尿病是一组代谢性疾病，其特征表现为血糖水平升高（也称为高血糖症），可能是由胰岛素分泌缺陷、作用减弱或两者兼而有之造成的[1, 2]。2014年，全世界约有6%的人群患有糖尿病[3]。由于肥胖和缺乏锻炼的人数上升，预计到2030年这一比例将达到10%[4, 5]。由于其具有慢性疾病和严重并发症的特征，糖尿病对患病自身、其照顾者乃至整个社会都带来健康上和经济上的负担[5]。糖尿病控制不佳造成患者面临很高的发生微血管和大血管并发症风险[5]。药师是基层医疗的一线临床工作者，经常遇到糖尿病患者。他们对糖尿病患者的干预成果在文献中得到较高等级临床证据的充分支持。这些证据加上药师给糖尿病患者治疗带来的效益使得药师参与糖尿病治疗具有一定的优势。

　　糖尿病可分为：

　　① 1型糖尿病。占全部糖尿病病例的5%～10%，发生于胰腺β细胞遭受细胞介导的自身免疫攻击或其他未知病因的破坏[2, 5]。

　　② 2型糖尿病。约占糖尿病总数的90%[2]，涵盖了遭受不同程度的胰岛素抵抗和胰岛素不足的糖尿病患者[2, 5]。

③ 妊娠糖尿病。"妊娠初期或初次发现时对葡萄糖存在一定程度的不耐受"[2, 5]。

④ 其他特定类型的糖尿病。这包括由遗传原因、其他疾病或限制性用药引起的各种疾病[2, 5]。

疾病筛查与诊断

疾病筛查

糖尿病的早期识别和治疗可以帮助达到治疗目标，并推迟/预防长期并发症的发生[5]。当医疗专业人员使用传统的筛查方法时，由于检查效率低，识别患者过程可能既耗时又令人失望。筛查方法包括对整个人群进行试验，以确定个体的患病率或可能性，无论是否存在风险因素[6]。为了提高整体筛查效率和识别患者过程，建议进行**疾病筛查（case finding）❶**（一种目标性的筛查方法）。这是一种应用人口统计学、风险因素和/或疾病症状来决定是否进一步试验的目标性方法[6]。

1型糖尿病

由于缺乏1型糖尿病预防的证据以及不能广泛获得各种血清生物标志物，无法提出总体筛查建议[5]。但是，1型糖尿病的家族史（应特别注意家庭成员的性别和发病年龄）可以帮助预估发生1型糖尿病的风险[7]。

2型糖尿病

所有40岁或40岁以上的个体应每隔3年进行空腹血糖（FPG）或糖化血红蛋白（HbA1c）检测评估[8]。

同样的建议适用于评估那些处于发展成糖尿病的高风险人群。加拿大糖尿病风险评估问卷（CANRISK）已被验证可用于糖尿病的风险评估[9]。对于风险评估确认处于患糖尿病较高风险的个体以及至少具有以下任一风险因素的个体[5]，应考虑尽早和/或更为频繁进行空腹血糖试验（FPG）、HbA1c试验或者进行口服75g葡萄糖耐量（OGTT）的2小时血糖（2hPG）试验。

- **病史**
  - 糖尿病前期。
  - 妊娠糖尿病。
  - 分娩巨婴。
- 代谢综合征的表现（见下文）
- 高血糖相关的药物或疾病（如他汀类药物、糖皮质激素）。

---

❶ 译者注：疾病筛查是一种针对怀疑疾病风险的个人或群体的人群查找策略。涉及系统地主动寻找高风险的个体，而不是等待他们出现疾病活动期的症状或体征。

- 糖尿病相关的终末器官损害（微血管和大血管并发症）。
- 高危人群。
  - 原住民（原文此处指加拿大原住民——译者注）。
  - 西班牙裔。
  - 南亚裔。
  - 非洲裔。
  - 亚裔（北美英语中Asian尤指东亚裔、东南亚裔——译者注）。

诊断标准

作为糖尿病诊断标准[2, 5]的试验如下。

① 空腹血糖（FPG）（至少8小时内无任何热量摄入）。

② 采用75g无水葡萄糖糖耐量试验（OGTT）中2小时血糖值（2hPG）。

- 服用葡萄糖溶液（溶解75g无水葡萄糖于水中）2小时后测量血浆葡萄糖浓度。

③ HbA1c（过去3个月的平均血糖控制状况）。

根据上述试验的结果，可以按照表12.1[2, 5]中的概述对个人进行分类。

表12.1 诊断性检查结果分类[2, 5]

试验结果	FPG/（mmol/l）	2hPG/（mmol/l）	HbA1c/%
正常	≤6	<7.8	<6
糖尿病前期	6.1～7	7.8～11.1	6～6.4
糖尿病	≥7	≥11.1	≥6.5

糖尿病前期是指空腹血糖受损（IFG）（6.1～7mmol/L），糖耐量异常（IGT）（7.8～11.1mmol/L）和/或HbA1c为6%～6.4%[5]。处于糖尿病前期的个体，具有较高患糖尿病及其并发症的风险。因此，他们可以通过调整心血管风险因素而获益[5]。糖尿病前期通常发生于代谢综合征的背景下，其特征表现为血脂水平升高、血压升高和腹部肥胖等异常指征[5]。代谢综合征定义为至少有以下3种异常[10]。

① 腰围增加，数值取决于患者的居住地区。

- 加拿大、美国：女性≥88cm，男性≥102cm。
- 欧洲、中东、撒哈拉以南非洲和地中海地区：女性≥80cm，男性≥94cm。
- 亚洲、南美洲中美洲：女性≥80cm，男性≥90cm。

② 收缩压≥130mmHg和/或舒张压≥85mmHg。

③ 空腹血糖≥5.6mmol/L。

④ 血清甘油三酯≥1.7mmol/L。

⑤ 高密度脂蛋白（HDL）女性<1.3mmol/L，男性<1mmol/L。

进行哪种糖尿病诊断性检查取决于临床医师的判断[5]。如果其中两项检查的结果均可使用，并且表明存在糖尿病，则可以确认诊断结果[5]。同时，如果个人没有高血糖的症状，而只有一项检查结果表明存在糖尿病，则应改天再次进行检查以确诊[5]。如果随机血浆葡萄糖（一天中的任何时间，不考虑自上一顿饭以来的时间）试验结果≥11.1mmol/L，但该个体没有表现出高血糖症状，则需要进行另一项试验（FPG、2hPG或HbA1c）才能确诊[5]。图12.1说明了2型糖尿病的疾病筛查和诊断方法[5]。

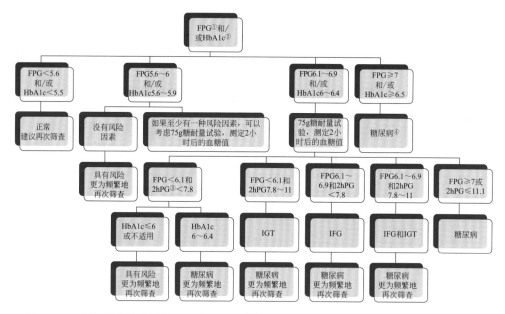

图12.1　2型糖尿病的病例筛查和诊断方法[5]

①FPG的单位为mmol/L。②HbA1c的单位为%。③2hPG的单位为mmol/L。④如果该人没有高血糖症状，但一项检查结果表明患有糖尿病，则应在第二天再次进行检查以确诊

管理

1型糖尿病

对于1型糖尿病患者，应在确诊后之日开始使用胰岛素[5]。表12.2根据胰岛素起效时间列出胰岛素的类型[5]。胰岛素可分为基础胰岛素（指控制空腹状态和进餐之间血糖升高的中效或长效胰岛素）和速效胰岛素（指控制进餐后或纠正饮食后血糖升高的速效或短效胰岛素）[5]。

胰岛素治疗方案应根据年龄、总体健康状况、生活方式、饮食、低血糖认识、自我管理能力、依从性、社交状况以及支付能力进行个性化制订[5]。应用**基础胰**

岛素（basal insulin）和**速效胰岛素**（bolus insulin）相结合的方法是治疗1型糖尿病最成功的胰岛素疗法。这种治疗方案将尽可能模拟未患糖尿病时人体胰腺的正常功能[5]。

速效胰岛素的给药剂量在进餐之间可能会有所不同，具体取决于碳水化合物的摄入量、**血糖指数**（glycemic index）（该指数是指富含碳水化合物食物对比标准食物提高血糖水平的程度）、个体活动、最后一次注射胰岛素起效的时间以及血糖水平[5]。饭前注射速效胰岛素类似物可降低饭后血糖水平，可改善总体血糖控制状况[11-14]。速效门冬胰岛素可以在餐前时给药，必要时可以在餐后20分钟内给药[15]。其余速效胰岛素类似物应在餐前0～15分钟给药，而短效胰岛素应在餐前30～45分钟给药[5]。

表12.2 按作用时间胰岛素的类别

作用特点	胰岛素
速效胰岛素类似物	赖脯胰岛素
	门冬胰岛素
	谷赖胰岛素
	超速效门冬胰岛素
短效胰岛素	Novolin® ge Toronto（诺和灵R）
	Humulin®-R（优泌林R）
	Entuzity®（U-500）［礼来Entuzity®（U-500）］
中效胰岛素	Humulin®-N（优泌林N）
	Novolin® ge NPH（诺和灵N）
长效人胰岛素	甘精胰岛素U-100
	甘精胰岛素U-300
	甘精胰岛素生物类似物
	地特胰岛素
	德谷胰岛素U-100
	德谷胰岛素U-200
预混人胰岛素	Humulin® 30/70（优泌林30/70）
	Novolin® ge 30/70，40/60，50/50（诺和灵30，40，50）
	双相门冬胰岛素
	预混胰岛素

与短效胰岛素相比，门冬胰岛素和赖脯胰岛素对改善餐后血糖、HbA1c[14, 16]和生活质量[17]并减少夜间低血糖风险更有效[14, 16]。据报道，餐前注射谷赖胰岛素很有效，其控制血糖效果相当于赖脯胰岛素[11, 18]。当与门冬胰岛素相比时，速效门冬胰岛素起效较早且作用更快，并且在1型糖尿病患者餐后表现出较好的血糖控制效果，但是降低HbA1c效果一般[15]。

与中效（NPH）胰岛素（每天注射一次或两次）相比，地特胰岛素和甘精胰岛素U-100与速效胰岛素联合使用时，可以更好地控制血糖，降低低血糖风险（包括夜间）[19-26]。据报道，甘精胰岛素生物类似物（氨基酸序列相同，但产生的过程与甘精氨酸不同）对从原来注射甘精胰岛素U-100的1型糖尿病成年患者具有相似的功效和安全性[27]。与甘精胰岛素U-100相比，甘精胰岛素U-300皮下组织注射给药，胰岛素作用平稳、逐渐并持续等量释放，作用时间更长（＞30小时），对HbA1c作用效果一样，低血糖风险低（研究报道夜间低血糖较少）以及较少体重增加[28-32]。与甘精胰岛素和地特胰岛素相比，德谷胰岛素具有更长的作用时间（42小时），相似的血糖控制效果，夜间低血糖风险更少以及基础胰岛素和总胰岛素给药用量更少[29-40]。德谷胰岛素U-100和德谷胰岛素U-200具有相似的血糖控制作用和半衰期（29）。

在选择胰岛素治疗方案的同时，应对护理和使用胰岛素，自我血糖监测（SMBG），认识、治疗和预防低血糖症，食物摄入与运动调整以及生病时糖尿病的控制等进行持续的全方位教育[5]。

2型糖尿病

2型糖尿病的治疗方案和血糖目标应个体化[5]。此类治疗方案的目的应该是避免并治疗高血糖症、降低微血管风险以及微血管并发症的风险[41]。

HbA1c目标

虽然对大多数糖尿病患者HbA1c的目标值应该建议≤7%[41-44]，但对于低血糖风险较低的2型糖尿病患者可以建议制订更严格的目标（HbA1c≤6.5%），以降低发生视网膜病变和慢性肾脏病（CKD）的风险[44, 45]。对于功能依赖型患者，建议降低其目标为7.1%～8%，以减少其发生低血糖的风险并防止过度治疗。对于预期寿命有限且有严重低血糖病史的患者，特别是合并低血糖症的意识不清和/或虚弱伴/不伴痴呆的患者，可以将HbA1c目标设定为7.1%～8.5%[5]。表12.3列出了不同人群的HbA1c目标。

重要的是，要记住，老年人的治疗目标取决于他们的**临床衰弱指数（clinical frailty index）**[5]。表12.4列出了HbA1c值。

表12.3　各类人群的HbA1c目标值

人群	HbA1c目标
大多数1型和2型糖尿病成年患者	≤7%
如果低血糖风险较低，需要降低CKD和视网膜病变风险的2型糖尿病成年患者	≤6.5%
功能依赖型糖尿病患者	7.1%～8%
复发严重低血糖史的患者	7.1%～8.5%
预期寿命有限的患者	7.1%～8.5%
衰弱老人或痴呆的患者	7.1%～8.5%
生命终结的患者	不建议测量

表12.4　依据临床衰弱指数，设定老年患者的HbA1c目标值

临床衰弱指数	HbA1c目标
功能自立（1～3）	≤7%
功能依赖（4～5）	7.1%～8%
体弱伴/不伴痴呆（6～8）	7.1%～8.5%
生命终止	不建议测量 避免出现高血糖和低血糖症状

药物选择

表12.5列出了用于治疗2型糖尿病的所有药物类别及其药物。在诊断2型糖尿病时，治疗方案的选择应取决于患者的HbA1c与他们个体目标之间的差异以及是否存在高血糖症状和/或代谢性代偿[5]。

● 如果当前HbA1c个性化目标值降低幅度小于1.5%。
　- 不管是否服用二甲双胍，均应开始进行健康生活方式的干预（运动、控制体重和健康饮食）。
　- 如果在3个月内未达到血糖目标，应开始使用二甲双胍（如果尚未启动）或应增加其剂量。
　- 如果在3个月内未达到血糖目标，则应加服第二种药物。
● 如果当前HbA1c个性化目标值降低幅度≥1.5%。
　- 应在服用二甲双胍的同时进行健康生活方式的干预。
　- 启动治疗方案时，可考虑使用第二种药物。
● 如果在3个月内未达到血糖目标，且患者出现高血糖症状和/或代谢性代偿（脱水、糖尿病酮症酸中毒、高血糖高渗性状态）则应加服用第二种药物。
　- 不管是否服用二甲双胍，均应开始进行健康生活方式的干预。
　- 如果在3个月内未达到血糖目标，则应加服第二种药物。

表 12.5 治疗 2 型糖尿病的药物分类[5, 46, 47]

药物类别	药物（成人每日总剂量）
双胍类	二甲双胍（500～2550mg）
DPP-4 抑制剂	阿格列汀（25mg） 利格列汀（5mg） 沙格列汀（5mg） 西格列汀（100mg）
GLP-1 受体激动剂	**速效** 艾塞那肽（10～20μg） 利司那肽（10～20μg） **长效** 度拉糖肽（0.75～1.5mg，每周1次） 艾塞那肽缓释制剂（每周2mg） 利拉鲁肽（0.6～1.8mg，每日1次） 司美格鲁肽（0.25～1mg，每周1次）
SGLT2 抑制剂	卡格列净（100～300mg） 达格列净（5～10mg） 恩格列净（10～25mg）
糖苷酶抑制剂	阿卡波糖（50～300mg）
磺脲类胰岛素促泌剂	格列齐特（80～20mg） 格列齐特缓释片（30～120mg） 格列美脲（1～8mg） 格列本脲（2.5～20mg）
格列奈类胰岛素促泌剂	瑞格列奈（1.5～16mg）
噻唑烷二酮胰岛素增敏剂	吡格列酮（15～45mg） 罗格列酮（4～8mg）
速效胰岛素类似物	赖脯胰岛素 门冬胰岛素 谷赖胰岛素 超速效门冬胰岛素
短效胰岛素	Novolin® geToronton Humulin®-R Entuzity®（U-500）
中效胰岛素	Humulin®-N Novolin® ge NPH

续表

药物类别	药物（成人每日总剂量）
长效人胰岛素	甘精胰岛素 U-100 甘精胰岛素 U-300 甘精生物类似胰岛素 地特胰岛素 德谷胰岛素 U-100 德谷胰岛素 U-200
预混人胰岛素	Humulin® 30/70（优泌林 30/70） Novolin® ge 30/70，40/60，50/50（诺和灵 30/70，40/60，50/50） 双相门冬胰岛素 预混人胰岛素类似物

注：DPP-4抑制剂—二肽基肽酶4抑制剂；GLP-1—胰高血糖素样肽-1；SGLT2—钠葡萄糖协同转运蛋白2。

如果没有禁忌证，二甲双胍应作为2型糖尿病患者的一线治疗药物[5]。临床心血管疾病（CVD）的存在决定了二线药物的选择[5]。如果患者存在临床CVD，则应选择具有心血管获益的药物，包括恩格列净、卡格列净和利拉鲁肽[48-50]。如果患者没有临床CVD，则选择二线药物时应考虑患者的病史、社会和工作因素、患者偏好和价值观以及药物的特性[5]。表12.6列出了二线药物以及可能影响治疗中药物选择的作用。表12.7汇总了降糖药的肾功能剂量调整。

二线药物的选择应基于以下考虑因素[5]。

- 患者是否出现临床CVD[5]。
- 避免出现低血糖。
- 避免体重增加（对于超重患者）。
- 足够的降糖功效。
- 患者的价值观和偏好。
- 肾功能级别（基于eGFR）。
- 合并症情况。
- 药物成本、市面供给和报销范围。
- 计划妊娠。

糖尿病患者的评估

重要的是，要记住，在治疗糖尿病患者时，不要只围绕血糖问题（仅专注于血糖管理）[51]。"ABCDES"方法[52]可以帮助解决CV风险的各种问题。这包括评估HbA1c、血压、胆固醇、降低CVD的药物、运动/饮食、并发症筛查、戒烟和自我管理[52]。表12.8列出了糖尿病诊疗的"ABCDES"。

表12.6 二线药物以及可能影响治疗中药物选择的作用

作用	DPP-4抑制剂	GLP-1受体激动剂	SGLT2抑制剂	α-糖苷酶抑制剂	磺脲类	格列奈胰岛素促泌剂	噻唑烷二酮（胰岛素增敏剂）	胰岛素
心血管结局	没有	心血管获益：利拉鲁肽、司美格鲁肽 无益：艾塞那肽缓释片、利司那肽	获益：卡格列净、恩格列净					无益：甘精胰岛素、德谷胰岛素（不劣于甘精胰岛素）
低血糖症	罕见	罕见	罕见	罕见	有	有	罕见	有
体重	没变	减重	减重	没变	增重	增重	增重	增重
血糖疗效①	中效	中效到高效	中效到高效	中效	中效	中效	中效	中效到非常高效
其他注意事项②	-罕见关节痛 -心力衰竭慎用沙格列汀	-皮下注射 -胃肠道不良事件 -有胆结石病例 -有甲状腺髓样癌个人/家族史或MEN1禁用	-恩格列净和卡格列净降低临床CVD患者肾病和心力衰竭住院治疗的进展 -生殖道和泌尿道感染相关变化 -低血压 -低密度脂蛋白胆固醇的剂量相关变化 -糖尿病酮症酸中毒的罕见病例（可能在没有高血糖的情况下发生）-肾功能不全者、使用髓样利尿药者和老年人慎用 -使用卡格列净会增加骨折和下肢截肢的风险（如果事先截肢，请避免）-达格列净不能用于膀胱癌	-常见的胃肠道不良事件 -需要每天服用3次 -发生低血糖时需要服用葡萄糖	-降血糖较快 -格列本脲与格列齐特和格列美脲更易出现低血糖	-降低餐后血糖 但通常需要每天3~4次 -瑞格列奈禁止与氯吡格雷或吉非罗齐合用	-需要6~12周才能达到最大效果 -高密度脂蛋白胆固醇轻度升高 -可能导致水肿和/或血性心力衰竭 -罕见的黄斑水肿 -骨折发生率较高 -吡格列酮不能用于膀胱癌 -关于罗格列酮的心肌梗死风险存在争议	-皮下注射 -无剂量上限 -灵活的治疗方案

① 加入二甲双胍。

② 见表12.7肾剂量调整。

表 12.7 降糖药的肾功能剂量调整

eGFR/（mL/ min）	用药		
	不必调整剂量	减少剂量	使用备选药物
≥60	没有必要调整剂量		
45～59 CKD 3A	阿卡波糖、二甲双胍、利格列汀、度拉糖肽、艾塞那肽（当eGFR<50mL/min时，应谨慎）、利拉鲁肽、利司那肽、格列齐特（注意）、格列美脲（注意）、瑞格列奈、TZD（注意）、胰岛素	阿格列汀（每天12.5mg）、[eGFR <50mL/min，沙格列汀（每天2.5mg）、西格列汀（每天50mg）]、卡格列净（每天100mg，不要启动）、恩格列净（不要启动）	格列本脲、达格列净
30～44 CKD 3B	阿卡波糖、利格列汀、度拉糖肽、艾塞那肽（注意）、利拉鲁肽、利司那肽、格列齐特（注意）、格列美脲（注意）、瑞格列奈、TZD（注意）、胰岛素	二甲双胍（每天500～100mg）、阿格列汀（每天12.5mg）、沙格列汀（每天2.5mg）、西格列汀（每天50mg）	格列本脲、卡格列净、达格列净、恩格列净
15～29 CKD 4	利格列汀、度拉糖肽、利拉鲁肽、瑞格列奈（注意）、TZD（注意）、胰岛素（注意）	阿格列汀（6.25mg/d）、沙格列汀（2.5mg/d）、西格列汀（25mg/d）	阿卡波糖、二甲双胍、艾塞那肽、利司那肽、格列齐特、格列美脲、格列本脲、卡格列净、达格列净、恩格列净
<15或透析 CKD 5	利格列汀（注意）、度拉糖肽（注意）、瑞格列奈（注意）、TZD（注意）、胰岛素（注意）	阿格列汀（每日6.25mg）、西格列汀（每天25mg）	阿卡波糖、二甲双胍、沙格列汀、艾塞那肽、利拉鲁肽、利司那肽、格列齐特、格列美脲、格列本脲、卡格列净、达格列净、恩帕格净

注：CKD—慢性肾脏病；eGFR—预估肾小球滤过率；TZD—噻唑烷二酮。

表 12.8 糖尿病诊疗的"ABCDES"[52]

缩写	名称	评估
A	HbA1c	评估 HbA1c 水平（见上述个人目标） 如果患者注射胰岛素或服用胰岛素促泌剂，评估低血糖和驾驶安全性
B	血压	评估血压（目标值<130/80mmHg） 评估患者接受治疗时跌倒的风险
C	胆固醇	评估低密度脂蛋白（目标值<2.0mmol/L）

续表

缩写	名称	评估
D	减少心血管疾病风险的药物	如果患者患有心血管病，使用ACEI/ARB、他汀类药物和ASA（如果HbA1c不达标，则使用具有心血管获益的降糖药） 如果患者有糖尿病并发症，使用ACEI/ARB和他汀类药物 如果患者年龄≥40岁且患有2型糖尿病，则使用他汀类药物 如果患者年龄≥55岁且有风险因素，使用ACEI/ARB
E	运动与饮食	评估饮食（目标：健康饮食） 评估运动（目标：每周进行150分钟中等强度的剧烈运动，每周进行2~3次阻力训练）
S	并发症筛查	如果患者年龄大于40岁或有糖尿病并发症，每3~5年使用心电图评估心脏 每年使用单根尼龙丝触觉检查评估足部，如果有任何异常，则更频繁 每年评估肾功能和状态（eGFR和ACR），如果有任何异常，则更频繁 每年或更频繁地使用视网膜检查来评估眼睛是否有任何异常
S	戒烟	经许可帮助，提供建议和治疗来帮助患者戒烟
S	自我管理	评估可能妨碍患者实现目标的各种因素，如药物成本/报销范围、心理健康、压力

注：ACEI—血管紧张素转换酶抑制剂；ACR—随机尿白蛋白/肌酐比值；ARB—血管紧张素2受体阻滞剂。

依从性

患者在每次与医务人员会面时，都应对其治疗方案的依从状况进行监测和评估[53]。这样的密切监视可以帮助解答患者可能对疾病、治疗方案和并发症的疑问/担忧[54]。患者报告说，他们很高兴接受这样的诊疗和关心[55]。

在急性疾病期间应停用某些药物[56]。缩写SADMANS已用于指代这些药物类别[56]。这些药物包括磺脲类胰岛素促泌剂、血管紧张素转换酶抑制剂、利尿药、直接肾素抑制剂、二甲双胍、血管紧张素受体阻滞剂、非甾体抗炎药和SGLT2抑制剂[56]。

控制与监控

糖化血红蛋白（HbA1c）

HbA1c是3个月平均血糖控制的测量指标[57]。因此，HbA1c常被作为监测治疗效果的衡量指标[5]。当治疗目标未达成或治疗方案发生改变时，应定期（至少每3个月）化验HbA1c值[5]。应在患者初始治疗3~6个月内或调整治疗方案时得到目标HbA1c值[5]。

血糖监测

自我血糖监测（SMBG）、快速血糖监测（FGM）和连续血糖监测（CGM）是提供有关血糖控制信息的措施[5]。给予患者血糖仪或血糖试纸时，关键在于要确保患者能够成功测试其血糖[54]。应根据糖尿病类型、治疗方案（包括可能影响血糖控制的糖尿病治疗方案或药物）、血糖控制状况、低血糖的倾向和认知以及急性疾病情况，个性化制订SMBG频率[5]。可以通过对用餐前后的血糖进行测试来获得进食后的血糖控制信息，而在就寝至早晨时间测试血糖可了解有关基础血糖控制的状况[58]。

肾功能和状态评估

监测肾脏功能和状态在糖尿病治疗中起着至关重要的作用，因为它可能会影响治疗方案和药物剂量[59]。确实，据报道，药师下医嘱测定患者的肾脏功能状况[eGFR和随机尿白蛋白/肌酐比值（ACR）]，可以帮助发现很多未被查出的慢性肾脏病[60]。

但不应仅根据肾功能检查的一次结果来做出治疗决定，因为肾功可能会受到某些药物（如非诺贝特）、疾病（肾脏损伤、截肢）或饮食（高蛋白饮食）的影响[61]。

低血糖症

低血糖症的定义为低血浆葡萄糖水平（<4mmol/L），出现神经血糖中毒症状（难以集中注意力、语言含混不清、意识混乱、头痛、头晕、虚弱、嗜睡和视力变化）或神经源性症状（出汗、饥饿、发抖、心悸、恶心、刺痛和焦虑），以及治疗反应的症状（需要服用碳水化合物）[5, 62]。根据严重程度，低血糖可分为如下几种[5]。

● 轻度。患者将能够自我药疗神经源性症状。
● 中度。患者将能够自我药疗神经源性和神经性低血糖症状。
● 严重。血浆葡萄糖通常<2.8mmol/L。患者通常可能会失去知觉，因此需要他人的帮助。

避免患者出现低血糖至关重要，尤其是那些更容易发生低血糖的患者[5]。建议在可能的情况下测试血糖，以确认低血糖并防止过度治疗[5]。应根据低血糖的严重程度决策治疗[5]。

● 轻度至中度。15g碳水化合物［15g葡萄糖片，150mL果汁或软性（非节食）饮料，15mL（1大汤匙）蜂蜜，5块方糖，6 Lifesavers™]。

   -应在15分钟内进行测试血浆葡萄糖，如果血浆葡萄糖仍<4mmol/L，则应再补充15g碳水化合物。

● 严重（有意识的患者）。20g碳水化合物，最好是葡萄糖片或等效形式的碳水化合物。

   -应在15分钟内进行测试血浆葡萄糖，如果血浆葡萄糖仍<4mmol/L，则应再补充15g碳水化合物。

● 严重（失去意识）。如果静脉输注，则应在1～3分钟内静脉给予10～25g葡萄糖。如果无法静脉注射，应皮下注射或肌内注射胰高血糖素（1mg）。应致电急救中心。医疗团队应与患者讨论此情况。

一旦低血糖症逆转，患者应进餐或吃零食。如果距离进食下一顿饭超过1小时，患者应吃包括蛋白质和15g葡萄糖的零食[5]。使用药物（如胰岛素、胰岛素促分泌剂）可能导致低血糖的个体应接受有关低血糖预防、识别和治疗的教育[5]。应当定期重新进行这样的教育[5]。还应该对患者进行驾驶指导教育，以确保不会对他人或自身构成危险[54]。

并发症

糖尿病控制不佳会导致血管系统损伤[63]。大血管的损伤可能导致大血管并发症，而小血管的损伤可能引起微血管并发症[63]。大血管并发症包括心血管疾病，如心脏病发作和卒中，而视网膜病变、肾病和神经病变被认为是微血管并发症[64]。评估并发症的频率见表12.8。

给予糖尿病患者的建议

足部护理

糖尿病患者应每天对足部进行以下护理[65]。

● 检查脚部是否有割伤、裂缝、瘀伤、水疱、疮、感染或任何异常痕迹。
● 在伤口和脚趾上涂抹乳液，并擦去多余的乳液。
● 更换袜子。

患者还应将脚指甲修剪整齐，并用中性肥皂和水清洁伤口或划痕，并用干敷料覆盖。如果出现疼痛、肿胀、发热或发红，应立即与医疗专业人员联系[65]。建议患者穿舒适合脚的鞋子，避免穿高跟鞋，在午后购买鞋子，避免高温出行[65]。

疫苗接种

糖尿病患者应每年接种流感疫苗[5]。如果年满18岁，则应该接种肺炎球菌疫苗；如果超过65岁，则应再次接种疫苗[5]。推荐60岁或以上的人群接种带状疱疹疫苗[5]。所有儿童和高危人群（未指定糖尿病患者）都应接种乙型肝炎疫苗[5]。

驾车外出

如果糖尿病患者打算开车旅行，他们应该注意如下事项[5]。

在开车前和长途开车时每4小时测量一次血糖。

　-保持可紧急供应的速效碳水化合物。

　-保持膳食和零食的供应，以延长行驶时间并定期休息。

　-如果有增加低血糖发生的因素（例如运动），则应更频繁地进行血糖测量。

如果发生低血糖，请将汽车停靠在安全的地方。

　-关闭汽车发动机。

　-治疗低血糖。

　-至少等待40分钟再开车。

要点集萃

● 药师是基层医疗的一线工作者，会经常遇见糖尿病患者。他们对糖尿病患者的干预得到了文献中高水平临床循证的充分支持。这些临床证据以及药师对糖尿病患者治疗的关注使他们参与糖尿病治疗具有一定的优势。

● 在做出任何决定之前，药师应听取患者的意见，以评估患者对糖尿病状况的认知和观点。

● 初始评估应包括对患者进行ABCDE检查以及制订SMART目标和治疗计划，以帮助解决已发现的问题。

● 应鼓励药师：

　-随访评估患者的依从性、血糖控制状况、低血糖以及其他不良事件或并发症的发生。

● 随访时应始终与医疗团队其他成员进行沟通，以确保患者治疗的连续性。

　-提供书面的疾病管理说明，以便患者知道在急性病情况下应该停用哪种药物。

　-适当时，传授低血糖症知识，并定期强化。

● 教学内容应包括：

　-低血糖症的预防及其症状的识别和治疗。

　-驾驶前指导，以确保出现低血糖时不会对他人或自身构成风险。

参考文献

1. WHO. Diabetes. 2017. Available from: http://www.who.int/mediacentre/factsheets/fs312/en/. Accessed 31 Mar 2018.
2. American Diabetes Association. Diagnosis and classification of diabetes mellitus. Diabtes Care. 2014;37(S1):S81–90.
3. WHO. Global report on diabetes. 2016. Available from: http://apps.who.int/iris/bitstream/han-dle/10665/204871/9789241565257_en g.pdf?sequence=1. Accessed 31 Mar 2018.
4. Whiting DR, Guariguata L, Weil C, Shaw J. IDF diabetes atlas: global estimates of the prevalence of diabetes for 2011 and 2030. Diabetes Res Clin Pract. 2011;94(3):311–21.
5. Diabetes Canada. Full guidelines. 2018. Available from: http://guidelines.diabetes.ca/cpg. Accessed 11 April 2018.
6. Kassamali A, Houle SKD, Rosenthal M, Tsuyuki RT. Case finding: the missing link in chronic disease management. Can Pharm J. 2011;144:170–171. e1.

7. Harjutsalo V, Reunanen A, Tuomilehto J. Differential transmission of type 1 diabetes from diabetic fathers and mothers to their offspring. Diabetes. 2006;55:1517–24.

8. Leiter LA, Barr A, Bélanger A, Lubin S, Ross SA, Tildesley HD, Diabetes Screening in Canada (DIASCAN) Study, et al. Diabetes Screening in Canada (DIASCAN) Study: prevalence of undiagnosed diabetes and glucose intolerance in family physician offices. Diabetes Care. 2001;24:1038–43.

9. Diabetes Canada. Take the test. 2018. Available from: http://www.diabetes.ca/about-diabetes/take-the-test. Accessed 31 Mar 2018.

10. Alberti KGMM, Eckel R, Grundy S, et al. Harmonizing the metabolic syndrome. Circulation. 2009;120(16):1640–5.

11. Garg SK, Rosenstock J, Ways K. Optimized Basalbolus insulin regimens in type 1 diabetes: insulin glulisine versus regular human insulin in combination with Basal insulin glargine. Endocr Pract. 2005;11:11–7.

12. Schernthaner G, Wein W, Shnawa N, Bates PC, Birkett MA. Preprandial vs. postprandial insulin lispro-a comparative crossover trial in patients with Type 1 diabetes. Diabet Med. 2004;21:279–84.

13. Jovanovic L, Giammattei J, Acquistapace M, Bornstein K, Sommermann E, Pettitt DJ. Efficacy comparison between preprandial and postprandial insulin aspart administration with dose adjustment for unpredictable meal size. Clin Ther. 2004;26:1492–7.

14. Fullerton B, Siebenhofer A, Jeitler K, Horvath K, Semlitsch T, Berghold A, et al. Short-acting insulin analogues versus regular human insulin for adults with type 1 diabetes mellitus. Cochrane Database Syst Rev. 2016;(6):CD012161.

15. Russell-Jones D, Bode BW, De Block C, Franek E, Heller SR, Mathieu C, et al. Fast-acting insulin aspart improves glycemic control in basal-bolus treatment for type 1 diabetes: results of a 26-week multicenter, active-controlled, treat-to-target, randomized, parallel-group trial (onset 1). Diabetes Care. 2017;40:943–50.

16. Wojciechowski P, Niemczyk-Szechowska P, Olewinska E, Jaros P, Mierzejewska B, Skarżyńska-Duk J, et al. Clinical efficacy and safety of insulin aspart compared with regular human insulin in patients with type 1 and type 2 diabetes: a systematic review and metaanalysis. Pol Arch Med Wewn. 2015;125:141–51.

17. Bott U, Ebrahim S, Hirschberger S, Skovlund SE. Effect of the rapid-acting insulin analogue insulin aspart on quality of life and treatment satisfaction in patients with type 1 diabetes. Diabet Med. 2003;20:626–34.

18. Dreyer M, Prager R, Robinson A, Busch K, Ellis G, Souhami E, et al. Efficacy and safety of insulin glulisine in patients with type 1 diabetes. Horm Metab Res. 2005;37:702–7.

19. Ratner RE, Hirsch IB, Neifing JL, Garg SK, Mecca TE, Wilson CA. Less hypoglycemia with insulin glargine in intensive insulin therapy for type 1 diabetes. U.S. Study Group of Insulin Glargine in Type 1 Diabetes. Diabetes Care. 2000;23:639–43.

20. Marra LP, Araujo VE, Silva TB, Diniz LM, Guerra Junior AA, Acurcio FA, et al. Clinical effectiveness and safety of analog glargine in type 1 diabetes: a systematic review and meta-analysis. Diabetes Ther. 2016;7:241–58.

21. Keating GM. Insulin detemir: a review of its use in the management of diabetes mellitus. Drugs. 2012;72:2255–87.

22. Agesen RM, Kristensen PL, Beck-Nielsen H, Nørgaard K, Perrild H, Christiansen JS, et al. Effect of insulin analogues on frequency of non-severe hypoglycaemia in patients with type 1 diabetes prone to severe hypoglycaemia: the HypoAna trial. Diabetes Metab. 2016;42:249–55.

23. DeWitt DE, Hirsch IB. Outpatient insulin therapy in type 1 and type 2 diabetes mellitus: scientific review. JAMA. 2003;289:2254–64.

24. Warren E, Weatherley-Jones E, Chilcott J, Beverley C. Systematic review and economic evaluation of a long-acting insulin analogue, insulin glargine. Health Technol Assess. 2004;8(iii):1–57.

25. Szypowska A, Golicki D, Groele L, Pańkowska E. Long-acting insulin analogue detemir compared with NPH insulin in type 1 diabetes: a systematic review and meta analysis. Pol Arch Med Wewn. 2011;121:237–46.

26. Home P, Bartley P, Russell-Jones D, Hanaire-Broutin H, Heeg JE, Abrams P, et al. Insulin detemir offers improved glycemic control compared with NPH insulin in people with type 1 diabetes: a randomized clinical trial. Diabetes Care. 2004;27:1081–7.

27. Hadjiyianni I, Dahl D, Lacaya LB, Pollom RK, Chang CL, Ilag LL. Efficacy and safety of LY2963016 insulin glargine in patients with type 1 and type 2 diabetes previously treated with insulin glargine. Diabetes Obes Metab. 2016;18:425–9.

28. Rosselli JL, Archer SN, Lindley NK, et al. U300 insulin glargine: a novel basal insulin for type 1 and type 2 diabetes. J Pharm Technol. 2015;31:234–42.

29. Lamos EM, Younk LM, Davis SN. Concentrated insulins: the new basal insulins. Ther Clin Risk Manag. 2016;12:389–400.

30. Dailey G, Lavernia F. A review of the safety and efficacy data for insulin glargine 300units/ml, a new formulation of insulin glargine. Diabetes Obes Metab. 2015;17:1107–14.

31. Matsuhisa M, Koyama M, Cheng X, Sumi M, Riddle MC, Bolli GB, et al. Sustained glycaemic control and less nocturnal hypoglycaemia with insulin glargine 300 U/mL compared with glargine 100 U/mL in Japanese adults with type 1 diabetes (EDITION JP 1 randomised 12-month trial including 6-month extension). Diabetes Res Clin Pract. 2016;122:133–40.

32. Wang F, Zassman S, Goldberg PA. rDNA insulin glargine U300 – a critical appraisal. Diabetes Metab Syndr Obes. 2016;9:425–41.

33. Heise T, Hermanski L, Nosek L, Feldman A, Rasmussen S, Haahr H. Insulin degludec: four times lower pharmacodynamic variability than insulin glargine under steady-state conditions in type 1 diabetes. Diabetes Obes Metab. 2012;14:859–64.

34. Kerlan V, Gouet D, Marre M, Renard É. Use of insulin

degludec, a new basal insulin with an ultra-long duration of action, in basal-bolus therapy in type 1 and type 2 diabetes. Annal Endocrinol. 2013;74:487–90.

35. Russell-Jones D, Gall MA, Niemeyer M, Diamant M, Del Prato S. Insulin degludec results in lower rates of nocturnal hypoglycaemia and fasting plasma glucose vs. insulin glargine: a meta-analysis of seven clinical trials. Nutr Metab Cardiovasc Dis. 2015;25:898–905.

36. Heller S, Buse J, Fisher M, Garg S, Marre M, Merker L, et al. Insulin degludec, an ultra-longacting basal insulin, versus insulin glargine in basal-bolus treatment with mealtime insulin aspart in type 1 diabetes (BEGIN Basal-Bolus Type 1): a phase 3, randomised, open-label, treat-to-target non-inferiority trial. Lancet. 2012;379:1489–97.

37. Bode BW, Buse JB, Fisher M, Garg SK, Marre M, Merker L, et al. Insulin degludec improves glycaemic control with lower nocturnal hypoglycaemia risk than insulin glargine in basalbolus treatment with mealtime insulin aspart in Type 1 diabetes (BEGIN(®) Basal-Bolus Type 1): 2-year results of a randomized clinical trial. Diabet Med. 2013;30:1293–7.

38. Dzygalo K, Golicki D, Kowalska A, Szypowska A. The beneficial effect of insulin degludec on nocturnal hypoglycaemia and insulin dose in type 1 diabetic patients: a systematic review and meta-analysis of randomised trials. Acta Diabetol. 2014;52:231–8.

39. Davies M, Sasaki T, Gross JL, Bantwal G, Ono Y, Nishida T, et al. Comparison of insulin degludec with insulin detemir in type 1 diabetes: a 1-year treat-to-target trial. Diabetes Obes Metab. 2016;18:96–9.

40. Hirsch IB, Franek E, Mersebach H, Bardtrum L, Hermansen K. Safety and efficacy of insulin degludec/insulin aspart with bolus mealtime insulin aspart compared with standard basalbolus treatment in people with Type 1 diabetes: 1-year results from a randomized clinical trial (BOOST® T1). Diabet Med. 2016;34:167–73.

41. Gaede P, Lund-Andersen H, Parving HH, Pedersen O. Effect of a multifactorial intervention on mortality in type 2 diabetes. N Engl J Med. 2008;358:580–91.

42. The Diabetes Control and Complications Trial Research Group. The relationship of glycemic exposure (HbA1c) to the risk of development and progression of retinopathy in the diabetes control and complications trial. Diabetes. 1995;44:968–83.

43. Action to Control Cardiovascular Risk in Diabetes Follow-On (ACCORDION) Eye Study Group and the Action to Control Cardiovascular Risk in Diabetes Follow-On (ACCORDION) Study Group. Persistent effects of intensive glycemic control on retinopathy in type 2 diabetes in the Action to Control Cardiovascular Risk in Diabetes (ACCORD) follow-on study. Diabetes Care. 2016;39:1089–100.

44. ADVANCE Collaborative Group, Patel A, MacMahon S, et al. Intensive blood glucose control and vascular outcomes in patients with type 2 diabetes. N Engl J Med. 2008;358:2560–72.

45. The ACCORD Study Group and ACCORD Eye Study Group. Effects of medical therapies on retinopathy progression in type 2 diabetes. New Engl J Med. 2010;363:233–44.

46. Diabetes Canada. Examples of insulin initiation and titration regimens in people with type 2 diabetes. 2018. Available from: http://guidelines.diabetes.ca/docs/cpg/Appendix-9.pdf. Accessed 12 April 2018.

47. The government of British Columbia. BC Guidelines. 2015. Available from: https://www2.gov.bc.ca/assets/gov/health/practitioner-pro/bc-guidelines/dc_appe.pdf. Accessed 12 April 2018.

48. Zinman B, Wanner C, Lachin JM, Fitchett D, Bluhmki E, Hantel S, et al. Empagliflozin, cardiovascular outcomes, and mortality in type 2 diabetes. N Engl J Med. 2015;373:2117–28.

49. Neal B, Perkovic V, Mahaffey KW, de Zeeuw D, Fulcher G, Erondu N, et al. Canagliflozin and cardiovascular and renal events in type 2 diabetes. N Engl J Med. 2017;377:644–57.

50. Marso SP, Daniels GH, Brown-Frandsen K, Kristensen P, Mann JF, Nauck MA, et al. Liraglutide and cardiovascular outcomes in type 2 diabetes. N Engl J Med. 2016;375:311–22.

51. Khardori R, Nguyen DD. Glucose control and cardiovascular outcomes: reorienting approach. Front Endocrinol. 2012;3:110. https://doi.org/10.3389/fendo.2012.00110.

52. Diabetes Canada. For all patients with diabetes: ABCDEs. 2018. Available from: http://guidelines.diabetes.ca/reduce-complications/abcdes. Accessed 23 May 2018.

53. Al Hamarneh YN, Houle SKD, Padwal R, Tsuyuki RT. Hypertension Canada's 2016 Canadian hypertension education program guidelines for pharmacists: an update. Can Pharm J. 2016;149(6):337–44.

54. Al Hamarneh YN, Siemens RL, Townsend KJ. Top 10 things pharmacists should consider when they interact with patients with type 2 diabetes. Can J Diabetes. 2017;41(6):567–70.

55. Donald M, King-Sheir K, Tsuyuki RT, Al Hamarneh YN, Jones CA, Manns B, et al. Patient, family physician and community pharmacist perspectives on expanded pharmacy scope of practice: a qualitative study. CMAJ Open. 2017;5(1):E205–12.

56. Diabetes Canada. Sick-day medication list. 2018. Available from: http://guidelines.diabetes.ca/docs/cpg/Appendix-8.pdf. Accessed 24 April 2018.

57. McCarter RJ, Hempe JM, Chalew SA. Mean blood glucose and biological variation have greater influence on HbA1c levels than glucose instability: an analysis of data from the diabetes control and complications trial. Diabetes Care. 2006;29:352–5.

58. Kirk JK, Stegner J. Self-monitoring of blood glucose: practical aspects. J Diabetes Sci Technol. 2010;4(2):435–9.

59. Diabetes Canada. Therapeutic considerations for renal impairment. 2018. Available from: http://guidelines.diabetes.ca/docs/cpg/Appendix-7.pdf. Accessed 16 April 2018.

60. Al Hamarneh YN, Tsuyuki RT, Jones CA, Manns B, Tonelli M, Scott-Douglass N, et al. Effectiveness of pharmacist interventions on cardiovascular risk in patients With CKD: a subgroup analysis of the randomized controlled RxEACH trial. Am J Kidney Dis. 2018;7:42–51.

61. Kidney Disease: Improving Global Outcomes

(KDIGO) CKD Work Group. KDIGO 2012 clinical practice guideline for the evaluation and management of chronic kidney disease. Kidney Int Suppl. 2013;3(1):1–150.

62. Hepburn DA. Symptoms of hypoglycaemia. In: Frier BM, Fisher BM, editors. Hypoglycaemia and diabetes: clinical and physiological aspects. London: Edward Arnold; 1993. p. 93–103.

63. Fowler MJ. Microvascular and macrovascular complications of diabetes. Clinical Diabetes. 2011;29(3):116–22.

64. WHO. About diabetes. 2018. Available from: http://www.who.int/diabetes/action_online/basics/en/index3.html. Accessed 24 April 2018.

65. Diabetes Canada. Diabetes and foot care: a checklist. 2018. Available from: http://guidelines.diabetes.ca/docs/cpg/Appendix-13.pdf. Accessed 23 May 2018.

第13章

高血压

Ann Thompson, Peter Hamilton

本章目标

1. 提供一种评估高血压患者的方法，包括初始评估和随访时需要收集患者的关键病史信息。
2. 概述测量血压（BP）的各种方法及其在诊断和监测高血压患者中的作用。
3. 制订治疗计划后，定义诊断时的高血压值和目标血压的阈值。
4. 概述对高血压患者进行适宜的随访和监测临床参数。

背景介绍

　　高血压是最常见的疾病之一，数据显示加拿大约有25％的成年人受到影响。高血压的负面影响是增加心血管疾病的发生率，特别是卒中、心力衰竭、心房颤动、慢性肾脏病和死亡。药师与患者建立合作伙伴关系，可以通过多种策略对患者进行评估，教育并帮助患者更好地管理高血压疾病。本章将概述患者评估的注意事项，以使药师能够为高血压患者提供药学监护。

流行病学和病因学

　　高血压是指收缩压、舒张压升高或者两者均高于正常水平值的临床指征。高血压定义为人体血压（BP）≥140/90mmHg需要进行药物治疗的疾病，在加拿大的患病率很高，成年人中有22.6％患病[1]。高血压是老年人最常见的疾病，年龄65岁以上的人患病率为50％，并且患病率随着年龄的增长而上升。糖尿病患者的高血压患病率也很高，有67.1％的患者合并高血压（定义为高血压或BP≥130/80mmHg需要药物治疗的病症）。在加拿大，尽管高血压管理方面取得进步，但仍仅有近三分之二的患者血压可以控制在目标值范围内。值得注意的是，在过去的20年中，自我报告高血压的患病率大约增加了2倍。尽管如此，由于改善管理和血压控制率较好，加拿大标准化年龄高血压患者的死亡率正在下降（从每1000人9.4例死亡降至7.9例死亡）[2]。

尽管高血压似乎与交感神经活性增强及血管紧张素Ⅱ和醛固酮活性增加有关，但大多数高血压病例是原发性的，且原因不明。继发性高血压可能只占总病例的10%～15%。继发高血压的疾病举例如下。

- 原发性醛固酮增多症。
- 肾动脉狭窄。
- 慢性阻塞性睡眠呼吸暂停。

风险因素

年龄增长是患高血压的最大风险因素，也是不可改变的风险。一旦超过65岁，性别差异似乎没有造成高血压患病率的差异。许多可变因素均可引起高血压疾病，例如过量食盐摄入，体重增加和肥胖，久坐的生活方式，阻塞性睡眠呼吸暂停（OSA）、服用NSAID、皮质类固醇、兴奋剂、某些单胺氧化酶抑制剂及5-羟色胺和去甲肾上腺素再摄取抑制剂、抗抑郁药、环孢素、口服避孕药以及性激素等药物，还有过量饮酒、服用甘草及可卡因等兴奋剂。

临床表现

通常，30%～40%的高血压无症状，可通过常规测量血压来确诊。虽然通常认为高血压是引起头痛的原因之一，但尚未建立相关性。一项研究对高血压患者进行诊室血压和24小时动态血压测量，评估了其头痛的患病率（prevalence），其研究表明高血压和血压正常受试者在头痛、偏头痛或使用止痛药的方面没有差异。考虑到同时出现头痛和高血压的患病率，很难确定因果关系[3]。在另一项队列研究（cohort study）中，对接受和不接受降压治疗出现的症状进行了评估，其结果是未接受治疗的患者最常报告的症状包括头晕（53%）、头痛（51%）、疲倦（51%）、心悸（35%）和神经质/躁动不安（31%）。这些症状的强度通常为轻中度（如头痛所致的疼痛等级为4/10）。如果出现头痛并与高血压有关，症状可能会因血压降低而缓解[4]。

测量血压

血压的测量可以在两个环境进行：诊室内（in-office）和诊室外（out-of-office）。在诊室或有临床医师的环境中，首选的血压测量方法是使用自动血压计，该机器需要多次读数，通常总共需要3～5个读数。这种方法称为诊室自动血压测量

（AOBP）。临床医师在场进行的手动或自动测量不是首选的诊室内测量方法（出于准确性考虑）。如果执行手动测量的方法，可参见加拿大高血压在线（Hypertension Canada）概述的正确技术[5]。

现在，出于以下3个原因，首选诊室外测量。首先，可以消除**白大褂效应高血压**（whitecoat hypertension）（这种现象与临床医师在场导致血压升高有关，而家庭或诊室外血压读数较低）。其次，可以在更大的时间范围内生成更多的读数，以证明血压相关的模式和时间变化趋势。最后，可以减少由临床医师技术不当造成的测量误差。有两种获取诊室外读数的方法：**动态血压监测**（ambulatory blood pressure measurement，ABPM）（通常在24小时内完成）和**家庭血压监测**（home blood pressure measurement，HBPM）。动态血压监测（如果可用）是诊断高血压的金标准；但是，并不总是很容易获得和/或可能要花钱（取决于当地的医保报销范围）。该测试通常在白天中每20分钟和夜间睡眠时每30分钟测量一次血压。加拿大高血压在线在其网站上介绍了推荐的技术。

如果家庭自测血压得当，则可以准确预测血压控制水平（与ABPM相比），对于指导患者和临床医师之间的决策是非常有用的。

满足以下条件时，血压读数最准确，并且有可能减少由测量误差带来的过度治疗。

● 使用验证合格的电子血压计。加拿大高血压在线网站上提供了验证合格的血压计列表。家用血压计的精度可以通过对比已知精度的血压计来确定。精度不高的电子血压计无法重新校准。

● 按照生产商指南选择适当的袖带尺寸。袖带太小会高估血压，而袖带太大会低估血压。

● 测量前需要放松身体（即无剧烈疼痛、膀胱排空、温度舒适）。

● 测量之前，请靠背静坐5分钟。如果患者没有靠背座椅支撑，就像大多数药房血压测量台的情况一样。研究表明，这种情况并不会造成血压的准确性出现较大差异（显示舒张压在不支撑背部时仅会增加约2mmHg，收缩压没有统计学差异）[6]。在测量血压之前，手臂支撑置于心脏水平。测量血压时不说话。

家用血压计的准确性可以通过对比已知校准血压计的读数来检查。对于不准确的血压计，且没有"校对"办法，则需要购买新的血压计（具有合适的袖带尺寸）。药师可通过确保患者接受适当的培训并了解合适的技术来帮助患者在家自测血压。药师还可以提供有关如何解读血压的资料[7]。

治疗目标：血压阈值和目标值

根据心血管风险基线，确定进行药物治疗的血压阈值。表13.1概述了开始进行药物治疗的血压阈值以及可能时要达到的血压目标[7]。即使未实现目标，只要血压在基线基础上降低10％～15％，心血管事件的风险也会明显降低。

表13.1　起始药物治疗的血压阈值和建议诊室血压的治疗目标

人群	血压阈值	血压治疗目标
高风险（定义为存在CVD或亚临床CVD、CKD，估计CV风险≥15%，或年龄≥75岁）	收缩压≥130mmHg	收缩压≤120mmHg（基于AOBP）
糖尿病	≥130/80mmHg	≤130/80mmHg
中等风险（根据心血管风险评估）	≥140/90mmHg	≤140/90mmHg ≤135/85mmHg，如果采用AOBP方式①
低风险（根据心血管风险评估定义为无靶器官损伤和低风险）	≥160/100mmHg	≤140/90mmHg ≤135/85mmHg，如果采用AOBP方式①

① BP目标（使用AOBP方法的测量值）。

注：CVD—心血管疾病；CKD—慢性肾脏病；AOBP—诊室自动血压测量。

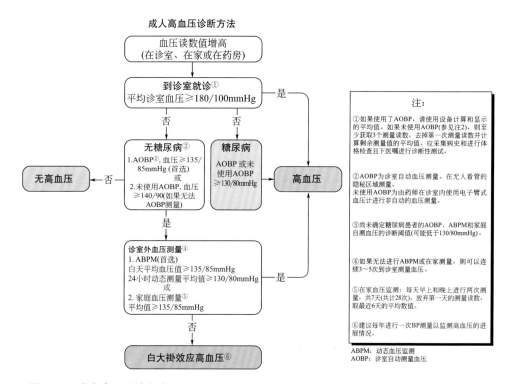

图13.1　成人高血压诊断方法

（引自Nerenberg，et al [7]．经Elsevier授权许可，版权所有2018）

诊断 -

对于患者出现高血压急症或急诊症状，或者如果血压超过180/110mmHg，则可以确诊高血压，需要立即治疗并进行持续监测。对于所有其他情况，最好使用诊室外血压测量来诊断高血压。图13.1描绘了加拿大高血压指南[7]中概述的最新诊断方法。

血压管理 -

行为改变（behaviour modification）是治疗和预防高血压的基石。建议包括如下。

① 减少摄钠量，每天摄入不超过2g钠。即使无法实现这一目标，也已明确降低饮食中的钠会降低血压。限钠还可以增强利尿药的降压作用并减少钾的流失。

② 每周至少4天，进行至少30分钟中等强度运动。

③ 必要时，减肥以达到健康的体重。减少腹部肥胖是一个目标。

④ 每天的酒精摄入量不得超过1～2杯。男性每周最多14杯，女性最多9杯。

当预期治疗利大于弊时，便制订药物治疗方案。有多种降压药可供选择（表13.2），加拿大高血压在线介绍了单纯性高血压或合并症的高血压的治疗策略（表13.3）[7]。

表13.2 通常用于治疗原发性高血压的药物类别

药物类别	药物名称
噻嗪类利尿药（持续时间较长的药物①）	吲达帕胺①，每日1.25～2.5mg 氯噻酮，每日12.5～25mg 氢氯噻嗪，每日12.5～25mg
血管紧张素转换酶抑制剂（ACEI）	培哚普利，每日2～8mg 赖诺普利，每日5～40mg 雷米普利，每日2.5～10mg 依那普利，每日2.5～20mg
血管紧张素受体阻制剂	替米沙坦，每日40～80mg 坎地沙坦，每日8～32mg 厄贝沙坦，每日150～300mg 缬沙坦，每日80～320mg
二氢吡啶类钙通道阻滞剂（DHP-CCB）	氨氯地平，每日2.5～10mg 硝苯地平缓制剂，每日20～120mg
非二氢吡啶类钙通道阻滞剂（NDHP-CCB）	地尔硫草缓释制剂，每日180～360mg 维拉帕米缓释制剂，每日120～360mg

① BP目标（使用AOBP方法的测量值）。

首诊高血压患者的初始评估 ································

考虑到高血压的患病率较高，药师可以对患者进行筛查和高血压的知识教育。如果患者未诊断出高血压，但检测发现血压较高，则药师应与基层临床医师合作制订适当的监护计划。药师的初始评估应包括以下内容。

患者病史

① 现病史。注意高血压的病程，以及患者是否曾出现过高血压急症或急诊症状，这表明可能存在高血压并发症的较大风险。妊娠期间的高血压会增加患持续性高血压的风险。另外，存在的高血压病时间越长（未经治疗），靶器官损害的可能性就越大。

② 既往史。患有心血管疾病和/或靶器官损害（例如微量白蛋白尿或左心室肥大）的病史是高血压未来发生更高CVD风险及并发症的预后指标，除行为改变外还必须实施药物治疗。如果通过行为改变和使用多于3种药物不易控制血压，请考虑引起继发原因的可能性。最常见的继发原因包括肥胖、肾衰竭、原发性醛固酮增多症、睡眠呼吸暂停、肾动脉狭窄和过度饮酒。

③ 发病年龄。发病年龄越小，累积风险越大。父母一方有早发高血压家族史的患者（定义为发病年龄<55岁），发生高血压的风险增加了2～3倍，如果父母双方都患有早发高血压，则发展成高血压的风险可能高达20倍。

④ 如果尚不存在CVD或目标器官损害，则进行心血管（CV）风险评估，以确定总体CV风险并确定药物治疗的BP阈值和血压目标。心血管风险评估（CVRS）可以进行各种风险分值计算预估。在线CV风险/收益计算路径见http：//chd.bestsciencemedici ne.com/calc2.html，其中包括计算CVD绝对风险的4种不同路径。这些计算路径的好处是为临床医师和患者提供不同治疗方案的收益和风险预估。

⑤ 生活史。饮酒与吸烟、饮食（重点是钠盐摄入）、药物报销范围和压力水平。

⑥ 用药史。确定当前的处方药和非处方药使用情况。注意是否有已知的药物会升高血压，并评估是否可以选择停用或降低剂量。表13.4列出了已知升高血压的药物。

⑦ 药物过敏史或不耐受史。确定是否已经尝试过抗高血压药且不耐受，并记录过敏/不耐受的性质。应考虑不耐受反应可能与使用剂量过高有关，且如果患者感到有益于降低血压，是否愿意尝试降低剂量继续使用该药。

表 13.3 成人药物个体化治疗的注意事项①

疾病/症状	初始治疗	二线药物治疗	注意事项
没有其他强适应证的高血压			
舒张压高伴或不伴收缩压高	单一疗法或单片复方制剂。推荐的单一疗法选择包括噻嗪类/类噻嗪类利尿药（首选长效利尿药）、β受体阻滞剂、ACEI、ARB或长效CCB。推荐的单片复方制剂选择包括ACEI与CCB、ARB与CCB组合或ACEI/ARB与利尿药的组合（在选定的患者中考虑ASA和他汀类药物）	增加一线药物的使用	不建议60岁或60岁以上的患者单独使用α受体阻滞剂、β受体阻滞剂治疗。使用处方利尿药应避免造成低钾血症。ACEI、ARB和直接肾素抑制剂是潜在的致畸剂，如果给有生育能力的妇女开处方，则需要谨慎。不建议将ACEI与ARB组合使用
单纯收缩压高且无其他强适应证	噻嗪类/类噻嗪类利尿药、ARB或长效二氢吡啶类CCB	联合使用一线药物	与舒张压高伴或不伴收缩压高相同
糖尿病			
有微量白蛋白尿②、肾病、心血管疾病或其他心血管风险因素的糖尿病	ACEI或ARB	与噻嗪类/类噻嗪类利尿药相比，优先增加使用二氢吡啶类CCB	慢性高血压肾脏病合并细胞外液容量超负荷的患者可考虑使用利尿药
未包括上述类别的糖尿病	ACEI、ARB、二氢吡啶类CCB或噻嗪类/类噻嗪类利尿药	联合使用一线药物。如果考虑与ACE抑制剂合用，则二氢吡啶类CCB优于噻嗪类/类噻嗪类利尿药	正常尿微量白蛋白与肌酐之比<2.0mg/mmol
心血管疾病			
冠心病	ACEI或ARB；β受体阻滞剂或CCB治疗稳定型心绞痛	当高危患者使用联合疗法时，首选ACEI/二氢吡啶类CCB	避免短效硝苯地平。不建议将ACEI与ARB组合使用。如果DBP≤60mmHg，将SBP降低至目标值时应特别小心，尤其是对于左心室肥大患者
近期心肌梗死	β受体阻滞剂和ACEI（如果ACEI不耐受，则为ARB）	如果禁用β受体阻滞剂或无效，使用长效CCB	非二氢吡啶类CCB不可用于伴发心力衰竭

疾病/症状	初始治疗	二线药物治疗	注意事项
心力衰竭	使用ACEI和β受体阻滞剂（如果ACEI不耐受，则为ARB）。醛固酮拮抗剂（盐皮质激素受体拮抗剂）还可用于近期心血管疾病住院、急性心肌梗死、BNP或NT-proBNP水平升高或NYHA心功能Ⅱ～Ⅳ级的患者	合用ACEI和ARB。如果禁忌或不耐受ACEI和ARB，则使用肼屈拉嗪/硝酸异山梨酯复方制剂。推荐使用噻嗪类/类噻嗪类利尿药或袢利尿药作为辅助治疗。也可以使用二氢吡啶类CCB。对于有症状的高血压和HFrEF患者，建议使用血管紧张素受体阻滞剂/脑啡肽酶抑制剂复方制剂（代替ACEI或ARB），同时接受基于标准指南的治疗	ACEI和ARB的滴定剂量要与临床试验中使用的剂量相同。如果联合使用ACEI、ARB和/或醛固酮拮抗剂，请仔细监测血钾和肾功能
左心室肥大	ACEI、ARB、长效CCB或噻嗪类/类噻嗪类利尿药	联合使用增加的药物	不应使用肼屈拉嗪和米诺地尔
曾经卒中或TIA	ACEI和噻嗪类/类噻嗪类利尿药复方制剂	联合使用增加的药物	除非极端血压升高，否则急性卒中不应常规进行高血压治疗。不建议将ACE抑制剂与ARB组合使用

非糖尿病慢性肾脏病

疾病/症状	初始治疗	二线药物治疗	注意事项
非糖尿病慢性肾脏病伴蛋白尿[③]	如果存在蛋白尿，则使用ACEI（如果ACEI不耐受，则使用ARB）。利尿药作为辅助疗法	联合使用增加的药物	仔细监测服用ACEI或ARB患者的肾功能和血钾。 没有蛋白尿的患者不建议联合使用ACEI和ARB
肾性血管疾病	不影响初始治疗建议。动脉粥样硬化性肾动脉狭窄应先进行医学治疗，而肾纤维肌发育不良患者应考虑血管重建	联合使用增加的药物	如果双侧肾动脉狭窄或单侧肾脏孤立性疾病，请谨慎使用ACEI或ARB。肾动脉狭窄合并复杂性高血压的患者可考虑行肾动脉血管成形术和支架置入术

其他疾病

疾病/症状	初始治疗	二线药物治疗	注意事项
周围动脉疾病	不影响初始治疗建议	联合使用增加的药物	避免患有严重疾病者使用β受体阻滞剂

疾病/症状	初始治疗	二线药物治疗	注意事项
血脂异常	不影响初始治疗建议	联合使用增加的药物	—
全面血管保护	心血管危险因素≥3个或动脉粥样硬化性疾病的患者使用他汀类药物治疗。50岁或50岁以上患者给予小剂量ASA。建议戒烟，必要时药物治疗戒烟	–	如果血压不得到控制，应谨慎使用ASA

① 由Nerenberg等转载自［7］，经Elsevier许可，版权所有2018。

② 微量白蛋白尿定义为持续性白蛋白与肌酐之比 > 2.0mg/mmol。

③ 蛋白尿症定义为每24小时尿蛋白 > 500mg或白蛋白与肌酐之比 > 30mg/mmol（3个样本中的2个）。

注：ACEI—血管紧张素转换酶抑制剂；ARB—血管紧张素受体阻滞剂；ASA—乙酰水杨酸；BNP—B型利钠肽；CCB—钙通道阻滞剂；DBP—舒张压；HFrEF—射血分数降低<40%的心力衰竭；NT-proBNP—N末端B型利钠肽原；NYHA—纽约心脏协会；SBP—收缩压；TIA—短暂性脑缺血发作。

血压评估

建议选择诊室内AOBP评估，然后再进行诊室外血压测量（如果患者愿意且有能力）。对于出现高血压急诊症状的患者（例如急性冠状动脉综合征、急性左心衰竭、主动脉夹层、卒中），请立即就医。家庭自测血压应做到每天监测2次（2次间隔约12小时，以了解血压的昼夜变化），连续7天。将第2～7天的读数（总共24个读数值）取平均值，以实施完整血压控制管理，如果早晚读数之间存在差异，则可以计算早晚各自的平均值。加拿大高血压在线上可下载BP日志（https：//hypertension.ca/wp-content/uploads/2017/11/HTC_BloodPressureLog_ENG_PREVIEW-1.pdf），可以打印并提供给患者。应用合适的技术测量血压很重要。表13.5概述了不正确的测量技术可能对血压监测的影响[8]。

表13.4 可能引起血压升高的药物举例

抗抑郁药［单胺氧化酶抑制剂（MAOI），5-羟色胺和去甲肾上腺素再摄取抑制剂（SNRI），选择性5-羟色胺再摄取抑制剂（SSRI）］	钙调神经磷酸酶抑制剂（环孢素和他克莫司）
皮质类固醇	促红细胞生成素
口服避孕药和性激素	米多君（甲氧胺福林）
非甾体抗炎药（NSAID）	兴奋剂，包括可卡因和减充血药（去氧肾上腺素、伪麻黄碱）
甘草	第二代抗精神病药（如氯氮平、奥氮平）

表13.5　可能增加血压测量值的因素[8]

因素	收缩压升高/mmHg	舒张压升高/mmHg
对医师的"白大褂"反应	11～28	3～15
袖带太小	10	2～8
双腿交叉	8～10	4～5
谈话或积极倾听	7	8
手臂没有支撑	1～7	5～11
对非医师的"白大褂"反应	1～22	2～7
30分钟内吸过烟	6	5

实验室检查值评估

如果没有实验室检查值，请告知患者进行高血压诊断需要这些检查值。在某些责任管辖范围，药师可以下医嘱执行实验室检查，作为完成患者评估的一部分。

① 评估可能影响现有药物治疗和/或药物治疗选择的参数，例如血清肌酐和电解质。参数异常需要转诊给医师进行治疗管理。

② 检查尿液中是否存在蛋白尿。

③ 评估影响心血管风险的参数，例如血脂值和空腹血糖值/HbA1c值。

转诊患者

可以将患者转诊给其他医务人员，以进行相关的诊断性检查（例如ECG、ECHO、肾脏超声）和/或评估（如果已经检查了这些项目）。

药师实施体格评估的技能

药师应首先评估血压和心率。可以使用患者报告的家庭血压测量值或在实践环境中进行血压评估，对比手动血压测量，应优先考虑AOBP测量法。虽然可以认为，血压测量只有在诊室外进行才比较准确，但对于某些患者来说，是不可能做到的，因此还必须在诊室内测量血压。正确使用血压测量技术对于避免血压值过高或过低至关重要。药师应该检查有头晕病史的患者是否有低血压和体位血压改变。直立性低血压是指患者从仰卧或坐姿转为站立姿势后1分钟，其收缩压下降≥20mmHg或舒张压下降≥10mmHg。站立时请确保患者有足够的支撑，以尽量降低跌倒的风险。在完成两次血压测量（一坐一站）之前，请告知患者会在姿态转换过程中询问他们的症状变化，如果出现变化，需要时间解决。这些情况都应该在评估患者中记录下来。其次，药师可以评估患者四肢是否出现外周性水肿症状。如果存在，应注意症状属于凹陷性还是非凹陷性的。凹陷性水肿最常见是由心力衰竭、肾脏疾病或静脉功能不全引起的，而非凹陷性水肿通常是由二氢吡啶类钙通道阻滞剂或也可能是非甾体抗炎药（如果存在液体潴留）引起的。医师或护士则应进行眼科、颈部、心脏和腹部的检查。

随访评估

依从性

预计有50%～70%的患者对降压治疗的依从性较差。原因是多方面的，可能包括：①疾病没有表现出症状；②出现药物不良反应和/或费用过高；③缺失治疗获益感知。幸运的是，有些策略可以帮助患者改善其对治疗计划的依从性。这些策略包括如下。

● 选择适合患者日常生活的药物治疗方案。每天一次给药可以简化服药来提高依从性。每天一次的药物治疗也往往作用时间更长，这有助于控制血压。

● 使用**单片复方制剂**（single pill combination，SPC）以最大限度地减少多片服用的负担。

● 使用改善依从性的包装（如剂量器、泡罩包装）和电子依从性辅助工具（如监测血压的应用程序）。

● 提升家庭血压监测能力，让患者积极参与血压控制，并了解其治疗方案的效果。

● 更频繁地监测治疗方案的效果，尤其是在头三个月期间。药师电话回访已显示出有益于患者依从治疗。

● 药师为已诊断的患者处方抗高血压药物，根据需要**滴定增加**（up-titration）给药剂量以达到血压控制目标，并通过频繁地监测加强治疗计划，从而参与患者的血压管理。

应在患者每次就诊临床医生时评估其依从性，以便在服药情况下解释达到的血压状况。毫无疑问，**不依从性**（non-adherence）是造成血压控制不佳的主要原因。如果存在这种情况，应探讨不依从的原因，以便可实施可能的解决方案。药师应与患者一起确定不依从的原因，应用开放性问题探讨如何改善其依从性[9-11]。

血压控制

在每次随访时，包括续方调配（如果在社区药房），都可以对治疗方案的疗效进行评估。患者评估的关键要素如下。

● 疗效评估。可以查阅患者的**家庭血压日志**（home BP log）来评估患者个体目标实现血压控制的程度。通常，如果血压在80%的时间内达到或低于目标值，则血压属于控制良好。对于未达到此目的的患者，需要加强治疗和/或增加另一种药物治疗。在某些情况下，这可以通过使用具有更持久降低血压的长效剂来实现。同样，如果增量药物似乎不能降低血压，则不要增加剂量治疗，可以选择另一种替代药物降低血压。

● 安全性评估。如果患者血压日志证明和报告出现头晕/轻微头痛以及全身不适和/或疲劳症状，应确定个体患者血压是否过低（持续性或间歇性）。如果出现症状，请考虑其他因素，如急性疾病或其他疾病，也可能导致这些症状出现。如果疑似低血压是主要原因，则应鼓励患者在家更频繁地监测血压，以观察其症状与血压的关联性，并根据需要精简治疗高血压的药物，直到症状改善。持续在家监测血压可对未来调整患者的治疗计划提供指导。

框13.1举例描绘了患者评估。

框13.1　运用家庭血压日志进行患者评估

以下案例说明了针对高血压患者的治疗方法：

药师持续随访的一位62岁女性患者，带来她上周家庭血压的日志。最近她刚被诊断出患有高血压（收缩压经常为170～180mmHg），开始接受药物治疗并一直在家记录测量血压情况。她主诉最初发现自己尿频，但现在已经恢复正常，并没有出现什么症状。

相关背景细节

<u>主诉</u>：想得到关于高血压药物治疗的疗效建议（她认为这种药物可使自己血压恢复正常）。

<u>既往史</u>：高血压，治疗1个月。

<u>生活史</u>：每周喝约14杯红酒（每晚约2杯），不吸烟（30年前戒烟，在生子前），肥胖多年（BMI 40kg/m^2）。

<u>用药史</u>：吲达帕胺1.25mg，每日上午服用（4周前开始），没有用过任何非处方药或草药产品。

<u>行为改变</u>：无。

实验室检查数据（2周前）

SCr正常，尿液分析显示蛋白尿1+，K$^+$ 3.6mmol/L（正常值为3.5～5.0）（3个月前是4.0mmol/L），Na$^+$ 138mmol/L（正常值为133～146mmol/L）。

血压日志

日期	天数	测量时间	心率/（次/分）	血压读数1		血压读数2	
				收缩压/mmHg	舒张压/mmHg	收缩压/mmHg	舒张压/mmHg
5.10	第1天早上	06：55	80	155	95	152	93
	第1天晚上	18：00	85	162	90	160	89

续表

日期	天数	测量时间	心率/（次/分）	血压读数1		血压读数2	
				收缩压/mmHg	舒张压/mmHg	收缩压/mmHg	舒张压/mmHg
5.11	第2天早上	07：00	82	157	89	159	92
	第2天晚上	22：00	78	172	88	167	91
5.12	第3天早上	06：30	91	165	88	165	90
	第3天晚上	19：00	96	168	87	166	89
5.13	第4天早上	06：05	88	180	92	171	92
	第4天晚上	17：30	86	152	97	158	99
5.14	第5天早上	06：45	85	170	99	165	96
	第5天晚上	22：30	91	166	95	166	94
5.15	第6天早上	07：00	88	148	94	152	89
	第6天晚上	23：00	92	146	94	145	92
5.16	第7天早上	06：40	81	157	96	160	94
	第7天晚上	20：40	83	155	97	154	97

患者评估方法

查看血压日志：

计算平均血压，计算2～7天的血压平均值（根据加拿大高血压指南）。

早晨平均血压（6天以上12次读数）为162/93mmHg。

晚上平均血压（6天以上12次读数）为160/93mmHg。

总体血压控制（6天以上24次读数）为161/93mmHg。

心率在正常范围内。

是否需要计算早晚的血压平均值？

没必要，但是患者的血压可能在一天内有变化，一个时间段似乎显示出较高的血压。这可能会影响确定在一天中的某个时间服用降压药的建议。通过目视检查，发现不管什么时间，该血压测量日志显示相似的血压读数。在这种情况下，计算总体平均血压值就够了（可以用符号表示一天中血压持续升高）。

血压测量评估（评估血压日志的准确性）

患者测量方法是否得当？评估以下内容。

① 使用的血压计是否在测量时已校正准确了？

② 如果袖带尺寸合适，请使用臂式血压计。如果没有臂式血压计，腕式血压计也是可以的。

③ 在测量之前，检查坐姿是否合适？（即将袖带放在适当的位置并绷紧手

臂，靠背坐着，手臂支撑与心脏平齐，双脚平放在地面上，双腿无交叉，不说话，在过去30分钟内没有喝咖啡/吸烟）。

<u>当前治疗的有效性/安全性</u>

• 服用吲达帕胺4周，足以产生最大效果。患者可以耐受且依从治疗。小便情况已趋于平缓。

• 噻嗪类利尿药可能会降低血清钾水平。目前仍在正常范围内。患者蛋白尿1+，有可能高血压没有控制住。

<u>评估/建议</u>

• 家用血压计准确且患者测量方法正确。

• 目前血压高于治疗目标（<135/85mmHg）；需要增加药物治疗（多种药物可供选择，使用长效单片复方制剂可以改善依从性和疗效）。

• 应该与患者讨论如何改变生活方式，特别是减少钠盐摄入和减轻体重，适度运动，限制饮酒量（每周喝9杯或更少，因为饮酒可能增加她的血压），DASH饮食。

• 继续在家监测血压，尤其是服用新开的药物/生活方式改变后3~4周。每天测量两次血压。

高血压药物治疗的不良反应

虽然抗高血压治疗通常耐受性良好，但可能会出现一些副作用或实验室化验值异常，因此必须调整治疗。对于在社区药房工作的药师，可以根据**续方调配记录**（refill record）检查患者的依从性，如果记录不全，则可能是患者治疗中出现耐受差的线索。监测对于检查预期的可能影响以及尚未预期的影响是非常重要的。表13.6概述了4类一线药物、常见或可能的不良反应以及管理策略。幸运的是，有很多降压药可供处方医师选择使用，因此可以灵活地解决不良反应的发生。重要的是需要与患者合作，定期评估患者药物治疗中是否出现并发症，确保他们有其他治疗选择，以期改善处方治疗方案的依从性。

高血压并发症

高血压是造成心血管疾病导致残疾和死亡的主要风险因素。下面列出了未能控制住高血压的潜在并发症。

心血管疾病

● 左心室肥大、心房扩张和纤颤。

● 舒张性和收缩性心力衰竭。

● 加速冠状动脉疾病、心肌梗死和系统性动脉粥样硬化的发展。

- 主动脉夹层和动脉瘤。

肾脏疾病

- 蛋白尿。

- 血尿。

- 肾衰竭。

中枢神经系统疾病

- 出血性、腔隙性和缺血性卒中。

- 可逆性后部脑病综合征（PRES）。

- 癫痫发作。

- 血管性痴呆。

- 视网膜病变。

- 直立性低血压和晕厥。

其他疾病

- 勃起功能障碍。

表 13.6　高血压患者最常见的药物并发症一览表

药物类别	常见不良反应/注意事项	管理策略
噻嗪类利尿药 （持续时间更长的药物①）	低钾血症（如果严重，可能表现为肌肉痉挛） 低钠血症 高尿酸血症和高钙血症 高血糖症（非糖尿病患者）	知道基线值。开始治疗或剂量变化后1～2周应监测电解质 　如果基线K+ <4mmol/L，建议与ACEI/ARB（作为SPC）或低剂量保钾利尿药一起使用（且不要超过最大推荐剂量，否则可能加剧不良反应） 　转换到其他药物类别
血管紧张素转换酶抑制剂（ACEI）	高钾血症（剂量相关） 干咳 可能导致血清肌酐（SCr）暂时升高，应予以解决 请勿在妊娠时使用	尽可能减少剂量 　处方噻嗪类利尿药，可使高钾血症正常 　如果出现咳嗽，请改用ARB 　如果SCr升高> 30 %，请转诊检查肾血管性高血压
血管紧张素受体阻滞剂（ARB）	高钾血症（与剂量有关） 可能导致血清肌酐（SCr）暂时升高，应解决 请勿在妊娠时使用	尽可能减少剂量 　处方噻嗪类利尿药，可使高钾血症正常 　如果SCr升高> 30 %，则转诊检查肾血管性高血压
二氢吡啶类钙通道阻滞剂（DHP-CCB）	足部双侧水肿，无凹陷（剂量依赖性）	减少剂量 　在治疗方案中添加一种血管扩张药；最常见的是ACEI

续表

药物类别	常见不良反应/注意事项	管理策略
非二氢吡啶类钙通道阻滞剂（NDHP-CCB）	心动过缓（剂量依赖性），足部双侧水肿，无凹陷（剂量依赖性）	监测心率（HR），如果<50次/分或患者在较高心率时感到不适/疲劳，则降低剂量 尝试在就寝时间服用以最大限度地减少足部水肿

① BP目标（使用AOBP方法的测量值）。

直立性低血压（postural hypotension）存在一定的治疗风险，尤其是在尝试降低血压目标的情况下。SPRINT和ACCORD试验的文献表明，收缩压（SBP）<120mmHg可以降低脑血管疾病风险，因此推荐用于高危患者（假设他们可以接受较低的收缩压）。在SPRINT试验中，收缩压低于120mmHg的患者与收缩压130～140mmHg的患者相比，发生低血压的风险更高（约两倍）（1.8% vs 0.8%）。SBP <120mmHg时患者也出现了晕厥（1.6% vs 0.6%）。各组之间的跌倒伤害（需要急诊室就诊或住院）是相同的[12]。药师在患者到诊所就诊或续方调配降压药时，对于监测患者低血压症状可以发挥关键的作用。患者评估包括测量患者血压和/或描述患者出现低血压的状况、发生频率和持续时间等病史情况。如果患者出现症状性低血压，则建议简化或减少降压药的治疗。

要点集萃

● 药师可以在评估高血压患者（无论是在初始还是随访期间）中发挥关键作用，以确保治疗方案的有效性和安全性，并协助患者依从用药。由于患者状态可能会发生变化，常规监测非常重要。

● 诊室外的血压测量对于监测血压控制情况很重要。定期使用此方法来告知和证明治疗方案调整的合理性。

● 药物治疗必须量身定制，以确保疗效的最大化以及副作用的最小化。应避免使用短效降压药。最好选择长效药物或复方制剂。

● 一般的降压药会使血压降低约10%。如果发病时的血压远高于目标，则可以开始联合用药治疗解决。

● 用药方案的调整可能需要3～4周后才能达到最大的治疗效果，因此请不要在较短的间隔内随意调整剂量方案。

● 在患有血管阻塞（如主动脉瓣狭窄或颈动脉/肾动脉狭窄）的患者中降低血压时要小心。

● ARB和ACEI具有致畸作用，育龄妇女必须谨慎使用。

参考文献

1. Padwal RS, Bienek A, McAlister FA, Campbell NRC. Epidemiology of hypertension in Canada: an update. Can J Cardiol. 2016;32:687–94.
2. Robitaille C, Dai S, Waters C, Loukine L, Bancej C, Quach S, et al. Diagnosed hypertension in Canada: incidence, prevalence and associated mortality. CMAJ. 2012;184:E49–56.
3. Muiesan ML, Padovani A, Salvetti M, Monteduro C, Poisa P, Bonzi B, et al. Headache: Prevalence and relationship with office or ambulatory blood pressure in a general population sample (the Vobarno Study). Blood Press. 2006;15(1):14–9.
4. Kjellgren KI, Ahlner J, Dahlöf B, Gill H, Hedner T, Säljö R. Perceived symptoms amongst hypertensive patients in routine clinical practice – a population-based study. J Intern Med. 1998;244:325–32.
5. Hypertension Canada. Recommended technique for office blood pressure measurement (non-AOBP), 2018. http://guidelines.hypertension.ca/diagnosis-assessment/supplementary-tables/#suptbl2a, Accessed 29 May 2018.
6. Ringrose JS, Wong J, Yousefi F, Padwal R. The effect of back and feet support on oscillometric blood pressure measurements. Blood Press Monit. 2017;22:213–6.
7. Nerenberg KA, Zarnke KB, Leung AA, Dasgupta K, Butalia S, McBrien K, et al. Hypertension Canada's 2018 guidelines for diagnosis, risk assessment, prevention, and treatment of hypertension in adults and children. Can J Cardiol. 2018;34:506–25.
8. Reeves RA. Does this patient have hypertension?: how to measure blood pressure. JAMA. 1995;273(15):1211–8.
9. Chockalingam A, Bacher M, Campbell N, Cutler H, Drover A, Feldman R, et al. Adherence to management of high blood pressure: recommendations of the Canadian Coalition for High Blood Pressure Prevention and Control. Can J Public Health. 1998;89(Suppl 2):15–6.
10. Schroeder K, Fahey T, Ebrahim S. How can we improve adherence to blood pressure- lowering medication in ambulatory care? Systematic review of randomized controlled trials. Arch Intern Med. 2004;164:722–32.
11. Tsuyuki RT, Houle SK, Charrois TL, Kolber MR, Rosenthal MM, Lewanczuk R, et al. Randomized trial of the effect of pharmacist prescribing on improving blood pressure in the community: The Alberta Clinical Trial in Optimizing Hypertension (RxACTION). Circulation. 2015;132:92–100.
12. SPRINT Research Group. A randomized trial of intensive versus standard blood pressure control. N Engl J Med. 2015;373:2103–16.

第14章

心力衰竭

Sheri L. Koshman, Lesley C. Beique

本章目标

1. 定义心力衰竭。
2. 回顾心力衰竭的诊断，包括常见的体征和症状，风险因素及常见的诊断检查。
3. 强调心力衰竭患者的治疗目标。
4. 概述心力衰竭患者的一般评估方法，包括初始评估以及持续的评估和监测。
5. 提供心力衰竭患者药物治疗的方法，包括用于启动治疗和滴定治疗的参数。

背景介绍

心力衰竭（heart failure，HF）很常见，在加拿大患有心力衰竭的人已超过60万。每年大约有50000人被确诊出心力衰竭[1]。随着心肌梗死生存率的提高，心力衰竭得到更好的诊断和治疗，同时由于人口老龄化，心力衰竭的**患病率**❶（prevalence）和**发病率**❷（incidence）在不断增长，心力衰竭给医疗卫生系统带来了沉重的负担，每年估计花费28亿美元，并且很大程度上是住院治疗导致的。

心力衰竭是一种复杂的临床综合征，其中心输出量减少，导致其满足人体代谢需求的能力下降。心力衰竭是心脏结构和功能失调影响了心室（右心室或左心室）

---

❶ 译者注：患病率也称现患率。指某特定时间内总人口中某病新旧病例所占比例。

❷ 译者注：发病率指在一定期间内，一定人群中某病新发生的病例出现的频率。这是反映疾病对人群健康影响和描述疾病分布状态的一项测量指标。患病率是由横断面调查获得的疾病频率，通常用来反映病程较长的慢性病的流行情况及其对人群健康的影响程度。而发病率是由发病报告或队列研究获得的疾病频率，通常用来反映新发生病例的出现情况。患病率取决于两个因素，即发病率和病程。当某地某病的发病率和病程在相当长的时间内保持稳定时，患病率、发病率和病程三者的关系如下：患病率＝发病率×病程。

充盈（舒张）或射血（收缩）的疾病。心脏缺陷可能是内因造成或外因导致。心力衰竭既有急性也有慢性（图14.1）。因此，被归类为综合征，因为无论其原因如何，都具有相似的症状和体征。**射血分数**（ejection fraction，EF）也用于进一步定义心力衰竭。**射血分数保留性心力衰竭（HFpEF）的EF> 50%，射血分数降低性心力衰竭（HFrEF）的EF <40%。还有小部分患者射血分数为40%～49%被称为临界范围的心力衰竭（HFmrEF）**患者以及EF改善的心力衰竭患者。本章将重点介绍慢性HFrEF患者的治疗方法，因为这部分心力衰竭最适用于大多数药师和现有循证的药物治疗。但是，一般的评估方法可以应用于心力衰竭的综合征。

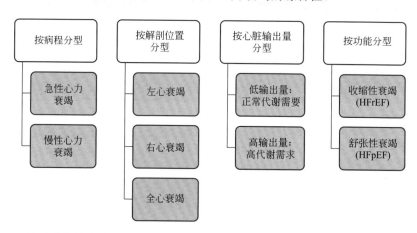

图14.1 心力衰竭临床分型

初始评估

评估HFrEF患者的一般方法包括如下。

- 评估心力衰竭的体征和症状，以确定基线和功能能力。
- 评估体液状态。
- 确定是否存在可以控制心力衰竭的风险因素。
- 确定医疗管理的需求：
  - 评估任何禁忌证/过敏症。
  - 考虑合并症及可能改变治疗和选择剂量的其他因素（其他药物、药物相互作用、药物成本、依从性）。
  - 启动药物治疗/选择剂量之前评估药物治疗的基线参数（如血清肌酐、血钾、血压、心率、ECG异常等）。

框14.1中描述的情况说明了接触HF患者时初始评估的要点和其他一些注意事项。

框14.1 **患者治疗**

您是心力衰竭诊所的药师。最近因心力衰竭急诊就医的患者已转诊至诊所进行评估和治疗。您可以在**患者病历记录（patient chart）**中查阅到以下入院记录。

<u>主诉</u>：Paul Smythe是一位70岁的男性，在过去的几个月，呼吸急促不断恶化且疲劳感也越来越强。

<u>现病史</u>：Smythe先生在过去的2～3个月一直呼吸急促加剧。他回忆说，他第一次注意到自己出现症状是在大约走8个街区的常规晨行中。他开始感到有点"缺氧"。一开始这种症状只是让他慢下来，但很快这种症状使他走完几个街区后就要停下来。他尝试了使用吸入剂，但没有任何改善。大约3周前，他不得不叫出租车把他带回家，因为他呼吸短促太厉害了，无法继续走下去。这时他才决定去急诊就医。他还注意到，呼吸短促发生在爬楼梯或进行各种活动时，包括出去倒垃圾或修剪草坪等。他已经看过几次家庭医师，并且接受了两个疗程的抗生素治疗，这是因为他认为是COPD造成的上呼吸道感染没有任何改善的结果。在此之前，他很少因呼吸短促而行为受限。此前，他在爬楼梯超过两层或搬重物时，才会有"轻度"呼吸短促。他每天走路，并且自己动手打扫房子和院子。他主要的受限是关节炎导致左膝盖疼痛，且在等待实施关节置换手术。

他陈述自己有点"精疲力尽"，睡眠不佳，每次试图平躺在床上时都会感到呼吸短促。他回想起自己一度用过4个枕头睡觉，最终需要在躺椅上睡觉以避免呼吸短促。他注意到自己双腿肿胀，一度使他无法穿鞋。他陈述自己食欲不振，并指出即使他饿了，也会很快吃饱，无法吃很多东西。尽管如此，他的裤子变紧了，体重也增加了。在2个月内，他的体重增加了约7kg。

2周前，他因为呼吸困难而去急诊就医。医师给予呋塞米40mg静脉注射×2次，然后口服（40mg，每日2次），并紧急转诊至心力衰竭诊所进行评估和治疗。当时，他的心电图报告为正常窦性心律（NSR），而他的胸部X线片（CXR）显示为肺水肿。医师发现他双侧小腿水肿凹陷2+。自从那次就诊以来，他的症状有所改善，但"一点也不正常。"他只能连续走一个街区，晚上睡觉仍需要用2个枕头才能入睡，且双脚仍然肿胀。他目前的体重下降了约3kg。他否认胸痛、心悸、晕厥或轻度头痛。自从被诊断出患有COPD以来，他一直出现"晨咳"且有痰，但症状稳定。然而，当他需要在躺椅上睡觉时，他的确咳嗽增多了。

既往病史：

高血压20年；有家用血压计，血压150～160/70～80mmHg有1年时间；以前为160～180/70～80mmHg。

血脂异常6年。

2型糖尿病2年；没有在家监测血糖。

12年左膝骨关节炎。

患COPD有4年；COPD为"轻度"，没有住过院。

家庭病史：母亲因心肌梗死去世，享年82岁。

社会关系：

已退休，丧偶。独居；出现症状之前，能够自行生活。

吸烟：20年前已戒烟；这些年大约吸过40包烟。

饮酒：每周2杯，从不酗酒。

非法药物：无。

锻炼：症状开始前，每天散步30分钟。

饮食：每天三餐；晚餐多为冷冻食品；每周外出就餐；无添加盐。

过敏：无已知药物过敏。

用药情况：

氨氯地平，每天5mg，口服（15年）。

氢氯噻嗪，每天25mg，口服（10年）。

阿托伐他汀，每天40mg，口服（6年）。

呋塞米，40mg，口服，每天2次（2周）。

二甲双胍，1000mg，口服，每天2次（2年）。

噻托溴铵，18μg，每天吸入（4年）。

沙丁胺醇1～2揿，吸入，每天2次，必要时使用（从未用过，但最近呼吸短促增多除外）。

布洛芬，200～400mg，口服，每天3次，必要时使用（通常睡前使用400mg，然后必要时每隔2天服药）。

生命体征：

坐姿血压130/80mmHg，站姿血压118/78mmHg，坐姿心率94次/分，站姿心率100次/分，身高160cm，体重86kg（基线体重：78kg）。

体格检查：

呼吸：双侧气道湿啰音至基线。

心血管：S_1，S_2，S_3，无杂音。

颈静脉压升高：胸骨角水平线7cm（ASA）。

肝颈静脉回流征阳性。

胃肠道/泌尿生殖系统：腹水。

肌肉骨骼：双下肢水肿凹陷2+。

实验室检查：

检查项目	1天前	1个月前	6个月前
钠	132mmol/L	138mmol/L	134mmol/L
钾	3.5mmol/L	3.9mmol/L	4.4mmol/L

续表

检查项目	1天前	1个月前	6个月前
氯	104mmol/L	101mmol/L	106mmol/L
血清肌酐	130μmol/L	98μmol/L	70μmol/L
血红蛋白	145g/L	138g/L	140g/L
白细胞计数	$7.0×10^9$/L	$7.8×10^9$/L	$7.9×10^9$/L
血小板	$317×10^9$/L	$325×10^9$/L	$330×10^9$/L
B型利钠肽	2200pg/mL	—	—
促甲状腺素	3.00mU/L	—	—

检查：

胸部X线片：心脏肥大，间质性肺水肿。

心电图：正常窦性心律，左心室肥大，左束支传导阻滞，QRS波群宽度130ms，心率80次/分。

心脏PET扫描：正常灌注，EF 35%。

超声心动图：

心室：左心室轻度扩张，左心室肥大，整体左心室运动减退，EF 30%，轻微舒张功能障碍。

心房：左心房扩张。

瓣膜：主动脉瓣硬化，轻度二尖瓣反流。

诊断

我们从Smythe先生的病例中得到什么信息用于心力衰竭诊断？

心力衰竭的诊断是医生的职责。它涉及记录详细病史，检查患者体征和症状，进行体格检查，检查风险因素并借助诊断性检查（例如血液测试和超声心动图）。依据这些体征和症状可以确定心力衰竭的诊断。

Smythe先生有哪些与心力衰竭相符的体征和症状？

表14.1描述了心力衰竭的最常见症状（患者所经历的），包括Smythe先生经历的症状。表14.2描绘了心力衰竭的最常见体征（由患者以外的其他人检测到的），包括Smythe先生出现的体征。不同患者的体征和症状可能有所不同，并且取决于医师对患者病情的敏锐度以及是右心衰竭还是左心衰竭。尤其重要的是要注意并非所有心力衰竭都会引起充血。周围组织充血相关的体征和症状（腿部水肿、腹水、肝颈静脉回流征阳性、颈静脉压升高）与右心衰竭有关，而右心衰竭可能继发于左心衰竭或单独发

生，可通过输液进行改善/逆转（如利尿）。此外，左心衰竭的特点是心输出量减少，表现为运动耐力不足，组织灌注和/或肺充血减少，导致气体交换受损（发绀/低氧）和/或肺水肿［咳嗽、端坐呼吸、夜间阵发性呼吸困难（paroxysmal nocturnal dyspnea, PND）］。如果患者没有右心衰竭，就不会出现周围水肿（peripheral edema）的典型体征。因此，心力衰竭不再称为充血性心力衰竭。Smythe 先生有许多体征和症状与心力衰竭的临床诊断相符，其中许多体征与急性充血性心力衰竭相符。

表 14.1　心力衰竭的常见症状

症状	Smythe 先生	具体示例
呼吸短促（SOB）	有	基线活动的变化： 　从散步 8 街区降至 1 街区 　从爬楼梯 2 层以上降至不到 1 层 　修剪草坪能力下降
咳嗽	有	比之前的咳嗽更严重且伴端坐呼吸症状
水肿（腿部、腹部）	有	腿部： 　双下肢水肿 　有时穿鞋困难 腹部： 　食欲不振，即使有饥饿感，也会很快感到饱胀，不能吃太多（早期饱胀） 　据患者报告，尽管摄入减少，活动减少，但裤子越来越紧，体重也在增加（2 个月内增加约 7kg） 　利尿药治疗后体重减轻 3kg
端坐呼吸	有	报告睡眠不好，任何时候平躺床上都会感觉呼吸短促。睡觉时从使用 2 个枕头变成使用 4 个枕头，最后只能睡在躺椅上
夜间阵发性呼吸困难（PND）	没有	—
疲劳	有	感觉自己精疲力尽
意识混乱	没有	—

表 14.2　心力衰竭的常见体征

体征	Smythe 先生	具体示例
肺部湿啰音/啰音	有	湿啰音
颈静脉压升高（JVP）>胸骨角以上 4cm（ASA）	有	7cm ASA
肝颈静脉回流征阳性（HJR）	有	
周围水肿	有	双侧小腿中段水肿凹陷 2+ 腹水
心尖移位	没有记录	

续表

体征	Smythe 先生	具体示例
S_3、S_4 心音	有	S_3
心动过速（心率>120次/分）	无	
心脏杂音	无	
低血压	无	
胸部X线片结果		
心脏肥大	有	
胸腔积液	无	
肺水肿	有	
肺静脉再分配	无	
心电图		
Q波	无	
左心室肥厚（LVH）	有	
左束支传导阻滞（LBBB）	有	
心动过速	无	

要点集萃 呼吸短促可以是主观判断。仔细倾听患者陈述以及在评估中提出的日常活动问题。在评估患者的呼吸短促时，应建立症状发作/变化的基线活动清单和时间表。始终将具体活动与患者定期的活动相关联。

Smythe先生需要做哪些诊断性检查才有助于确诊他是否为心力衰竭？

表14.3列出了心力衰竭临床诊断需要增加的诊断性检查。检测B型利钠肽（BNP）或N末端B型利钠肽原（NT-proBNP）水平是可用于评估心力衰竭的特定实验室检查。BNP是由心室肌细胞释放的一种激素，响应于因血容量增加而引起的心室舒张。该检测具有很多应用（诊断、预后、治疗决策等），但是迄今为止，最实用的日常临床应用是在诊断有疑问时，作为排除心力衰竭的工具（表14.4）。根据Smythe先生的体征和症状，诊断心力衰竭不需要BNP（BNP 2200pg/mL）。但是，如果他的症状不一致，且怀疑他的呼吸困难是由COPD恶化而引起的（请注意，他因相似的症状接受过两次抗生素治疗），那么BNP可能有助于确定呼吸困难的原因。

表14.3 心力衰竭临床诊断中的诊断性检查

诊断性检查	表明	Smythe 先生
胸部X线结果		
心脏肥大	可能心室扩张	有
胸腔积液	肺淤血	无

续表

诊断性检查	表明	Smythe先生
肺水肿	肺淤血	有
肺静脉再分布	肺淤血	无

心电图结果

Q波	可能是缺血	无
左心室肥厚（LVH）	可能心负荷超载	有
左束支传导阻滞（LBBB）	可能心室扩张	有
心动过速	交感性心动过速	无
B型利钠肽水平 > 500pg/mL	体液过多导致心室扩张	有

表14.4 提示心力衰竭的BNP和NT-proBNP水平[2]

BNP	NT-proBNP
<100pg/mL——不可能急性心力衰竭代偿失调	<300pg/mL——不可能急性心力衰竭代偿失调
>500pg/mL——可能心力衰竭	>900pg/mL——可能心力衰竭（年龄50～75岁）
	>1800pg/mL——可能心力衰竭（年龄大于75岁）

Smythe先生做了哪些检查与心力衰竭的临床诊断一致？

心力衰竭是一种临床诊断（如基于病史、风险因素、体征和症状），因此，包括实验室参数在内的诊断检查主要用于确定病因，或在诊断不明确（如体征和症状不一致）时确认临床怀疑。根据Smythe先生的病史、体征和症状，可以诊断为心力衰竭。然而，治疗方法可能因心力衰竭的类型而有所不同，需要进一步评估。

超声心动图或心脏超声是最常见用于评估心脏功能的诊断性检查。这种方式可以评估心脏的结构（如瓣膜、心肌厚度、腔室大小）以及心脏的功能（如射血分数、充盈压等）。有许多参数用于评估心力衰竭患者，但最常用的参数是射血分数，即从心脏搏出的血液量与进入左心室的血液量比值。其他可用于评估心力衰竭患者并确定病因的测试可能包括冠状动脉导管插入术、磁共振成像、压力测试（运动压力测试、MIBI扫描、PET扫描等）和其他实验室参数。

Smythe先生的EF为30%，属于射血分数降低性心力衰竭（正常EF≥60%）。值得注意的是，结果还显示出Smythe先生有轻微舒张功能障碍，对于高血压患者来说很常见，他的高血压病史与之吻合。

风险因素和病因 ------------------------------------

Smythe先生是否有发生心力衰竭的风险因素？

发生心力衰竭的风险因素有很多（表14.5）。Smythe先生的风险因素包括高血压、糖尿病和使用**非甾体抗炎药（NSAIDs）**。

表14.5 发生心力衰竭（HF）的风险因素

高血压	心力衰竭家族史
缺血性心脏病	吸烟
心脏瓣膜病	血脂异常
糖尿病	药物：非甾体抗炎药，环氧化酶抑制剂，噻唑烷二酮类
酗酒	化学治疗
睡眠呼吸暂停	肥胖

Smythe先生患心力衰竭的原因是什么？

心力衰竭的最常见原因是缺血性心脏病，其次是高血压和心脏瓣膜病。表14.6中列出了其他原因。鉴于Smythe先生罹患冠心病的风险很高，因此首先应排除这个最常见的心力衰竭原因。Smythe先生确实做了心脏PET扫描，提示缺血的可能性很低，因此，在这种情况下最可能的罪魁祸首是高血压，而他的高血压似乎没有得到很好的控制。然而，他的确有许多其他可能的风险因素。

表14.6 心力衰竭的常见原因

缺血性心肌病（36% ~ 59%）

非缺血性心肌病
  高血压性心脏病（4% ~ 78%）
  瓣膜性心肌病（7% ~ 31%）
  特发性扩张型心肌病
  家族性心肌病
  炎性心肌病：病毒性心肌病
  围生期限制性心肌病：结节病、血色素沉着症
  中毒性心肌病：酒精、放疗、化疗
  高输出量心肌病：心动过速引起的心肌病（如心房颤动）、甲状腺毒症

心力衰竭分类 --

Smythe先生所患的心力衰竭属于几级?

可以按症状和疾病分期对患者进行分类（表14.7）[2]。由于Smythe先生患有心力衰竭和EF降低的症状，因此，将其归至C期。在过去的几个月中，他的心功能等级有所变化，从Ⅱ级开始，然后发展到Ⅲ～Ⅳ级，现在又回到至Ⅱ～Ⅲ级。功能等级通常是可变的，并且随着疾病进程的波动而波动。也会由接诊者的不同，而往往有些主观。 然而，无论其局限性如何，它在临床上都用于全面描述心力衰竭患者基线时和每次就诊时的功能能力（如对于监测很有价值）。 值得注意的是，该分类系统也已普遍用作进入临床试验的准入标准，以评估心力衰竭的药物治疗。

表14.7 心力衰竭分类系统[3]

ACC/AHA 分期	纽约心脏协会心功能分级（NYHA FC）
A：有较高的心力衰竭风险；无结构性心脏病；无心衰症状	无
B：结构性心脏病；无心力衰竭症状	Ⅰ：身体活动不受限制。正常活动不会引起症状
C：结构性心脏病；心力衰竭症状（既往或现在）	Ⅰ：同上
	Ⅱ：身体活动轻微受限。休息时舒服。普通的身体活动会出现症状
	Ⅲ：身体活动明显受限。休息时舒服。低于一般的身体活动即会出现症状
D：需要专门监护的难治性心力衰竭	Ⅳ：不能从事任何体力活动、休息状态下也存在心力衰竭症状，活动后加重

注：ACC/AHA—美国心脏病学会 / 美国心脏协会。

要点集萃

在评估功能能力时，首先要确定患者在日常生活中进行的活动类型。
- 患者做常规运动（步行、爬楼梯）吗？
- 患者做家务（吸尘、铺床、洗衣服）吗？
- 患者做庭院体力活（铲土、修剪草坪、园艺）吗？

心力衰竭患者通常有许多合并症。在考虑其功能能力时，应确定其主要限制是什么。例如，如果患有心力衰竭和膝关节炎的患者注意到他们只能走一个街区，请问他们为什么停下来，是膝盖疼痛呢，还是呼吸短促，或两者都有呢？

心力衰竭预后 --

Smythe先生的预后如何?

慢性心力衰竭通常预后较差，经常比许多癌症还差。平均来说，50％的心力衰竭患者会在5年内死亡。如果住院，住院死亡率为4%～7%[1]。死亡方式通常是泵血功能衰竭或心律不齐。疾病的进程通常是进行性的，伴随着急性事件发生频率的增加，住院率和死亡率也在增加。

有许多风险分层工具可用于识别高风险患者。但是，其超出了本章的讨论范围。

心力衰竭管理

Smythe先生的治疗目标是什么？

心力衰竭患者的治疗目标取决于临床情况。根据关注病情的重心是处于急性加重期、慢性管理期，还是处于疾病终末期和姑息治疗期，其优先级别也可能改变。只有极少数的患者会接受心室机械辅助治疗或心脏移植术。总体目标包括如下。

- 降低死亡率。
- 降低发病率。
  - 减少住院。
  - 减少心力衰竭加重。
  - 缓解/改善心力衰竭症状。
  - 提高功能性能力。
  - 提高生活质量。
- 管理可能导致或加剧心力衰竭病情的风险因素。

鉴于Smythe先生的当前情况，所有这些目标都是适用的。

应如何管理Smythe先生的病情？

心力衰竭的治疗方法包括药物治疗和非药物治疗，还需考虑判断患者处于心力衰竭的急性期，还是慢性期。非药物治疗包括限制钠盐和液体、运动、每日称重及机械疗法（如双心室起搏，心脏内除颤器）。

药物治疗可以分为两类，急性治疗和慢性治疗。急性治疗可包括静脉内治疗方法，如正性肌力药和硝酸甘油；但是，这些治疗不在本章内容范围之内。我们将重点介绍门诊心力衰竭患者的急性治疗。

心力衰竭的急性恶化

心力衰竭的急性恶化通常以症状加重/充血为特征。通过了解患者的体液状态来评估充血情况，其中包括以下参数：颈静脉压、肝颈静脉回流征、肺部叩诊和听诊，并检查下肢是否有水肿。药师可以学习这些体格检查的技能。但是，在其他人实施这些检查时药师也要熟悉这些结果，可以帮助药师做出药物治疗的有关决定。Smythe先生有许多体征和症状与体液过多相符（表14.8）。

表14.8　符合充血的体征和症状

符合充血的体征和症状	Smythe先生	具体示例
体征		
肺部湿性啰音	有	湿啰音
颈静脉压升高（JVP）>胸骨角以上4cm（ASA）	有	7cm ASA
肝颈静脉回流征阳性（HJR）	有	
外周水肿	有	双侧小腿中段水肿凹陷2+
S_3心脏杂音	有	S_3
胸部X线检查结果		
胸腔积液 肺水肿 肺静脉重新分配	无 有 无	
症状		
呼吸短促	有	基线活动的变化： 　从步行8街区降至1街区 　从爬楼大于2层降至不到1层 　修剪草坪能力下降
咳嗽	有	比之前的咳嗽更严重且伴端坐呼吸症状
水肿（腿部和腹部）	有	腿部： 　双下肢水肿，有时穿鞋困难 腹部： 　食欲不振，即使有饥饿感，也会很快感到饱足，不能吃太多（早期饱足） 　据患者报告，尽管摄入减少，活动减少，但裤子越来越紧，体重也在增加（2个月内增加约7kg）利尿药治疗后体重减轻3kg
端坐呼吸	有	报告睡眠不好，任何时候躺在床上都会感觉呼吸短促。睡觉时从使用2个枕头变成使用4个枕头，最后只能睡在躺椅上
夜间阵发性呼吸困难（PND）	无	没有

通常，髓袢利尿药（最常见的是呋塞米）是治疗体液过多患者的主要手段。有时，髓袢利尿药可联合使用强效噻嗪类利尿药（如美托拉宗），以产生累加作用和利尿作用，尤其是在对利尿药耐药的情况下。由于频繁出现电解质异常，很少使用此策略。使用利尿药的治疗目标是缓解充血并改善症状。初始剂量（表14.9）将取决于患者症状、容量负荷过重程度、肾功能、对利尿药的先前反应。如果肾功能不佳，可能需要增加剂量。利尿药的剂量应经常重新评估，以达到最低有效剂量或在耐受的情况下完全停用利尿药的目的（并且仅在需要时使用）。利尿药最低剂量治疗还将

支持增加和滴定增量挽救生命的药物。

表14.9 常见用于治疗心力衰竭的利尿药

药物	初始剂量	最大剂量
髓袢利尿药		
呋塞米	20～40mg，每日2次	200mg/d（>120mg时应注意）
布美他尼（丁脲胺）	0.5～1mg，每日2次	10mg/d
依他尼酸	25～50mg，每日2次	400mg/d（200mg，每日2次）
噻嗪类利尿药		
美托拉宗	每日2.5mg	20mg/d

要点集萃

● 下肢水肿可由多种疾病引起，包括药物（如钙通道阻滞剂、NSAIDs、普瑞巴林等）。切记要对患者进行全面评估，并需要将患者的周围水肿与心力衰竭其他体征和症状关联起来。

● 心力衰竭急性恶化引起的周围水肿可能需要数天或数周才能消退，决不应单独把**体液过多（fluid overload）**作为唯一的标志。在评估体液状况和对利尿药的反应时，应考虑所有体征和症状。

● 利尿药经常会造成尿酸沉淀或加重原有的痛风。确保评估患者是否有痛风病史，如果有，是否服用了预防性药物（例如别嘌醇）。

● 有时其他降低血压的药物可能需要减少给药剂量，以便使用较高剂量的利尿药来充分排出过多的体液。请记住，要尽量减少利尿药，因为病情急性恶化后可能对利尿药产生耐受，可能的话，在事件发生前重新开始/滴定调高所需药物的剂量。

慢性心力衰竭

如果患者血液动力学稳定，则可以在急性期开始对慢性心力衰竭进行治疗。图14.2概述了药物治疗的一般方法[3]。药物治疗是管理心力衰竭的基石。在大多数患者中，联合用药治疗既可抑制心脏衰竭的神经激素作用，也可增强其兴奋作用（如肾素-血管紧张素-醛固酮系统、交感神经系统、利钠肽系统）。表14.10概述了在心力衰竭患者评估中开始和监测时要考虑的特定药物类别和参数。这些药物的起始剂量和目标剂量均列于表14.11中。

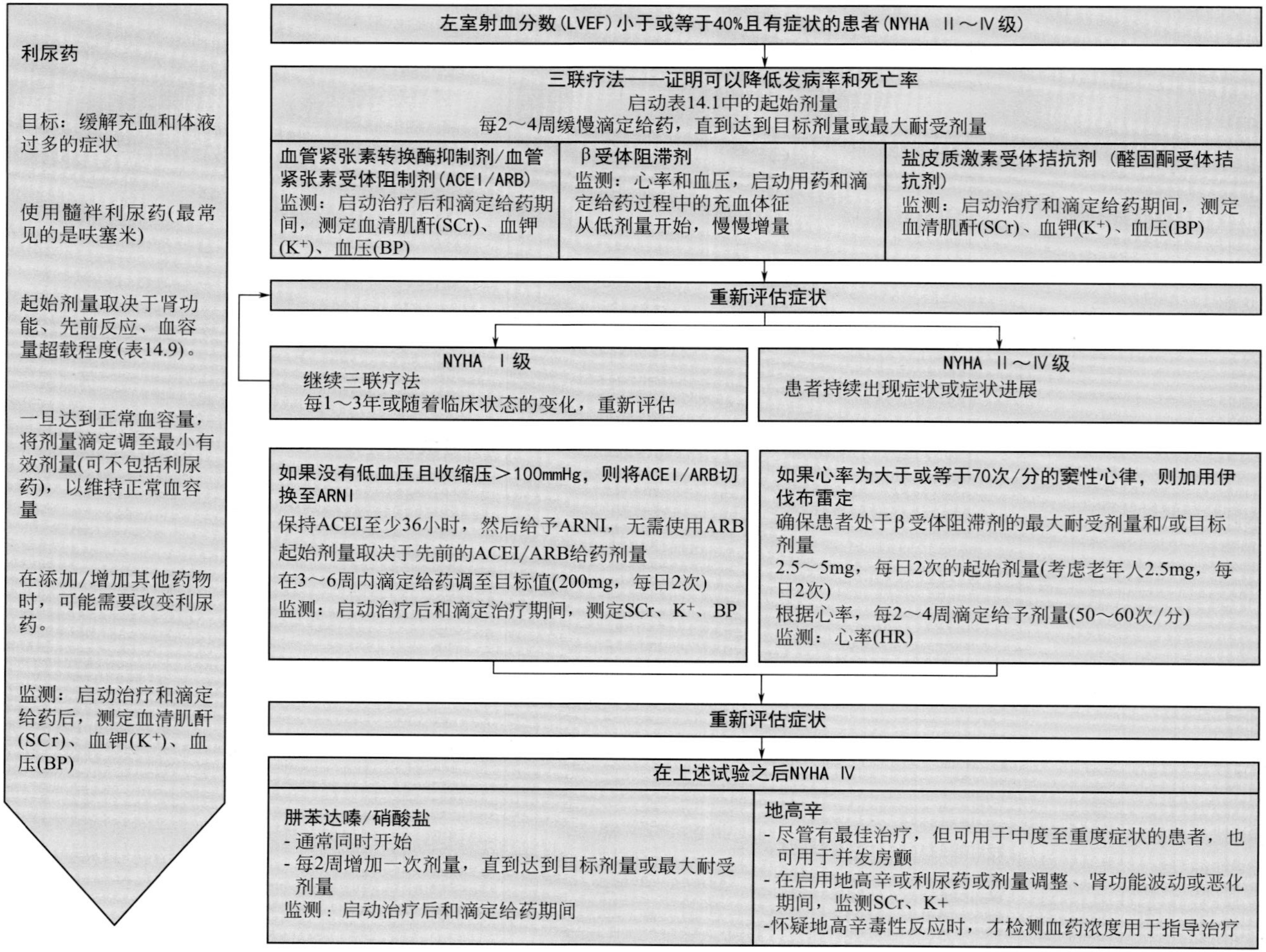

左室射血分数(LVEF)小于或等于40%且有症状的患者(NYHA II~IV级)

三联疗法——证明可以降低发病率和死亡率
启动表14.1中的起始剂量
每2~4周缓慢滴定给药、直到达到目标剂量或最大耐受剂量

血管紧张素转换酶抑制剂/血管紧张素受体阻断剂(ACE I/ARB)
监测:启动治疗后和滴定给药期间，测定血清肌酐(SCr)、血钾(K⁺)、血压(BP)

β受体阻滞剂
监测:心率和血压。启动用药征、启动用药体征定给药过程中的无血体征
从低剂量开始、慢慢增量

盐皮质激素受体拮抗剂(醛固酮受体拮抗剂)
启动治疗和滴定给药期间，测定血清肌酐(SCr)、血压(BP)、血清钾(K⁺)

重新评估症状

NYHA I级
继续三联疗法
每1~3年或随着临床状态的变化、重新评估

NYHA II~IV级
患者持续出现症状或症状进展

如果没有低血压且收缩压>100mmHg，然后给予ARNI，无需使用ARB切换至ARNI
保持ACEI至少36小时，然后给予ARNI，无需使用ARB
起始剂量取决于先前的ACEI/ARB给药剂量
在3~6周内滴定给药调至目标(200mg，每日2次)
监测:启动治疗后和滴定给药期间，测定SCr、K⁺、BP

如果心率为大于或等于70次/分的窦性心律，则加用伊伐布雷定
确保患者处于β受体阻滞剂的最大耐受剂量和或目标剂量
2.5~5mg，每日2次的起始剂量(考虑老年人入2.5mg，每日2次)
根据心率、每2~4周滴定给药剂量(50~60次/分)
监测:心率(HR)

重新评估症状

在上述试验之后NYHA IV

地高辛
-尽管有最佳治疗、但可用于中度至重度症状的患者，也可用于并发房颤
-在启用地高辛药或调整剂量、肾功能波动能恶化或恶化期间，监测SCr、K⁺
-怀疑地高辛毒性反应时，才检测血药浓度使用于指导治疗

利尿药

目标:缓解充血和体液过多的症状

使用袢利尿药(最常见的是呋塞米)

起始剂量取决于肾功能、先前反应、血容量超载程度(表14.9)。

一旦达到正常血容量，将剂量滴定调至最小有效剂量(可不包括利尿药)，以维持正常血容量

在添加/增加其他药物时，可能需要改变利尿药。

监测:启动治疗和滴定给药后，测定血清肌酐(SCr)、血钾(K⁺)、血压(BP)

继续三联疗法
每1~3年或随着临床状态的变化、重新评估

肼苯达嗪·硝酸盐
-通常同时开始
-每2周增加一次剂量，直到达到目标剂量或最大耐受剂量
监测:启动治疗和滴定给药期间

图14.2 HFrEF 患者的药物治疗方法
改编自 2017 年全面更新的CCS心力衰竭管理指南[2]

表14.10　启动和监测心力衰竭药物治疗的注意事项

药品类别	启动	监测
ACEI/ARB	**实验室检查：** 　建立基线SCr和K$^+$ 　SCr>220μmol/L和K$^+$>5.0mmol/L时避免使用 **生命体征：** 　确定基线血压SBP<100mmHg时避免使用 **其他：** 　当开始ACEI时，记录开始前咳嗽的存在或不存在 　审核其他药物是否存在相互作用，包括增加钾和影响肾功能的药物	**咳嗽和血管性水肿：** 　咳嗽，其特征为干咳和持续性咳嗽，服用ACEI治疗的患者，有10%～20%会发生咳嗽，除非对患者造成困扰，否则不需要停药 　对于ACEI引起的血管性水肿患者（少见<1%），也要谨慎使用ARB，因为也有报道称ARB引起血管性水肿 **肾功能和电解质（K$^+$）：** 　用药后1～2周，监测血清肌酐（SCr）和血钾（K$^+$），并增加剂量 　注意血钾（K$^+$）的变化趋势：如果持续增加或有显著变化，可能需要预先调整，以防止高钾血症（如饮食、其他药物） 　同时进行MRA治疗需要密切监测血钾（K$^+$）和SCr 　接受引入ACEI/ARB治疗后，其血清肌酐（SCr）的变化高达30%。如果SCr升高稳定，则无需立即降低药物剂量，但应考虑更密切的长期监测 **血压：** 　如果开始使用高剂量或联合利尿药治疗，可能会出现降压过度
β受体阻滞剂	**生命体征：** 　确定基线心率和血压 　如果心率<60次/分或收缩压<100mmHg，应避免使用如果患者有心脏传导阻滞，应避免使用 **其他：** 　开始时应采用非常低的剂量，再缓慢滴定，以防止初始心力衰竭失代偿或恶化 　在反应性气道疾病中，谨慎地使用选择性β受体阻滞剂（如比索洛尔或美托洛尔） 　重新评估联合用药中使用其他房室结传导阻断药物（如地高辛、胺碘酮）的必要性	**心率和血压：** 　如果心率<50次/分，考虑减少剂量 　如果患者心率较低（心率50～60次/分），但无症状，则无需降低剂量 **体液潴留：** 　当增加β受体阻滞剂时会出现短暂的体液潴留，患者可能需要改变利尿药剂量
醛固酮受体拮抗剂	**实验室检查：** 　建立血清肌酐（SCr）和血钾（K$^+$）基线值 　当患者SCr>220μmol/L和K$^+$>5.0mmol/L时，避免使用 **生命体征：** 　确定血压基线值 **其他：** 　审核其他药物是否存在相互作用，包括增加血钾和影响肾功能的药物	**肾功能和电解质：** 　在开始后2～3天监测K$^+$和SCr，然后在开始后1周再监测一次。每月检查一次，连续3个月，此后，每3个月检查一次。急性病和高危人群（糖尿病、慢性肾脏病、老年人）可能需要更频繁地监测 **激素副作用：** 　螺内酯可能引起激素相关的副作用［如女性乳房发育（9%）、勃起功能障碍、绝经后出血］ 　依普利酮是一种选择性更强的盐皮质激素受体拮抗剂

续表

药品类别	启动	监测
血管紧张素受体脑啡肽酶抑制剂（ARNI）（沙库比林/缬沙坦）	**实验室检查：** 　　建立血清肌酐（SCr）和血钾（K$^+$）基线值 　　当患者 SCr>220μmol/L 或 GFR<30mL/min 和 K$^+$>5.0mmol/L 时，应避免使用 **生命体征：** 　　确定血压基线值 　　当患者 SBP<100mmHg 时，应避免使用 **其他：** 　　审核其他药物是否存在相互作用，包括增加钾和影响肾功能的药物	**相似 ACEI/ARB 的副作用和耐受性：** 　　如果患者服用 ACEI 或 ARB 出现过血管性水肿，则 ARNI 是禁忌证 **肾功能和电解质：** 　　开始服用或增加剂量后1周，监测 SCr 和 K$^+$，剂量稳定后，每3个月监测一次 **血压：** 　　对比 ACEI/ARB，ARNI 具有更强大的降压作用
I$_f$ 抑制剂（特异性抑制心脏窦房结起搏电流）（伊伐布雷定）	**生命体征：** 　　确定基线心率 　　适用于进行β受体阻滞剂最大耐受量治疗，心率>70次/分的患者 **其他：** 　　伊伐布雷定作用于窦房结，因此患者必须为正常窦性心律	**心率：** 　　目标心率为50～60次/分 　　可能需要每2周监测心率并调整伊伐布雷定的剂量
血管扩张剂（肼苯达嗪/硝酸盐）	当患者不能忍受时，使用 ACEI/ARB/ARNI（尽管 RAAS 制剂的剂量减少、其他因素消除和调整，但肾功能明显恶化或持续高钾血症） **生命体征：** 　　确定基线心率	**血压** **给药耐受性：** 　　避免连续（24小时）使用硝酸盐，因为患者会对其产生耐受性
地高辛	**实验室检查：** 　　建立血清肌酐（SCr）和血钾的基线值 　　可能需要根据肾功能进行调整剂量 **生命体征：** 　　确定基线心率	**心率** **电解质和肾功能：** 　　在改变地高辛剂量、利尿药剂量或脱水性疾病时，监测 K$^+$ 和 SCr 如果患者肾功能下降或存在波动，老年人或体重较轻，则需要加强监测 **血药浓度：** 　　地高辛血药浓度没有常规监测，不能指导治疗。在怀疑出现地高辛毒性反应时，才进行监测血药浓度
利尿药	利尿药用于治疗体液过多和充血的症状 **实验室检查：** 　　建立血清肌酐（SCr）、血钠和血钾的基线值 **生命体征：** 　　建立血压、体重的基线值 **其他：** 　　如果痛风存在，应进行记录并考虑预防发作	**电解质与肾功能：** 　　监测 SCr 和电解质 2～3天；然后开始用药和调整剂量后1周再监测注：急性心力衰竭时肾功能也可能恶化，因此体液评估对评估肾功能不全的原因至关重要 **血压：** 　　体位血压（和心率）有助于评估体液状态 **体重：** 　　对于出现体液潴留或充血且利尿药不易控制的心力衰竭患者或严重肾功能不全的患者，

药品类别	启动	监测
利尿药	利尿药用于治疗体液过多和充血的症状 **实验室检查：** 　建立血清肌酐（SCr）、血钠和血钾的基线值 **生命体征：** 　建立血压、体重的基线值 **其他：** 　如果痛风存在，应进行记录并考虑预防发作	应监测每日早晨的体重 更密切地监测不稳定或虚弱患者的体重，体重迅速增加（1.5～2kg）应提醒快速就医 **症状：** 　利尿药可滴定给药以缓解症状。当达到正常血容量时，将剂量滴定调至最小有效剂量，以维持正常血容量。可能完全不用考虑使用利尿药 　有些患者可以根据需要使用利尿药，并给出何时应该服用利尿药的参数（例如，3天内体重超过1kg时，给予20mg呋塞米）

表14.11　循证用药：大量临床试验提示起始剂量和目标剂量

药物	起始剂量	滴定剂量	目标剂量
血管紧张素转换酶抑制剂（ACE I）			
卡托普利	12.5mg，每日3次	每隔2～4周滴定增量	25～50mg，每日3次
依那普利	1.25～2.5mg，每日2次		10mg，每日2次
赖诺普利	2.5～5mg，每日		20～35mg，每日
培哚普利	2～4mg，每日		4～8mg，每日
雷米普利	1.25～2.5mg，每日2次		5mg，每日2次
群多普利	1～2mg，每日		4mg，每日
血管紧张素受体阻制剂（ARB）			
坎地沙坦	4～8mg，每日	每隔2～4周滴定增量	32mg，每日
缬沙坦	40mg，每日2次		80mg，每日2次
β受体阻滞剂			
卡维地洛	3.125mg，每日2次	每4周缓慢滴定增量	25mg，每日2次 50mg，每日2次，如果体重>85kg
比索洛尔	1.25mg，每日		10mg，每日
美托洛尔	6.25～12.5mg，每日2次		100mg，每日2次
盐皮质激素受体拮抗剂（MRA）			
螺内酯	12.5mg，每日	每隔2～4周滴定增量	50mg，每日
依普利酮	12.5～25mg，每日		50mg，每日
血管紧张素受体脑啡肽酶抑制剂（ARNI）			
沙库巴曲/缬沙坦	50～100mg，每日2次	每隔3～6周滴定增量	200mg，每日2次
I_f抑制剂			
伊伐布雷定	2.5～5mg，每日2次	每隔2周滴定增量	目标心率50～60次/分 最大剂量7.5mg，每日2次
血管扩张剂			
硝酸异山梨酯	20mg，每日3次	每隔2～4周滴定增量	每天3次，每次40mg 等效剂量：NTG贴片0.8～1.0mg/h 5-单硝酸异山梨酯，60mg/d

药物	起始剂量	滴定剂量	目标剂量
肼苯达嗪	37.5mg，每日3次		75～100mg，每日3～4次

体格评估技能

对心力衰竭患者的体格检查能力将取决于对药师个体的培训效果。所有药师均应能够测量血压（仰卧、坐姿和站立血压）和心率，以评估心力衰竭的药物治疗状况。完整的体液评估只能由训练有素的药师实施。大多数药师应该能够评估下肢水肿的凹陷程度。训练有素的药师也许也可以进行肺部重点检查（评估肺水肿、胸腔积液、湿啰音和啰音）和心血管检查（包括 S_3、S_4 和 JVP 在内的额外心音）。另外，必要时还可以集中进行胃肠检查，包括腹水、肝大和 HJR 等检查，以进行完整的体液评估。

随访评估

随访的要求取决于患者的体征、症状以及药物治疗的变化。随访应包括评估患者的体液状况，然后评估其治疗心力衰竭的药物，还要评估患者的依从性、目标剂量达成情况以及是否出现不良反应（表14.10）。心力衰竭患者的依从性由于多种合并症和多重用药而变得复杂。药师已准备好解决和管理这些患者的依从性问题。研究表明，药师可以识别出高危患者人群并提高这一人群的依从性[4, 5]。

要点集萃

- 尽可能减少患者用药的负担。
- 如果患者出现低血压症状，请考虑分段服用抗高血压药（如上午和下午服药），然后重新评估不必要的抗高血压药。
- 考虑帮助服用利尿药以及易引起痛风的患者对痛风的预防。
- 许多患者可能会发生下尿路症状（如尿失禁、尿频等）。
- 讨论利尿药治疗的管理，以避免患者的不依从。

参考文献

1. 2016 Report on the health of Canadians. Heart and Stroke Foundation of Canada.
2. Ezekowitz JA, O'Meara E, McDonald MA, et al. 2017 Comprehensive update of the CCS Guidelines for the management of heart failure. Can J Cardiol. 2017;33(11):1342–433.
3. Yancy CW, Jessup M, Bozkurt B, et al. 2013 ACCF/AHA Guideline for the management if heart failure. J Am Coll Cardiol. 2013;62(16):e147–239.
4. Cheng JW. Current perspectives on the role of the pharmacist in heart failure management. Integr Pharm Res Pract. 2018(7):1–11.
5. Davis EM, Packard KA, Jackevicius CA. The pharmacist role in predicting and improving medication adherence in heart failure patients. J Manag Care Pharm. 2014;20(7):741–55.

第15章

哮喘疾病

Kathleen Hayward, Sherif Hanafy Mahmoud

本章目标

1. 描述哮喘的流行病学、风险因素、临床表现和诊断。
2. 描述哮喘的治疗目标和管理策略。
3. 对新确诊为哮喘的患者进行初始评估。
4. 描述吸入药物和最佳吸入装置在哮喘管理中的作用。
5. 对哮喘患者进行随访评估。

背景介绍

　　哮喘是一种气流阻塞的慢性可变疾病，发病于各个年龄段，影响了8.4%以上的加拿大人（《2011年加拿大慢性病患者调查报告》）。哮喘是由气道炎症和高反应性以及支气管分泌物增多而引起的气道阻塞[1]。已确认引发哮喘发病的风险因素包括遗传、个体过敏体质和家族过敏史、重度接触空气中过敏原（宠物、室内尘螨、蟑螂和霉菌）、年幼时频繁呼吸道感染以及胎儿期或家庭环境接触烟雾。

　　应定期评估哮喘控制状况，以指导治疗的调整。许多研究表明，只有约三分之一的患者可以控制自己的哮喘。即便那些被认为患有轻度哮喘的患者也会因哮喘而死亡。而大多数这些死亡发生在医疗环境以外，且与人们低估或延误了突发病情的治疗有关，这证实了需要定期对患者病情进行评估。药师在为这一人群提供治疗监护以及持续的治疗评估和监测方面处于独特地位。他们是患者最容易接触到的医疗执业者，并且从事处方调剂用于哮喘治疗的药物。在每次患者续方调配时，药师可以评估患者掌握吸入技术的简单行为，既可创造与患者交流的机会，又可以控制和确认患者病情的恶化或存在的风险。最终，药师可以提供有意义的支持性服务，以改善哮喘患者的生活质量并降低医疗费用。

临床表现和诊断

哮喘的诊断应该结合患者病史（症状和诱发因素）、肺功能检查（肺活量测定）以及治疗的效果。咳嗽、呼吸短促、胸闷和喘息等哮喘症状可能是偶发性或持续性。身体活动后突然的症状发作或频繁出现持续较长时间的上呼吸道感染，可能提示患有哮喘，药师可以帮助识别这些患者，并建议转诊给医师进一步评估。表15.1概述了哮喘症状和加重病情的潜在因素。

表15.1 哮喘症状和加重病情的潜在因素

症状	加重因素
咳嗽 呼吸短促（SOB） 胸闷 喘息（气道狭窄后的一种高音）	过敏原，如动物皮屑、花粉、老鼠、蟑螂 烟雾，如香烟烟雾 呼吸道感染（病毒和细菌感染） 鼻窦炎 体力消耗 寒冷的天气 职业接触某些化学品 有些药物，如非选择性β受体阻滞剂

对于哮喘的诊断，除症状外，肺功能检查（肺活量测定）应显示在吸入400μg沙丁胺醇后1秒用力呼气容积（FEV_1）至少增加12%，用力呼气容积增加200mL。有些患者在检测时可能没有表现出可逆性气道阻塞，并可能需要转诊给专科医师进一步检查，例如**乙酰甲胆碱激发试验（methacholine challenge test）**。过去，对治疗产生的阳性效果（支气管扩张剂后气道阻塞的可逆性）已被用于哮喘诊断，但是客观的肺功能检查仍然是金标准，因为现在更容易获得[1, 2]。根据《加拿大胸科学会哮喘指南》[2]，**峰值流量计（peak flow meter）**不再被认为是一种可接受的诊断方法。

有许多合并症类似哮喘症状和/或加重哮喘。应确定这些病情，以避免误诊和不必要的治疗。这些合并症包括鼻窦炎、胃食管反流病（GERD）、声带功能障碍、心力衰竭、肺动脉高压、慢性阻塞性肺疾病（COPD）和囊性纤维化[1]。

哮喘管理

哮喘管理的目标是控制症状，并预防或最大限度减少未来出现的短期和长期并发症、发病率和死亡率的风险，当然避免药物不良反应也是管理的目标之一。哮喘管理指南可从**加拿大胸科学会（Canadian Thoracic Society，CTS）**[2]和**全球哮喘病防治创议（Global Initiative for asthma，GINA）**[3]获得并有详细说明。哮喘管理包括非药物治疗和药物治疗方法，以实现治疗的成功。哮喘的非药物治疗管理是采取避免接触环境诱发因素（如动物、花粉、感染、霉菌、香烟或森林大火烟雾、职业化学品或浓香水）等措施。有些诱发因素难以避免，可能需要变态反应科医师、呼吸科医师或耳鼻喉科医师给予过敏原检查，以找出诱发患者哮喘的原因。另外，对哮喘的持续管理需要确认诊断、患者教育和提供书面的治疗行动计划（个性化管理计划）。哮喘行动计划可以让患者时刻监测其症状的恶化状况，列出诱发因素并记录使用缓解剂（如短效β₂受体激动剂）的频率。此外，计划还提供了对患者自我管理和转诊的指导。图15.1总结了6岁以上儿童和成人哮喘的持续管理谱[2]。

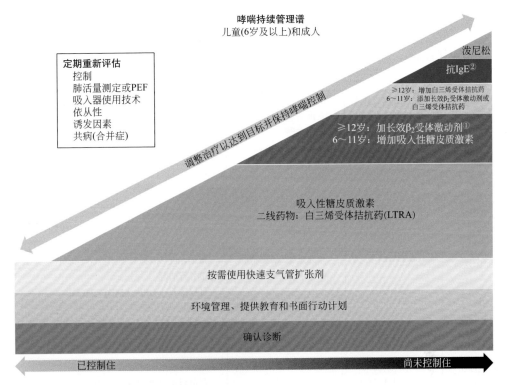

图15.1　6岁以上儿童和成人哮喘持续管理谱

吸入性糖皮质激素剂量：HFA倍氯米松或等效物；①二线药物白三烯受体拮抗药；②批准12岁及以上使用

IgE—免疫球蛋白E；PEF—呼气峰流量

改编自Lougheed, et al. [2]，经Creative Commons署名许可

哮喘的药物治疗选择

哮喘药物治疗通常分为两大类：对症治疗（症状缓解性药物）和维持治疗（控制性药物）。必要时可使用缓解性药物，以快速缓解哮喘症状，并且可以采用吸入性制剂。所有患者，无论其哮喘严重程度如何，均应在维持治疗的基础上开具缓解性药物。另外，定期使用控制性药物来防止哮喘恶化和**气道重塑**（**airway remodelling**）的进展。控制性药物通常是吸入性制剂，但还有其他剂型的选择，可能是口服制剂（如白三烯受体拮抗剂）或注射制剂（如生物制剂）。表15.2总结了加拿大哮喘治疗的药物选择。表15.3列出了吸入性糖皮质激素（皮质类固醇）给药剂量的类别比较[4]。

表15.2 加拿大哮喘治疗的药物选择

品类	类别	药物名称	注解
缓解性药物	短效β₂受体激动剂（SABA）	沙丁胺醇	可用：pMDI、Diskus、口服吸入溶液 作为缓解治疗的首选药物，必要时使用 使用带阀储药罐（valved holding chamber，VHC）可改善沉积，尤其是在出现症状时
		特布他林	可用：DPI
	短效胆碱能受体拮抗剂（SAMA）	异丙托溴铵	可用：pMDI、口服吸入溶液 缓解SABA（震颤、心动过速）不良反应——很少用作缓解剂
吸入性控制性药物	吸入性糖皮质激素（ICS）	倍氯米松 布地奈德 环索奈德 糠酸氟替卡松 丙酸氟替卡松 莫米松	哮喘控制性药物治疗的基石 多种制剂选择：pMDI、DPI和口服吸入溶液（布地奈德）
	长效β₂受体激动剂（LABA）	福莫特罗 沙美特罗	在没有同时合用ICS情况下，不应使用
	ICS/LABA复方制剂	布地奈德/福莫特罗 糠酸氟替卡松/维兰特罗 丙酸氟替卡松/沙美特罗 莫米松/福莫特罗	布地奈德/福莫特罗可作为控制性缓解性复方用药制剂 可以选择：DPI、pMDI、Diskus
	长效胆碱能受体拮抗剂（LAMA）	噻托溴铵雾化吸入剂	SMI已被批准用于哮喘 它可以被认为是ICS/LABA患者的一种附加疗法
控制性药物（口服）	白三烯受体拮抗药（LTRA）	孟鲁司特	ICS的二线用药 可与ICS联合用药
	甲基黄嘌呤	茶碱	因不良反应受限使用
其他药物	（OC）口服糖皮质激素	泼尼松	急性加重时短期服用
生物制剂（注射剂）	IgE抗体	奥马珠单抗	可以考虑用于严重哮喘失控和过敏的患者 每2～4周皮下注射一次
	抗IL-5受体抑制剂	美泊利单抗/苯拉利单抗	皮下注射 治疗伴有嗜酸性粒细胞增多的哮喘
		瑞利珠单抗	每4周静脉滴注治疗伴有嗜酸性粒细胞增多的哮喘

注：DPI—干粉吸入剂；pMDI—压力定量吸入剂；SMI—软雾吸入剂；Diskus—一种DIP准纳器。

表15.3 吸入性糖皮质激素给药剂量的类别比较[4]

吸入性糖皮质激素名称	按微克计算ICS每日给药剂量					
	儿童（6～11岁）			成人和青少年（12岁以上）		
	低	中	高	低	中	高
倍氯米松	≤200	201～400①	>400①	≤250	251～500	>500
布地奈德	≤400	401～800	>800	≤400	401～800	>800
环索奈德	≤200	201～400①	>400①	≤200	201～400	>400
糠酸氟替卡松	不适用	不适用	不适用	100		200
丙酸氟替卡松	≤200	201～400	>400①	≤250	251～500	>500
莫米松	100	≥200～<400	≥400	100～200	>200～400	>400

①这些给药剂量在加拿大尚未获批用于儿童。

初始和持续哮喘治疗的决策取决于患者哮喘的严重程度（需要专家评估）[1-3]。

● 如有间歇症状的轻度哮喘患者，可在需要时使用短效β₂受体激动剂进行治疗。

● 出现轻度哮喘症状的个体应以低剂量吸入性糖皮质激素作为控制性药物开始治疗。白三烯受体拮抗药可以作为无法服用或拒绝服用ICS的患者的二线用药选择。

● 如果不能以低剂量ICS控制哮喘症状，则选择中剂量ICS或低剂量ICS合用长效β₂受体激动剂。重要的是要注意，LABA仅应与ICS一起使用，因为单独使用LABA会增加哮喘患者的死亡风险[4, 5]。

● 如果症状尚未得到完全控制时，下一步治疗可以考虑中剂量ICS + LABA或LTRA +低剂量或中剂量ICS。

● 重度或失控的哮喘患者可以通过使用大剂量ICS+LABA获益。

新确诊为哮喘患者的初始评估

药师在管理哮喘患者中起着重要的作用。他们能够评估患者是否存在潜在的药物相关问题，包括患者对药物的了解以及正确使用吸入器技术。与其他疾病相似，对新确诊的哮喘患者进行适当的初始评估，需要收集完整的相关历史记录（人口统计信息、现病史、既往史、社会史、用药史、依从性问题和体格检查结果）。此外，初始评估还应包括以下内容。

● 识别确认哮喘控制不佳的风险因素。在收集患者病史的同时，药师可以评估是否存在可变的风险因素，这些因素可能会影响患者对哮喘的适当控制（表15.4）。即使几乎没有哮喘症状的患者，任何风险因素的存在也可能导致病情加重[3]。药师可通过个性化哮喘管理计划，帮助患者应对可变的风险，避免诱发因素，确保患者依从药物治疗并正确使用吸入器用药（稍后讨论）。

表15.4 与哮喘控制不佳相关的风险因素[3]

风险类别	描述
哮喘加重的风险因素①	哮喘失控（见"随访评估"部分） 接触过敏原或烟草烟雾 频繁使用缓解剂（每月使用超过一瓶200次剂量的吸入剂与增加死亡率风险相关） 存在依从性差的风险因素（关于依从性的更多信息，请参见第2章） 未处方ICS 错误的吸入器技术 低 FEV_1（尤其是预测低于60%时） 肥胖 鼻窦炎 妊娠 食物过敏 主要心理和社会经济问题 痰和/或血中嗜酸性粒细胞增多 过去一年症状加重一次或多次 因哮喘入住重症监护病房
固定气道受限的风险因素	未处方ICS 接触烟草烟雾或有毒化学物质 低 FEV_1 慢性黏液分泌过多 痰和/或血中嗜酸性粒细胞增多
药物不良反应的风险因素	经常使用全身性糖皮质激素 使用强效和/或高剂量ICS 不正确的吸入器技术

① 任何这些风险因素的存在都会增加病情恶化的风险，即使是哮喘症状很少的患者也是如此。

● 根据患者哮喘的严重程度，评估哮喘药物治疗的适宜性。正如"哮喘管理"部分所述，初始和持续哮喘管理的决策取决于患者哮喘的严重程度。例如，如果患者表现出更严重的症状，则可以进一步加强初始哮喘治疗（如给予大剂量ICS）。另外，轻度哮喘的患者应采用低剂量ICS（作为控制性药物）+SABA（作为缓解性药物）治疗。

● 根据患者年龄信息，评估哮喘药物治疗的适宜性。不同年龄组给予不同的治疗建议（图15.1）。建议读者参考哮喘指南，以获取更多特定年龄治疗建议的详细信息[2-4]。药师需要确保患者获得适当的ICS剂量，请参阅表15.3。

● 制订哮喘行动计划。哮喘行动计划是一份书面的个性化管理计划，其中包含针对患者的临床指示，说明如何根据患者的症状，调整缓解性药物和控制性药物治疗。指导患者监测其症状是否恶化，列出诱发因素并记录自己使用缓解性药物（例如短效β₂受体激动剂）的频率。此外，计划还提供了出现危险症状的指示说明，以提示转诊患者急诊就医。图15.2举例描述了一个哮喘行动计划。

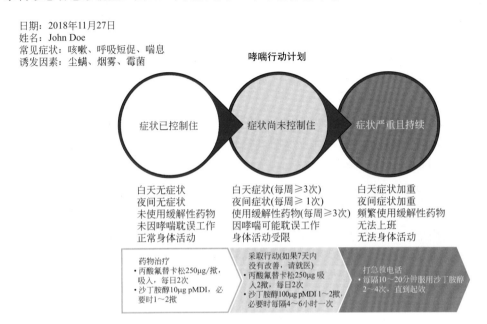

日期：2018年11月27日
姓名：John Doe
常见症状：咳嗽、呼吸短促、喘息
诱发因素：尘螨、烟雾、霉菌

图 15.2　哮喘行动计划示例

哮喘自我管理教育和正确的吸入器使用技术

对患者进行**自我管理教育（self-management education）**要求药师通过示范吸入器使用优化技术并指导患者正确使用哮喘药物，从而对患者治疗产生积极的影响。促进哮喘治疗成功的最重要因素之一是运用正确的吸入器技术进行吸入给药。错误的吸入器使用技术可能会造成给药不佳，继而导致治疗失败，或者由于错误的使用说明而引起药物不良反应。表15.5列出了使用吸入器的常用步骤。药师评估和教导**吸入器使用技术（inhaler technique）**的工具包如下。

● **安慰剂装置（placebo device）**，用于演示带阀或不带阀**储药罐（holding chamber）**正确的使用技术。

● 药师操作中使用的不同语言的药具的说明单页。

● 用于演示的峰值流量计样品（用于监测而非诊断）。

● 如果需要，可提供腔储药罐吸入口罩大小的尺寸表。

● 患者教育手册、指导单、气道图片、记录药物以及症状的申请清单等复印件。

以下是用于哮喘教学的资源和工具的举例。

● "我能控制哮喘"网站。含有用的资源，例如13种不同语言的哮喘教育手册，小儿哮喘行动计划和教学视频。网站地址：https：//www.ucalgary.ca/icancontrolasthma/.

● 肺病协会。如果学习使用设备有困难，可以在本网站上找到有关适当的吸入器使用技术的视频。网址：https：//sk.lung.ca/lung-diseases/inhalers.

● 厂家通常会提供患者教育的优质视频或印制的吸入装置说明单页，有时包括多种语言。

● 加拿大哮喘在线（www.asthmameds.ca）。

重要的是要提示患者，在互联网上经常可能有错误的吸入器使用技术的视频。仅使用来自可靠机构网站的资源。

表15.5 使用吸入器的常用步骤[①]

① 移去吸入器套盖
② 需要时，摇动或加载给药剂量；如有必要，混匀储药罐。如何准备新的或最近未使用过的吸入装置在患者使用包装中有详细说明（通常使用pMDI 2～4次）
③ 离开吸入器呼气，再将吸入器吸口含在口中
④ 按下吸入器释出一次给药剂量并完全吸入肺部，而不仅仅是吸入口中（缓慢或迅速，取决于吸入装置）。不要吞咽
⑤ 按照厂家说明书规定，屏住呼吸10秒（pMDI和双向阀储药罐可使用6次呼气给药）
⑥ 离开吸入器呼气
⑦ 必要时，喘口气等会儿，准备下一剂给药

① 熟悉所有设备的不同步骤非常重要，最好通过厂家的患者包装插页、设备单页或可靠来源（例如肺病协会或哮喘协会）的视频来学习这些内容。如果是未经这些组织或所在地区卫生当局验证的资源，请谨慎使用。视频网站上的某些视频，尽管据说来自医务人员，但使用了错误的替代步骤。

随访评估

鉴于哮喘疾病的可变性和易受多种加重症状因素的影响，哮喘患者进行随访评估对维持疾病的控制是至关重要的（表15.1）。通过定期评估，可以更轻松地控制患者哮喘的症状发展。旅行、更换新工作、家庭或办公室装修以及添加新的呼吸道刺激物（如吸入大麻、电子蒸发器烟雾），都是可能导致哮喘控制不佳的风险因素。患者每次续方调配哮喘药物时，都应进行简短的随访评估。这可以在药房的续方调配系统中标记出来，以便提醒药师及时进行随访评估。

依从性

依从控制性药物治疗并避免诱发因素对于获得适宜的哮喘控制非常重要。药师在帮助患者获得最佳依从性治疗方面发挥着重要的作用。药师应询问患者是否按照医嘱进行治疗，且努力依从治疗方案。此外，药师的优势在于能够通过查阅患者的续方调配记录来检查患者对处方药物治疗的依从性。其他疾病不依从的障碍也适用于哮喘。有关药物依从性的更多详细信息见第 2 章。此外，有些患者在无症状时，往往倾向于停药。即使患者的症状得到控制，也应建议患者继续使用控制性药物。哮喘行动计划对促进患者的依从性非常有帮助。

哮喘控制

CTS 哮喘指南建议每次与患者接触时应评估哮喘的控制状态[2]。从开始使用控制性药物起数天内应观察到哮喘症状的改善，预计在 3 ～ 4 个月内可完全获益[3]。CTS 概述了哮喘控制标准（表 15.6）[2]。违反这些控制标准（如每周超过 3 天的白天症状或由于哮喘而无法工作）表明哮喘并未得到控制且增加了未来病情加重的风险。问题示例如下。

- 上周是否出现过咳嗽、喘息、胸闷或呼吸短促3次或以上？
- 出现过夜间症状吗？
- 当身体活动、工作或运动时，是否受到哮喘症状的干扰？
- 是否每周使用缓解性吸入器超过3次？
- 是否因哮喘症状缺勤或缺课？

表 15.6 **哮喘控制的标准**[①]

临床特征	频率或分值
日间症状	每周少于 4 天
夜间症状	每周少于 1 晚
身体活动	正常
症状恶化	轻度；不经常
因哮喘缺勤或缺课	没有
需要使用速效缓解性药物	每周少于 4 次剂量
1 秒用力呼气容积（FEV_1）或呼气峰流速（肺功能）	超过或等于 90% 的个人最佳值
呼气峰流速（PEF）日变化[②]	<10% ～ 15%

① 引自 the Creative Commons Attribution License.Lougheed，et al [2]。

② 日变化的计算方法为：最大呼气流量减去最低呼气流量除以最高 PEF 乘以 100（在 2 周内测定）。

如果患者能够对上述 5 个问题回答"否"，则达到症状控制。哮喘控制也可以使用任意经过验证的患者调查表进行评估，如哮喘控制测试（ACT）、哮喘控制问卷（ACQ）。此外，过去一年里发生 2 次或 2 次以上严重恶化需要口服糖皮质激素，或者一次或多次严重恶化需要住院治疗，或者缓解后 FEV_1 低于个人最佳值的 80%，也被认为是哮喘未得到控制[4]。哮喘急性恶化的体征和症状包括呼吸困难、呼吸频率增加、发绀和逆脉（吸气时收缩压降低）[1]。

药师应注意尚未得到控制的哮喘，因为存在未来病情加重的风险。但是并非所有的药师都能获得这些信息，而且必须依靠于患者报告的事件；然而，通过与家庭医师或专科医师的合作可以实现有效的监控策略。例如，许多医师认为，当他们开具处方后，患者会去调配处方；但是，正如药师所知，情况并不总是这样的。

哮喘症状失控提示需要加强哮喘的药物治疗。然而，在对病情控制不佳的患者加强哮喘治疗之前，应评估治疗失败的可能因素，包括确认哮喘的诊断、是否正确运用吸入器使用技术、是否患有合并症、是否无法负担药物费用，对控制性药物和缓解性药物的作用是否缺乏了解，是否不依从药物治疗，以及是否避免诱发因素。短效支气管扩张剂的超剂量给药可能是哮喘未得到控制或加重的一种征兆，需要选择更高级别的治疗（如吸氧、无创通气）。过度使用缓解性药物也可能是一个危险信号，提示药师应将患者转诊给医师。呼吸专科医师通常很乐意与社区药师进行沟通，以确保患者能够遵循他们认可的治疗计划。如果尚未提供哮喘行动计划，则药师可以根据之前控制患者哮喘的治疗方案建议进行填写。如果患者的哮喘从未得到控制，则可能需要升级治疗或转诊。以下是药师针对患者未依从ICS治疗而未能控制哮喘的沟通示例。

亲爱的琼斯医师

11月30日，乔安妮·布朗（Joanne Brown）因呼吸短促再次前来续方一支沙丁胺醇100μg定量吸入剂，因此我评估了她的哮喘病情。在过去6个月中，她并没有来调剂Diskus（丙酸氟替卡松/沙美特罗）250/50μg。由于使用Diskus让她失声且影响了她的工作，她停用了该药。

我已经审核了她吸入药物的方法，并建议更改为带阀储药罐的定量吸入器。每隔12小时通过储雾罐吸入丙酸氟替卡松/沙美特罗（125/25μg）两次，这也许是避免发生这种副作用的一种较好选择。如有疑问或意见，请与我联系。

请按这种常规给予处方。我将在两周后对她进行随访，以检查她的哮喘是否得到改善。如果您愿意和/或要求她到贵处就诊，我可以填写一项行动计划。

社区药师

乔

峰值流量计

在哮喘中，许多患者使用峰值流量计，该流量计可评估其呼气的速率。当患者没有出现任何症状时，他们应该知道他们的**呼气峰流速（peak expiratory flow，PEF）**是多少，因为峰流速的减少可能表明哮喘症状控制的恶化。从药师的角度来看，患有哮喘并使用峰值流量计的患者可以在完成监护计划时记录其正常值，以监控疾病的进展状况。PEF大于或等于90%的个人最佳值是哮喘控制的指标之一[2]。PEF 90% ～ 60%的读数值（结合症状评估）可能提示需要强化治疗。但是并非每个人都需要PEF测量仪，因为成本很高，并且需要监控和记录。专科医师通常不建议使用，因为他们发现患者不使用峰值流量计。

药物不良反应

药师在监测患者对哮喘药物治疗的耐受性方面起着重要的作用，因为患者对药物治疗的耐受性可能是造成不依从的常见原因。鹅口疮是ICS的潜在不良反应。特别是在用药后，如果不冲洗口腔、漱口的话，可能会发生鹅口疮。ICS也会引起声音嘶哑。如果漱口没有帮助，应更换其他设备，例如带储药罐的定量吸入器，则可以大大减少这种不良反应。此外，有些人在使用干粉吸入剂时会出现咳嗽或喉咙不适的症状，调整吸入力可以减少这个问题。这将需要药师的协助，以演示和观察患者个人的动作更改。这就是使用安慰剂吸入器的关键所在。表15.7总结了哮喘药物治疗的一些不良反应。

表15.7　哮喘药物治疗的不良反应①

药物类别	可能的不良反应
短效β₂受体激动剂（SABA）	震颤、心动过速、心慌、神经质、头痛
短效胆碱能受体拮抗剂（SAMA）	口干、金属味、上呼吸道感染（URTI）
吸入性糖皮质激素（ICS）	鹅口疮、声音嘶哑、发音困难、口腔溃疡、上呼吸道感染
白三烯受体拮抗药（LTRA）	头痛、腹痛
长效β₂受体激动剂（LABA）	头痛、咽炎
长效胆碱能受体拮抗剂（LAMA）	口干、金属味、上呼吸道感染、头痛
全身性糖皮质激素	经常服用口服糖皮质激素会导致许多不良反应，例如骨质疏松症、白内障、胃溃疡、睡眠困难、体重增加、高血糖症、呼吸道感染并发症增加

① 此列表并不全面；有关可能的不良反应完整清单，请参阅各个药物专论。

并发症

对日常生活的影响

哮喘会以一种潜在的方式影响日常生活，从而限制了患者保持身心健康的能力。哮喘会干扰上学或工作出勤，降低人体的运动耐力。患有哮喘的儿童可能会失去社交的机会。例如，他们可能不会被带去参加团队运动或参加社交活动。此外，夜间症状的存在可能会影响他们的睡眠。

严重哮喘

严重哮喘约占哮喘患者的5%～10%。CTS将严重哮喘定义为需要用大剂量ICS进行治疗的哮喘，如表15.3所述，在上一年使用第二种控制性药物或在上一年有50%使用全身性糖皮质激素，以防止其"失控"，或者尽管采用这种治疗仍处于"失控"状态[4]。严重哮喘的患者需要经过专科医师的评估，并且可能需要强化治疗，例如使用大剂量ICS/LABA联合或不联合LAMA、LTRA或茶碱，也可以应用生物制剂治疗。请注意，严重哮喘的存在通常并不意味着哮喘无法控制（在"哮喘控制"里讨论）。

预防措施

药师可以在全年进行随访评估时，指导患者如何避免诱发因素。有关调查环境诱发因素的建议可能会导致患者自己的家发生变化，例如增添加湿器或空调，去除燃烧木材/煤炭的热源，戒除烟草或大麻，放弃领养宠物。通过空气质量健康指数（air quality health index，AQHI）应用软件或网站（https://www.canada.ca/eh/environment-climate-change/services/air-quality- health-index.html）了解花粉计数和室外空气质量，针对本地情况进行个性化设置，可能会很有帮助。建议哮喘患者每年接种流感疫苗，但少数重度哮喘或者近期或当前喘息的患者除外。这是因为哮喘患者极易患流感相关的并发症。国家免疫咨询委员会（NACI）建议在进行任何疫苗接种之前应先优化哮喘的治疗。此外，某些患者可能正在进行长期口服糖皮质激素治疗，也可能会使其不能接种疫苗。通常，服用20mg泼尼松不足1个月的患者可以接种失活疫苗。药师需要咨询其卫生管理部门以及制造商有关疫苗接种资格的建议。

戒烟以及避免二手烟对于改善哮喘控制非常有用。药师不仅可以提供行为支持及建议/处方药物，而且还可以将患者和家属转诊到其他现有医疗卫生机构，例如省级或国家级戒烟计划或求助热线、各种国家级协会（例如肺病协会和雇员及家庭协助计划）。

要点集萃

- 药师在管理哮喘患者中起着重要的作用。
- 避免诱发因素是成功治疗哮喘的重要因素。
- 随访就诊（续方）时的患者评估包括对吸入器技术和吸入剂使用状况、管理患者的症状、生活质量改善、症状加重的频率以及防止不良反应等效果进行评估。
- 确保每位哮喘患者都获得一份治疗行动计划，并掌握应对症状失控的办法。

参考文献 -

1. McCracken JL, Veeranki SP, Ameredes BT, Calhoun WJ. Diagnosis and management of asthma in adults: a review. JAMA. 2017;318:279–90.
2. Lougheed MD, Lemiere C, Dell SD, Ducharme FM, Fitzgerald JM, Leigh R, et al. Canadian Thoracic Society Asthma Management Continuum--2010 Consensus Summary for children six years of age and over, and adults. Can Respir J. 2010;17:15–24.
3. Global Initiative for Asthma (GINA). Global Strategy for Asthma Managmnet and Prevention. 2018. (Accessed Novemebr 27, 2018, at https://ginasthma.org/2018-gina-report-global-strategy-for-asthma-management-and-prevention/).
4. FitzGerald JM, Lemiere C, Lougheed MD, Ducharme FM, Dell SD, Ramsey C, et al. Recognition and management of severe asthma: A Canadian Thoracic Society position statement. Can J Resp Crit Care. 2017;1:199–221.
5. Nelson HS, Weiss ST, Bleecker ER, Yancey SW, Dorinsky PM, Group SS. The Salmeterol Multicenter Asthma Research Trial: a comparison of usual pharmacotherapy for asthma or usual pharmacotherapy plus salmeterol. Chest. 2006;129:15–26.

第16章

慢性阻塞性肺疾病

Renette Bertholet, Inessa McIntyre

本章目标

1. 描述慢性阻塞性肺疾病的流行病学、病理生理学和管理。

2. 评估慢性阻塞性肺疾病患者。

3. 识别出患有COPD患者的危险信号，这些信号会提示将患者转诊给医务人员或急诊进行治疗。

背景介绍

慢性阻塞性肺疾病（chronic obstructive pulmonary disease，COPD）是"一种既可治疗又可预防的疾病，其特征为不完全可逆的进行性气流受限（阻塞），且肺部对有害颗粒或气体产生异常的炎症反应"[1]。药师在识别有慢性阻塞性肺疾病风险的患者、诊断和管理药物治疗方面起着重要的作用。药师不仅可以评估药物治疗的有效性和安全性，还可以评估患者对吸入器的依从性以及是否能正确使用，吸入器是COPD药物治疗的基石。与其他医务人员合作，药师可以改善患有这种进行性疾病患者的生活质量，并确保为每位COPD患者都制订一份行动计划，让他知道在病情加重时的应对办法。

流行病学

COPD是加拿大人死亡的第四大原因[2]。在加拿大，对COPD的诊断普遍不足。虽然大约有4%的35～79岁加拿大人自我报告被确诊患有COPD[2]，但对40岁及以上的温哥华居民随机抽样发现，COPD的患病率估计为19%（BOLD研究）[3]。此外，2007年3月至2008年2月之间进行的加拿大卫生措施调查表明，17%年龄在

35～79岁的加拿大人有气流阻塞且合并COPD[3]。相反，围绕着对患者过度诊断为COPD的问题也同样引起关注，据报道被诊断为COPD的35～79岁的加拿大人中高达60%～70%并不符合肺活量测定的诊断标准[3]。鉴于可能存在过度诊断和诊断不足的情况，药师应保持警惕，帮助识别和转诊患者，以便对他们及时进行适当诊断，这是非常重要的。

风险因素与病理生理学

由于COPD是一种既可治疗又可预防的疾病，因此，对风险患者进行早期识别并解决基本的病因和风险因素来控制疾病的进展，是药师的重要职责。COPD的风险因素可能是环境因素，也可能是内在因素。环境因素包括吸烟（最常见）、职业接触（如灰尘、化学物质）和空气污染。内在因素包括α_1-抗胰蛋白酶（alpha-1-antitrypsin，AAT）缺乏、罕见的遗传性气道高反应性疾病和肺生长受损[1]。

吸入有害颗粒和气体会导致异常的炎症反应，从而造成气道发生破坏性变化。在85%～95%的COPD病例中，香烟烟雾是有毒物质的罪魁祸首。它通过多种与哮喘完全不同的机制引起炎症和随后的细胞损伤。在COPD中，中性粒细胞、巨噬细胞和CD8淋巴细胞被激活，释放出多种炎症介质，造成了肺部损伤和纤毛破坏，损害纤毛运动和黏液排泄的能力。另外，杯状细胞的产生受到刺激，导致黏液分泌增加。其结果是造成慢性炎症和黏液不断分泌的恶性循环。小气道（呼吸细支气管）可能被黏液堵塞或发生纤维化变形。此外，炎症细胞释放蛋白酶，该蛋白酶将蛋白质溶解在肺泡壁中，从而导致肺泡附着丧失和弹性回缩力丧失。最终导致弥漫性气道变窄、黏液堵塞、弹性回缩力丧失、气体潴留和肺过度充气。随着疾病的逐步进展，通气/血流、血管床破坏、低氧血症（hypoxemia）和二氧化碳滞留等将出现不平衡状态[1]。

慢性阻塞性肺疾病以前被分为"慢性支气管炎"和"肺气肿"。慢性支气管炎与咳嗽、慢性炎症、纤毛减少和黏液产生有关。肺气肿与肺泡破坏和弹性回缩力丧失有关。现在已经认识到，大多数COPD患者具有两者的特征要素。α_1-抗胰蛋白酶缺乏是一个例外，其通常是气肿性的[1]。COPD患者通常表现为慢性咳嗽、痰液分泌和呼吸短促，并逐步持续进展。诊断需要用肺活量测定法测量气流受限状况，但并非所有的慢性咳嗽患者都有COPD。在评估慢性咳嗽患者时，应排除其他疾病。这些疾病包括哮喘、肺癌、结核病、左心衰竭、间质性肺病、囊性纤维化、特发性咳嗽、慢性过敏、鼻后滴漏综合征、上呼吸道咳嗽综合征、胃食管反流和药物引起的咳嗽[4]。

慢性咳嗽患者的初始评估

PK是一位52岁的女性患者，前来药房或诊所就诊，要求治疗她的慢性咳嗽。哪些初步评估可能有助于COPD的诊断？

疾病筛查

筛查COPD并可能转诊给基层医师进行诊断是评估慢性咳嗽患者的重要一步。以下问题有助于筛查患者[2]。

① 年龄是40岁或以上吗？

② 当前或之前吸烟吗？

③ 是否有过接触粉尘和化学品的职业史？

④ 是否经常咳嗽？

⑤ 是否经常咳痰？

⑥ 做简单的杂务会气短吗？

⑦ 当用力时或在夜间会有喘息症状吗？

⑧ 是否经常感冒且持续时间比其他人更长？

如果患者40岁或40岁以上，有吸烟史、接触过粉尘或化学品并且对以上问题④～⑧中任何一个回答为"是"时，应将患者转诊做进一步评估。

患者病史

在COPD评估中有价值的其他针对性问题包括如下。

● 社会史。接触环境或职业风险因素，例如吸烟。

● 家族史。COPD或其他呼吸系统疾病的家族史，例如AAT缺乏史。

● 既往病史。最近12个月因呼吸系统疾病加重或住院的既往史。重要的是要记住，COPD与多种合并症有关，例如缺血性心脏病、贫血、恶病质、骨质疏松症、抑郁症、焦虑症和癌症等[1, 2]。

● 症状。除了最初筛查上述问题时描述的症状外，患者还可能会出现入睡困难。这可能是由多次间断的咳嗽、呼吸短促或睡眠呼吸暂停引起的觉醒，也可能与焦虑症或抑郁症有关。焦虑症或抑郁症是COPD患者的常见合并症。患者可能还会主诉精力不足或出现疲劳。这可能是由呼吸时需要更多力气、肺氧气交换不良和/或红细胞增多症所致。此外，评估症状严重性也很重要（见下文）。

● 需要立即转诊的危险症状包括过度呼吸短促、胸痛、痰中带血和精神状态改变（如意识错乱和/或困倦）。

体格评估

除了一些针对性的问题外，还取决于临床环境，药师可以充分利用以下体格评估技能。

视诊

药师可以观察是否存在以下与COPD一致的体征和症状。

- 桶状胸。
- 辅助呼吸肌参与。
- 缩唇呼吸。
- 呼气音延长。
- 发绀（皮肤和嘴唇颜色发暗）。
- 呼吸急促（呼吸速率>20次/分）。
- 吸烟者的体征：尼古丁的气味，手指和指甲变黄。

听诊

听诊可能会识别出更常见的与COPD相关的呼吸音。

- 干啰音。类似打鼾的声音，当空气被阻塞或通过气道变得粗糙时出现。
- 哮鸣音。空气通过狭窄的气道时产生的高音调声音，有时无需听诊器即可听到。
- 呼气音减弱。

实验室检查

动脉血气（arterial blood gasses，ABG） 提供有关肺功能以及气体交换情况的信息。低氧血症是指血液中的PaO_2（动脉血氧分压）低。高碳酸血症是指高$PaCO_2$（动脉血二氧化碳分压），表示通气不足[7]。目前尚无专门的血液测试来测量是否向组织输送的氧气不足（缺氧）。但是，慢性缺氧会刺激红细胞增加，从而携带更多的氧气。这表现为"红细胞增多症"或血细胞比容和/或血红蛋白升高。表16.1列出了ABG的正常范围。

表16.1　正常动脉血气表[7]

动脉血气	正常范围
pH	7.4（7.35～7.45）
PaO_2	80～100mmHg（10.6～13.3kPa）
$PaCO_2$	35～45mmHg（4.7～6.0kPa）
SaO_2	95%

注：SaO_2—动脉血氧饱和度。

影像学检查

如果可以的话，进行胸部X线检查可能显示过度充气和膈肌凹陷。

> PK已经40岁了，她说10年前就戒烟了。在过去的几个月中，她经常咳嗽，有时会有痰。应该转诊进行肺活量测定，因为该测试是确诊COPD必需的"金标准"。

诊断 --

肺活量测定

　　肺活量测定（spirometry）是评估肺功能的常用检查。它可以评估从肺中排出空气的容量和速率。通过测定肺体积，有助于区分阻塞性（空气不能排出）和限制性（空气不能进入）肺部疾病。对患者所能呼出的肺活量与健康受试者的正常值（预测值）进行比较。测试本身需要大约15～20分钟，并且对患者没有风险（图16.1）[8]。当使用支气管扩张剂后，1秒用力呼气容积（FEV_1）与用力肺活量（FVC）之比（FEV_1/FVC），其值小于0.70时，确认存在阻塞性肺疾病。

> 　　转诊PK，诊断其疾病状况，肺活量测定显示FEV_1/FVC为0.56，小于0.70，证实存在持续性气流限制/阻塞。

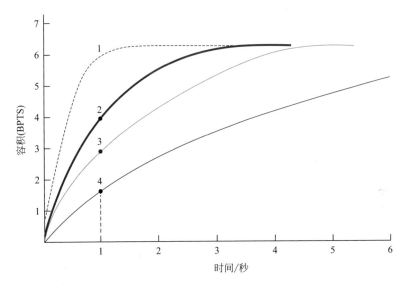

图16.1　标准肺活量测定

　　曲线1为正常受试者的1秒用力呼气容积（FEV_1）；曲线2为轻度气道阻塞的患者；曲线3为中度气道阻塞的患者；曲线4为严重气道阻塞的患者

　　经McGraw-Hill Education许可转载，Velez等[8]。https://access-pharmacy.mhmedical.com/content.aspx?bookid=1861& sectionid=146078873。访问日期：2018年7月30日

　　世界卫生组织（WHO）于2001年发起了"慢性阻塞性肺疾病全球倡议"（GOLD）[1]。这些国际疾病防控策略每年根据最新证据进行更新。加拿大胸科学会（CTS）提供了2017年COPD最新药物治疗立场建议[6]。其他国际指南也提供了类似的建议。读者应参考最新的循证指南来指导治疗。GOLD 2017策略建议评估肺功能。除了诊断所需要的FEV_1/FVC外，还是需要进行肺活量测定提供基线FEV_1值[4]。使

用支气管扩张剂后的FEV_1值可以指示气流阻塞或受限（肺功能受损）的程度，因此，建议每年重复进行一次，以监测疾病进展的状况（表16.2）[4]。FEV_1值与症状强度、运动能力和生活质量之间的相关性很差。最新的GOLD策略（2017年）不再将FEV_1作为症状加重风险评估的一个因素[4]。气流阻塞或限制的程度分类如表16.2[1, 2, 4]所示。

表16.2　COPD气流阻塞程度的分级[1, 2, 4]

损伤程度	肺活量测定
轻度	FEV_1大于或等于预测值的80%
中度	FEV_1大于或等于预测值的50%，小于80%
重度	FEV_1大于或等于预测值的30%，小于50%
极度严重	FEV_1小于预测值的30%

ABCD分类

GOLD策略建议评估症状加重的频率和严重程度，以确定COPD患者的ABCD分类，从而按症状加重风险对患者进行分层管理，以协助指导启动药学监护（表16.3）。

表16.3　GOLD 2017 症状加重COPD患者的ABCD分类[4]

症状加重病史	ABCD分类	
高风险（过去12个月内有2次或2次以上出现急性加重或至少1次出现急性加重导致住院）	C	D
低风险	A	B
症状评估	mMRC 0～1（MRC1～2）或CAT小于10，症状加重出现少	mMRC＞2（MRC＞3）或CAT大于10，症状加重出现多

注：CAT—慢性阻塞性肺疾病评估测试表；mMRC—医学研究会呼吸困难改良评估量表；MRC—医学研究委员会呼吸困难评估量表。

症状加重频率　如果在过去的12个月中有2次或更多次出现症状加重，或者至少有1次出现症状加重导致住院，则该患者被认为有"更高的症状加重风险"[4]。

症状严重程度　有许多不同的工具可用于衡量症状严重程度。最常用的工具是医学研究委员会呼吸困难改良评估量表（mMRC）或医学研究委员会呼吸困难评估量表（MRC）及COPD评估测试表（CAT）。

● MRC和mMRC根据症状的严重程度对患者进行分类（表16.4）。加拿大胸科学会指南使用MRC（1～5级），而GOLD策略则使用0～4级的改良评估量表[2, 4]。

● CAT包含有关症状和活动的8种陈述。患者对每个陈述的评分为1～5分。对COPD症状的影响，通过累积评分（0～40）进行评估[1]。CAT可以在http://www.catestonline.org上找到。

● mMRC评分为0～1（MRC评分为1～2）或CAT评分小于10的患者被认为较少出现"症状加重"。如果患者的mMRC评分为2～4（MRC评分为3～5），则认为他们更多出现"症状加重"。

> PK的FEV$_1$为67%（预测为中度肺功能损害），且过去一年未加重（低风险）。她在进行适度运动时会呼吸困难［mMRC评分 = 0（MRC = 1），几乎没有症状］。因此，PK将被归类为风险A组。

表16.4　GOLD mMRC和CTS MRC呼吸困难评分量表及相应定义[2, 4]

GOLD mMRC 评分	CTS MRC 评分	定义
0级	1级	剧烈运动时气喘吁吁
1级	2级	在平地上奔跑或爬小山时呼吸短促
2级	3级	在平地上行走比同年龄的人缓慢，或在平地上以自己的速度行走时停下来喘口气
3级	4级	步行约90米或在平地上行走几分钟后停下来呼吸
4级	5级	过度气短无法出门或穿着衣服喘不过气来

管理

如表16.5所述，COPD治疗的目标是控制症状并降低风险。涉及预防性和治疗性药物治疗以及非药物治疗的管理。预防策略包括如下[1, 2]。

● 戒烟。在COPD的任何阶段（药物治疗或非药物治疗干预）都是有益的。
● 疫苗接种。肺炎球菌疫苗和年度流感疫苗的接种。
● 补充氧气。目标是保持血氧饱和度大于90%。
● 避免加重COPD的药物。这些药物包括镇咳药、镇静型抗组胺药和β受体阻滞剂。如果可能，也应避免使用阿片类药物和苯二氮䓬类药物，但可作为临终治疗的部分药物。

● 患者教育和肺部康复。应该对患者进行COPD知识和正确使用吸入器的教育。应鼓励他们保持健康的生活方式，并转诊接受肺康复计划的治疗。

● 目前使用预防性抗生素防止COPD症状加重的措施存在争议。

表16.5 COPD治疗目标[1, 5]

症状	缓解呼吸困难和其他呼吸系统症状 提高运动耐力和日常活动 改善整体健康状况
风险	防止疾病发展 减少症状加重的频率和严重程度 治疗疾病的加重和并发症 降低死亡率

COPD的药物治疗主要包括吸入性支气管扩张药，包括**β受体激动剂（短效"SABA"和长效"LABA"）和抗胆碱能药物（短效"SAMA"和长效"LAMA"）。** 图16.2描述了CTS COPD治疗金字塔[6]，表16.6描述了用于治疗COPD的药物类别。吸入性糖皮质激素（ICS）具有潜在的副作用，如诱发肺炎和白内障[6]，因此，围

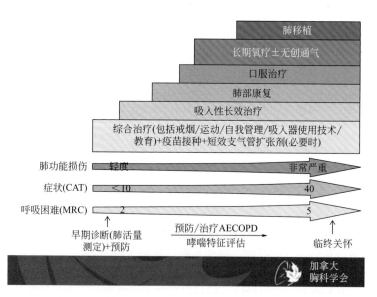

图16.2 COPD综合管理金字塔

综合治疗方法，包括通过肺活量测定诊断COPD，通过持续监测评估症状负担和未来恶化风险，评估哮喘特征以及药物和非药物治疗综合管理。AECOPD—COPD急性加重期；吸入性长效治疗—长效抗胆碱能药物和/或长效β₂受体激动剂以及吸入性糖皮质激素

转载自Bourbeau等[6]。经 Taylor & Francis 有限公司许可。http://www.tandfonline.com

绕使用低剂量ICS作为辅助治疗仍存在争议。绝对不能将ICS用作COPD的单一治疗方案。当使用ICS/LABA组合时，不需要大剂量的ICS即可达到最佳效果。口服治疗，如全身性糖皮质激素，短期用于病情加重。由于口服磷酸二酯酶抑制剂、甲基黄嘌呤和黏液溶解剂也具有潜在的重大副作用，但仍可用于对吸入治疗无效的患者。《2017年加拿大胸科学会指南》（图16.3）[6]反映了如果症状未能改善或继续发展，可以采取逐渐增加或逐渐减少用药管理的GOLD方法[4]。表16.7提出了GOLD和CTS的初始治疗建议。

表16.6　用于治疗COPD的药物类别

药物类别	药物名称（给药机制）
吸入性 β 受体激动剂	
短效（SABA） 长效（LABA）	沙丁胺醇（MDI、Dk、Neb）、特布他林（TH） 福莫特罗（TH、吸入剂干粉胶囊） 沙美特罗（Dk）、茚达特罗（BH） 奥达特罗（Rs） 不作为单一药物使用：维兰特罗
吸入性抗胆碱能药物	
短效（SAMA） 长效（LAMA）	异丙托溴铵（MDI、Neb） 噻托溴铵（HH、Rs）、格隆溴铵（BH）、阿地溴铵（PI）、芜地溴铵（E）
吸入性 β 受体激动剂/抗胆碱能药物复方制剂	
短效（SABA/SAMA） 长效（LABA/LAMA）	沙丁胺醇/异丙托溴铵（Neb、Rs） 福莫特罗/阿地溴铵（PI） 奥达特罗/噻托溴铵（Rs） 茚达卡醇/格隆溴铵（BH） 维兰特罗/芜地溴铵（E）
吸入性 β 受体激动剂/糖皮质激素复方制剂	
长效（LABA/ICS）	沙美特罗/丙酸氟替卡松（Dk） 福莫特罗/布地奈德（TH） 维兰特罗/糠酸氟替卡松（E）
磷酸二酯酶抑制剂 甲基黄嘌呤 N-乙酰半胱氨酸	罗氟司特胶囊（口服） 茶碱（口服）、氨茶碱（静脉注射） 口服N-乙酰半胱氨酸：注射用溶液，口服，也可制成胶囊

注：BH—Breezehaler吸入剂；Dk—Diskus吸入剂；E—Ellipta吸入剂；HH—HandiHaler吸入剂；MDI—metered dose inhaler吸入剂；Neb—nebule吸入剂；PI—Pressair inhaler吸入剂；Rs—Respimat吸入剂；TH—Turbuhaler吸入剂。

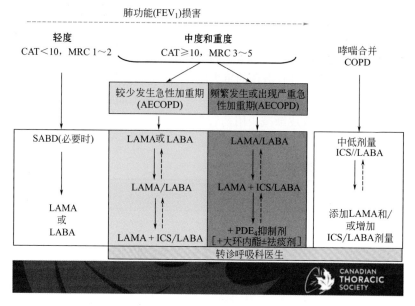

图 16.3　COPD 药物治疗策略

　　建议的 COPD 药物治疗是提高治疗决策应对症状负担和未来病情加重风险的一种方法。实线箭头指示加强治疗以最佳管理呼吸困难以及活动受限的症状，并在适当情况下预防 AECOPD。虚线箭头表示可能会谨慎减弱治疗，并密切监测患者症状、病情加重和肺功能状况。频繁发生 AECOPD ≥ 2 次，使用抗生素和/或 2 年以上的全身性糖皮质激素，或者发生严重 AECOPD ≥ 1 次，需要住院。所有推荐的治疗方法均应在必要时（prn）使用短效支气管扩张剂

　　PDE_4—磷酸二酯酶 -4

　　从 Bourbeau 等重印[6]。经 Taylor & Francis Ltd. 许可，http：//www.tandfonline.com

表 16.7　慢性阻塞性肺疾病 ABCD 分类的初始药物治疗选择（GOLD 和 CTS 建议）

风险分组（GOLD）[4]	初始治疗（GOLD 2017）[4]	CTS 2017 更新版[6]
A　低风险、症状少	按需求选择 SABD 或选择 LABD	按需求选择 SABD 或选择 LABD
B　低风险、症状多	LABA 或 LAMA	LAMA 优于 LABA
C　高风险、症状少	LABA/LAMA	在未患哮喘但重叠综合征的患者中，与 LABA/ICS 相比，更倾向于使用 LABA/LAMA
D　高风险、症状多	LABA/LAMA/ICS	尽管采用了 LABA/LAMA 双重疗法，但对于症状负担重、健康状况差的患者，可以考虑三联疗法 尽管采用了优化的吸入治疗，但当患者病情加重时，应考虑口服治疗

　　注：CTS—加拿大胸科学会；GOLD—慢性阻塞性肺疾病全球倡议；SABD—短效支气管扩张剂；LABD—长效支气管扩张剂；LABA—长效β受体激动剂；LAMA—长效抗胆碱能药物；ICS—吸入性糖皮质激素。

> 由于PK女士处于A组风险人群，并且目前未进行任何治疗，因此开始短效支气管扩张剂（SABD）治疗并监测使用和反应频率是适当的。

随访评估

为了优化药物治疗，应进行持续随访，以定期监测药物疗效，病情是否加重，是否出现不良反应以及最重要的依从性情况。

依从性

吸入器最常见的问题是患者依从性和适当使用吸入器的问题。错误使用吸入器可能是无法良好控制COPD的障碍[6]。应在每次续方配药时，评估患者的使用方式和使用时间，以确保最佳的药物治疗[4]。有很多可供选择的吸入器装置，可以根据患者的用药能力来调整治疗方法[9]。在评估依从性时，应考虑患者将胶囊装入吸入器中的手部灵活性，以及进行深呼吸吸入干粉剂的能力。使用定量吸入器（MDI）以及合适的带阀储药罐（VHC）时，应考虑手和呼吸的协调问题。要考虑的其他问题是，每天一次给药还是两次给药（重要），以及患者是否能够更好地管理好一种以上的吸入器类型（即MDI、Turbuhaler、Breezehaler）。表16.8提供了不同类型给药装置的示例。

表16.8　每种药物类别及药物的吸入器示例[9]

给药方式	装置类型	药名	药物类别
喷雾给药（容器中的多剂量）	MDI（可与带阀储药罐一起使用，也可不带面罩）	沙丁胺醇 异丙托溴铵	SABA SAMA
干粉给药（贮存器中的多剂量）	Turbuhaler	特布他林 福莫特罗 福莫特罗/布地奈德	SABA LABA LABA/ICS
干粉给药（装置内单个铝泡的多剂量）	Diskus	沙丁胺醇 沙美特罗 沙美特罗/丙酸氟替卡松	SABA LABA LABA/ICS
	Pressair	阿地溴铵 福莫特罗/阿地溴铵	LAMA LABA/LAMA
	Ellipta	芜地溴铵 维兰特罗/芜地溴铵 维兰特罗/糠酸氟替卡松	LAMA LABA/LAMA LABA/ICS
干粉给药（胶囊装药、刺破）	Aerolizer	福莫特罗	
	HandiHaler	噻托溴铵	LAMA
	Breezehaler	茚达特罗 格隆溴铵	LABA LAMA

给药方式	装置类型	药名	药物类别
雾化给药（容器中的多剂量）	Respimat	沙丁胺醇/异丙托溴铵 奥达特罗/噻托溴铵 噻托溴铵 奥达特罗	SABA/SAMA LABA/LAMA LAMA LABA

控制效果

体征和症状

运用先前使用的相同评分量表（MRC、mMRC、CAT）评估患者的基线症状（咳嗽、咳痰、呼吸困难等）和严重程度是否有任何变化。COPD是一种进行性的疾病，因此，预计患者将逐渐需要更多的治疗来控制症状，尤其是在尚未解决潜在的可变风险因素（即戒烟）的情况下。

COPD行动计划

所有患有COPD的患者都应制订个性化的行动计划（https://cts-sct.ca/wp-content/uploads/2018/03/4915_THOR_COPDActionPlanUpdate_Editable_Eng_v006.pdf）。COPD行动计划包括有关患者的日常症状状况（痰色和活动水平）以及在至少2天内发生常规症状变化时应采取的措施信息。行动策略包括增加短效支气管扩张剂的使用，应用抗生素治疗痰液变化以及使用短期口服泼尼松控制增多的呼吸急促问题。还提供有关寻求急诊治疗时机的指导。

药物不良反应

表16.9列出了COPD患者药物治疗的不良反应。

表16.9　COPD患者药物治疗的不良反应

药物	常见不良反应/注意事项
β受体激动剂[10]	颤抖、头痛、头晕、睡眠障碍、恶心 易感个体的低钾血症、窦性心动过速和心律失常
抗胆碱能药物[11]	口干、金属味、视物模糊 尿潴留、闭角型青光眼、严重心血管病（心律失常）时应谨慎使用
吸入性糖皮质激素[12]	口咽念珠菌感染、发音困难、咳嗽 长期大剂量使用产生的全身性副作用（肾上腺功能不全、皮肤变薄、骨质疏松）
磷酸二酯酶抑制剂（罗氟司特）[13]	恶心、腹泻、体重减轻、头痛、食欲减退、头晕、失眠、焦虑 神经精神影响（有自杀倾向，抑郁恶化）

续表

药物	常见不良反应/注意事项
甲基黄嘌呤（茶碱）[14]	乏力、恶心、呕吐、腹部绞痛、头痛、紧张、颤抖、失眠 毒性与茶碱血清浓度>110μmol/L有关 明显的药物相互作用：抗生素（环丙沙星、诺氟沙星、红霉素）、抗癫痫药（卡马西平、苯妥英钠）、吸烟、别嘌呤醇、氟伏沙明
口服全身性糖皮质激素[15]	**短期使用：** 高血压、体重增加（由于钠/水潴留）、高血糖、恶心、情绪变化、失眠、食欲刺激、白细胞增多、脸红 **长期使用：** 库欣综合征、肾上腺抑制、胃肠道溃疡、骨质疏松症、白内障

并发症

COPD急性加重

慢性阻塞性肺疾病急性加重期（AECOPD）被比喻为"肺部发作"，即慢性阻塞性肺疾病（COPD）的恶化就像冠状动脉疾病出现心肌梗死一样[6]。这是一种急性事件，症状加重超出了日常的正常变化水平[1]。AECOPD的治疗目标是预防住院、急性呼吸衰竭和死亡，并使症状恢复到基线水平[1]。

分类

肺活量测定不能用于AECOPD的管理。根据AECOPD出现的症状进行分类。患有严重AECOPD的患者表现出3种主要症状，而患有中度AECOPD的患者则表现出2种主要症状[1]。主要症状包括如下。

- 呼吸困难加重。
- 痰量增多。
- 脓痰增多。

轻度的AECOPD表现出以上1种主要症状以及至少以下1种情形。

- 最近5天发生上呼吸道感染。
- 发热，无其他解释。
- 喘息增加。
- 咳嗽增加。
- 呼吸频率或心率增加（比基线高20%）。

AECOPD的管理 [1, 4]

AECOPD的管理取决于病情加重的严重程度。严重AECOPD需要住院。非药物治疗可能包括目标血氧饱和度为88%～92%。急性呼吸衰竭可能需要无创或有创机械通气。在中度至重度AECOPD中，药物治疗管理包括添加定期计划的短效支气管扩张药和全身性糖皮质激素（即每天口服泼尼松30～50mg，持续5～10天）到正在使用的长效支气管扩张药方案。对于出现2种或多种主要症状的患者，应考虑使用抗生素 [1]。选择抗生素治疗，请参考当地指南。对于轻度AECOPD的患者，治疗中可增加SABD治疗。

长期并发症

随着疾病的进展，如果不加以控制，患者可能会发展为继发性肺动脉高压，这可能会导致肺源性心脏病（右心衰竭）。由于这是一种进行性疾病，患者可能会发展为呼吸衰竭和死亡 [1]。

要点集萃

- 药师在COPD患者的识别和管理中起到重要的作用。
- 40岁以上吸烟者怀疑患有COPD，应转诊给予诊断。
- 由于一类药物（即LABA）具有相似的疗效，患者因素（如管理吸入装置的能力、给药频率和药物成本）应指导治疗类别内的药物选择。
- 随访就诊（续方调配）时，进行患者评估应包括对吸入器使用技术的评估，评估治疗对患者症状的控制程度以及改善生活质量、病情加重的频率和出现不良反应的情况。
- 确保每位COPD患者都有一份行动计划，并掌握病情加重时的处理方法。

参考文献

1. Bourdet SV, Williams DM. Chapter 27 Chronic obstructive pulmonary disease. In: Dipiro JT, Talbert RL, Yee GC, Matzke GR, Wells BG, Posey LM, editors. Pharmacotherapy: a pathophysiologic approach. 10th ed: McGraw-Hill Education; 2017. https://accesspharmacy.mhmedical.com/content.aspx?bookid=1861&sectionid=146058280#1148572285.
2. O'Donnell DE, Hernandez P, Kaplan A, Aaron S, Bourbeau J, Marciniuk D, et al. Canadian Thoracic Society recommendations for management of chronic obstructive pulmonary disease – 2008 update – highlights for primary care. Can Respir J. 2008;15(Suppl A):1A–8A.
3. Statistics Canada. Estimating the prevalence of COPD in Canada: reported diagnosis versus measured airflow obstruction. https://www.statcan.gc.ca/pub/82-003-x/2014003/article/11908-eng.htm. Accessed 3 May 2018.
4. Gold 2017 Strategy on the diagnosis, management and prevention of Chronic Obstructive Pulmonary Disease. https://goldcopd.org/.
5. O'Donnell DE, Aaron S, Bourbeau J, Hernandez P, Marciniuk DD, Balter M, et al. Canadian Thoracic Society recommendations for management of chronic obstructive pulmonary disease – 2007 update. Can Respir J. 2007;14(Suppl B):5B–32B.
6. Bourbeau J, Bhutani M, Heranadez P, Marciniuk DD, Aaron S, Balter M, et al. CTS position statement: pharmacotherapy in patients with COPD - an update. Can J Respir Crit Care Sleep Med. 2017;4:222–41.

7. Devlin JW, Matzke GR. Chapter 52 Acid base dis-
orders. In: Dipiro JT, Talbert RL, Yee GC, Matzke
GR, Wells BG, Posey LM, editors. Pharmacotherapy:
a pathophysiologic approach. 10th ed: McGraw-
Hill Education; 2017. https://accesspharmacy.
mhmedical.com/content.aspx?bookid=1861&sectio
nid=146058280#1148572285.

8. Velez MI, Simpson TD, Levine SP, Peters JI. Chapter
e25. Introduction to pulmonary function testing. In:
Dipiro JT, Talbert RL, Yee GC, Matzke GR, Wells
BG, Posey LM, editors. Pharmacotherapy: a patho-
physiologic approach. 10th ed. New York: McGraw-
Hill Education; 2017. https://accesspharmacy.
mhmedical.com/content.aspx?sectionid=146078873
&bookid=1861&jumpsectionID=146078892&Result
click=2#1145219366.

9. Lee M, Jensen B, Regier L. Asthma & COPD: inhala-
tion devices chart. RxFiles drug comparison charts.
7th ed. Saskatoon: Saskatoon Health Region; 2008.
p. 136. Available from: www.RxFiles.ca. Accessed
online 24 May 2018. http://www.rxfiles.ca/rxfiles/
uploads/documents/members/AsthmaDevices.pdf.

10. CPS [Internet]. Ottawa (ON): Canadian Pharmacists
Association; c2016 [updated 2016 Jun 01; cited 2018
May 10]. Oxeze Turbuhaler [product monograph].
Available from: http://www.e-therapeutics.ca. Also
available in paper copy from the publisher.

11. CPS [Internet]. Ottawa (ON): Canadian Pharmacists
Association; c2016 [updated July 31, 2017; cited
2018 May 10]. Incruse Ellipta [product monograph].
Available from: http://www.e-therapeutics.ca. Also
available in paper copy from the publisher.

12. CPS [Internet]. Ottawa (ON): Canadian Pharmacists
Association; c2016 [updated 2016 Jan; cited 2018
May 10]. Corticosteroids; inhaled [product mono-
graph]. Available from: http://www.e-therapeutics.ca.
Also available in paper copy from the publisher.

13. CPS [Internet]. Ottawa (ON): Canadian Pharmacists
Association; c2016 [updated 2017 Jan 19; cited 2018
May 10]. Daxas [product monograph]. Available
from: http://www.e-therapeutics.ca. Also available in
paper copy from the publisher.

14. CPS [Internet]. Ottawa (ON): Canadian Pharmacists
Association; c2016 [updated 2018 Feb; cited 2018
May 10]. Acetylcysteine [product monograph].
Available from: http://www.e-therapeutics.ca. Also
available in paper copy from the publisher.

15. CPS [Internet]. Ottawa (ON): Canadian Pharmacists
Association; c2016 [updated 2016 Nov; cited 2018
May 10]. Corticosteroids:systemic [product mono-
graph]. Available from: http://www.e-therapeutics.ca.
Also available in paper copy from the publisher.

第17章

癫 痫

Sherif Hanafy Mahmoud

本章目标

1. 描述癫痫的流行病学、病因、风险因素和病理生理学。
2. 描述不同癫痫的发作类型。
3. 对新确诊为癫痫的患者进行初始评估。
4. 应用抗癫痫药物治疗的一般原则对癫痫患者进行随访评估。

背景介绍

　　癫痫（epilepsy）是一种以癫痫发作为特征的神经疾病。区分癫痫发作和癫痫是很重要的。癫痫发作是一种疾病的"症状"，而癫痫是一种疾病。癫痫发作被国际抗癫痫联盟（ILAE）定义为"由脑神经元异常和过度的同步放电所造成的短暂体征和/或症状"[1]。癫痫发作可继发于大脑的机械或代谢损伤，也可以是无缘无故的。如果患者间隔1天以上出现一次以上的无故发作和/或处于进一步无故发作的高风险，则认为该患者患有癫痫。此外，具有癫痫发作常见症状（癫痫综合征，如Lennox-Gastaut综合征）的患者被认为患有癫痫[2]。大约有10%的人在一生中某个时间经历过一次癫痫发作，每10万人中约有500～1000人患癫痫。加拿大人大约有0.6%被诊断为癫痫，每年每10万人中有50人患有癫痫。癫痫发病率最高的年龄为10岁以下和60岁以上。此外，四分之三的癫痫是在18岁前被诊出的。癫痫对患者的生活质量影响非常大。癫痫患者的独立性可能受到影响，失业率高，而且往往与社会隔绝。例如，癫痫发作失控的患者没有驾车的资格，不能独自游泳或不能独自照顾孩子。药师在癫痫患者的管理中起着重要的作用。他们能够评估患者是否存在临床意义的药物相互作用、不良反应和继发于抗癫痫药物治疗的危险信号。此外，这些信息也有助于解读抗癫痫药物浓度监测的状况。

癫痫发作的分类

根据2017年ILAE癫痫分类，癫痫发作分为三大类：局灶性发作、全身性发作和不明起因发作（图17.1）[3]。**全身性发作（generalized seizure）**约占发作的30%，而**局灶性发作（focal seizure）**占70%。与全身性发作相比，局灶性发作［之前称为**部分性发作（partial seizure）**］只涉及部分大脑。根据患者的意识以及是否存在运动性及其他症状进一步分类。根据患者的意识，局灶性癫痫可分为意识完整的局灶性癫痫发作（简单部分性发作）和意识受损的局灶性癫痫（复杂部分性发作）。在简单部分性癫痫发作中，患者通常能意识到周围状况，并且发作持续时间通常不到60秒。这些发作可能是运动性症状，如肌肉抽搐、感觉性和/或自主性症状。另一方面，复杂部分性癫痫发作与意识改变的程度和行为终止有关，通常持续1～2分钟，然后出现大脑混乱。运动自动症，如咀嚼运动或舔嘴唇是一个相对常见的特征，患者表现为复杂部分性癫痫。此外，在某些患者中，局灶性发作可发展为全身性发作（继发性全身性发作）。

在全身性癫痫发作中，大脑广泛受累，癫痫发作可以是抽搐性（运动性）或非抽搐性（非运动性）。最常见的运动性全身性癫痫是全身性强直阵挛性惊厥（generalized tonic-clonic convulsion，GTC，以前称为大发作）。GTC通常与意识丧失有关，伴随着身体的过度伸展，接着是有节奏的全身收缩（分别是强直期和阵挛期）。GTC通常持续1～2分钟，然后出现神志混乱、昏迷和头痛。另一方面，最常

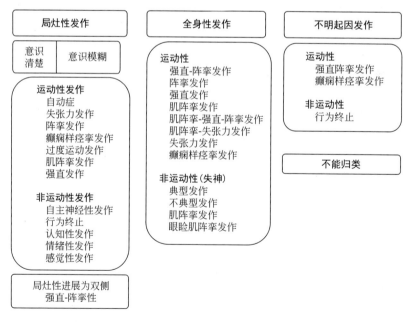

图17.1　ILC 2017癫痫发作的分类

（引自Fisher，et al [3]，经John Wiley and Sons授权）

见的非运动性全身性癫痫是典型的失神发作（以前称为小发作），在儿童中比成人更常见，其特点是意识突然短暂受损，持续数秒。肌阵挛性癫痫是另一种全身性癫痫，其特征是突然短暂的肌肉收缩（毫秒），但没有失去意识。了解患者的发作类型是必要的，因为对于某些类型的发作，有些药物是无效的，甚至可能加重。例如，苯妥英钠和卡马西平不能有效地控制肌阵挛和失神发作。

病因及风险因素

目前造成癫痫发作和癫痫疾病的病因很多。

- 遗传原因。
- 创伤性脑损伤。
- 中枢神经系统感染，如脑膜炎和脑炎。
- 进行性中枢神经系统疾病，如脑瘤和阿尔茨海默病。
- 代谢紊乱，如低血糖、低钠血症和尿毒症。因为实验室化验指标异常可能会诱发癫痫发作，所以在评估出现癫痫发作的患者时，排除这些异常是很重要的。
- 药物及其停药。许多药物可加速或加重癫痫患者的癫痫发作。其中包括非法药物和各种疾病的处方药。药师在评估出现癫痫发作或有癫痫病史的患者时，需要了解这些药物。表17.1总结了潜在降低易感人群癫痫发作阈值的药物。为了说明这一点，图17.2描述了在美国加利福尼亚州对386例药物引起癫痫发作的回顾性研究中发现有关引起癫痫发作的药物[4]。值得一提的是，安非他酮是一种抗抑郁药，是引起癫痫发作最常见的药物。因此，有癫痫和癫痫发作病史的患者应尽量避免使用安非他酮。除了药物引起的癫痫发作外，其他药物如果突然停药，如苯二氮䓬类药物和酒精戒断，也会加速癫痫发作。
- 其他风险因素可能会加速或加重易感个体的癫痫发作，如疲劳、睡眠不足、闪烁的灯光和压力。在评估癫痫患者时，需要考虑这些因素。

表17.1　潜在降低易感人群癫痫发作阈值的药物

药物	示例
抗抑郁药	一般来说，所有抗抑郁药物都可能降低癫痫发作阈值，对有癫痫病史的患者应谨慎使用，安非他酮极易加重癫痫发作
抗精神病药	喹硫平、氟哌啶醇
免疫抑制剂	他克莫司、环孢素
非法药品	安非他命、可卡因
抗生素	β-内酰胺类抗生素；氟喹诺酮类；阿昔洛韦（通常在肾功能受损的患者中大剂量服用）
止痛药	曲马多、哌替啶

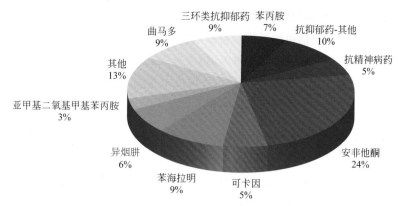

图17.2　药源性癫痫发作的药物类型占比

经 Springer Nature 许可转载：Thundiyil 等[4]，版权所有 2007

诊断

病史是诊断中最重要的信息内容。有可能的话，通常要求目击者描述在具体时间所发生的事情，以及是否存在相关的发作后错乱。建议不要让目击者确定癫痫发作，因为有可能出错。除了描述病情外，以下内容可能有助于评估出现癫痫发作的患者。

- 有无先兆（aura）。
- 可能造成事件发生的周围环境。
- 吸毒或酗酒史。
- 儿童癫痫和儿童疾病的既往病史，如脑膜炎、脑炎和发热性癫痫发作。
- 既往有头部损伤、卒中、脑瘤或可能影响中枢神经系统并可能触发癫痫发作的全身性疾病的既往病史。

体格检查通常是没用的，因为检查是在癫痫发作消退后进行的。临床医师可以寻找咬舌、失禁、发作后错乱以及神经疾病症状的证据。此外，应进行全面的实验室检查，寻找触发因素，以排除继发于电解质和代谢紊乱（如低血糖和低钠血症）产生的癫痫发作。其他的诊断方法包括脑电图（EEG）（然而，20%的患者是正常）和头颅CT以及磁共振成像（MRI）等影像学检查可用于鉴别诊断。

病理生理学

正常的神经元放电通常是不同步的。换句话说，在整个大脑信息传递的过程中，一些神经元被抑制，另一些则被激发。当神经元同时被激活时，癫痫发作就会发生。简单地说，癫痫发作是兴奋性和抑制性机制失衡的结果。这些兴奋性机制包括激活兴奋性谷氨酸受体和增强钠钙离子流入神经元。另一方面，抑制性机制涉及 γ-氨基丁酸（GABA）神经传递和钾通道的抑制或功能障碍。这种不平衡可能是由基因突变引起的离子通道缺陷（癫痫的遗传病因）或者继发于创伤性脑损伤或卒中的脑损伤所致。抗癫痫药物（AED）的应用旨在通过增强抑制性机制或抑制兴奋性机制来重建抑制性和兴奋性传递之间的平衡。

癫痫管理

癫痫患者应根据癫痫发作类型、病因、合并症、个人偏好和生活方式制订个性化的治疗目标。理想情况下，**完全无发作状态（complete seizure freedom）**是最终目标；然而，尽管癫痫治疗取得了进展，但几乎三分之一的患者未能实现完全无发作状态。因此，在一些患者中，目标是降低癫痫发作的频率到一定比例，而不是完全控制发作。控制发作和抗癫痫药物的不良反应之间需要保持平衡，最终目标是提高患者的生活质量。治疗目标需要在每次随访时进行评估和调整。

非药物措施包括指导患者避免癫痫发作的触发因素，如睡眠不足和大量饮酒。此外，在开始或停止非处方药和草药补充剂时，需要建议患者咨询他们的药师或医师，因为这些药物可能会加重发作或与患者服用的抗癫痫药物发生相互作用。其他非药物治疗包括使用生酮饮食、刺激迷走神经、癫痫手术和医用大麻。

药物治疗通常包括抗癫痫药物的使用。这些药物旨在重新建立抑制性和兴奋性机制之间的平衡。通过增强抑制性GABA神经传递或阻断兴奋性钠通道、钙通道或谷氨酸受体来增强抑制性机制。表17.2总结了不同类别的抗癫痫药物及其成人推荐剂量范围。抗癫痫药物（AED）除了根据其作用机制进行分类外，还可分为新旧AED。旧型AED一般由肝脏代谢，容易发生多种药物相互作用。而新型AED通常在肾脏清除，对药物相互作用不太敏感。

表17.2 管理癫痫发作使用抗癫痫药的类别

药物类别	肝肾功能正常的患者个体AED和成人剂量范围
钠通道阻滞剂	苯妥英钠4～7mg/kg/d 卡马西平400～1200mg/d 奥卡西平600～2400mg/d 艾利利卡西平400～1600mg/d 拉莫三嗪50～500mg/d 拉科酰胺100～600mg/d
SV2A调节剂	左乙拉西坦1000～3000mg/d 布瓦西坦50～200mg/d
GABA-A受体激动剂	氯巴占5～80mg/d 氯硝西泮1.5～20mg/d 苯巴比妥2～3mg/kg/d 去氧苯巴比妥250～2000mg/d
其他GABA调节剂	氨己烯酸1000～3000mg/d
T型钙通道阻滞剂	乙琥胺500～1500mg/d

续表

药物类别	肝肾功能正常的患者个体 AED 和成人剂量范围
AMPA 受体阻滞剂	吡仑帕奈 2 ～ 12mg/d
其他 / 多种作用机制	丙戊酸 / 双丙戊酸钠 15 ～ 60mg/（kg·d） 托吡酯 200 ～ 400mg/d 加巴喷丁 900 ～ 3600mg/d 普瑞巴林 150 ～ 600mg/d 卢非酰胺 400 ～ 3200mg/d 司替戊醇 50mg/kg/d

注：AMPA 受体—谷氨酸受体；GABA—γ-氨基丁酸；SV2A—突触小泡糖蛋白2A。

新确诊为癫痫患者的初始评估 -

药师在管理癫痫患者中起着重要的作用。他们能够评估患者是否存在任何临床显著的药物相互作用、不良反应和继发于抗癫痫药物治疗的危险症状。此外，这些信息有助于解读抗癫痫药物浓度水平（治疗药物监测）。AED 通常推荐给经历 2 次或 2 次以上无原因发作或继发于脑损伤的癫痫发作，且有进一步发作风险高的患者。与其他疾病类似，对新确诊为癫痫的患者进行适宜的初始评估需要收集完整的相关病史（人口统计信息、现病史、病历、社会史、药物清单、依从性问题和体格检查结果）。初始评估包括以下内容。

● 根据患者癫痫发作类型，评估所选抗癫痫药物的适宜性。评估AED的适宜性包括确保AED对患者特定的癫痫发作有效。AED通常对许多发作类型有效。然而，也有许多例外。如乙琥胺由于其独特的作用机制，仅在控制失神发作方面有效。而苯妥英钠和卡马西平无效，还可能加重失神发作和肌阵挛发作。表17.3概述了AED在各种癫痫发作类型中的有效性。需要注意的是，不同指南中的一线用药推荐各不相同[5]。

● 根据患者特征，评估所选抗癫痫药的适宜性。患者的年龄、性别、合并症、合并用药、妊娠计划、药物承保范围和依从性问题是癫痫患者初始评估中需要考虑的重要因素。表17.4总结了使用各个抗癫痫药物时，需要考虑的患者个体因素。

表 17.3　抗癫痫药物在各种癫痫发作类型中的有效性

癫痫发作类型	有效的抗癫痫药物
局灶性癫痫发作	通常，大多数可用的 AED 对局灶性发作有效：苯妥英钠、苯巴比妥、去氧苯巴比妥；卡马西平、艾司利卡西平、奥卡西平、拉莫三嗪、拉科酰胺、左乙拉西坦、布瓦西坦、氯巴占、吡仑帕奈、丙戊酸 / 双丙戊酸酯、氯己烯酸、托吡酯、加巴喷丁
全身性强直阵挛性发作	苯妥英钠、卡马西平、丙戊酸、左乙拉西坦、拉莫三嗪、氯巴占、托吡酯、吡仑帕奈
肌阵挛性发作	丙戊酸 / 双丙戊酸、左乙拉西坦、拉莫三嗪、托吡酯、氯巴占、卢非酰胺
失神发作	乙琥胺、丙戊酸 / 双丙戊酸钠、拉莫三嗪、氯巴占

表17.4 使用各个抗癫痫药应考虑的患者个体因素汇总

抗癫痫药物	需要考虑的患者因素
所有抗癫痫药物	**既往病史**：肝肾功能不全的患者慎用 **用药史**：如果患者的用药方案有任何变化，请查阅药物相互作用参考书 **妊娠**：建议妊娠妇女使用最低AED有效剂量；首选单一疗法；应避免丙戊酸 **社交史**：注意饮酒，如果可能的话，应避免喝酒。应避免摄入过量
布瓦西坦	**既往病史**：有精神病史、肝功能不全的患者慎用
卡马西平	**既往病史**：肝功能不全、低钠血症和心脏病患者慎用 **种族**：亚洲人患SJS概率增加。建议筛查*HLA-B*1502*等位基因以确定风险 **用药史**：该药是肝微粒体酶诱导剂。当初始使用或添加新药物到含卡马西平的现有方案时，请一定查阅药物相互作用参考书
氯巴占	**既往病史**：有药物滥用史（有依赖风险）和肝功能不全的患者慎用
氯硝西泮	**既往病史**：有吸毒史（有依赖风险）、呼吸系统问题、肝肾功能不全的患者慎用。患有急性闭角型青光眼的患者应避免使用
艾司利卡西平	**既往病史**：肝肾功能不全的患者慎用 **用药史**：该药是肝微粒体酶诱导剂。初始使用或添加药物到含艾司利卡西平的现有方案时，请一定查阅药物相互作用参考书 **承保范围**：昂贵
加巴喷丁	**既往病史**：肾功能不全患者慎用
拉科酰胺	**既往病史**：有心脏传导问题（会导致PR间期延长），肝肾功能不全的患者慎用
拉莫三嗪	**既往病史**：肾功能、肝功能不全的患者慎用 **用药史**：如果患者使用丙戊酸，则减慢滴定进度，目标剂量较低。该药具有多种药物相互作用。使用拉莫三嗪时请查阅药物相互作用参考书
左乙拉西坦	**既往病史**：患有精神疾病，有行为问题和肾功能不全的患者要慎用
奥卡西平	**既往病史**：肝肾功能不全的患者慎用 **用药史**：该药是肝微粒体酶诱导剂。初始使用或添加新药物到含该药的现有方案时，请一定查阅药物相互作用参考书 **承保范围**：昂贵
吡仑帕奈	**既往病史**：肝肾功能不全患者要慎用 **承保范围**：昂贵
苯巴比妥	**既往病史**：肝肾功能不全、心脏病、糖尿病、甲状腺功能亢进和严重贫血的患者应慎用 **用药史**：该药是肝微粒体酶诱导剂。初始使用或添加新药物到含该药的现有方案时，请一定查阅药物相互作用参考书
苯妥英钠	**既往病史**：患有肝肾功能不全、心脏病、白蛋白低下和甲状腺功能亢进的患者要慎用 **性别**：由于其长期的副作用，不是女性长期使用的首选药物。会导致面部粗糙，多毛症和牙龈增生 **剂量滴定注释**：表现出非线性的药代动力学：剂量增加与药物水平的成比例增加无关。每天一次的剂量变化不应超过50～100mg **用药史**：该药是肝微粒体酶诱导剂。初始使用或添加新药物到含该药的现有方案时，请一定查阅药物相互作用参考书
托吡酯	**既往病史**：有肾结石、代谢性酸中毒、肝肾功能不全病史的患者慎用

续表

抗癫痫药物	需要考虑的患者因素
丙戊酸/双丙戊酸钠	**既往病史**：肝肾功能不全的患者慎用 **用药史**：该药是肝微粒体酶诱导剂。初始使用或添加新药物到含该药的现有方案时，请一定查阅药物相互作用参考书 **妊娠**：避免在妊娠期间使用。育龄妇女中最不适合的AED选择

● 评估所选AED给药方案的适宜性。通常情况下，患者以目标剂量的小剂量开始使用AED单药治疗，以最大限度减少不良反应。然后，根据患者的耐受性和癫痫发作控制来滴定增量。剂量滴定的速率取决于发作控制的紧迫性。如果在紧急情况下需要快速控制发作，有些AED可以在目标剂量下直接启动治疗。这些药物包括苯妥英钠、苯巴比妥、丙戊酸和左乙拉西坦。但是，如果没有紧急情况，最好缓慢滴定给药。另外，其他药物应缓慢滴定，以避免不良反应，提高耐受性。例如，卡马西平需要缓慢滴定，以避免胃肠道不良反应和嗜睡。又如，托吡酯和拉莫三嗪。托吡酯缓慢滴定可能有助于减轻使用该药带来的认知障碍，而拉莫三嗪缓慢滴定有可能防止潜在危及生命的皮肤病反应。如果这些药物是全剂量开始使用，药师可能需要将其标记给处方医师，进行重新评估。

随访评估

依从性

坚持按处方服用抗癫痫药物对于正确控制癫痫发作非常重要。与其他情况一样，药师在提高患者依从性方面也起着重要作用。影响患者依从性的所有一般因素，如传授疾病知识，简化治疗方案和使用服药提醒工具，均适用于癫痫患者。其中一个明确可能影响癫痫患者依从性的因素是，患者的癫痫发作病情在一段时间内得到良好控制后，患者往往会自行停服AED。患者需要意识到，在没有咨询神经科医师的情况下不应该停止服药。突然停用AED可能会引起抽搐发作，甚至可能导致癫痫持续发作，这是危及生命的紧急医疗事件。如果因非后天原因癫痫持续在2年或更长时间中没有发作，或因后天原因癫痫持续在6～12个月中没有发作，神经病学家可能会评估降低AED的剂量。

控制效果

症状

评估癫痫发作控制和确定患者的具体目标是否达成非常重要，例如完全无发作状态或发作频率降低50%。如果癫痫发作控制不能完全达成，在判断治疗失败之前，还需要评估其他因素，如患者的依从性、AED剂量充足性、是否存在药物相互作用以及可能存在癫痫发作的触发因素。此外，癫痫发作控制的恶化提示药师应转诊患者就医，尤其是在没有明显原因导致患者癫痫发作控制恶化的情况下。如果使用AED单药治疗不能控制患者的癫痫发作，可以在添加第二种药物（AED综合疗法）之前尝试另一种单药治疗。这种方法的优点是减少不良反应，避免药物相互作用，更好提高患者的依从性，成本更低。有些患者，尤其在两种或三种单药替代后仍不能控制癫痫发作的患者，可能需要多药治疗。

实验室检查

在专科临床环境中，药师可能会协助监测抗癫痫治疗的药物。许多抗癫痫药物都有其监测的参考范围。血药浓度低于该参考范围，AED很可能无效，而高于参考范围则很可能中毒。但这也不是一成不变的。举例来说，药物浓度在低于参考范围的血药浓度时可能有效，或者在参考范围内时也可能有毒。参考范围可用作监测的工具，而不是治疗的最终目标，因为重要的是治疗患者，而不是浓度水平。即使可以测定药物浓度，这并不意味着需要测定它，也不建议监测常规血药浓度水平。药物浓度通常在稳定状态下测定。然而，在某些情况下，预知稳态浓度水平有助于确定剂量的充足性。只有在需求的情况下，才需要测定药物浓度。例如，苯妥英钠总浓度的建议参考范围为40 ～ 80μmol/L。如果患者在服用苯妥英钠时，没有充分控制住癫痫发作病情，测定苯妥英钠浓度将有助于确定是否需要增加剂量。以下情况表明需要监测AED血药浓度水平。

- 癫痫发作频率的变化。
- 疑似出现剂量相关不良反应或毒性反应。
- 服用多种相互作用药物。
- 检查依从性。
- 配方和/或给药途径变更。
- 改变药代动力学的条件，如老年人、妊娠。
- 确定患者的治疗范围。

不良反应

药师在监测患者对药物治疗的耐受性方面起着重要作用。监测AED治疗包括询问患者有关药物不良反应的问题及检查一些实验室检查结果。AED的不良反应分为急性和慢性。急性不良反应是指患者通常在治疗的最初几周内所出现的反应。急性不良反应又分为浓度依赖性（剂量减少会改善症状和特异性）和非剂量依赖性（范围从轻度到危及生命）。另外，长期服用AED通常会出现明显的慢性不良反应。表17.5总结了现有AED的常见不良反应、实验室监测数据和危险并发症。

表 17.5 各个抗癫痫药物的常见不良反应、实验室监测数据和危险并发症

抗癫痫药物	症状和实验室监测	危险并发症（提示转诊）
所有 AED	**药物不良反应**：过敏反应、嗜睡、头晕、疲劳、共济失调和自杀意念的症状 **实验室检查**：肝功能、全血细胞计数、血清肌酐	伴嗜酸性粒细胞增多和系统症状的药疹（DRESS） 过敏反应 自杀意念 肝毒性 中毒体征，如过度镇静、共济失调
卡马西平、伊卡西平、奥卡西平	胃肠不适、视物模糊、复视、行为改变 电解质；甲状腺功能 血药浓度参考范围 20 ～ 50μmol/L 定期眼科检查	出血 血液学异常
氯巴占、氯硝西泮、苯巴比妥	行为改变和依赖的迹象；呼吸状态的改变 苯巴比妥血药浓度参考范围 40 ～ 170μmol/L	依赖性呼吸抑制症状
拉科酰胺	心脏传导阻滞症状（如脉搏缓慢或不规则、头痛） 有心脏病风险或同时服用延长 PR 间期药物的患者应做心电图检查	房室传导阻滞症状
拉莫三嗪	密切监测皮肤反应	皮肤反应 脑膜炎 血液学异常症状
左乙拉西坦	行为和精神变化	行为和精神变化
吡仑帕奈	行为和精神变化	行为和精神变化
苯妥英钠	眼球震颤、言语模糊、视物模糊、牙龈增生、多毛、痤疮、面部粗糙 血药浓度参考范围：总 40 ～ 80μmol/L；游离 4 ～ 8μmol/L	血液学异常
托吡酯	体重减轻；水合状态、出汗变化或体温升高 血清碳酸氢盐 定期眼科检查	肾结石 代谢性酸中毒
丙戊酸/双丙戊酸钠	胃肠不适、震颤、体重增加 运动和认知功能 血清氨 血药浓度参考范围 350 ～ 700μmol/L	血液学异常 胰腺炎

并发症

癫痫的主要并发症是疾病进展导致癫痫发作控制恶化。此外，患者在癫痫发作时可能会受伤。一般来说，无明显原因继发的癫痫发作控制恶化应立即转诊。

要点集萃 --

- 药师在管理癫痫患者中发挥重要的作用。
- 对癫痫患者的初始评估包括根据患者癫痫发作类型和患者特征评估选择的抗癫痫药物的适宜性，以及评估所选AED给药剂量方案的适宜性。
- 随访评估涉及探讨患者的依从性、癫痫发作控制以及是否存在药物相关不良反应或毒性。
- 药师需要警惕AED的罕见但严重的危险并发症，如DRESS、血液异常、肝衰竭和自杀意念。

参考文献 --

1. Fisher RS, van Emde Boas W, Blume W, Elger C, Genton P, Lee P, et al. Epileptic seizures and epilepsy: definitions proposed by the International League Against Epilepsy (ILAE) and the International Bureau for Epilepsy (IBE). Epilepsia. 2005;46:470–2.
2. Fisher RS, Acevedo C, Arzimanoglou A, Bogacz A, Cross JH, Elger CE, et al. ILAE official report: a practical clinical definition of epilepsy. Epilepsia. 2014;55:475–82.
3. Fisher RS, Cross JH, French JA, Higurashi N, Hirsch E, Jansen FE, et al. Operational classification of seizure types by the International League Against Epilepsy: Position Paper of the ILAE Commission for Classification and Terminology. Epilepsia. 2017;58:522–30.
4. Thundiyil JG, Kearney TE, Olson KR. Evolving epidemiology of drug-induced seizures reported to a Poison Control Center System. J Med Toxicol. 2007;3:15–9.
5. Glauser T, Ben-Menachem E, Bourgeois B, Cnaan A, Guerreiro C, Kalviainen R, et al. Updated ILAE evidence review of antiepileptic drug efficacy and effectiveness as initial monotherapy for epileptic seizures and syndromes. Epilepsia. 2013;54:551–63.

第18章

骨质疏松症

Nese Yuksel, Theresa L. Charrois

本章目标

1. 应用骨质密度和风险因素评估患者的骨折风险。
2. 确定骨质疏松症药物治疗引起的可能并发症。
3. 评估骨质疏松症的适当监测参数，包括实验室检查和影像学检查。

背景介绍

骨质疏松症（osteoporosis，OP）的特征表现为骨量低和骨组织退化，导致骨强度受损和骨折风险增加。全世界有超过2亿人受到骨质疏松症的困扰[1]。骨质疏松症对男女都产生影响，大约1/3的女性和1/5的男性在其一生中都存在因骨质疏松导致骨折的风险[1]。骨质疏松症可能是因绝经期雌激素减退和骨龄变化引起的，也可能是由某些疾病或药物等继发性原因引起的（表18.1和表18.2）。骨质疏松性骨折最常见的部位是手腕（前臂远端）、脊柱、髋部和肋骨等。据估计，绝经后妇女发生的所有脆性骨折有80％以上是来自骨质疏松症[2]。脆性骨折的定义为站立高度或更低时发生的低创伤性骨折。骨折与疼痛、残疾、毁容和失去独立性有关，并给医疗卫生系统带来巨大的成本负担。一旦个体出现脆性骨折，他们再次发生骨折的风险就会增加，其中髋部骨折后发生骨折的风险增加2.5倍，脊椎骨折后发生的风险将近5倍[3, 4]。骨折也与死亡率增加有关。女性髋部骨折后1年内死亡的风险为28％，而男性则为37％甚至更高[5]。尽管骨折对社会产生了影响，但骨质疏松症的管理仍存在治疗的缺口，仅低于20％的脆性骨折患者得到治疗[6]。

表18.1　骨质疏松症的风险因素

个体特征
年龄（>50岁）
家族史（尤其是髋关节外骨折）
40岁后脆性骨折的个人病史
脊椎骨折
种族/民族（高加索人、东亚人）
绝经期早期（<45岁）
体重低或体重大幅减轻
生活方式因素
当前吸烟者
每天饮酒量>3杯或更多
钙摄入量低
维生素D摄入量低或缺乏
体力活动少
过多摄入含咖啡因饮料
性腺功能减退
女性：绝经期早期（<45岁）、卵巢早衰、闭经（厌食、运动性）
男性：性腺功能减退
内分泌失调
甲状旁腺功能亢进
甲状腺功能亢进
库欣综合征
1型和2型糖尿病
风湿病
类风湿关节炎
全身性狼疮
胃肠道疾病
乳糜泻
炎症性肠病
其他吸收不良疾病
其他疾病/失调
慢性肾脏病
慢性阻塞性肺疾病
艾滋病
恶性肿瘤（如多发性骨髓瘤、白血病、淋巴瘤）

表18.2　**引起骨质丢失或骨折相关的药物**

糖皮质激素（在过去一年中超过3个月的累积剂量，泼尼松剂量为7.5mg或同等剂量）
抗惊厥药
芳香化酶抑制剂
抗雄激素治疗
过量甲状腺替代治疗
抗凝剂（长期肝素治疗）
化疗药物
甲羟孕酮
促性腺激素释放激素（GnRH）激动剂
选择性5-羟色胺再摄取抑制剂
质子泵抑制剂
预制型视黄醇/维生素A补充剂>10000U
噻唑烷二酮类
抗逆转录病毒药物（替诺福韦，某些蛋白酶抑制剂）

病理生理学

　　骨重塑（重建）是一个连续的过程，其受到严格的调节，促进骨吸收和骨形成的正常平衡，以获得最佳的骨强度。正常骨重塑过程中的任何失衡都可能导致过度骨吸收或骨形成减少，从而导致骨重建不足。如果这一过程继续下去，可能会导致骨密度（BMD）降低和微结构退化，从而导致骨折风险增加。骨重塑过程很复杂，并且受各种激素（雌激素、睾丸激素、甲状旁腺激素、降钙素等）、细胞因子（即RANKL）和其他化合物（生长因子、维生素D、前列腺素等）控制。成骨细胞产生RANKL（核因子KB受体活化体配体），RANKL是一种参与破骨细胞分化、成熟和激活的细胞因子。RANKL与破骨细胞表面上的RANK受体结合，启动了破骨细胞的分化、活化和骨吸收过程。影响该调节机制的因素可能导致正常的骨生理失衡，如绝经、老化、某些疾病或药物治疗期间雌激素的流失。

诊断

　　识别有进一步骨质丢失和骨折风险的个体，并对个体患者进行针对性骨质疏松治疗是预防未来骨折的关键。骨质疏松症是通过骨折风险评估，使用经过10年验证的骨折风险评估工具（如CAROC或FRAX）以及采用双能X射线吸收法（DXA）进行骨密度测量，最终确定诊断的。同样，可能需要X线以检查脊椎骨折状况。评估男性和女性的骨折风险均应在50岁以后开始，如果存在继发性原因，则应更早评估[6]。

骨质疏松症的定义是，青年成人的T值为2.5或更多，而T值为−1 ～ −2.5则被认为是骨质减少（骨量低）。但是，应基于10年骨折风险评估和患者个体特征（即风险概况、其他疾病和偏爱）来指导治疗决策[6]。

管理

治疗的目的是防止进一步的骨质流失和防止未来的骨折。所有患者均应接受有关骨折风险、预防性措施和骨质疏松症药物在内的治疗选择以及治疗目标的教育。治疗计划因人而异，应个性化制订以确保患者的依从性。

非药物治疗

一般预防性措施包括服用钙和维生素D，参加运动（包括负重、增加抵抗力和平衡感活动），实施戒烟，将咖啡因的摄入量限制为每天<400mg（约4杯咖啡）以及防止摔倒。**加拿大骨质疏松症在线（Osteoporosis Canada）**目前建议每天服用1200mg钙（首选饮食摄入量）和800 ～ 2000U维生素D[6]。在养老护理机构中，髋部保护器已被证明可以减少患者的髋部骨折[6]。在开始进行骨质疏松症治疗之前，应确定继发原因，再进行骨质疏松症的治疗。

药物治疗

治疗骨质疏松症的药物有很多选择（表18.3）。大多数的选择是骨吸收抑制剂，包括双膦酸盐（阿仑膦酸盐、利塞膦酸盐、依替膦酸盐、唑来膦酸）、RANK配体抑制剂（地诺单抗）、选择性雌激素受体调节剂（雷洛昔芬）和激素。加拿大唯一可用的蛋白合成代谢药物是重组甲状旁腺激素（特立帕肽）。所有这些药物都有减少脊椎骨折的临床证据，而在随机对照试验中，许多药物（阿仑膦酸盐、利塞膦酸盐、唑来膦酸、地诺单抗、特立帕肽和激素治疗）也可减少非脊椎和髋部骨折[6]。有些研究还显示，骨折风险高的患者死亡率降低。有多种配方、给药途径和给药方案可供选择，可以进行个性化治疗以增强患者的依从性。加拿大骨质疏松症在线推荐采用以下方法作为预防骨折的一线治疗药物。

表18.3　骨质疏松症治疗中使用的药物类别

药物类别	药物	剂量
骨吸收抑制剂		
双膦酸盐	阿仑膦酸盐	每日口服10mg 每周1次口服70mg[①]
	利塞膦酸盐	每周1次口服35mg 每日1次5mg 每月口服150mg

续表

药物类别	药物	剂量
双膦酸盐	依替膦酸盐	周期：每日口服400mg，14天为1个疗程，然后服用碳酸钙（500mg）76天
	唑来膦酸	每年一次，静脉注射5mg
RANK配体抑制剂	地诺单抗	每6个月皮下注射60mg
选择性雌激素受体调节剂	雷洛昔芬	每日口服60mg
激素	各种雌激素产品	结合雌激素每日0.3～0.625mg，口服17β-雌二醇0.5～1mg 25～50μg贴片 透皮凝胶1～2泵

蛋白合成代谢剂（骨吸收促进剂）

重组甲状旁腺激素	特立帕肽	每日皮下给药20μg

① 最常见剂量。

- 绝经后妇女。
- 脊椎、非脊椎和髋部骨折：阿仑膦酸盐、利塞膦酸盐、唑来膦酸和地诺单抗。如果女性也有血管舒缩症状需要治疗，可以考虑激素治疗。
- 脊椎骨折：如果不耐受一线治疗药物，可以考虑雷洛昔芬、依替膦酸盐。
- 男性：阿仑膦酸盐、利塞膦酸盐、唑来膦酸和地诺单抗。
- 糖皮质激素诱发的骨质疏松症（泼尼松或同等剂量，每天7.5mg或更高，累积＞3个月）：阿仑膦酸盐、利塞膦酸盐、唑来膦酸或地诺单抗。

对于所有存在高骨折风险（在未来10年内发生骨折风险大于20%）或在50岁之后出现脆性骨折的患者，应考虑药物治疗。使用FRAX算法评估骨折风险时，如果患者的重大骨折风险大于20%或髋部骨折风险为3%，则应考虑进行治疗。对于中等骨折风险（10%～20%骨折风险）的患者应根据重要风险因素和患者喜好开始治疗。低骨折风险（小于10%）的患者应考虑采取一般预防措施，且无需药物治疗。

患者的初始评估

对诊断为患有骨质疏松症和患有骨质疏松症风险的人进行初始评估的内容是相似的。药师对这些患者的筛查和管理起着重要的作用。药师可以充分发挥其职能协助筛查骨折风险高的患者，为这些患者提供有关骨质疏松症风险因素、预防性措施以及药物选择的教育，并建议其基层医疗人员进行随访以进行**骨密度测试（bone mineral density testing）**[7]。药师可以从骨质疏松用药的药物相互作用、禁忌证、药物不良反应以及长期用药风险等方面，来评价患者用药的适宜性。此外，他们可以监测和支持患者骨质疏松药物治疗依从性或检查患者是否发生不良反应。就像其他慢性病一样，对患者的初始评估应采集完整的相关既往史记录［患者基本信息、当前病史、病史、社交史、用药史（处方和非处方药）］，以及实验室检查和体格检查的结果。此外，应采集有关患者骨折、身高下降和跌倒等病史。

● 评估患者的骨折风险（尚未诊断为骨质疏松症）。应该对所有绝经后的妇女和年龄在50岁以上的男性进行骨质流失或骨折等风险因素的筛查。评估风险因素的目的是要识别可能有骨折风险的患者以及应该接受DXA骨密度评估的患者。风险因素评估包括获取以下所有信息。

- 个人骨折史。评估是否属于脆性骨折（低或高创伤性骨折）；了解骨折类型以确定是否与骨质疏松症相关。
- 用药史（关注可能造成骨质流失或骨折的相关药物，如糖皮质激素、芳香化酶抑制剂、抗惊厥药、利尿药等）（表18.2）。
- 骨质疏松症家族史（父母髋部骨折史）。
- 吸烟状况，饮酒量。
- 妇女的月经状况（评估绝经期年龄，以确定是绝经期早期还是绝经后）。
- 可能造成骨质流失或骨折的疾病［如类风湿关节炎、性腺功能低下、慢性肾功能衰竭、胃肠道吸收不良（如乳糜泻、炎症性肠病）］，甲状旁腺功能亢进症等其他疾病（表18.1）。
- 评估其他导致骨量低的可能原因（如厌食史）。

加拿大骨质疏松症在线推荐给应该接受BMD建议的患者，包括65岁以上的人群和绝经后女性或50岁以上具有风险因素的男性。

两种在加拿大使用的骨折风险评估工具是加拿大放射专科协会及加拿大骨质疏松在线（CAROC）和世界卫生组织创建的骨折风险评估（FRAX）。CAROC使用BMD（股骨颈T值）、年龄、性别、脆性骨折和糖皮质激素使用等因素将患者分层为低风险（低于10%）、中风险（10%～20%）和高风险（高于20%），提示在未来10年内发生骨折的风险程度。FRAX也包括这些风险因素，但还包括BMI、家族病史（髋关节外骨折）、当前吸烟者、饮酒量和继发性骨质疏松症。FRAX中包含BMD是自愿选择的。

● 根据患者未来的骨折风险，评估骨质疏松症治疗药物选择的适宜性。骨质疏松症治疗药物选择的适宜性评估包括运用CAROC或FRAX骨折风险评估工具以及BMD结果、脆性骨折的病史、既往或预期的身高下降、跌倒风险和骨质疏松症的风险因素（疾病和可能导致进一步骨质流失的药物）了解患者在未来10年内发生骨折的风险。在某些患者中，特别是报道身高下降或背部疼痛时，可能需要进行椎体影像学检查，以诊断是否有脊椎骨折。此外，还需要了解每种药物选择降低骨折风险的临床证据（脊椎、髋骨和非脊椎骨折）（表18.3）。需要治疗的决策如下。

- 高风险是指运用CAROC评估患者在未来10年中发生骨折的风险大于20%，或者如果患者50岁之后发生了脆性骨折，FRAX评估患者发生重大骨折的风险大于20%或发生髋部骨折风险为3%。对于所有高危患者应提供药物治疗。
- 中风险是指患者骨折的风险为10%～20%，可以考虑进行药物治疗，但这是一项临床判断决定，取决于患者是否还有进一步骨质流失或骨折的其他重大风险因素。例如，患者是否已发生过骨折（脊柱X线显示的脊椎骨折或腕部骨折），是否正在使用某些药物（如糖皮质激素，用于女性的芳香化酶抑制剂或用于男性的雄激素阻断疗法），是否存在可能引起骨质流失或骨折的疾病，是否存在跌倒的危险。
- 低风险是指患者骨折风险小于10%，不需要药物治疗。可采取一般的预防性措施。

● 根据患者的特征，评估骨质疏松症治疗药物选择的适宜性。详细的患者病史（侧重于骨质流失或骨折的临床风险因素）对于识别未来的骨折风险以及帮助选择治疗方案非常重要。此外，了解跌倒的风险因素对于获取可以解决可变风险因素是非常重要的。应考虑患者对治疗的偏爱，包括给药途径和给药方案（即每周一次、每6个月一次、每年一次）。应审查患者是否有合并症、同服的药物、依从性问题和药物承保范围情况，以排除禁忌证、潜在的药物相互作用以及未来的依从性问题。表18.4概述了开始使用具体骨质疏松症药物时，要考虑的患者个体因素。

● 根据每种药物可能发生的潜在问题，评估骨质疏松症治疗药物选择的适宜性。在开始骨质疏松症药物治疗时，还应考虑患者个体对特定药物存在的潜在副作用以及长期风险。例如，获取患者的吞咽困难或食管动力障碍的信息可以帮助选择治疗方案（例如阿仑膦酸盐与食管炎有关）。长期使用双膦酸盐和地诺单抗会增加下颌骨坏死和非典型骨折的风险，尽管这些事件极为罕见，但有助于确定风险增高的患者，如有既往病史或者有重要的或已计划牙科手术的患者。表18.5列出了骨质疏松症药物的不良反应。

表18.4 患者初始药物治疗时应考虑的注意事项

药物	考虑因素
口服双膦酸盐	药物不存在吞咽或"卡"在喉咙里等问题 合适的肾功能（计算的CL_{Cr}>30mL/min） 服药前30分钟不要进食和喝饮料（白开水除外） 曾做过大型颌骨手术和/或颌骨放疗（如果是，则应避免给药）
静脉注射唑来膦酸	给药前补足水分 合适的肾功能（计算的CL_{Cr}>30mL/min）
地诺单抗	愿意注射给药
特立帕肽	愿意每日注射给药 花费 使用时间最多2年
选择性雌激素受体调节剂（SERM）	无静脉血栓栓塞（VTE）史
激素	无静脉血栓栓塞（VTE）史

表18.5 骨质疏松症药物的常见不良反应和危险并发症

药物	常见不良反应及实验室监测/预防措施	危险并发症
双膦酸盐（阿仑膦酸盐、利塞膦酸盐、唑来膦酸）	上消化道症状（有严重胃肠道症状时监测体重减轻情况） 疼痛/肌肉疼痛 低钙血症——监测钙和白蛋白 输液相关并发症（仅唑来膦酸）——流感样症状、骨/肌肉疼痛、肾毒性（仅唑来膦酸，静脉注射）	非典型股骨骨折——突然出现大腿疼痛 颌骨骨坏死——重要牙科手术前通知牙医
地诺单抗	皮肤反应（湿疹、皮疹） 肌肉疼痛 感染增加的理论风险	非典型股骨骨折——突然出现大腿疼痛 颌骨骨坏死——重要牙科手术前通知牙医
特立帕肽	注射后立位——首次给药时坐下或躺下 腿抽筋 头痛，头晕 高钙血症——监测钙和白蛋白	存在出现骨肉瘤的理论风险
选择性雌激素受体调节剂（SERM）	潮热，出汗 腿抽筋 周围水肿	静脉血栓栓塞（既往有静脉血栓栓塞病史者的风险增加）
激素	乳房压痛 胀气，水潴留 头痛	静脉血栓栓塞（既往有静脉血栓栓塞病史者的风险增加）

体格评估技能

体格评估可用于确定骨质疏松畸形的程度（如驼背），以及评估脊椎骨折。在患者的初始检查中评估其身高下降和姿势改变是很重要的。正确的高度测量技术是关键。壁挂式测斜仪优于其他测量设备。患者应赤脚站立，脚后跟以及背部或臀部接触墙壁，同时直视前方，下巴平行于地面。如果患者的脊柱后凸明显，有时很难进行此测量，因为他们可能无法使自己的背部或臀部接触到墙壁。身高和身高损失的测量是潜在脊椎骨折的危险信号。可以将当前身高与该人20岁时的身高进行比较；如果身高降低4cm或更长，则有必要进一步检查，例如进行腰椎和胸椎X线检查，以确定是否存在脊椎骨折。如果患者不确定自己20岁时的身高，则可以使用最近测量的身高证明；如果矮了2cm或更长，则有必要进一步检查。

对于脊椎骨折的评估，还包括其他体检技术。

● 测量枕骨到墙壁的距离。这是潜在胸椎骨折（thoracic vertebral fracture）的判断指标。让患者站立，脚踝和臀部接触墙壁，并保持下巴水平，然后让他们尝试将头后部接触墙壁。理想情况下，此距离应为0cm，但如果有5cm或更大的距离，则可能表示胸椎骨折。

● 肋骨至骨盆距离是另一种衡量驼背的方法。让患者伸直手臂，背对您站立。肋骨底部和骨盆顶部之间的空间应至少相隔两个手指宽度。

● 可以沿中线用拳头敲击脊柱。动作应轻柔。局部位于脊柱中线的疼痛也预示存在可能的脊椎骨折。

为了与骨质疏松症的评估相一致，跌倒评估有助于确定哪些患者的骨折风险增加。对于将来可能跌倒的人来说，最具预测性的因素是他们过去是否跌倒过。其他风险因素包括多重用药、使用某些药物（苯二氮䓬类、利尿药、精神药物）、使用助步器和存在认知障碍。定时起立走步测试（TUG）是一项快速且易于管理的评估方法，可用作跌倒的筛查手段。要进行TUG测试，请执行以下操作：①让人从椅子上站起来；②以正常的步速走3米；③转回来；④以正常的步速走回椅子；⑤再坐下来。如果花费超过12秒才能完成此测试，则认为有很高的跌倒风险。

随访评估

依从性

由于许多因素，诸如骨质疏松是一种无症状疾病，与其他药物/食物一起给药和剂量间隔可能难以管理，患者可能不记得缓释剂型给药时间（即每周一次），通常会造成患者服用双膦酸盐的严重不依从性。患者在续方配药时，药师应加强患者服用双膦酸盐的依从性以及正确服用的教育（服药时需要与进餐时间分开）。每周一次或每月一次给药可提高患者对双膦酸盐服用的依从性；然而，依从率仍然很差。对于地诺单抗和唑来膦酸等使用不频繁的药物来说，可能需要提醒患者用药的时间。

控制效果

体征和症状

在随访监测患者的骨质疏松症期间，应询问患者是否出现新的骨折（即正在治疗）或是否出现新发背痛。应该再次测量身高，以确定自上次就诊以来是否发生了身高下降。此外，还需要评估最近一次就诊以来新出现的骨折，并确定该骨折是否是脆性骨折。如果患者依从治疗，则在治疗过程中骨折可能被视为治疗失败。这可能意味着需要改变患者治疗方法。此外，应该重新评估风险因素，然后重新计算FRAX和/或CAROC的值，以判断患者的风险状态是否发生变化。风险增加可能意味着需要重新评估治疗，例如，骨折风险降低（从中度降到低度）可能意味着可以停止治疗。可以通过患者戒烟、减少酒精摄入量以及停用糖皮质激素治疗来降低风险。

实验室检查

随访时也应重新评估患者的肾功能，尤其是如果患者存在双膦酸盐肾清除率差的风险时。在服用唑来膦酸之前也应计算肾功能。药师可以检查其他实验室检查指标，例如钙和白蛋白值，但如果患者状况良好且没有其他合并症，则不一定需要进行检查。怀疑骨吸收抑制剂治疗没有产生足够效果的患者，可以评估骨转换标记（NTX、CTX）。

影像学检查

一般来说，患者开始治疗后，可以在1～3年内重复进行DXA（双能X射线吸收法）检查。对于高危患者，可以在1年后进行DXA检查，以确保药效充分并确定骨密度（BMD）是否在逐渐下降。诊断报告可以报告BMD的变化情况。如果患者继续使用同一设备测量其BMD，则最为准确。因此，建议患者尽可能在先前做过扫描的诊所进行随访DXA扫描检查。胸腔和腰椎X线可以与DXA随访检查同时进行，或者如果患者出现新的背痛，由于脊椎骨折可能是无声的，患者可能没有任何症状。

药物不良反应

作为评估的关键部分，药师应确定患者是否耐受骨质疏松症的处方药。药物不良反应或副作用可能导致患者不依从药物治疗，并使患者处于骨折风险之中。表18.5列出了骨质疏松药物的一些常见不良反应以及极少发生的危险并发症，开始使用这些药物时，应告知患者。

药物假期

对于具有轻度至中度骨折风险的患者何时停止使用双膦酸盐尚存在争议。长期使用双膦酸盐与非典型股骨骨折和颌骨坏死的风险较高有关。因此，应在开始双膦酸盐治疗后约5年时间，重新评估长期治疗的风险。对于被评估为患有骨质疏松性骨折高风险的患者，不应考虑**药物假期（drug holiday）**[8]。有关地诺单抗的药物假期证据尚不清楚。地诺单抗的停用会造成患者BMD突然下降，并可能增加骨折风险。因此，地诺单抗治疗通常不推荐有药物假期。如果患者在接受双膦酸盐治疗或地诺单抗治疗时，出现非典型股骨骨折，则应考虑继续使用促进骨吸收的药物治疗，具体取决于计算出的骨折风险值。

并发症

骨折是骨质疏松症的主要并发症。这些骨折主要发生在松质骨，如脊椎和髋部。一旦遭受一次脆性骨折后，未来再次骨折的风险就更高了。发生一次骨折可以预测出将来再次发生骨折的概率。如果患者在接受适当治疗的同时，发生骨折，则首先要考虑的是患者是否依从用药。如果患者没有依从治疗，那么讨论如何改善依从性将是有益的，或者应考虑更改治疗方法，更易于患者的管理。例如，发现患者很难将双膦酸盐与其他药物和/或食物分开服用，可能改用每年静脉注射一次唑来膦酸，更易于管理患者的治疗。如果患者依从口服双膦酸盐治疗，并将其与食物和钙适当隔开，但却出现脆性骨折，很可能需要改变治疗方法。从使用双膦酸盐更改为地诺单抗治疗，目前绝对是一个可以考虑的方向。特立帕肽的使用主要受限于花费过高，但是对于那些使用双膦酸盐或地诺单抗治疗时遭受脆性骨折困扰的患者，可考虑使用。

要点集萃

- 对有骨质疏松症风险和诊断为骨质疏松症的患者的评估，应包括对风险因素的评估以及对可能造成骨质流失和/或增加骨折风险的药物的评估。
- BMD对于初始诊断和风险评估都很重要。
- 随访时，应筛查脊椎骨折，因为患者可能不知道自己出现骨折。
- 对患者随访进行的监测应包括对骨质疏松症药物不良反应的评估以及依从性检查。

参考文献

1. International Osteoporosis Foundation. https://www.iofbonehealth.org/osteoporosis. Accessed Apr 2018.
2. Ioannidis G, Papaioannou A, Hopman WM, Akhtar-Danesh N, Anastassiades T, Pickard L, et al. Relation between fractures and mortality: results from the Canadian Multicentre Osteoporosis Study. CMAJ. 2009;181(5):265–71.
3. Colon-Emeric C, Kuchibhatla M, Pieper C, Hawkes W, Fredman L, Magaziner J, et al. The contribution of hip fracture to risk of subsequent fractures: data from two longitudinal studies. Osteoporos Int. 2003;14(11):879–83.
4. Cosman F, de Beur SJ, LeBoff MS, Lewiecki EM, Tanner B, Randall S, et al. Clinician's guide to prevention and treatment of osteoporosis. Osteoporos Int. 2014;25(10):2359–81.
5. Abrahamsen B, van Staa T, Ariely R, Olson M, Cooper C. Excess mortality following hip fracture: a systematic epidemiological review. Osteoporos Int. 2009;20(10):1633–50.
6. Papaioannou A, Morin S, Cheung AM, Atkinson S, Brown JP, Feldman S, et al. 2010 clinical practice guidelines for the diagnosis and management of osteoporosis in Canada: summary. CMAJ. 2010;182(17):1864–73.
7. Yuksel N, Majumdar SR, Biggs C, Tsuyuki RT. Community pharmacist-initiated screening program for osteoporosis: randomized controlled trial. Osteoporos Int. 2010;21(3):391–8.
8. Brown JP, Morin S, Leslie W, Papaioannou A, Cheung AM, Davison KS, et al. Bisphosphonates for treatment of osteoporosis: expected benefits, potential harms, and drug holidays. Can Fam Physician. 2014;60:324–33.

第 19 章

类风湿关节炎

Jill J. Hall, Jason Kielly

本章目标

1. 描述类风湿关节炎的流行病学、病因、临床表现和诊断。
2. 描述类风湿关节炎的治疗目标和治疗策略。
3. 对新确诊为类风湿关节炎的患者进行初始评估。
4. 考虑治疗方案的有效性和安全性以及患者的依从能力，对使用改变疾病进程的抗风湿药物进行治疗的患者实施随访评估。

背景介绍

流行病学和病因学

类风湿关节炎（rheumatoid arthritis，RA）是一种慢性自身免疫性疾病，其特征表现为炎症、疼痛、僵硬和进行性关节破坏。类风湿关节炎是最常见的炎症性关节炎，大约每100名加拿大人中就有1人受到影响。该疾病可发生于任何年龄段，其患病率在40～60岁逐年增加，女性发病是男性的2～3倍。加拿大原住民患类风湿关节炎的风险更大，并且往往病程更为严重[1]。

目前对产生类风湿关节炎的自身免疫性炎症的确切原因尚不清楚；然而，有人认为这是遗传和环境风险因素之间产生复杂相互作用的结果。吸烟会增加疾病的易感性，并可能增加疾病严重程度的风险。某些感染（病毒性和细菌性感染）也被认为会引起类风湿关节炎的发生，但没有一种单一因素被证明是导致类风湿关节炎的原因。

病理生理学

在类风湿关节炎中，免疫系统不能区分自身和非自身（外来）组织时，就攻击滑膜，即一层被覆于关节囊内面并分泌滑液的组织层。滑膜增厚并发炎形成血管翳（一层肉芽组织），侵入并破坏软骨，最终破坏骨表面，导致关节破坏。虽然引发炎症反应的因素尚不清楚，但T细胞和B细胞的激活以及促炎症细胞因子的产生，会导致进行性骨破坏和关节破坏。一些类风湿关节炎患者会形成**类风湿因子（rheumatoid factor，RF）**的抗体和**抗环瓜氨酸蛋白抗体（anti-citrullinated protein antibody，ACPA）**。60%～70%的类风湿关节炎患者其RF呈阳性，血清阳性的患者往往有侵蚀性疾病。ACPA水平较高也提示发生侵蚀性疾病和较差的结局；由于ACPA水平对诊断类风湿关节炎具有相对较高的特异性，在早期多关节炎的鉴别诊断中测量抗体水平是有用的。

临床表现

类风湿关节炎的症状和病程因患者而异，其特点是发作和缓解期的时间长短和严重程度不同。大多数患者逐渐出现症状，主要症状是关节疼痛、僵硬和肿胀。其特征表现为晨僵大于1小时。通常在疾病早期会累及掌指关节（MCP）、近端指间关节（PIP）、跖趾关节（MTP）和腕关节；然而，类风湿关节炎几乎可以影响到身体中除胸椎和腰椎、远端指间关节（DIP）和第一腕掌关节（CMC）外的任何关节。

患者可能出现或发展为多种关节外表现。非特定症状可能包括疲劳、虚弱和厌食。许多患者会出现类风湿结节（非疼痛性，在压力点或肺部有豌豆至樟脑球大小的皮下结节）、胸膜炎、胸腔积液和血管炎，类风湿关节炎相关的Sjögren综合征会同时引起干眼症（干燥性角膜结膜炎）和口干症。类风湿关节炎伴脾大和中性粒细胞减少症被称为费尔蒂综合征（Felty's syndrome）。

患者也可能会出现实验室检查异常。血细胞沉降率（ESR）和C反应蛋白（CRP）是炎症的非特异性标志物，通常会升高，患者可能会出现慢性病贫血。滑膜液常常稠厚和浑浊。20%的患者首次就诊时，X线片可见骨侵蚀，如不及时治疗，在1年内，70%的患者会出现骨侵蚀。

骨关节炎（OA）和类风湿关节炎是最常见的关节炎疾病类型，但临床表现差异很大（表19.1）。由于这两种疾病的管理有很大不同，因此早期评估和诊断对于优化患者治疗至关重要。

表19.1　类风湿关节炎和骨关节炎的比较

特征	类风湿关节炎	骨关节炎
关节痛	活动和休息时均有疼痛	活动时疼痛
关节症状	疼痛、肿胀、温暖、僵硬	疼痛，骨性肿大
关节形态	对称性	不对称
晨僵	≥60分钟	<30分钟
全身症状	常见，尤其是疲劳	没有
急性期反应物	CRP和ESR升高	指标正常

诊断

类风湿关节炎的诊断应考虑多关节的持续性双侧肿胀或炎性疼痛。2010年修订和制定的标准指出，至少根据一个关节存在滑膜炎，没有更好地解释滑膜炎的替代诊断，但对个人进行4个方面的评估［累及的关节数量和部位（评分0～5）、血清学异常（评分0～3）、急性期反应升高（评分0～1）和症状持续时间（两个水平；评分0～1）[2]］，总分为6分或更高（可能是10分），可诊断为"明确类风湿关节炎"。新标准的建立旨在帮助确认患者是否处于疾病发生的早期，以便尽快开始治疗。如果存在诊断疑问，可单独使用X线、超声波或磁共振成像（MRI）来提高上述临床标准的确定性[3]。

预后

预后不佳的临床特征包括早期功能受限、关节外疾病、RF或ACPA阳性以及X线检查发现关节早期受侵蚀。然而，随着药物治疗和治疗方法的改变，类风湿关节炎的临床疗效显著改善。结果取决于多个因素：疾病活动程度、既往关节损伤、心理健康和合并症。如果不及时治疗，炎症和关节损伤很容易导致功能性残疾，从而影响活动能力和工作能力，造成重大的经济和生产力损失，以及情感和社会负担，最终影响患者生活质量。

类风湿关节炎患者合并严重疾病的风险增加。各种死亡中有半数与心血管疾病有关，疾病控制不佳的患者患淋巴增生性疾病（如淋巴瘤、白血病和多发性骨髓瘤）和肺癌的风险增加。感染（尤其是上呼吸道和下呼吸道感染）、骨质疏松症、抑郁症和纤维肌痛也更常见。迄今为止，类风湿关节炎患者的预期寿命缩短，尽管最近加拿大的证据表明，类风湿关节炎患者的死亡风险在不断降低，但与普通人群相比，死亡风险仍然较高（死亡人数增加40%～50%）[4]。

管理

类风湿关节炎的最佳治疗是使用抗风湿药物（DMARD）快速而持续地抑制炎症，进行免疫调节，最终改变疾病进程。有证据表明，存在一个"机会性治疗窗"，更适合疾病的治疗，在这个治疗窗内进行积极的治疗可以减缓疾病的进展和长期的结构性损伤。类风湿关节炎患者在症状发作后3个月内接受积极治疗，其预后结局比症状发作后较晚治疗患者的预后结局更好[5]。**强化治疗（tight control）**的目的是针对个体患者疾病活跃期，个性化采用"**目标治疗（treat to target）**"来达到症状缓解，这样对于优化长期的结果非常关键[6-8]。有许多治疗方法旨在实现严格的控制［例如，**进阶用药治疗（step-up therapy）**、**联合用药治疗（combination therapy）**、

降阶用药治疗（step-down therapy）]，但最佳治疗方法尚未明确界定。

重要的是经常评估疾病活动，通常每3～6个月评估一次，必要时调整DMARD治疗，以达到治疗目标。使用诸如疾病活动评分量表（Disease Activity Score，DAS-28）、简化疾病活动指数（Simplified Disease Activity Index，SDAI）或临床疾病活动指数（Clinical Disease Activity Index，CDAI）之类的工具衡量确定"效果"和获得症状的缓解。所有疾病活动的评分均采用28个关节体格检查，以及ACR-20（美国风湿病学会）测量各项指标改善20%的状况。DAS评分采用ESR或CRP计算得分，而SDAI和ACR-20评分包括CRP（CDAI不包括实验室标记物）。这些评分还用于确定省级私营药品福利计划使用DMARD治疗类风湿关节炎的资格以及持续的医保补偿。

非药物治疗

除药物治疗外，许多非药物措施在类风湿关节炎的全面管理中也发挥着作用。所有患者均应接受有关其疾病、治疗选择和治疗目标的教育。帮助患者及其家人了解类风湿关节炎将有利于他们积极参与疾病的治疗。患者还可以从教育项目中获益，例如**加拿大关节炎学会（Arthritis Society of Canada）**提供的教育项目。其他非药物选择包括如下。

- 物理疗法。
- 职业治疗。
- 减轻体重/营养疗法。
- 情感和心理支持。

药物治疗

表19.2显示现有治疗类风湿关节炎的药物及类别。甲氨蝶呤是类风湿关节炎治疗的**核心药物（anchor drug）**，是**首选药物（the drug of first choice）**，既可单独用药也可联合用药治疗。理想情况下，甲氨蝶呤应在症状发作的前3个月内开始使用，并在耐受的情况下迅速滴定至20～25mg/周，最好通过皮下给药[9]。对于预后较差、疾病活动程度高和近期发病等标志特征的患者，可以考虑进行DMARD初始联合用药治疗，以提高快速强化治疗症状的可能性[6]。

表19.2　用于改变疾病进程治疗类风湿关节炎的抗风湿药

药物类别	药物	剂量
传统合成型DMARD（csDMARD）		
	羟氯喹	每日口服200～400mg 最大剂量：5mg/kg ABW 或6.5mg/（kg·d）IBW
	来氟米特	每日口服10～20mg

续表

药物类别	药物	剂量
	甲氨蝶呤	初始：每周口服10～25mg，皮下或肌内给药（可能会每1～4周增加5mg，以达到维持剂量） 维持剂量：每周口服15～25mg，皮下或肌内给药（如果耐受，单剂量给药或分2次给药，每12小时1次） 对于口服剂量>15mg，分次给药的吸收和耐受性更好
	柳氮磺吡啶	初始：每日口服2次，每次500mg，然后增加到维持剂量每日2次，一次1g
生物型DMARD（bDMARD）		
B细胞耗竭剂	利妥昔单抗	1g×2次，间隔2周静脉注射；输注给药100mg甲泼尼龙 5～6个月后可重复给药
IL-6受体抑制剂	托珠单抗	静脉给药的剂量：4mg/kg，静脉注射超过1小时；如果反应不充分，可能增加到8mg/kg
		皮下注射剂量：每周162mg 对于体重<100kg的患者，每隔一周皮下注射162mg，并根据反应情况增加至每周
	萨瑞鲁单抗	每2周皮下给药200mg
T细胞抑制剂	阿巴西普	<60kg: 500mg初始静脉滴注 60～100kg: 750mg初始静脉输注 >100kg: 1g初始静脉滴注 初始给药后，在第2周和第4周再给药，之后再每月给药
		皮下给药剂量：静脉负荷剂量给药后24小时内开始，每周给药125mg；即使未静脉给予负荷剂量，也建议每周给药剂量相同
肿瘤坏死因子（TNF）抑制剂	阿达木单抗	每2周皮下注射40mg
	赛妥珠单抗	0周、第2周和第4周注射400mg，然后第2周再皮下注射200mg。可每4周皮下注射400mg作为维持剂量
	依那西普	皮下注射每周2次，每次注射25mg或每周1次注射50mg
	戈利木单抗	每月皮下注射50mg一次 第0、4周静脉给药2mg/kg，然后在每8周静脉给药
	英夫利昔单抗	0、2、6周静脉注射3mg/kg，此后每8周静脉给药 对于不完全反应，剂量可增加至10mg/kg和/或频率可增加至每4周一次
靶向合成型DMARD（tsDMARD）		
JAK酶抑制剂	巴瑞替尼	每日口服2mg
	托法替尼	每日口服2次，每次5mg

注：ABW—实际体重；IBW—理想体重。

非甾体抗炎药（NSAID）（如萘普生500mg，口服，每日2次）或糖皮质激素［如泼尼松20mg，每天口服×2周，然后在6周内逐渐消失，或甲泼尼龙60mg肌内注射×1次］可用作缓解症状的"**桥接疗法（bridging therapy）**"。与DMARD相比，非甾体抗炎药治疗可更快缓解症状，而DMARD则需要数周至数月才能有最大获益。短期使用NSAID或大剂量糖皮质激素也可用于治疗急性发作。但是，重要的是要注意，NSAID对疾病的进展没有影响，长期使用糖皮质激素会带来许多不良影响。

许多天然保健品被认为具有抗炎作用，因此可能对类风湿关节炎的治疗有益。有证据表明，omega-3脂肪酸（鱼油）（而不是omega-6或omega-9脂肪酸）可能会改善类风湿关节炎的早期症状，并降低DMARD治疗失败的发生率[10]。其他药物，如氨基葡萄糖和软骨素，姜黄和生姜，虽然通常耐受性良好，但缺乏治疗类风湿关节炎获益的证据。应鼓励希望尝试使用这些药物的患者客观地监测其症状改善的情况，并设定日期重新评估疗效（如3个月），如果没有改善就停药。不建议使用认为可增强免疫系统的产品（如人参、紫锥菊、苜蓿芽），因为它们可能会干扰DMARD治疗。不建议使用雷公藤产品，因为其使用会带来许多严重的副作用。

新确诊为类风湿关节炎患者的初始评估 --------------------

通过评估患者用药的适宜性和教育患者，药师可以在类风湿关节炎患者的治疗中发挥重要作用。药师应该评估初始DMARD方案以及处方药物治疗症状管理（或桥接治疗）的适宜性，并且在支持患者依从治疗方面发挥积极作用，包括帮助患者应对不良反应和药物相互作用。与针对患有其他慢性病的患者一样，对新确诊为类风湿关节炎的患者进行初始评估应收集相关病史信息［当前病史、既往病史、过敏史、用药史（处方药和非处方药）、社交史、实验室检查和体检结果］。初始评估应包括以下注意事项。

● 根据患者的临床表现，评估医师处方DMARD方案的适宜性。了解患者的病史［发病、临床表现（体征和症状）］将有助于药师判断初始DMARD方案的适宜性，以及随访时进行效果评估（有效性）。对于类风湿关节炎，尚无已知的"最佳"治疗方案。相反，可以使用任何基于证据的目标治疗策略，无论是否采用桥接治疗，每3～6个月对患者重新进行一次评估。

-进阶用药治疗。初始的单药治疗（除非存在禁忌证，使用甲氨蝶呤并优化给药剂量），必要时，增加DMARD进一步治疗。

-联合用药治疗。DMARD治疗的初始联合用药（包括甲氨蝶呤，除非禁忌和剂量优化，同时还可以与羟氯喹和/或柳氮磺吡啶联合使用），必要时可添加或更换DMARD。

-降阶用药治疗。初始的生物DMARD（除非有禁忌证，使用甲氨蝶呤并优化给药剂量）和/或泼尼松，目的是在缓解后停用生物DMARD/泼尼松。

● 根据患者的特征，评估所选DMARD方案的适宜性。除了考虑疾病的严重程度外，通常还会考虑患者对给药途径的偏好、药物常见不良反应、患者的合并症、过敏史、同时合并用药、妊娠计划和药物承保范围。表19.3概述了单独DMARD治疗应考虑的患者个体因素。

● 评估所选DMARD的给药剂量方案的适宜性。一般来说，患者的初始治疗是从目标剂量开始；然而，有些DMARD需要滴定给药，以最大限度地减少不良反应。柳氮磺吡啶就是一个这样的示例，应将其滴定给药至少1个月以上，以避免胃肠道不良反应。尽管许多风湿病专科医师初始给予全剂量（即每周25mg）的甲氨蝶呤，但其他风湿病专科医师则从每周调低至7.5mg进行滴定给药。

● 评估桥接方案的适宜性。鉴于传统合成型DMARD（csDMARD）治疗存在起效延迟作用，通常医师会处方全剂量NSAID治疗或逐渐减少剂量给予泼尼松的治疗方案，以短期改善患者的疼痛、炎症和功能。应充分利用最低可能剂量和持续时间的效果。

表19.3 单独DMARD治疗应考虑的患者个体因素

DMARD	应该考虑的患者因素
传统合成型DMARD	
羟氯喹	既往史：G6PD缺乏症（禁忌）；剂量＞5mg/kg实际体重，存在视网膜毒性的风险增加，肾功能不全，既往眼病，同时使用他莫昔芬（年龄＞60岁，肝功能不全） 药物相互作用：添加降糖药降糖 生活史：吸烟会降低有效性 妊娠/母乳喂养：被认为是安全的
来氟米特	既往史：在开始之前测试HBV、HCV和高危人群中的HIV 药物相互作用：与甲氨蝶呤联用时剂量较低（如隔日20mg）；考来烯胺用于消除胆汁循环中的来氟米特 生活史：应避免过量饮酒；一般认为每周喝1～2杯是安全的 妊娠：禁忌，因为它会导致动物出生畸形；没有人类出生畸形的报告
甲氨蝶呤	既往史：肾功能不全（GFR ＜10mL/min），慢性肝病，已有免疫缺陷或血液疾病（白细胞减少症，血小板减少症）的患者；在开始之前进行HBV、HCV和高危人群的HIV检测 药物相互作用：与来氟米特合用时剂量较低（如15mg）；与NSAID、PPI、青霉素同时使用通常被认为是安全的；应避免与TMP/SMX同用 生活史：应避免过量饮酒；一般认为每周喝1～2杯是安全的 妊娠：可能导致流产或婴幼儿畸形（女性必须使用有效的节育方法，并在妊娠前中断≥3个月）
柳氮磺砒啶	既往史：G6PD缺乏症（禁忌） 过敏史：磺胺类药物过敏（水杨酸过敏可脱敏以使能使用） 药物相互作用：抗生素可能会减少从5-ASA裂解磺胺吡啶（活性药物）所需的肠道细菌，从而降低有效性 妊娠/母乳喂养：认为安全
生物型DMARD	
所有	既往史：乙型或丙型肝炎（除非接受/接受有效的抗病毒治疗），先前已治疗或未治疗的皮肤癌（黑色素瘤或非黑色素瘤），活动性感染，则首选csDMARD 药物相互作用：可以与任何其他bDMARD或tsDMARD一起使用 承保范围：昂贵

续表

DMARD	应该考虑的患者因素
B细胞耗竭剂 （利妥昔单抗）	既往史：如果有淋巴增生性疾病治疗史者，则首选 过敏史：鼠蛋白 妊娠：禁忌
IL-6受体抑制剂（萨瑞鲁单抗、托珠单抗）	既往史：接触结核病 药物相互作用：活动性炎症（IL-6）下调CYP酶活性，因此抑制IL-6可能会改善药物代谢 妊娠：风险可能大于获益；迄今为止，在有限的数据中没有发现先天性异常的模式或自发流产的风险增加
T细胞抑制剂 （阿巴西普）	既往史：COPD、接触结核病 妊娠：风险可能大于获益；迄今为止，在有限的数据中没有发现先天性异常的模式或自发流产的风险增加
TNF抑制剂（阿达木单抗、赛妥珠单抗、依那西普、戈利木单抗、英夫利昔单抗）	既往史：心力衰竭（NYHA Ⅲ～Ⅳ级），多发性硬化症，未经治疗的丙型肝炎，接触结核病，先前治疗过的淋巴增生性疾病（csDMARD、阿巴西普、托珠单抗优先），严重感染（csDMARD、阿巴西普优先） 过敏史：鼠蛋白（英夫利昔单抗） 妊娠：风险可能大于获益；迄今为止，在有限的数据中没有发现先天性异常的模式或自然流产的风险增加；一些提供者认为塞妥珠单抗和依那西普与妊娠相容

靶向合成型DMARD

JAK酶抑制剂 （巴瑞替尼、托法替尼）	既往史：接触结核病，未经治疗的乙型或丙型肝炎 药物相互作用：受强CYP3A4抑制剂和CYP 3A4/2C19抑制剂的影响 妊娠：禁忌

注：PPI—质子泵抑制剂；TMP/SMX—甲氧苄啶/磺胺甲噁唑。

体格评估技能

在专科医疗环境中，药师可能会使用必要的体格评估技能，以应用各种疾病活动评分的验证工具，例如使用CRP或ESR的DAS28、CDAI和SDAI。这些评估工具均包含28个关节计数（包括掌指关节、近端指间关节、腕部、肘部、肩膀和膝盖）以及患者和医务人员对疾病活动的总体评估（例如，"考虑到关节炎对您的各种影响，您如何按0～10的等级来评价自己"）。重要的是要注意，这并不意味着可能受类风湿关节炎影响的许多其他关节并不重要，并且无论是否进行深入的体格检查，都应将使用工具评估的结果作为整体功能评估的一部分。

临床检查是RA管理的基础。检查每个关节的变形、对齐和肿胀。通过触诊和压痛评估关节线和滑膜炎的存在。还应评估被动和主动的活动范围，这些评估可以在基层医疗中轻松完成。例如，药师可以要求患者尝试握拳或进行"手指卷曲"测试；

观察手腕、肘部和膝盖弯曲和外展情况；通过屈曲或外展以及内外旋转来测试肩膀抬高的状况。

随访评估

控制效果

体征和症状

尽管全科药师可能没有接受过关节压痛和肿胀关节计数评估必需的培训和体验，但药师可以且应该评估类风湿关节炎患者的体征和症状，作为常规随访工作的一部分，诸如在类风湿关节炎患者续方配药时的随访。最终目标是缓解症状（ACR/EULAR定义：关节压痛和肿胀关节计数，CRP和患者总体评估均≤1[7]）。即使药师没有掌握体格检查技能，也可以提出一些关键问题来确定患者的治疗效果，治疗目标是缓解疾病的体征和症状。例如，"考虑到关节炎对您造成的各种影响，按0～10等级评分，过去一周来您觉得关节炎对您的影响程度有多大"，可以用于评估仍然具有体征和症状的患者。对于某些疾病活动性较低或可能更为耐受的患者，诸如"是否因为关节的原因使您现在无法做任何事情"之类的问题为医务人员提供了讨论患者目标和/或更好地了解患者机体功能持续受限的问题。

在基层医疗执业的药师还可以按先前概述的情况，很快地评估患者是否出现晨僵及持续的时间（"早上醒来时，您晨僵比一天中其他时间更厉害吗？"如果是，"晨僵持续多久？"），疼痛程度（"您是否可以按0～10等级来评估自己的疼痛状况？等级10表示您无法起床。"）以及运动范围（手、手腕、肩膀）。

健康评估问卷残疾指数（HAQ）是患者自报测量**病情活动度（disease activity）**的情况，可显示出有关患者功能状态（日常生活基本活动）的信息。它包括20项自我照护相关的问题（如穿衣、卫生、吃饭、抓握以及诸如差事或家务之类的活动），这些问题针对完成指定任务的难度进行了评分，并标明了所使用的辅助设备/装置或需要其他人的帮助。风湿病专科医师通常使用此工具，在基层医疗工作的药师也可以快速采用该工具来追踪DMARD治疗的改善情况[11, 12]。

如果患者的DMARD方案（单药或联合用药治疗）未能实现缓解或降低病情活动度，则应做出改变，通常在耐受性良好，部分有效的方案中增加一种改变疾病进程的药物治疗。药师可能会将正在使用NSAID或循环使用泼尼松作为患者疾病失控的信号。这是进行患者评估和潜在干预的另一个机会。

实验室检查

全身性炎症标志物CRP和ESR也用于评估DMARD治疗的有效性，并且是使用DAS28和CDAI评估工具的一部分。在基于ACR/EULAR Boolean的定义中，CRP<10mg/L是缓解的一个必要条件[7, 13]。

诊断性影像学检查

对于近期发作、病情活跃且怀疑骨质侵蚀的患者，尽管身体表现或功能受限极少，但仍建议每6～12个月进行一次手和脚的X线片检查[3, 6]。临床反应合理，但影像学检查示病情进展的患者仍应考虑改变治疗方法。但是，对于已确诊和症状缓解的患者，应尽量减少X线片检查。

其他影像学检查方法，如超声和MRI，也可用于指导DMARD治疗的变化[3, 6]。由于可以在临床环境中进行，超声检查特别有助于确认临床检查结果（是否存在滑膜炎）和指导关节内注射糖皮质激素。

对于病情没有进展的患者，当需要省级私营药品福利计划对其使用生物制剂（bDMARD）和靶向合成型DMARD（tsDMARD）治疗费用持续报销时，也要求进行手脚X线检查。

药物不良反应

药师在监测患者对药物治疗的反应和耐受方面起着重要的作用。监测DMARD治疗涉及询问患者的耐受性和不良事件，评估相关的实验室检查结果，并提醒患者在存在问题时，联系医疗人员。和所有药物治疗一样，RA的治疗也存在药物不良事件发生的风险。然而，RA造成关节损伤和永久性残疾的风险远大于造成严重副作用的风险。大多数副作用并不常见，且会逐渐改善和/或在停药后可逆。表19.4总结了常见的不良反应和建议的实验室监测，以及目前用于治疗RA的药物可能很少发生但却很严重的不良事件。

RA患者由于疾病本身以及用于控制病情的治疗（bDMARD和tsDMARD比csDMARD多），因此患者对于感染，尤其是上呼吸道感染以及这些感染产生的并发症风险增加。除了针对一般成年人群的建议（包括每年进行流感疫苗接种）外，RA的患者还应接种肺炎球菌疫苗（随后至少8周后多聚糖衔接治疗）和带状疱疹疫苗（一旦达到50岁以上）[14]。高危患者也应接种乙肝疫苗。鉴于DMARD治疗中免疫应答可能不那么明显或持续时间不长，因此可以在开始DMARD治疗之前或治疗期间给予这些和其他灭活疫苗。利妥昔单抗是一个例外，由于其作用机理，其免疫原性大大降低，应在给药后6个月内停用疫苗。一旦开始bDMARD或tsDMARD治疗，由于存在引起感染的风险，不建议使用活疫苗。活疫苗应在开始bDMARD或tsDMARD治疗之前至少4周使用。有关疫苗建议的更多信息，请参见《加拿大免疫指南》[14]。

bDMARD和tsDMARD也可能增加潜伏性结核感染（LTBI）再次激活的风险。在开始治疗之前，将通过皮肤测试和胸部X线检查对患者进行LTBI筛查。筛查出阳性的患者将要求接受9个月的异烟肼治疗，在使用bDMARD或tsDMARD治疗前1～3个月开始。

确定是否存在DMARD治疗引发的特定恶性肿瘤风险仍然是研究的一个领域；然而，必须通过认识到强化治疗全身性炎症也可以降低RA引发恶性肿瘤的风险来平衡所有风险。患有活动性恶性肿瘤的患者通常需要调整其DMARD治疗方案，就像某些具有多种恶性病史的患者优先使用某些DMARD一样（表19.3）。

并发症

除上述感染和恶性肿瘤的风险外，RA患者还具有以下风险。

关节畸形

RA最公认的并发症可能是关节畸形，这可能导致功能受限和长期残疾。

心血管疾病

RA和动脉粥样硬化都涉及T细胞活化、促炎症细胞因子的产生和CRP升高。因此，可以理解的是，RA失控带来的全身性炎症负担升高导致心血管事件的风险增加，并单独加剧了可变的风险因素，如胰岛素抵抗、血脂异常和高血压[15]。降低RA患者心血管疾病风险的最好方法是强化治疗，既要达成缓解其关节炎又要控制住已知的可变风险因素（指南中概述目标）。此外，在观察性研究中发现，MTX和TNFi均显示出减少心血管事件的益处[16, 17]。

依从性

患者依从处方给药方案对于强化治疗疾病和症状管理是至关重要的，药师在帮助患者获得最佳依从性方面发挥着重要的作用。还有许多因素可能会影响RA药物治疗的依从性。药师应给予所有患者建议和指导，提供正确服用每种药物的时间表，因为一些常用药物（如甲氨蝶呤、bDMARD）不是每天服用。当通过临床和实验室评估进行正确的监测时，大多数副作用很少见，最常见的副作用会逐渐改善和/或逆转。即使患者感觉良好，也应当鼓励他们进行血常规检查，预约风湿病医师进行随访评估。如果患者感觉自己正在经历用药产生的副作用，由于可以获得治疗的策略，以减轻其发生不良反应的负担，患者应与他们的医师联系讨论出现的问题。用于治疗RA的药物可能会损害人体抵抗感染的能力。对于正在接受手术的患者，出现发热，自认为已感染或医师已开具抗生素处方时，药师应指导并联系风湿病专科医师，以得到有关如何管理RA治疗的指导。此外，大多数bDMARD和tsDMARD的成本都很高，应评估并解决用药报销问题，以确保患者达到最佳的依从性。

表19.4　DMARD治疗时常见及少见且严重的不良反应和监测

药物	不良反应		监测
	常见	少见且严重	
传统合成型DMARD			
羟氯喹	胃肠道痉挛、腹泻、皮疹、头痛、色素沉着	角膜和视网膜沉积（长时间使用高剂量会增加风险[①]）；低血糖	治疗5年后每年进行眼科基线检查[②]
来氟米特	胃肠道症状（腹泻、恶心、食欲下降/体重减轻）；皮疹发生率较低，血压升高，头发稀疏/脱落，肝功能异常	骨髓抑制，肝毒性，肺部感染/纤维化 限制饮酒可减少肝脏毒性	血压、CBC、ALT、SCr、PLT、Alb第2～4周监测一次，持续≥3个月，然后再每2～3个月监测一次
甲氨蝶呤	胃肠道反应（恶心、腹泻），在给药后24～48小时内感觉不适/疲倦；头痛，头发稀疏/脱落、口腔溃疡/溃疡的频率较低	骨髓抑制、肝毒性、肾毒性、肺炎 限制饮酒可减少肝脏毒性	CBC、ALT、SCr、PLT、Alb第2～4周监测一次，持续≥3个月，然后再每2～3个月监测一次
柳氮磺吡啶	胃肠道（恶心、痉挛、腹泻）、皮疹、光敏、头痛	骨髓抑制	CBC、PLT、ALT每2～4周监测一次，持续≥3个月，然后再每3个月监测一次
生物型DMARD			
B细胞耗竭剂（利妥昔单抗）	输液反应[③]（潮红、瘙痒、血压下降等）、中枢神经系统反应（疲劳、寒战、头痛）、胃肠道反应（恶心、痉挛、腹泻）、皮疹	骨髓抑制、严重输液反应、进行性多灶性白质脑病、严重皮疹、肠梗阻/穿孔、心律失常、肾毒性	基线CBC、ALT、乙型肝炎和丙型肝炎血清学 CBC和肝功能测试第2～4个月监测一次
IL-6受体抑制剂（萨瑞鲁单抗、托珠单抗）	注射部位反应（皮下注射）、血压升高、胆固醇升高	输液反应（静脉给药）、骨髓抑制、肝毒性、肾毒性、胃肠道穿孔、恶性肿瘤风险增加	基线CBC、ALT、SCr、血脂谱、乙型肝炎和丙型肝炎血清学、潜伏性肺结核筛查 在1～2个月内重复CBC、ALT、SCr检查，然后再每3～6个月重复检查1次。1～2个月后，每6个月检查1次血脂谱
T细胞抑制剂（阿巴西普）	注射部位反应（皮下注射）、头痛、恶心、鼻咽炎	输注反应（静脉给药），COPD加重，淋巴瘤、白血病和其他恶性肿瘤的风险增加	基线CBC、ALT、SCr、乙型肝炎和丙型肝炎血清学、潜伏性肺结核筛查 在1～2个月内重复CBC、ALT、SCr检查，然后再每3～6个月重复检查1次

续表

药物	不良反应		监测
	常见	少见且严重	
TNF抑制剂（阿达木单抗、依那西普、戈利木单抗、赛妥珠单抗、英夫利昔单抗）	注射部位反应（皮下给药）、头痛、恶心、鼻炎、咳嗽	输液反应（静脉注射），淋巴瘤、白血病和其他恶性肿瘤的风险增加	基线CBC、ALT、SCr、乙型肝炎和丙型肝炎血清学、潜伏性肺结核筛查 在1～2个月内重复CBC、ALT、SCr检查，然后再每3～6个月重复检查1次

靶向合成型DMARD

药物	不良反应		监测
JAK酶抑制剂（巴瑞替尼、托法替尼）	胃肠道症状（恶心、消化不良、腹泻）、头痛、血压/心率升高、胆固醇升高	骨髓抑制，肝毒性，肾毒性，胃肠道穿孔，增加淋巴瘤和其他恶性肿瘤的风险	基线CBC、ALT、SCr、血脂谱、乙型肝炎和丙型肝炎血清学、潜伏性肺结核筛查 在1～2个月内重复CBC、ALT、SCr检查，然后再每3～6个月内重复检查1次。1～2个月后，每6个月检查1次血脂谱

① 累积剂量>1000g，剂量>5mg/kg ABW～6.5mg/kg IBW，或400mg/d，持续5～7年。

② 高危人群（肝脏/肾脏疾病，肥胖，>60岁，既往眼病）进行年度检查。

③ 前期治疗：对乙酰氨基酚、苯海拉明和甲泼尼龙。

注：Alb—白蛋白；ALT—丙氨酸氨基转移酶；CBC—全血细胞计数；PLT—血小板；SCr—血清肌酐。

要点集萃

- 药师在类风湿关节炎患者的治疗中可以发挥重要作用。
- 初始评估是根据患者的临床表现，既要评估以缓解为目标的处方DMARD方案，还需要进行必要的桥接治疗。
- 随访评估包括患者依从治疗的能力，病情活动度的客观测量，对任何不良反应的讨论，以及对DMARD有效性和安全性进行的实验室监测。

参考文献

1. Hurd K, Barnabe C. Systematic review of rheumatic disease phenotypes and outcomes in the Indigenous populations of Canada, the USA, Australia and New Zealand. Rheumatol Int. 2017;37:503–21.
2. Aletaha D, Neogi T, Silman AJ, Funovits J, Felson DT, Bingham CO, et al. 2010 Rheumatoid arthritis classification criteria: an American College of Rheumatology/European League Against Rheumatism collaborative initiative. Arthritis Rheum. 2010; 62:2569–81.
3. Colebatch AN, Edwards CJ, Østergaard M, van der Heijde D, Balint PV, D'Agostino M-A, et al. EULAR recommendations for the use of imaging of the joints in the clinical management of rheumatoid arthritis. Ann Rheum Dis. 2013;72:804–14.
4. Widdifield J, Bernatsky S, Paterson JM, Tomlinson G, Tu K, Kuriya B, et al. Trends in excess mortality among patients with rheumatoid arthritis in Ontario. Canada. Arthritis Care Res. 2015;67(8):1047–53.
5. Raza K, Filer A. The therapeutic window of opportunity in rheumatoid arthritis: does it ever close? Ann Rheum Dis. 2015;74:793–4.

6. Bykerk VP, Akhavan P, Hazlewood GS, Schieir O, Dooley A, Haraoui B, et al. Canadian Rheumatology Association recommendations for pharmacological management of rheumatoid arthritis with traditional and biologic disease-modifying antirheumatic drugs. J Rheumatol. 2012;39:1559–82.

7. Singh JA, Saag KG, Bridges SL, Akl EA, Bannuru RR, Sullivan MC, et al. 2015 American College of Rheumatology guideline for the treatment of rheumatoid arthritis. Arthritis Rheumatol. 2016;68:1–26.

8. Smolen JS, Breedveld FC, Burmester GR, Bykerk V, Dougados M, Emery P, et al. Treating rheumatoid arthritis to target: 2014 update of the recommendations of an international task force. Ann Rheum Dis. 2016;75(1):3–15.

9. Combe B, Landewe R, Daien CI, Hua C, Aletaha D, Álvaro-Gracia JM, et al. 2016 update of the EULAR recommendations for the management of early arthritis. Ann Rheum Dis. 2017;76(6):948–59.

10. Proudman SM, James MJ, Spargo LD, Metcalf RG, Sullivan TR, Rischmueller M, et al. Fish oil in recent onset rheumatoid arthritis: a randomised, double-blind controlled trial within algorithm-based drug use. Ann Rheum Dis. 2015;74:89–95.

11. Anderson J, Caplan L, Yazdany J, Robbins ML, Neogi T, Michaud K, et al. Rheumatoid arthritis disease activity measures: American College of Rheumatology recommendations for use in clinical practice. Arthritis Care Res. 2012;64:640–7.

12. Stanford HAQ 20-item disability scale. Self Management Resource Center. https://www.self-managementresource.com/docs/pdfs/English_-_Stanford_haq20.pdf.

13. Felson DT, Smolen JS, Wells G, Zhang B, van Tuyl LHD, Funovits J, et al. American College of Rheumatology/European League Against Rheumatism provisional definition of remission in rheumatoid arthritis for clinical trials. Ann Rheum Dis. 2011;70:404–13.

14. Canadian Immunization Guide. Public Health Agency of Canada. https://www.canada.ca/en/public-health/services/canadian-immunization-guide.html.

15. Liao KP, Solomon DH. Traditional cardiovascular risk factors, inflammation and cardiovascular risk in rheumatoid arthritis. Rheumatology (Oxford). 2013;52(1):45–52.

16. Choi HK, Hernán MA, Seeger JD, Robins JM, Wolfe F. Methotrexate and mortality in patients with rheumatoid arthritis: a prospective study. Lancet. 2002;359(9313):1173–7.

17. Legge A, Hanly JG. Managing premature atherosclerosis in patients with chronic inflammatory diseases. Can Med Assoc J. 2018;190:430–9.

第20章

抑郁症

Theresa Eberhardt, Sherif Hanafy Mahmoud

本章目标

1. 描述重性抑郁障碍和其他抑郁障碍的疾病负担、流行病学、诊断、预后和管理。
2. 对新确诊为抑郁症或怀疑患有抑郁症但尚未被正式诊断的患者进行初始评估。
3. 概述使用药物治疗抑郁症患者的监测参数和随访计划。
4. 向患者对药物治疗后出现部分/完全无效状况或药物不良反应提供应对的指导方法。

背景介绍

　　抑郁症是北美洲最常见的心理健康疾病之一，影响着从儿童到老年人各个年龄段的人。2010年全球疾病负担研究[1]显示，抑郁症是全球第二大致残性疾病，影响超过3.5亿人。据估计，这些人中有一半没有得到治疗[2]。尽管最近人们对心理健康的重要性有了更多的了解，但加拿大人中抑郁症的发病率并没有发生明显改变。2002—2012年，发病率仅下降了0.1%，从4.8%下降到4.7%[3]。药师得到良好训练后，既可以筛查患者是否存在抑郁症状，也可以监测治疗，以确保患者症状得到缓解，同时确保患者不会出现不良反应。

　　术语"抑郁症"虽然涵盖了几种不同的疾病，但是不同亚型之间的管理非常相似。疾病的持续时间、时机和诱发因素不同。本章将主要关注**重性抑郁障碍（major depressive disorder，MDD）**，但必要时还要讨论其他类型的相关细节。一些更常见的疾病类型和具体名称包括以下内容，这些内容在"诊断"部分[4]中进行了描述。

● 重性抑郁障碍。
● **持续性抑郁障碍（PDD）/心境恶劣（dysthymia）**。

- 经前心境恶劣障碍（premenstrual dysphoric disorder，PMDD）。
- 围生期抑郁症❶（peripartum depression， PDN）。
- 因药物/其他物质或疾病引起的抑郁症。
- 具有季节性特征的重性抑郁障碍。

流行病学和疾病负担

　　每9名加拿大人中就有1名（11.1%）在其一生中会发生严重的抑郁症[3]。15岁及以上的加拿大人的年患病率为4.7%，女性患病率（4.9%）几乎是男性的2倍（2.8%）。不同年龄段人群的患病率不同。18～30岁的年轻人有很高的抑郁症发生率（2002年加拿大统计局的调查显示为12.4%[5]）。这可能是因许多年轻人承受的财务、学业和社会压力所致。抑郁症也是老年人致残的重要原因，2010年的一项荟萃分析表明，年龄在75岁以上的人群抑郁症患病率为7.2%。该荟萃分析包含来自加拿大、美国和多个欧洲国家的数据。随着年龄的增长，抑郁症状可能会越来越不常见，但似乎在高龄人群中，抑郁可能比以前认为的更为普遍[6]。

　　儿童也有很大的疾病负担，13岁以下的儿童中有2.8%受到影响，13～18岁的青少年中有5.7%受到影响[7]。抑郁症可能会导致儿童的行为挑战，并损害他们正常的社交心理发育。年轻患者的抑郁症持续时间较长，并且可以持续到成年，持续时间越长其治疗就可能越困难。患有抑郁症的儿童成年后患抑郁症的可能性是正常儿童的4倍。

　　抑郁障碍（depressive disorder）给患者，其朋友和家人以及整个社会带来很大负担。抑郁症对身体、情绪、社交和功能状态都有重大影响。对情绪的影响可能更明显，但也可能导致人际交流困难，与朋友和家人产生隔阂，甚至与周围的人发生冲突。患者还经常经历令人烦恼的机体症状。许多患者的工作或上学能力受到损害。这表现为缺勤、缺课以及上班时生产力下降。通常由于缺乏动力、认知障碍、疲劳和失眠等特定症状而变得更糟。患有MDD的患者每年将有34.4天的时间无法履行主要职责[8]并且还缩短自身"健康预期寿命"高达6年[9]。2001年Health Canada预测，每年抑郁症的经济负担为144亿加拿大元[10]，其中包括治疗、生产力丢失、过早死亡和药物治疗相关的费用。鉴于自那时以来，总体人口中抑郁症的患病率并没有太大变化，因此当前的经济负担即便没有更大，可能也是近似的。

---

❶ 译者注：围生期抑郁症是指妊娠期（产前抑郁）或/及产后（产后抑郁）或者流产后的抑郁发作。PDN的临床表现同其他时期发生的抑郁症相似，但也有一些自身的特点。另外，需要注意的是，产后忧郁不等于产后抑郁症，产后忧郁在初产妇中发生率高达50%～80%，一般在产后3～5天出现，表现为无故哭泣、情绪波动、焦虑不安等。一般认为，上述症状往往是面对新生儿的正常反应，如果症状在1～2周内消失，则无需特殊治疗。

病因学 -

抑郁障碍的病因尚不清楚，尽管有一些流行的理论，但它们都有支持和反驳的证据。需要更多研究来确定抑郁症的真正原因。

单胺理论（monoamine theory）是抑郁症的早期理论之一，由名叫Joseph Schildkraut的精神病医生于1965年提出[11]。他得出结论，抑郁症是由于缺乏单胺类神经递质，特别是5-羟色胺和去甲肾上腺素。在动物和人体研究中，他观察到单胺氧化酶抑制剂等药物增加了去甲肾上腺素和5-羟色胺的含量，从而改善了情绪。同样，抑制这些神经递质的药物（如利血平）则导致情绪低落[12]。然而，该理论存在一些矛盾的地方。在支持该假说的更有针对性的研究中，结果不一致，并且观察到的变化，与其他情绪障碍相对比，并非针对抑郁症所特有的。同样，如果只是更换神经递质那么简单，那么当我们知道这需要数周的时间才能见效时，患者就可以期待在服用第一剂抗抑郁药后立即产生效果。在最近对胺类神经递质的研究中，多巴胺的作用已成为关注的焦点，因为其作用与5-羟色胺和去甲肾上腺素的作用紧密相关。许多抗抑郁药对多巴胺途径有一定作用[13]。

另一种理论涉及皮质醇相关和单胺类通路受损的神经内分泌机制。抑郁发作（depressive episode）之前往往会发生应激性事件，身体会通过产生皮质醇来应对。持续的应激状态导致去甲肾上腺素和5-羟色胺受体脱敏以及应激反应失调[14]。当5-羟色胺和去甲肾上腺素作用于下丘脑中的细胞释放促肾上腺皮质激素释放激素（CRH）时，皮质醇水平升高，CRH启动了释放皮质醇的级联反应。当CRH被注射到实验动物的大脑中时，它们表现出一些人类常见的抑郁症状，如精力下降、焦虑加剧和食欲不振[12]。

最近，研究集中在营养激素和海马体退化作为产生抑郁状态的机制理论上。正在研究的两种物质是脑源性神经营养因子（BDNF）和谷氨酸盐。BDNF水平与情绪有关：抑郁患者的水平降低，而那些接受抗抑郁药物治疗的患者的水平有所恢复。谷氨酸盐的作用与N-甲基D-天冬氨酸（NMDA）受体的兴奋性毒性和长期增强有关，但确切机制尚不清楚。对抑郁症患者大脑的扫描结果支持了神经可塑性和神经元再生理论，结果显示出神经元丢失以及海马体和前额叶皮层功能下降。有人认为，通过5-羟色胺、去甲肾上腺素和BDNF的作用，抗抑郁药有助于神经元的再生。这一理论也与观察病情缓解通常所需的时间一致。这也可以解释为什么有些患者认为运动是有效的，因为运动也被认为可以促进神经发生（neurogenesis）[12]。

风险因素 -

抑郁症的发生发展很复杂，并且与遗传、环境和社会因素有关。尽管不能确切地指明导致患者抑郁的因素，但已经确定了一些风险因素。

- 年轻人和老年人。
- 女性。
- 先前的抑郁发作或药物滥用。
- 有抑郁、自杀或滥用药物的家族史。
- 社会经济地位低。
- 使用某些药物和其他精神类物质（表20.1）。
- 慢性病或残疾（表20.1）。
- 应激生活事件（表20.1）。
- 是否存在其他精神疾病，如焦虑症、精神类物质滥用症。
- 激素变化，如围生期、女性更年期和男性更年期。

表20.1 产生重度抑郁障碍相关的因素

药物因素[13]	疾病因素[18]	社会因素
酒精	阿尔茨海默病/痴呆症	丧亲
抗惊厥药	癌症	童年遭受虐待/忽视
抗射血药	慢性疼痛	离婚
β受体阻滞药	糖尿病	家庭暴力
可乐定	心脏病/卒中	环境灾难
皮质类固醇	艾滋病病毒感染	确认为LGBTQ+[①]
异维A酸	失眠	隔离
尼古丁/烟草	多发性硬化症	失业
口服避孕药	帕金森病	社交排挤
滥用精神活性物质/药物	脊髓损伤	外伤
他莫昔芬	创伤性脑损伤	待业
伐尼克兰	戒毒	

① 女同性恋、男同性恋、双性恋、变性者、同性恋者和其他性/性别认同。
注：该表未包括抑郁症相关的每种药物或疾病状态，但涵盖了最重要的因素。

临床表现 ------------------------------------

　　药师作为患者最容易接触到的医务人员，可以充分发挥其职能，帮助识别可能出现抑郁症状的患者。举例来说，药师可能是第一个注意到一些小问题的人，比如一个以前依从性很高的患者不再来药房调配药物。患者的表现可能变化多样，并且初始症状可能是非特异性的，因此，高度怀疑是有价值的。抑郁的患者不会总是主诉典型的"情绪低落和对活动失去兴趣"。患者可能会提到疲劳、记忆力问题、压力、情绪波动、人际关系问题或者有多次就诊史但症状不明且没有真正的解决方法[15]。失眠可能是导致许多患者首先寻求帮助的原因，因此，重要的是要探查那些寻求非处方药睡眠疗法的患者是否存在其他症状。框20.1介绍了一些需要进一步评估抑郁症的患者。

重要的是，要记住，并非所有患者都会出现情绪症状，反而可能会出现躯体症状，包括身体隐隐作痛、胃肠道不适、体重变化或头痛。在评估没有明确病因而出现躯体症状的患者时，重要的是要考虑到它们可能提示患有抑郁症。

儿童和青少年倾向于表现出更多的行为问题，焦虑、易怒、躯体症状、恐惧症和不合群。随着儿童和青少年的年龄增长，忧郁、精神病和自杀倾向会增加[7]。药师也许可以通过指导父母进行干预，为他们的孩子和自己获得所需的支持。

框20.1　需要进一步评估抑郁症的患者情景示例

> ① AC是一名30岁的男子，他向伴侣提及自杀计划后被送往医院。他的伴侣对此非常担心，说3个月前他失业了，他整天只坐在沙发上盯着电视看。他脾气暴躁，不愿与朋友相处，认为这是"多余的事"。AC的体重也减轻了一些，虽不确定实际减轻多少，但他的衣服感觉宽松了不少。
>
> ② ZT是一位16岁女孩，有一天来到药房，咨询药师有何建议帮助她入睡。她说，大约3个星期以来，她的睡眠一直不好，因为她整夜都无法入睡。她透露最近（大约1个月前）以双性恋的身份回归家庭，尽管她父亲很支持，但母亲却说出了许多贬低的言论。进一步询问时，她说她"最近感觉很沮丧"。
>
> ③ 当为患者LN调配处方时，他提到希望自己变老后不会像他母亲那样，因为她"胡思乱想，从不出门，也不做以前喜欢的事情"。他告诉药师，尽管她已经丧偶20年，但直到2年前搬到老年公寓时才出现这种情况。从那以后，她一直很难四处走动，主诉无论她怎么努力，疼痛和痛苦总是挥之不去。

诊断

药师通常不负责对抑郁症做出正式诊断；然而，重要的是，当患者出现抑郁症相关的症状时，要熟悉诊断的方法以及应评估患者存在哪些其他疾病。

抑郁症的特征表现为持续的抑郁情绪和/或对先前喜欢的活动失去兴趣，以及表20.2中列出的其他症状。所有抑郁障碍的诊断标准均可查阅《精神疾病诊断和统计手册（第5版）》（DSM-V）。该手册介绍了正确诊断所需的症状、时间范围和其他限定条件。

表20.2 抑郁障碍患者的常见症状

精神症状	躯体症状
抑郁情绪	失眠
缺乏兴趣	烦躁不安
感到不知所措	体重增加或减少而不愿意锻炼
过分自责	头痛、背痛
焦虑	隐隐作痛
脱离社会生活	运动或持续运动变缓
自杀想法或行为	

重性抑郁障碍

要被认为是严重的抑郁症，必须符合在2周内出现5个或以上症状的标准，其中至少有1个是情绪低落或缺乏兴趣。这些症状与丧亲或自然灾害等事件的正常反应无关，不会引起临床上的重大困扰或日常生活中的损伤，也不是由其他疾病或使用某种物质所致。而且，患者从未有过躁狂或轻度躁狂发作，并且其症状不能用另一种疾病更好地解释[4]。SADIFACES[16]可以帮助人们记住重性抑郁发作的诊断标准（表20.3）。有关更多信息，请参阅DSM-V。

表20.3 重性抑郁发作诊断标准（SADIFACES）[16]

S	睡眠（增加或减少）
A	食欲（增加或减少）
D	抑郁情绪
I	兴趣丧失（性欲减退）
F	疲劳或精力减退
A	焦虑/迟疑
C	注意力集中困难
E	自尊/过分内疚或感到毫无价值
S	自杀想法或行为

注："D"和"I"是粗体的，因为除了其他症状外，诊断抑郁症至少需要这两种症状中的一种。

重性抑郁发作（MDE）根据严重程度进行分类。轻度MDE包括5～6个症状，尽管患者可能比平时花费更多的精力，但通常仍能够相对正常地工作。患者常常感到自己的症状是轻微的。中度发作通常涉及诊断标准的6～8个症状，患者可能会觉得症状属于中等严重程度，并且会对其功能产生一些影响。重性发作包括全部或几乎所有的诊断标准，严重到足以严重影响患者的功能或根本无法工作[16]。有些人可能认为，当出现自杀念头时是严重发作。

其他抑郁障碍

心境恶劣或持续性抑郁障碍表现出在一天中大部分时间，几乎每天都有较长时间（儿童为1年，成人为2年）出现症状，以及无症状期持续不超过2个月。除情绪低落外，患有心境恶劣的患者还会出现2种以上MDD症状，而患有持续性抑郁障碍的患者应有5种以上症状符合MDD标准[16]。

经前心境恶劣障碍是指在多个月经周期中出现的一种状况，在月经来潮前一周内至少有5个症状出现，一旦月经来潮症状即缓解，在月经后一周内症状消失[4]。

围生期抑郁症是一种重性抑郁发作，症状始于分娩后4周内，但其他方面遵循与典型MDE相似的标准。

因物质/药物引起的抑郁症包括与MDD相同的特征，但与服用或停用物质有关，并且持续时间超过该物质药理学的正常预期。发病时间是在服用一种可能合理导致抑郁的物质后1个月内，并且这种模式状况不能更好地反映另一种抑郁障碍[4]。

在由另一种疾病引起的抑郁症中，重要的限定条件是抑郁症状的病理生理学与疾病直接相关，如颅脑外伤、卒中或甲状腺功能减退。很难确定抑郁发作是由疾病引起的，还是疾病仅仅是导致抑郁发作的应激源[4]。

季节性MDD描述了重性抑郁症，这种抑郁症会随着季节的变化而反复发作和缓解。它通常发生于秋冬季节，然后在春季和夏季自行缓解。

抑郁评估量表

数种等级量表已在抑郁症中得到验证，这些量表对于诊断和随访患者都是很有用的。对于成人、老年和儿童患者，已经制定了不同的量表[17]。成人的金标准量表包括HAM-D、BDI和IDS/QIDS。对于老年人，GDS是首选量表，而CDRS-R是儿童中最常用的量表。以下是一些更常用的评估量表。

- 汉密尔顿抑郁评估量表（HAM-D）。
  - 等级：www.assessmentpsychology.com/HAM-D.pdf。
  - 评分：www.assessmentpsychology.com/HAM-D-scoring.pdf。
- 贝克抑郁评估量表（BDI）。
  - 等级：www.bmc.org/sites/default/files/For_Medical_Professionals/Pediatric_Resources/Pediatrics__MA_Center_for_Sudden_Infant_Death_Syndrome__SIDS_/ Beck-Depression-Inventory-BDI.pdf。
  - 在线测试：http://treat-depression.com/depression-test。

- 抑郁症状评估量表/抑郁症状快速评估量表（IDS/QIDS）。
  - 等级：www.ids-qids.org/download.html。
  - 评分：www.ids-qids.org/administration.html。
- Zung抑郁自我评估量表。
  - 等级和评分：www.outcometracker.org/library/SDS.pdf。
- 9项患者健康问卷（PHQ-9）。
  - 等级和评分：www.agencymeddirectors.wa.gov/files/AssessmentTools/14-PHQ-9%20overview.pdf。
- 老年抑郁评估量表（GDS）。
  - 等级和评分：https：//web.stanford.edu/～yesavage/GDS.english.long.html。
- 儿童抑郁评估量表（修订版）（CDRS-R）。
  - 等级：www.opapc.com/uploads/documents/CDRS-R.pdf。
  - 评分：www.scalesandmeasures.net/files/files/Childrens％20Depression％20Rating％20Scale％20（1984）.pdf。
- 青少年抑郁量表（KADS）。
  - 量表和评分：www.shared-care.ca/files/Kutcher_depression_scale_KADS11.pdf。

这些量表将在初始评估部分中进一步讨论。

鉴别诊断

由于精神障碍伴抑郁症的发生率很高，因此在评估抑郁症时，测试其他疾病很重要。其他精神障碍也可能与抑郁症非常相似。患有抑郁症的患者可能会出现焦虑症状，但也可能是由合并症、广泛性焦虑症、强迫症或其他焦虑症引起的。如果所有其他症状均对治疗产生效果，但其焦虑症状持续存在，则考虑抑郁症患者出现焦虑障碍可能是合理的。

因为这些患者出现抑郁发作时，通常是首次接受治疗，因此还应考虑双相障碍问题。当服用抗抑郁药时，患有双相障碍的患者通常会迅速转向躁狂症或轻躁狂症，这非常危险。应该询问过去类似躁狂或轻躁狂的发作，以最大限度地降低发生这种转变的风险。除精神原因外，还应考虑症状的身体原因。贫血、痴呆和各种内分泌疾病可能会引起某些患者产生抑郁症状，在诊断为抑郁症之前应通过适当的检查予以排除。排除甲状腺功能减退尤为重要，因为甲状腺功能减退通常表现为抑郁，而一旦开始甲状腺替代治疗抑郁就会缓解。

临床检查

开展排除身体原因的实验室检查。

- 甲状腺激素（TSH）用于甲状腺功能减退的检查。

- 全血细胞计数（CBC）用于贫血的检查。
- 维生素B$_{12}$水平缺乏的评估。
- 皮质醇水平（不常做）。

可能进行的其他检查以确认患有抑郁症：
- 运用"精神状态微评估"以评估是否出现痴呆。
- 焦虑和其他心境障碍的心理评估量表。
- 完整的病历评估，以识别帕金森病、卒中或其他直接引起抑郁症的疾病。
- 用药史以及使用任何其他非处方药或娱乐性精神类物质。

预后

未治疗的抑郁发作通常持续6个月或更长时间，而接受治疗的平均缓解时间为20周（4.6个月）。预后将根据发作的特征以及患者的依从性和治疗效果而有所不同。一般那些治疗效果更好的患者，其复发风险和预后要好于那些更加抵抗治疗的患者[18]。在一半的患者中，他们的第一次发作将是唯一的发作。另一半患者将会持续发作（15%）或反复发作（35%）。三分之二的患者在药物治疗后，最终发作可以缓解[19]，但仍有30%～40%的复发可能[20]。在发作一次的儿童和青少年中，复发率高达70%[7]。即使患者症状缓解后，仍有90%会出现一些残留症状[20]。

管理

治疗抑郁症很重要，尽管有些发作会自行缓解，但发作持续时间越长且未得治疗，那么将来的治疗就越难（图20.1）。考虑到对生活质量的影响以及更高的自我伤害或自杀风险，抑郁障碍的患者最好接受治疗。抑郁症既可通过药物治疗，也可通过非药物手段来控制。

短期治疗目标（急性治疗阶段）重点关注当前发作，通常时间为8～12周或直至症状缓解。主要目标包括如下。

- 缓解症状。
- 避免药物不良反应。
- 达到缓解期。

达成缓解目标后，长期目标将成为首要任务，包括如下长期目标。
- 保持缓解，防止复发（治疗的持续阶段）。
- 恢复全面的社交、职业和人际关系功能。
- 预防复发（治疗的维持阶段）。

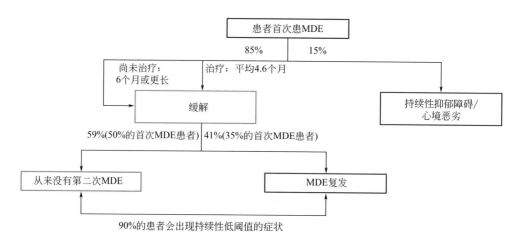

图 20.1　患者首次重性抑郁发作的病程

引自参考文献 [18]

非药物治疗

非药物治疗在管理急性抑郁发作以及为患者提供应对未来发作的处理机制等方面非常有效。认知行为治疗和其他形式的心理治疗至少与药物治疗一样对轻中度发作有效[21]，然而，成本和时间的投入可能使患者望而却步。已发现光疗法可有效治疗轻中度抑郁症，尤其是季节性情感障碍。在轻度抑郁症中，运动也是一线治疗方法；在中重度病例中，运动是良好的辅助治疗。冥想和基于正念的做法可以用作辅助手段，但不推荐为单一治疗方法[22]。对于更严重或更具抵抗力的抑郁症患者，也可以尝试使用电抽搐治疗（ECT）和剥夺睡眠，但这些疗法会给患者带来更大的风险。ECT 对于愿意接受该手术、病情需要立即干预（例如极端自杀行为、精神病、身体状况迅速恶化）或不想进行药物治疗的患者非常有效[23]。

与大多数其他疾病一样，患者使用多种天然药物和替代药物，包括圣约翰草（St. John's wort）、ω-3 脂肪酸和 S-腺苷-L-蛋氨酸。这三种产品对于轻中度抑郁症的疗效均缺乏充足证据[22]。然而，应使患者意识到这些产品相对缺乏法规管理以及可能会与其他药物产生相互作用。到目前为止，玫瑰根、叶酸、脱氢表雄酮（DHEA）、薰衣草、色氨酸等更多产品尚未显示出功效。

药物治疗

每个患者对不同药物会有不同的反应，因此，就像其他疾病一样，每次都没有指定的药物用作首选药物。因此，更有意义的是使用副作用和安全性来指导决策特定患者使用哪种药物。这种策略可能会改善依从性，尤其是因为那些在治疗获益之前就先经历了药物副作用的患者[24]。表 20.4 列出了加拿大可用的药物治疗。加拿大情绪和焦虑治疗网络（CANMAT）发布 2016 指南[25] 的一线治疗，介绍了选择性 5-

羟色胺再摄取抑制剂（SSRI）、5-羟色胺和去甲肾上腺素再摄取抑制剂（SNRI）（不包括左旋米那普仑）、安非他酮、米氮平和伏替西汀等的功效和安全性概况。加拿大未许可使用的其他一线药物包括米那普仑、米安色林和阿戈美拉汀。具体药物的选择取决于患者的个体因素，稍后进行讨论。三环类抗抑郁药（TCA）和单胺氧化酶抑制剂（MAOI）等较老的药物保留作为二线和三线治疗选用，因为即使它们具有良好的疗效，也往往会给患者带来更大的副作用。对治疗具有抵抗力的抑郁症患者来说，非典型抗精神病药和其他药物可以作为辅助治疗药物或者在患者使用多种常用抗抑郁药失败后使用。

表20.4　抑郁障碍的药物治疗选择

药物类别	具体药物（通常成人剂量）
选择性5-羟色胺再摄取抑制剂（SSRI）	西酞普兰（20～40mg/d） 艾司西酞普兰（10～20mg/d） 舍曲林（100mg/d，每天2次） 帕罗西汀（20～40mg/d，12.5～25mg控释制剂/d） 氟西汀（10～40mg/d） 氟伏沙明（20～40mg/d）
5-羟色胺和去甲肾上腺素再摄取抑制剂（SNRI）	文拉法辛（缓释制剂75～225mg/d）、地文拉法辛（50～100mg/d）、度洛西汀（30～60mg/d）、左旋米那普仑（40～120mg/d）
5-羟色胺2受体拮抗剂/再摄取抑制剂（SARI）	曲唑酮（150～400mg/d，分1～3次服用，大部分在睡前服用）
5-羟色胺1A受体激动剂/再摄取抑制剂	维拉唑酮（20～40mg/d，与食物同服）
5-羟色胺调节剂和兴奋剂（SMS）	沃替西汀（10～20mg/d）
去甲肾上腺素能/特异性血清素能剂（NaSSA）	米氮平（15～30mg，每天临睡前服用）
去甲肾上腺素/多巴胺再摄取抑制剂（NDRI）	安非他酮（100～150mg，每天2次；缓释制剂150～300mg/d）
三环类抗抑郁药（TCA）	阿米替林（75～200mg/d）、去甲替林（75～150mg/d）、丙米嗪（75～200mg/d）、氯丙米嗪（75～200mg/d）、地昔帕明（75～200mg/d）、多塞平（75～200mg/d）、三甲丙拉明（75～200mg/d）
单胺氧化酶抑制剂（MAOI）	苯乙肼（15mg，每天2～3次）、反苯环丙胺（10mg，每天2～3次）
可逆性单胺氧化酶-A抑制剂（RIMA）	吗氯贝胺（150～300mg，每天2次）
非典型抗精神病药	阿立哌唑（2～15mg/d）、喹硫平（150～300mg/d）、利培酮（1～3mg/d）、布瑞哌唑（1～3mg/d）、奥氮平（2.5～10mg/d）、齐拉西酮（20～80mg/d）
其他辅助药物	丁螺环酮（20～30mg/d，每天2～3次） 锂剂（600～900mg/d，目标血清水平0.6～1mmol/L）、三碘甲状腺素（T_3）（25～50μg/d）

治疗疗程

对于使用药物治疗的患者，缓解后应继续治疗至少6个月，对于复发风险高的患者，治疗应持续2年或终生[25]。表20.5中所列存在一种或多种风险因素的患者是指复发风险高且可能会受益于延长疗程的患者。非药物治疗的疗程尚不清楚，但是一旦达到缓解期，通常可以减少使用频率[22]。运动等干预措施没有规定的持续时间，但应持续进行，以利于整体健康。

表20.5 指导延长治疗的考虑因素[25]

因素
多次重复发作
治疗后不能完全缓解，或有残留症状
严重发作，尤其是自杀、精神病、对功能有重大影响
持续性抑郁障碍或心境恶劣
其他导致症状的精神疾病或身体状况的合并症
持续情绪/心理压力源，缺乏社会支持

患者应了解即将开始的治疗可能的疗程。维持治疗的疗程仅在患者实际达到缓解期后才开始，因此，通常最初并不知道总体治疗疗程。例如，患者A可能在6周内发作得到缓解，而患者B可能需要6个月。如果这两名患者均不太可能复发，则他们都将接受6个月的维持治疗，但患者A可能总共仅需接受7.5个月的治疗，而患者B总共可能要接受12个月的治疗。另外，由于过早停止治疗会导致预后效果较差[18]，患者应知道，在达到缓解期后，他们应完成整个维持治疗的疗程。

新确诊为抑郁症患者的初始评估

患者被诊断出患有抑郁症，并到药房调配抗抑郁药处方时，药师将在确保优化药物治疗方面发挥重要作用。在评估患者现病史后，必须仔细评估其总体病史。这包括评估患者的完整病史、用药史、社会史和家族史，以及评估他们的过敏、功能状态、用药依从性和服药理念。评估体检结果、实验室化验值或影像学诊断结果将确保患者不存在其他需要解决的药物相关问题。从患者那里收集这些信息时，应该进行对话交流，重点是与患者建立融洽的治疗关系。患者可能不愿意讨论他们的心理健康和病史，因此，药师应主动提出到更私密的地方进行交流，尤其是在繁忙的社区药房中时。

患者评估应包括以下方面，并且应明确记录抑郁相关的信息，以利于将来的随访。通过收集这些信息，可以确定患者的基线状况和当前存在的风险，并确保治疗的适宜性、有效性、安全性以及患者可以依从治疗。

采集抑郁症的信息

询问患者的具体症状以及寻求治疗的原因。这可以发现最困扰患者的症状，并有助于指导患者的治疗选择。确定这是患者病情的第一次发作，还是以前有过。如果过去有过发作，请询问其病程和治疗方法。询问功能是否障碍，以及患者是否因病缺勤或旷课，或者无法照顾自己或孩子。探讨这些功能障碍可能会显示患者康复的具体目标。应用抑郁评估量表（depression rating scale）可以帮助收集这些信息，并提供一种方法监测逐渐改进的状况。对同一位患者应尝试使用相同的评估量表，以便跟踪他们的治疗进展。利用一种简单方法可以将自我评估的量表融入社区药师实践之中，当患者交付新处方或要求续方调配时，让患者在等待处方调配期间完成量表的填写。使用评估量表需要时间和培训，因此，临床医师使用的评估量表可能更适合于基层医疗或预约制医疗环境。然而，无论在何种医疗环境下，都可以使用这两种类型评估量表，且每种评估量表都有其优点和局限性（表20.6）。

表20.6 常见抑郁症评估量表的特点

评估量表	评分	优点	局限性
HAM-D[17]	**临床医师评估** 每项得分为0～4分。得分<7分表示没有抑郁，如果患者正在接受治疗，则无缓解。轻度抑郁7～17分，中度18～24分，重度抑郁症>24分 对于21项的版本，分数中不包括第18～21项	提供问诊指南，提高可靠性 不同评估者之间的高度一致性和高复测信度 广泛使用，多数临床医师熟悉	有些项目包含多个概念 不能很好地评估非典型症状 不同的症状域有不同的权重（会过度强调失眠）
BDI[17]	**自我评估** BDI-Ⅱ是当前版本 每项得分0～3分，加总得分。分数<11分表示正常情绪，11～16分表示轻度情绪障碍，17～20分表示临界抑郁，21～30分表示中度抑郁，31～40分表示重度抑郁，40分表示极度抑郁	测量当前症状不需要培训 患者可以私下完成，所以可能更真实 符合DSM-V标准	患者必须能够理解书面语言 身体疾病可能会人为地提高评分 表格长度对某些患者来说可能会难以接受
IDS/ QIDS[17]	**临床医师评估**IDS-30（30项）和QID（16项） **自我评估**IDS-SR（30项）和QIDS-SR（16项） 根据评分指南，每个项目的分数相加。不同版本的评分指南和解释见：http://www.ids-qids.org	抑郁症状越轻越适用 包括非典型症状 每个症状域的权重相等 每个项目只测量一个概念	评分复杂，需要评分指南做正确的30个项目版本，可能需要很长的时间来管理

续表

评估量表	评分	优点	局限性
Zung SDS[17]	**自我评估** 　　根据项目应用的频率，每个项目得分为1～4分。对于第1、3、4、7～10、13、15和19项，得分为1表示"一点时间"，4表示"大部分时间"。对于第2、5、6、11、12、14、16、17、18和20项，得分相反，1表示"大部分时间"，4表示"一点时间" 　　50～69分表示抑郁，>70分表示严重	与BDI相比，获得到更广泛的各种症状 　　与HAM-D中度相关	自从1965年首次出版以来，它就没有被修改过，所以在临床上并不经常使用 　　轻度抑郁的评估并不代表轻微的不典型症状
PHQ-9[32]	**自我评估** 　　问题1、2：1个或2个被评为2或3 　　问题1～9：至少有5个问题被评为2或3；但是，问题9可以被评为1、2或3。 　　问题10：评分为"有点""非常"或"非常困难" 　　要计算分数，请将每列相加。得分为10～14分表示轻度抑郁，15～20分为中度重度，大于20分表示非常严重	抑郁症诊断的敏感性和特异性高 　　快速评估和评分包括患者对损伤程度的看法，根据评分提供治疗建议	为了正确评分，需要有适当的表格和正确的格式 　　不包括身体症状、焦虑
GDS[33]	**临床医师评估或自我评估** 　　与抑郁相关的答案是第2～4、6、8、10～14、16～18、20、22～26和28项回答"是"，而对1、5、7、9、15、19、21、27、29和30项回答"否" 　　每一个答案与前面的答案相匹配，得1分 　　0～9分表示无抑郁，10～19分为轻度，20～30分为重度	是/否格式易于理解 　　使用老年患者可接受的语言 　　区分非抑郁、轻度抑郁、重度抑郁患者	有关躯体症状的问题与总分相关性很低，因此此不包括在内 　　目前还不常用于临床试验，因此很难将试验与GDS评分进行比较
CDRS-R[34]	**临床医师评估** 　　将1～6或1～7的项目和每个问题的得分相加 　　得分28分或更低表示病情缓解或没有抑郁，而分数>40分则表示抑郁	综合来自儿童、观察者、家长、学校和其他方面的报告 　　擅长检测治疗反应	可能需要很长时间来管理 　　需要培训才能正确管理
KADS[35]	**自我评估** 　　11项版本的灵敏度优于其他版本 　　每项评分为0～3分，合计总分；然而，总分并不作为诊断类别之用，而是用来衡量跟踪特定患者的症状	使用青少年熟悉的语言 　　与临床医生对严重程度的评估有很好的相关性 　　对变化很敏感	与其他量表没有直接相关 　　没有量表相关的已验证诊断类别，因此无法用于诊断

自杀风险

应对所有抑郁症患者进行自杀、杀人和自残风险的评估[13]。表20.7列出了评估特定患者风险时，应考虑的一些因素。当与患者一起探讨自杀问题时，治疗的优势在于确保患者的安全感：如果患者相信您将他们的最大利益放在心上，那么他们可能更愿意告诉您关于自杀的念头。当患者确实报告有自杀念头时，首要任务是确保患者安全。以下问题有助于快速确认需要立即干预的患者。

- 有具体的计划吗？
- 有执行该计划的材料吗？
- 如果离开这里/回家，会安全吗？

危机电话专线、网络在线、心理健康专家和急诊室等形式的资源可提供给报告有自杀念头的患者。这些资源将根据所在地区而有所不同，因此，药师应注意当地的信息资源，并应准备好联系信息，以提供给患者。

表20.7 增加自杀风险的因素[3]

因素	因素
年龄	**合并症**
男性老人	同时药物滥用
青少年	其他精神健康状况，特别是人格障碍
社会或环境因素	慢性疼痛
高度孤立、绝望、孤独	癌症
缺乏网络支持	精神病症状，焦虑
自杀家族史	创伤事件和/或创伤后应激障碍
高度冲动	过去自杀未遂或自残

对于报告有自杀念头的患者，药房应具体考虑如何进行药物供给。对于所关注的患者，一次仅提供1周的药物可能比较合适，或者如果认为他们的风险特别高，甚至可以每天调配一次药物。还可以根据故意过量服用的风险程度来指导治疗方法的选择。例如，过量服用阿米替林可能比过量服用西酞普兰更致命[26]。

考虑患者病史和用药史

采集此信息的目的是确保没有其他疾病或患者正在服用的药物，不会干扰或受其抗抑郁药的影响。同样，如果患者过去服用的抗抑郁药效果很好，那么再次服用相同药物对他们可能也会产生较好的效果。抗抑郁药可能存在多种药物的相互作用，因此了解患者完整的药物清单非常重要。表20.8中列出了一些常见的药物相互作用。寻找可能导致抑郁的疾病和药物（表20.1），以及某些药物的禁忌证（表20.9）。初始评估中往往会缺失评估的一项是患者QTc间期延长的风险。对于高危患者（老年人，女性、电解质异常、最近患心肌梗死、使用其他QTc间期延长药物、先天性长QTc间期的患者）开始使用已知可延长QTc间期的抗抑郁药（如西酞普兰和艾司西酞普兰）时，应该在基线评估时完成一次ECG检查。

表20.8　抗抑郁药的药物相互作用[26]

类别	相互作用
所有抗抑郁药	**血清素综合征** 　　单胺氧化酶抑制剂、利奈唑啉、亚甲基蓝（造影剂）、曲普坦等 　　锂和色氨酸可以增强5-羟色胺能的作用 **圣约翰草** 　　作用于血清素、单胺氧化酶和其他靶点产生抗抑郁作用的草药产品可引起血清素综合征，也有许多通过肝微粒体酶相互作用 　　不应与抗抑郁药物联合使用 **抗血小板/抗凝剂/非甾体抗炎药** 　　5-羟色胺对血小板聚集有影响，因此这些药物联合使用会增加出血风险
选择性5-羟色胺再摄取抑制剂（SSRI） 　西酞普兰、艾司西酞普兰、舍曲林、帕罗西汀、氟西汀、氟伏沙明	**细胞色素P450肝微粒体酶** 　　由于SSRI既是底物又是抑制剂，因此有许多相互作用；每次都要检查相互作用参考说明 　　氟伏沙明和氟西汀风险较高 　　帕罗西汀抑制2D6可能对其激活的药物（如他莫昔芬、可待因）产生重大影响 **抗胆碱药** 　　帕罗西汀的风险最高 **附加镇静剂** 　　帕罗西汀和氟伏沙明风险最高 **QT间期延长剂** 　　西酞普兰和艾司西酞普兰风险最高
5-羟色胺和去甲肾上腺素再摄取抑制剂（SNRI） 　文拉法辛、度洛西汀、左旋米那普仑	**细胞色素P450肝微粒体酶** 　　CYP异构体的底物和抑制剂，包括3A4、2D6和1A2 　　当与诱导剂、抑制剂、其他底物结合时，检查药物相互作用参考书 **具有拟交感神经作用的药物** 　　增加心率和血压
5-羟色胺2受体拮抗剂/再摄取抑制剂（SARI） 　曲唑酮	**QT间期延长剂** **CYP450 2D6和3A4诱导剂** **诱导p-糖蛋白底物代谢** **附加镇静剂** 　　中枢神经系统抑制剂 **抗胆碱药** **与食物一起服用会增加吸收的程度，但会降低峰值浓度并减缓发病**

续表

类别	相互作用
5-羟色胺1A受体激动剂/ 再摄取抑制剂 　维拉唑酮	**细胞色素P450肝微粒体酶** 　3A4（主要）、2C19和2D6（次要） 　底物2C19和2D6的中度抑制剂 　如果存在强3A4抑制剂，最大剂量为20mg **对p-糖蛋白有轻微抑制作用，监测治疗范围窄的药物（如地高辛）** **食物可使吸收增加约50%，因此维拉唑酮应与食物一起服用**
5-羟色胺调节剂和兴奋剂 （SMS） 　沃替西汀	**细胞色素P450肝微粒体酶** 　由2D6和许多其他同工酶代谢，但不诱导或抑制它们 　如果开始使用强2D6抑制剂，剂量减少一半
去甲肾上腺素能/特异性5- 羟色胺能药物（NaSSA） 　米氮平	**细胞色素P450肝微粒体酶** 　2D6和3A4底物 **增强华法林的抗凝效果，对某些患者可能具有临床意义** **具有导致镇静或运动障碍的药物（如酒精、苯二氮䓬类）的附加性损伤**
去甲肾上腺素/多巴胺再 摄取抑制剂（NDRI） 　安非他酮	**细胞色素P450肝微粒体酶** 　2B6底物 　2D6抑制剂 　HIV蛋白酶抑制剂诱导的代谢 **避免与其他易引起癫痫发作的药物（如类固醇、抗精神病药、曲马多、酒 精）混合使用**
三环类抗抑郁药（TCA） 　阿米替林、去甲替林、 丙米嗪、氯丙米嗪、地昔 帕明、多塞平、曲米帕明	**细胞色素P450肝微粒体酶** 　2D6、1A2、2C19的底物和其他 　2D6抑制剂 　氯丙米嗪与柚子汁的相互作用 **能加剧血管升压反应（如肾上腺素）** **延长QT间期的药物** **抗胆碱药** **附加镇静剂和中枢神经系统抑制剂（如酒精、阿片类药物、苯二氮䓬类 药物）** **多巴胺能效应被多巴胺增效剂夸大**
单胺氧化酶抑制剂（MAOI） 　苯乙肼、苯环丙胺	多次与其他药物和食物发生严重的相互作用，每次检查产品专著和药物 相互作用资源，并向患者提供一份避免药物和食物的清单
可逆性单胺氧化酶A抑制 剂（RIMA） 　吗氯贝胺	**细胞色素P450肝微粒体酶** 　2C19和2D6的底物和抑制剂 **抗胆碱药** α/β受体激动剂、安非他明、丁螺环酮、哌甲酯对高血压的影响

表20.9　指导抗抑郁药物选择的患者个体因素[26, 29]

类别	绝对禁忌证	相对禁忌证/注意事项	其他需要考虑的患者因素
抗抑郁药的所有类别	与MAOI联合使用 双相抑郁患者，无其他情绪稳定治疗 之前对该药物存在过敏反应	妊娠和哺乳 肾或肝损害 癫痫发作或病史	合并症 服用过量的风险 财政负担和药物保险报销
选择性5-羟色胺再摄取抑制剂（SSRI） 西酞普兰、艾司西酞普兰、舍曲林、帕罗西汀、氟西汀、氟伏沙明	类别：MAOI后2周内使用（氟西汀为5周） 西酞普兰与艾司西酞普兰：已知或先天性QT间期延长 帕罗西汀：妊娠	类别：出血性疾病、严重肝功能不全糖尿病 西酞普兰和艾司西酞普兰：使用其他QT间期延长剂；最大剂量20mg（西酞普兰）或10mg（艾司西酞普兰） 帕罗西汀：老年人	类别：用于焦虑症，与TCA相比，过量用药更安全 西酞普兰、艾司西酞普兰、氟西汀、氟伏沙明：加拿大卫生部批准用于18岁以下的患者
5-羟色胺和去甲肾上腺素再摄取抑制剂（SNRI） 文拉法辛、度洛西汀、左旋米那普仑	地文拉法辛：胃肠道狭窄，影响胃肠转运的疾病 度洛西汀：严重/终末期肾损害；尚未控制性青光眼 左旋米那普仑：卒中史，心血管疾病，既往心脏介入治疗，NYHA III或IV级，心力衰竭	类别：出血性疾病，高血压，糖尿病 文拉法辛：依从性差 地文拉法辛：心脑血管疾病，脂质紊乱	地文拉法辛、左旋米那普仑：成本是重要的考虑因素，因为他们比其他代理商更贵 度洛西汀：用于慢性和神经性疼痛 左旋米那普仑：不是一线用药，基于较少的预防复发的数据
5-羟色胺2受体拮抗剂/再摄取抑制剂（SARI） 曲唑酮	男性：阴茎异常勃起的其他风险因素（如镰状细胞病）	老年患者 直立性低血压，近期心肌梗死	治疗失眠与其他抗抑郁药联合使用或单独使用 管理痴呆症中的"日落综合征"
5-羟色胺1A受体激动剂/再摄取抑制剂 维拉唑酮		心血管疾病 高血压 有心律失常风险的患者	昂贵，考虑成本
5-羟色胺调节剂和兴奋剂（SMS） 沃替西汀	在服用MAOI的2周内使用，或在服用沃替西汀的3周内使用MAOI	严重肝损害	昂贵，考虑成本
去甲肾上腺素能/特异性5-羟色胺能药物（NaSSA） 米氮平		既往心肌梗死或心绞痛 卒中史 前列腺肥大	镇静对失眠有好处 对那些因为刺激食欲而不吃东西的患者很有帮助 体重增加会很明显

类别	绝对禁忌证	相对禁忌证/注意事项	其他需要考虑的患者因素
去甲肾上腺素/多巴胺再摄取抑制剂（NDRI）安非他酮	当前或过去发作障碍戒断酒精或苯二氮䓬类药物的患者 现在或过去的贪食症或厌食症	失眠 焦虑 饮酒量 以体重减轻为症状的患者 严重肾或肝损害患者每日剂量>150mg	用于戒烟（品牌：Zyban） 对疲劳患者更有效
三环类抗抑郁药（TCA） 阿米替林、去甲替林、丙米嗪、氯丙米嗪、地昔帕明、多塞平、曲米帕明（三甲丙米嗪）	近期心肌梗死超敏反应类内交叉反应服用过量的高危患者	有心血管病史 老年人 前列腺增生 青光眼 甲状腺功能不全	类别：对神经病理性疼痛的益处 多塞平：失眠 阿米替林、去甲替林：偏头痛的预防
单胺氧化酶抑制剂（MAOI） 苯乙肼、苯环丙胺	2周内使用其他5-羟色胺类药物（沃替西汀3周，氟西汀5周）脑血管或心血管疾病复发或频繁头痛肝损伤血质不调嗜铬细胞瘤酪胺类食品：查阅参考书	任何不新鲜且不含防腐剂的食物，即使正确存放在冰箱里，也会带来风险 高血压 过量可能致命	对紧张性或难治性患者可能有更好的反应
可逆性单胺氧化酶A抑制剂（RIMA）马氯贝胺	哌替啶的使用	肾损害 过量可能致命	避免不可逆MAOI的饮食限制

妊娠和母乳喂养

几乎没有证据表明大多数抗抑郁药可以在妊娠期使用。SSRI的临床经验和证据最多，因此如果必须开始用药，通常会选择SSRI。现有的证据确实表明存在一定程度的风险，但需要对母亲不治疗抑郁症进行利弊权衡[27]。对于已经使用抗抑郁药物的妊娠患者，要根据母亲和临床医师之间的讨论做出决定。

考虑适宜的给药剂量

许多抗抑郁药（如SSRI）都是以一半的治疗剂量开始服用，以确保患者可以耐受，然后一周后再增加剂量。但是，对于安非他酮等其他药物，其起始剂量可能就是治疗剂量。许多药物是通过肝脏代谢，因此重要的是需要检查在肝损害情况下进行的剂量调整。这适用于大多数SNRI、维拉唑酮、安非他酮等。对于所有药物尤其是帕罗西汀、SNRI、TCA和米氮平而言，考虑肾功能至关重要，并可以指导给药剂量。一些抗抑郁药也会根据年龄或合并症设定最大剂量。例如，对于肝功能不全的患者西酞普兰的最大剂量为20mg/d，尽管通常的最大剂量为40mg/d。常见合并症的推荐剂量可以在各药物专论中找到。

考虑患者的生活史和家族史

评估患者饮酒、喝咖啡、吸大麻以及服用其他娱乐性药物的状况。这些物质可能产生抑郁症状或被患者用来缓解症状。戒断这些物质也可能起作用。询问患者的职业、家庭生活、财务状况、总体生活方式以及他们的主要压力。这些因素可以帮助评估患者药物治疗的适宜性及其依从药物治疗的能力。一级亲属患有抑郁症或其他情绪障碍的患者更容易患抑郁症[28]。对家庭成员有效的药物可能对患者也有效。其他情绪障碍的家族史也可以作为其他诊断的依据，以考虑是否存在与抑郁症不一致的症状。

考虑依从性的障碍

众所周知，患者对抗抑郁药的服用依从性差。五分之一的患者将不会依从抗抑郁药治疗[25]。通过尽早解决有意不依从和无意不依从的因素，可以缓解许多不依从行为的发生。实际上，要考虑患者是否可以做到真实服用药物。例如氟西汀和艾司西酞普兰等药物，制成液体或口服分散片剂型，可以帮助无法吞咽药片的患者服用。与同样有效的老药相比，许多新药非常昂贵。如西酞普兰和沃替西汀都是一线药物，但根据加拿大的定价，患者每月服用西酞普兰将花费约15美元，而沃替西汀则接近每月100美元[29]。抑郁症状可能表现为动力缺失或认知障碍。心理因素也需要考虑。患者可能会误认为药物治疗正帮助他们走上轻松之路，或者让他们感到"并未真正患病"。还有一种误区，认为服用抗抑郁药会"上瘾"。这些误区都需要药师解决，药师需要向患者解释身体对药物产生依赖和成瘾之间的差异并让患者理解。还应提醒患者认识到，只要缓解期维持足够长，治疗就可以缓慢停止。

体格检查和实验室检查/影像学诊断检查

这些检查通常由患者的医师在诊断过程中完成并按要求执行。除了确定抑郁症的诊断外，当患者开始用药并监测不良反应时，还需要患者的基线信息。初始评估时，应注意具体检查的项目如甲状腺激素（TSH）、全血细胞计数（CBC）、维生素B_{12}、肝功能测试（LFT）和血清肌酐（SCr）。体重也应记录在案，尤其是在开始服用可能影响体重增减的抗抑郁药时。如果没有实验室基线值，药师应确保及时下医嘱让患者检查。

随访评估 --

随访评估的方式可能会因医疗环境而异，可以通过电话或亲自拜访进行。新开始治疗的患者应至少每2周（如果不是每周一次）进行一次随访，以检查患者对药物的耐受性、早期反应以及可能出现的不良反应。一旦他们治疗稳定了，且处于治疗维持阶段，则随访间隔可以延长至每个月，甚至每3个月。

用药依从性

用药依从性对于抗抑郁药非常重要。建议患者在没有征得精神科医师或其他最初处方医师的意见之前不要停止治疗。即使患者症状已经缓解，也应在整个治疗过程中继续治疗，因为早期中止治疗的患者预后总体较差，复发的可能性更高[30]。当询问患者依从性时，不要做任何判断，这一点很重要，可以让患者说出他们的疑虑，而不是让他们觉得自己因未正确服药而遇到麻烦。药师应在每次见到患者时与患者合作，通过识别障碍来帮助患者寻找解决方案，从而最大限度地提高服用药物的能力。药片盒和提醒器等提高依从性的辅助工具对记忆有问题的患者是有帮助的。药师还应询问患者是否出现任何药物副作用，而导致不依从。

控制效果

治疗抑郁发作的目的是使患者症状得到完全缓解。完全缓解被定义为不再符合抑郁障碍的诊断标准，并恢复到正常的功能水平。该定义确实包括许多患者可能会出现的一些残留症状。使用一种抗抑郁药可能无法使患者症状得到缓解，实际上，使用第一种药物就可以缓解症状的患者仅约1/3[19]。一旦服用治疗剂量，大多数患者的症状将需要6～8周的时间才能缓解[25]。

对药物产生疗效反应是指评估量表的得分表明其症状至少有50%的改善。这就是基线得分为什么很重要，以及为什么应每次对同一位患者使用相同的量表。产生部分疗效反应则是指分数减少只达到25%～50%的症状改善，而未产生疗效反应是其症状改善小于25%[30]。

在治疗的最初2～4周中，患者可能会获得较早的疗效（症状评分显示降低20%[25]），这是积极的预测指标，表明所用药物可以完全缓解症状。患者通常会注意到最初的症状变化，如食欲、睡眠和动机。没有这种早期疗效反应并不意味着药物可能无效，但是如果到4周时症状仍未见好转，则这种药物缓解症状的机会就较少了[30]。如果尚未发现早期反应并且药物耐受性良好，也可以尝试增加剂量。

重复使用抑郁评估量表是评估抑郁症状控制的最常见方法。大多数评估量表都是考虑过去1～2周内的症状，因此，最好每2周对患者评估一次。药师可能不会经常见到患者，但应根据所在医疗环境及治疗计划中记录的分数，尽可能经常使用量表。虽然可以监测血液中的药物浓度，但不推荐这样做，因为大多数情况下这不会改变疾病管理。但如果怀疑患者存在依从性问题或是超快或慢代谢的患者，则监测血药浓度对这些少数患者可能是有用的[25]。目前尚无与抗抑郁药物疗效相关的实验室参数。

即使用数字定义了缓解/疗效反应，也要考虑患者和治疗开始时设定的具体目标。询问他们在实现这些目标方面的进展状况，尤其是他们是否有想要实现功能或症状改善的目标。即使他们已经达到理论上缓解的定义要求，但如果还存在令人烦恼的残留症状，也应予以解决。对于某些症状，例如失眠，应考虑这些症状可能提示患者存在合并症。

病情尚未缓解的患者

许多患者在使用第一种药物后均无法达到缓解，因此制订一个解决方案以缓解疗效不足是一个好主意。这将取决于患者的偏好以及表20.10中所示各种情况下的考虑因素。两种主要的选择分别是更换一种不同的抗抑郁药或增加另一种药物治疗。这些药物可能是非典型的抗精神病药或其他类在治疗耐药的病例中显示出获益的药物。表20.4列出了一些用于一线辅助治疗的选择。在抗抑郁治疗进行任何更改之前，务必确保已评估过患者依从性，并且该临床使用的剂量够多和疗程够长。有些患者可能患有更难治疗的抑郁症。尽管尚无"**治疗耐受抑郁症（treatment resistant depression）**"的官方诊断标准，但CANMAT指南建议使用两种或两种以上药物[25]充分试验的不充分疗效，作为指导治疗升级的临界点。这种情况意味着患者症状尚未达到完全缓解，但是他们可能仍然有一定程度的改善。对治疗更耐药的患者，使用辅助治疗可能比换药治疗更有益，因为不会失去从当前使用药物中的获益。

表20.10　决定是否更换或增加药物治疗时需要考虑的因素[25]

支持更换药物	支持增加药物
第一次抗抑郁药试验	2次及以上失败的试验
目前对抗抑郁药耐受性差	存在相互作用的可能性很低
很多潜在的药物相互作用	患者可以承受增加药物费用的负担
昂贵药物的费用负担	针对特定症状（如失眠）
无效果（<25%）	至少部分有效果（25%～50%）
不那么迫切需要控制（没有自杀念头或严重的功能损害）	更迫切需要控制
	既往停药综合征的耐受性差

更换药物的策略

无论患者出于什么原因需更换抗抑郁药，药师都有责任帮助他们安全地完成整个更换过程。重要的是要考虑所用药物的性质。如果是同一类别中的不同药物之间更换，通常可以立即用另一种药物的治疗全剂量替代原用药物，因为相似的作用机制可以将停药综合征的风险降到最低，例如西酞普兰更换为舍曲林或文拉法辛更换为去甲文拉法辛。患者仍应认识到可能存在一些戒断症状。另一种策略是交叉逐渐减少药物用量，这意味着以最低可用剂量开始使用新药，同时仍服用原用药，然后当新药滴定至最低治疗剂量，再缓慢减少原用药剂量。这对于患有较为严重抑郁症的患者可能是有益的，因为不会使患者处于"**无药间隔（drug-free interval）**"。然而，在同时使用两种药物时，有可能会增加副作用。对于MAOI，由于不良反应的风险过高，绝对不应这样应用。当考虑与MAOI药物合并使用时，需要有一个**清除期（washout period）**。当改用、换掉MAOI或莫洛贝米特时，通常的清除期为2周。也有例外情况（如氟西汀转为MAOI的清除期需5周），因此，每次更换药物时应检查两种药物专论。

指导更换抗抑郁药的最佳资源网站是www.SwitchRx.ca，如果完全停用抗抑郁药，这个网站也可以用于创建逐渐减少剂量的时间表。

不良反应

应该询问患者自服用抗抑郁药物以来发现的任何副作用。当评估他认为是由药物引起的不良反应时，应确保时间进程是合理的。性功能障碍或失眠是很好的示例，因为两者既可能是抑郁症的症状，也可能是药物的不良反应。制订一份患者正在服用的其他药物清单也有助于确定反应是否与药物相互作用有关。药师询问具体的副作用是很重要的，因为患者可能不会将副作用归因于药物，或者也可能如果没有直接询问，就不会报告。

有些不良反应是所有类型的抗抑郁药常见的，而另一些不良反应可能是特定类别独有的。由于目前所有的抗抑郁药都具有一定增加5-羟色胺的作用，因此所有类别的药物都有可能产生相关的不良反应。安非他酮的5-羟色胺能作用（serotonergic effect）比其他抗抑郁药小，因此其5-羟色胺能副作用的发生率可能较低。

表20.11列出了一些常见的不良反应，以及罕见但严重到足以引起患者注意的不良反应。每种药物相关的所有不良反应的完整列表可以在各个专论中找到。

表20.11 不同抗抑郁药的选择性不良反应 [13, 26, 29]

药物或类别	不良反应	关注度	注解
所有抗抑郁药	5-羟色胺综合征	罕见但严重，需要转诊	通常在多种5-羟色胺类药物联合用药或过量时发生；24小时内迅速发作 症状：精神状态改变、腹泻、反射亢进、烦躁、震颤、癫痫、心律失常、横纹肌溶解、弥散性血管内凝血、呼吸停止

续表

药物或类别	不良反应	关注度	注解
所有抗抑郁药	自杀念头、行为障碍	罕见但严重，需要转诊	更常见于青少年/青年人 在治疗的前几周更常见 与躁动、静坐、情绪不稳定、攻击性、人格解体❶有关 监测：药师每2周询问一次，直到稳定，然后每月一次
	躁狂转相	很常见，可能很严重，需要转诊	发生双相情感障碍患者仅用抗抑郁药治疗，或患者误诊为抑郁症而不是双相情感障碍
	增加出血风险	常见，临床意义各不相同	当患者同时使用抗凝剂、抗血小板或非甾体抗炎药时，应予以注意 从轻度瘀伤到严重出血 监测：出血/瘀伤、药物相互作用
	性功能障碍	很常见，可能是轻微或严重的损伤	患者很少不经询问就报告 米氮平、安非他酮、吗氯贝胺治疗率较低 不依从的常见原因 监测：药师要询问，因为患者很少自我报告
	急性闭角型青光眼	罕见但严重，需要转诊	医疗急救，有永久性视力丧失的风险 症状：眼睛剧烈疼痛，视物模糊，发红 眼压升高或眼角狭窄的患者风险更高
	骨折风险增加	不常见，但可能很严重	尤其是长期服用抗抑郁药的患者 头晕/困倦可能导致跌倒和骨折
所有SSRI	恶心、头痛、焦虑、困倦、头晕、出汗、颤抖、失眠	普通的，通常是温和的	持续治疗有缓解的趋势，大约2周 通常可以通过非药物方法或改变给药时间来缓解
	体重增加/减轻	不常见的，通常是轻微的	大多数SSRI与体重无关；然而，帕罗西汀与体重增加有关，氟西汀与厌食症和体重减轻有关 开始治疗时，体重增加可能与食欲恢复有关
	低钠血症	不常见，可能严重，需要转诊	SIADH相关：抗利尿激素使用不当综合征 多见于老年人 症状：恶心、呕吐、神志不清、肌肉痉挛/无力、癫痫 监测：基线和有症状时的钠离子水平
西酞普兰、艾司西酞普兰	QT间期延长	常见，临床意义各不相同	QT间期延长是常见的不良反应且与剂量有关，除非老年人/有其他风险因素，心律失常和心源性猝死非常罕见 症状：心悸、头晕 监测：K^+和Mg^{2+}，高危患者在基线和有症状时进行心电图检查

❶ 译者注：在人格解体或现实解体中，个体对自我和环境的知觉发生了变化。这种变化十分混乱，令人感到手足无措，通常是由压力引发的。人格解体的患者会突然失去自我感，并产生不寻常的感觉体验。

药物或类别	不良反应	关注度	注解
氟西汀	刺激性	常见，温和	最有刺激性的SSRI
氟伏沙明	恶心、镇静、便秘	常见，可以更值得注意的	最初更糟，应该在大约2周内减少
舍曲林	性功能障碍，腹泻	常见，可以更值得注意的	在SSRI中比率最高 腹泻通常在2周左右缓解，但性功能障碍不会
帕罗西汀	抗胆碱能作用：口干、头晕、尿潴留、便秘、视物模糊	常见，可以更值得注意的	在所有SSRI中比率最高 对于某些患者来说，控释形式可能比立即释放的副作用要小一些或不那么严重[36]
所有5-羟色胺和去甲肾上腺素再摄取抑制剂（SNRI）	与SSRI类效应相同	常见，通常是温和的	通常在治疗的前2周内解决
	血压升高和心率加快	常见，通常是温和的	倾向于在治疗期间持续 心悸也会发生 监测：基线血压和心率，患者定期检查
	口干	常见，通常是温和的	剂量相关，文拉法辛和度洛西汀可能更糟
	恶心、胃肠不适	常见，可能很重要	从低剂量开始，缓慢滴定，通常在达到治疗剂量后2周内缓解 地文拉法辛使用频率较低
文拉法辛、去甲文拉法辛	低密度脂蛋白和甘油三酯升高，肝功能异常	比较常见，通常不显著	监测：基线血脂和肝功能测试，每年重复一次，除非出现症状或其他风险因素
度洛西汀	肝功能试验升高	不常见，通常是次要的	监测：基线肝功能测试，如果有症状重复监测
左旋米那普仑	多汗症	普通、轻中度	如有烦扰，可采用非药物治疗
	勃起功能障碍、尿潴留	不常见但可能很重要	剂量相关
曲唑酮	阴茎勃起	罕见但严重，需要转诊	医疗急救，如果不治疗可能导致永久性勃起功能障碍
	直立性低血压	相当普遍，可能意义重大	老年患者风险较高，可导致跌倒
	抗胆碱能作用	相当普遍，可能意义重大	剂量相关，老年患者更敏感
	镇静	常见的重大损害	应根据镇静程度在睡前服用，可能影响安全驾驶或操作机器的能力
	QT间期延长	不常见，临床意义各异	心律失常和心源性猝死非常罕见，但应避免在心脏事件后不久使用 症状：心悸、头晕 监测：K^+和Mg^{2+}，高危患者在基线和有症状时进行心电图检查

续表

药物或类别	不良反应	关注度	注解
维拉唑酮	恶心、呕吐、腹泻	普通的，通常是温和的	通常发生在最初的治疗期间，并在1～2周内缓解
	体重增加	普通的，通常是温和的	治疗一年后体重增加约1～2kg
	肌肉痉挛	普通的，通常是温和的	试验中很少有患者因为肌肉痉挛而停药
沃替西汀	高血压	不常见的，临床意义不大	在治疗的前14天，血压明显升高（收缩压升高2～5mmHg），但长期使用后血压恢复正常 监测：基线血压和患者定期检查
	SSRI样副作用	不常见的，通常是温和的	恶心与SSRI相当，但其他不良反应的发生率低得多，包括性功能障碍、镇静、失眠
米氮平	体重增加	常见，值得注意的	许多患者体重增加超过当前体重的7% 监测：基线定期监测体重
	镇静	常见，中等重要	低剂量时更常见，因为高剂量时，去甲肾上腺素能作用会抵消镇静作用 可能影响驾驶或操作机械的能力
安非他酮	失眠、烦躁、心动过速、出汗	常见，中等重要	早晨服用可以最大限度地减少失眠 监测：心率、睡眠
	癫痫发作	不常见但严重	剂量相关，详见专论 监测：电解质异常增加癫痫发作风险
	体重下降	常见，可能值得关注	也可能与食欲下降有关 厌食症/贪食症等进食障碍患者的风险
三环类抗抑郁药	抗胆碱能作用	常见，可能值得关注	老年患者高风险——用药指征（不良反应风险点） 与其他具有相同效果的药物相互作用将是累加性的
	抗组胺药：体重增加、头晕、嗜睡	常见，可能值得关注	体重增加可能会显著影响依从性 嗜睡/头晕会影响驾驶或操作机器的能力 监测：基线体重
	心脏毒性：心律失常，直立性低血压	常见，可能值得临床关注	正常剂量和过量都会有致命性的风险
单胺氧化酶抑制剂，可逆单胺氧化酶抑制剂-A	高血压危象	常见的，通常是严重的，需要转诊	使用不可逆抑制剂的风险更高，但可逆单胺氧化酶抑制剂-A仍然有可能 要非常小心药物的相互作用

停药综合征

所有抗抑郁药都可能发生，但SSRI和SNRI尤为明显。半衰期较短的药物，如帕罗西汀、文拉法辛和度洛西汀，通常随意停药症状更糟，需要慢慢逐渐减少剂量[29]。这些症状通常不严重，但在某些情况下，可能会致残，并可持续1～3周。如果患者突然停止服用抗抑郁药，则有遭受停药综合征的风险，错过服药的患者也可能会出现较轻的症状。一般症状包括流感样症状（flu-like symptom）、失眠（insomnia）、恶心（nausea）、失衡（imbalance）、感觉障碍（sensory disturbance）（包括休克样感觉）和多动症（hyperactivity），可以使用首字母缩写"finish"来记住。即使逐渐慢慢减少剂量，患者也会出现一些症状。缓解停药过程的一种策略是为患者提供一次单剂量的氟西汀，因为氟西汀的半衰期较长，在3～5周内基本上能自身逐渐减少剂量。如果症状严重，可以重新开始使用原用的抗抑郁药以缓解症状，并且如果患者愿意，可以在稍后再次尝试停药[26]。

并发症

抑郁症有一些相关的并发症。首先，通常最严重的是自杀风险增加。抑郁症患者人群的自杀风险是普通成年人群的4倍[31]，是儿童和青少年的7倍[7]。抑郁症还与心血管疾病、卒中、妊娠并发症、老年患者跌倒以及术后康复不佳有关。

抑郁症患者的子女可能会有认知和人际关系发展的问题，并可能遇到情绪控制、情感隐藏和依恋障碍等问题。他们自己也容易患上抑郁症。

许多经历过一次抑郁发作的患者也会在生活中的某个时刻，出现症状复发或再发，或一次完全的重度抑郁发作，甚至是持续性抑郁障碍。**复发（relapse）**通常是指患者在治疗进行中已达到缓解状态时，却再次出现症状。**再发（recurrence）**通常是患者长时间无症状，然后再次经历一次发作[30]。这些术语经常互换使用。

要点集萃 --

● 药师可以发挥其职能作用，便于筛查抑郁症患者。与患者建立牢固的治疗关系，会鼓励患者向药师说出自己的困扰。

● 在不愿意寻求帮助的抑郁症和其他精神疾病患者中，羞耻感（stigma）是阻止患者求医的最大绊脚石。因此，对于可能正经历抑郁症的患者来说，切忌对患者做出判断性结论。

● 友善地与每位抑郁症患者及其家人（如果可能）沟通有关自杀的风险。

● 让患者参与治疗决策将提高患者对治疗的满意度和依从性。

● 尽管抑郁症状不是衰老的正常现象，但是不应忽视老年人的抑郁症。

● 以下有许多资源可供抑郁症患者和临床医生参考使用。

- 对于患者：
  - 加拿大心理健康协会：www.cmha.ca。
  - 抑郁症和躁郁症支持联盟：www.dbsalliance.ca。
  - MoodFx情绪评估：www.moodfx.ca。
  - 抑郁创伤：http://depression-hurts.ca/en/default.aspx。
- 对于临床医师：
  - 加拿大情绪和焦虑治疗网络：www.canmat.org。
  - 药物信息共享平台：http：//medicationinfoshare.com。
  - 处方用药转换：www.switchrx.ca。
  - 美国精神病学协会：www.psychiatry.org。

致谢：感谢Candace Necyk（阿尔伯塔大学，药学和制药科学学院临床副教授）对本章的宝贵反馈和评论。

参考文献

1. Ferrari AJ, Charlson FJ, Norman RE, Patten SB, Freedman G, Murray CJL, et al. Burden of depressive disorders by country, sex, age, and year: findings from the global burden of disease study 2010. Hay PJ, editor. PLoS Med [Internet]. 2013 [cited 2018 Aug 30];10(11):e1001547. Available from: http://dx.plos.org/10.1371/journal.pmed.1001547.
2. Mitchell AJ, Vaze A, Rao S. Clinical diagnosis of depression in primary care: a meta-analysis. Lancet [Internet]. 2009 [cited 2018 Aug 30];374:609–19. Available from: www.thelancet.com.
3. Lam RW, McIntosh D, Wang J, Enns MW, Kolivakis T, Michalak EE, et al. Canadian Network for Mood and Anxiety Treatments (CANMAT) 2016 clinical guidelines for the management of adults with major depressive disorder: section 1. Disease burden and principles of care. Can J Psychiatr. 2016;61(9):510–23.
4. American Psychiatric Association. Depressive disorders. In: Diagnostic and statistical manual of mental disorders [Internet]. American Psychiatric Association; 2013 [cited 2018 Aug 30]. Available from: http://psychiatryonline.org/doi/10.1176/appi.books.9780890425596.dsm04.
5. Findlay L. Depression and suicidal ideation among Canadians aged 15 to 24. Health Rep. 2017;28(1):3–11.
6. Luppa M, Sikorski C, Luck T, Ehreke L, Konnopka A, Wiese B, et al. Age- and gender-specific prevalence of depression in latest-life – systematic review and meta-analysis. J Affect Disord [Internet]. 2012;136(3):212–21. Available from: https://doi.org/10.1016/j.jad.2010.11.033.
7. Paixão MJG. Systematic review summary – psychological therapies versus antidepressant medication, alone and in combination for depression in children and adolescents. Singapore Nurs J. 2013;40(3):50–3.
8. Alonso J, Petukhova M, Vilagut G, Chatterji S, Heeringa S, Üstün TB, et al. Days out of role due to common physical and mental conditions: results from the WHO World Mental Health surveys. Mol Psychiatry. 2011;16(12):1234–46.
9. Steensma C, Loukine L, Orpana H, Vachon J, Mo F, Boileau-Falardeau M, et al. Describing the population health burden of depression: health-adjusted life expectancy by depression status in Canada. Heal Promot Chronic Dis Prev Can [Internet]. 2016 [cited 2018 Aug 30];36(10):205–13. Available from: https://www.canada.ca/en/public-health/services/reports-publications/health-promotion-chronic-disease-prevention-canada-research-policy-practice/vol-36-no-10-2016/describing-population-health-burden-depression-health-adjusted-life-expectancy-depression-status-canada.html.
10. Stephens T, Joubert N. The economic burden of mental health problems in Canada [Internet]. Chronic Dis Can. 2001;22:18–23. Available from: http://www.phac-aspc.gc.ca/publicat/cdic-mcc/22-1/d_e.html.
11. Schildkraut JJ. The catecholamine hypothesis of affective disorders: a review of supporting evidence. Am J Psychiatry [Internet]. 1965 [cited 2018 Aug 31];122(5):509–22. Available from: http://psychiatryonline.org/doi/abs/10.1176/ajp.122.5.509.
12. Rang HP, Ritter J, Flower RJ, Henderson G. Antidepressant drugs. In: Rang & Dale's Pharmacology [Internet]. 8th ed. Edinburgh: Elsevier/Churchill Livingstone; 2016 [cited 2018 Aug 31]. p. 570–88. Available from: https://www-clinicalkey-com.login.ezproxy.library.ualberta.ca/#!/content/book/3-s2.0-B9780702053627000471.
13. Teter CJ, Kando JC, Wells BG. Major depressive dis-

order. In: DiPiro JT, Talbert RL, Yee GC, Matzke GR, Wells BG, Posey LM, editors. Pharmacotherapy: a pathophysiologic approach, 10e [Internet]. New York: McGraw-Hill Education; 2017. Available from: http://accesspharmacy.mhmedical.com/content. aspx?aid=1153074398.

14. Contoreggi C. Corticotropin releasing hormone and imaging, rethinking the stress axis. Nucl Med Biol [Internet]. 2015 [cited 2018 Aug 31];42(4):323–39. Available from: http://www.ncbi.nlm.nih.gov/ pubmed/25573209.

15. Trangle M, Gursky J, Haight R, Hardwig J, Hinnenkamp T, Kessler D, Mack N, Myszkowski M. Health care guideline: adult depression in primary care guideline [Internet]. Adult Depress Prim Care. 2016 [cited 2018 Sep 7]. 131 p. Available from: www. icsi.org.

16. First Nations and Inuit Health Branch. Chapter 15: Mental health. In: Clinical practice guidelines for nurses in primary care [Internet]; 2011 [cited 2018 Aug 31]. Available from: https://www.canada.ca/content/dam/hc-sc/migration/hc-sc/fniah-spnia/alt_formats/pdf/services/nurs-infirm/clini/adult/mental-eng. pdf

17. Cusin C, Yang H, Yeung A, Fava M. Rating scales for depression. In: Baer L, Blais MA, editors. Handbook of clinical rating scales and assessment in psychiatry and mental health [Internet]. Totowa, NJ: Humana Press; 2010. p. 7–35. Available from: https://doi. org/10.1007/978-1-59745-387-5_2.

18. Gelenberg AJ, Freeman MP, Markowitz JC, Rosenbaum JF, Thase ME, Trivedi MH, et al. Practice guideline for the treatment of patients with major depressive disorder. 3rd ed. Washington, DC: American Psychiatric Association; 2010.

19. Gaynes BN, Rush AJ, Trivedi MH, Wisniewski SR, Spencer D, Fava M. The STAR*D study: treating depression in the real world. Cleve Clin J Med. 2008;75:57.

20. Iovieno N, van Nieuwenhuizen A, Clain A, Baer L, Nierenberg AA. Residual symptoms after remission of major depressive disorder with fluoxetine and risk of relapse. Depress Anxiety [Internet]. 2011 [cited 2018 Aug 31];28(2):137–44. Available from: http:// doi.wiley.com/10.1002/da.20768.

21. Parikh SV, Quilty LC, Ravitz P, Rosenbluth M, Pavlova B, Grigoriadis S, et al. Canadian Network for Mood and Anxiety Treatments (CANMAT) 2016 clinical guidelines for the management of adults with major depressive disorder: section 2. Psychological treatments [Internet]. Can J Psychiatry. SAGE Publications. 2016 [cited 2018 Aug 31];61:524–39. Available from: http://www.ncbi.nlm.nih.gov/pubmed/ 27486150.

22. Ravindran AV., Balneaves LG, Faulkner G, Ortiz A, McIntosh D, Morehouse RL, et al. Canadian Network for Mood and Anxiety Treatments (CANMAT) 2016 clinical guidelines for the management of adults with major depressive disorder: section 5. Complementary and alternative medicine treatments [Internet]. Can J Psychiatry. SAGE Publications. 2016 [cited 2018 Aug 31];61:576–87. Available from: http://www.ncbi.nlm.

nih.gov/pubmed/27486153.

23. Milev RV, Giacobbe P, Kennedy SH, Blumberger DM, Daskalakis ZJ, Downar J, et al. Canadian Network for Mood and Anxiety Treatments (CANMAT) 2016 clinical guidelines for the management of adults with major depressive disorder: section 4. Neurostimulation treatments [Internet]. Canadian J Psychiatry. SAGE Publications. 2016 [cited 2018 Aug 31];61:561–75. Available from: http://www.ncbi.nlm. nih.gov/pubmed/27486154.

24. Bostwick JM. A generalist's guide to treating patients with depression with an emphasis on using side effects to tailor antidepressant therapy. Mayo Clin Proc [Internet]. 2010;85(6):538–50. Available from: https://doi.org/10.4065/mcp.2009.0565.

25. Kennedy SH, Lam RW, McIntyre RS, Tourjman SV, Bhat V, Blier P, et al. Canadian Network for Mood and Anxiety Treatments (CANMAT) 2016 clinical guidelines for the management of adults with major depressive disorder: section 3. Pharmacological treatments. Can J Psychiatry. 2016;61(9):540–60.

26. Association CP. Celexa [product monograph] [Internet]. eCPS. [cited 2018 Sep 13]. Available from: https://www-e-therapeutics-ca.login.ezproxy.library. ualberta.ca/search.

27. Patil AS, Kuller JA, Rhee EHJ. Antidepressants in pregnancy: a review of commonly prescribed medications. Obstet Gynecol Surv. 2011;66:777.

28. Weissman MM, Gershon ES, Kidd KK, Prusoff BA, Leckman JF, Dibble E, et al. Psychiatric disorders in the relatives of probands with affective disorders: The Yale University—National Institute of Mental Health Collaborative Study. Arch Gen Psychiatry [Internet]. 1984 [cited 2018 Sep 7];41(1):13–21. Available from: http://archpsyc.jamanetwork.com/article.aspx?doi=10.1001/ archpsyc.1984.01790120015003.

29. Jensen B, Regier L. Antidepressants: comparison chart. In: RxFiles. 11th ed. Saskatoon: Saskatoon Health Region; 2017.

30. Mann JJ. The medical management of depression. N Engl J Med [Internet]. 2005 [cited 2018 Sep 10];353(17):1819–34. Available from: http://www. nejm.org/doi/abs/10.1056/NEJMra050730.

31. National Institute for Health and Care Excellence. Depression in adults: recognition and management. Clin Guidel 90 [Internet]. 2018;(October 2009). Available from: https://www.nice.org.uk/guidance/ cg90/chapter/1-Guidance#stepped-care.

32. Spitzer W, Spitzer K. The Patient Health Questionnaire (PHQ-9). Stable Resource Tool Kit [Internet]. 1999 [cited 2018 Sep 4];9:3. Available from: http://www. cqaimh.org/pdf/tool_phq9.pdf.

33. Yesavage JA, Brink TL, Rose TL, Lum O, Huang V, Adey M, et al. Development and validation of a geriatric depression screening scale: a preliminary report. J Psychiatr Res [Internet]. 1982;17(1):37–49. Available from: http://www.ncbi.nlm.nih.gov/ pubmed/7183759%5Cnhttp://linkinghub.elsevier. com/retrieve/pii/0022395682900334.

34. Jain S, Carmody TJ, Trivedi MH, Hughes C, Bernstein IH, Morris DW, et al. A psychometric evaluation

of the CDRS and MADRS in assessing depressive symptoms in children. J Am Acad Child Adolesc Psychiatry [Internet]. 2007;46(9):1204–12. Available from: https://doi.org/10.1097/chi.0b013e3180cc2575.

35. Brooks SJ, Krulewicz SP, Kutcher S. The Kutcher adolescent depression scale: assessment of its evaluative properties over the course of an 8-week pediatric pharmacotherapy trial. J Child Adolesc Psychopharmacol [Internet]. 2003 [cited 2018 Sep 5];13(3):337–49. Available from: www.liebertpub.com.

36. Power A, Psych MRC, Connor RO. Efficacy and tolerability of controlled-release and immediate-release paroxetine in the treatment of depression. J Clin Psychiatry. 2002;63(7):577–84.

第21章

慢性非癌性疼痛

Patrick R.Mayo, Sheila Walter

本章目标

1. 确定慢性非癌性疼痛作为疼痛的一种病理形式的主要特征。
2. 回顾促进临床药师参与慢性疼痛评估和减轻患者应对疼痛能力证据的评估策略。
3. 结合患者疼痛和应对疼痛的评估，优化药物治疗管理。

背景介绍

1931年，医师、神学家、哲学家和传教士Albert Schweitzer指出："痛苦对于人类甚至比死亡本身还要可怕。"2010年一项对全球疾病负担的研究指出，慢性疼痛的患病率为14.1%，其中包括腰背痛和颈痛，即有964094000人患有慢性疼痛。通过计算1990—2010年的伤残寿命损失年（YLD），发现在此期间的伤残寿命损失年增加了42.4%，这表明慢性疼痛患病率有所增加。仅腰痛的YLD就占全球YLD总数的10.7%。

慢性疼痛还表现出与年龄相关的发展趋势，成年后患病率随年龄呈上升趋势，在70岁左右达到高峰[1]。国际疼痛协会（International Association of Pain）推荐的疼痛的经典定义是"与组织损伤和潜在的组织损伤（或描述类似损伤）相关的不愉快主观感觉和情感体验"[2]。但是，该定义并不能准确地描述慢性疼痛，因为慢性疼痛并非是简单对急性疼痛路径的持续激活。另外，在慢性疼痛综合征的观察发现了存在巨大的异质性（heterogeneity），因此，术语"慢性疼痛"几乎没有诊断价值，甚至对确定药物治疗的价值更低。非癌性疼痛综合征的详细分类法以及具体的治疗建议不在本章讨论范围之内。但是，慢性非癌性疼痛（chronic non-cancer pain，CNCP）领域，可以为临床药师提供基础的疼痛评估和药物治疗建议，作为持续进行疼痛药物治疗评估的一部分。随着患者接触药师的机会越来越多，疼痛评估的信息质量对于药物治疗监测和关键评估肯定是至关重要的，这些监测和评估可以提醒患者及其基层医师或疼痛医师，可能需要对药物治疗和非药物治疗的情况进行调整。当前阿片类药物使用带来的危机进一步强调在优化药物治疗方案中药师发挥关键作用的必要性，药师可通过最大限度降低用药成瘾、毒性和不良反应的风险而使患者获益。在这种情境下，药师的作用非常关键，药师可以优化止痛药和辅助药的使用，并在权衡利弊后适当取消处方。必须强调的是，大多数患有慢性疼痛的患者会遭受严重的疼痛，这会降低他们的生活质量，最终导致严重的身体残疾和情绪困扰。慢性疼痛还会影响与患者有关的其他重要成员，例如伴侣、亲戚、雇主、同事和朋友。评估药物治疗适宜性的一个重要部分必须包括临床药师对患者的生物和社交心理因素的检查。社交心理因素，如行为表现包括其情绪状态（如焦虑、抑郁和愤怒）、对症状的感知和理解以及其他重要人员对这些症状的反应，为提高患者应对慢性病疼痛的能力提供了有价值的控制指标。这种**多维度评估（multidimensional assessment）**为疗效评估或正在进行的药物治疗提供了有价值的信息，或者表明需要专业的心理干预（如对认知行为的干预）。临床药师必须认识到需要一种综合的方法来治疗慢性非癌性疼痛，该方法必须包括药物和非药物治疗技术。

急性疼痛与慢性疼痛

为什么慢性疼痛很难治疗？这是因为慢性疼痛并非是简单对急性疼痛路径和过程的持续激活。未受控制的疼痛障碍导致疼痛的中枢和外周处理机制的改变。持续的急性疼痛最终转为慢性疼痛，疼痛是从保护身体免受伤害的生理调节机制转化演变为病理生理的过程。建议读者参考Woolf的优秀综述[3]。未受控制的疼痛障碍也可能会造成抑制性疼痛机制和神经元的丧失，可能是使止痛药无效的原因。急性疼痛和慢性疼痛的这些特征可以在临床中观察到，具体参见框21.1和框21.2。

框21.1　急性疼痛

- 特点：起病急且明确；持续时间短。
- 病因学：通常可清楚识别伤害感受性、炎症性、神经病理性特征。
- 功能：生理适应性保护功能。
- 组织损伤相关：组织愈合后即消失。
- 药物治疗效果：对常用剂量的镇痛药和抗炎药反应良好。
- 重要神经纤维：伤害性感受（nociception），C；A-δ，疼痛。A-β触觉纤维刺激减轻疼痛（门控反应）。
- 举例：急性术后疼痛、分娩疼痛、外伤、骨折、软组织损伤、连枷胸、刺伤。

框21.2 慢性疼痛

> - 特点：持续时间超过数月。无明显起病或急性疼痛引起的发作。因癌症、急性带状疱疹、神经系统疾病、血液系统疾病引起。
> - 病因学：呈现复杂且混合的炎症性、神经病变性、功能失调、伤害感受性特征。
> - 功能：适应不良，不再具有生理功能。
> - 药物治疗效果：不佳或需要更高剂量，持续数月超过正常急性病病程或伤口愈合的合理时间通常为3个月。
> - 重要神经纤维，C；A-δ，疼痛。刺激A-β触觉纤维增加疼痛（门控反应丧失）。
> - 病理特征：**痛觉过敏（hyperalgesia）**，对通常引发痛觉的刺激增强了疼痛感受；疼痛区域也可能扩大。**痛觉超敏（allodynia）**，对通常不应引起疼痛的刺激产生了疼痛感受。
> - 举例：带状疱疹后遗神经痛、纤维肌痛、骨关节炎。

疼痛类型

如前所述，疼痛本身既是感官反应，也是情感反应。术语"疼痛"和"慢性疼痛"涵盖了巨大的异质性。本章的慢性疼痛是指慢性非癌性疼痛（CNCP），因为与癌症疼痛相比，其药物治疗的病因和风险-效益存在不少差异。药师监测镇痛必须发现伤害性和神经性疼痛的一般特征。国际疼痛研究协会（IASP）将**伤害感受性疼痛（nociceptive pain）**定义为"由于激活伤害性感受器（nociceptor）引发对非神经组织的实际伤害或危害性伤害，从而引起的疼痛"[4]。伤害感受性疼痛意指体感神经系统直接对照神经性疼痛的一种正常功能。IASP将**神经病理性疼痛（neuropathic pain）**定义为"躯体感觉系统受到损伤或产生疾病引起的疼痛"，并进一步分为中枢神经性疼痛和外周神经性疼痛[5]。

IASP最近增加了术语"**伤害可塑性疼痛（nociplastic pain）**"是指尽管尚无明确证据表明存在实际或威胁性组织损伤，但却因伤害性感受受到改变而引起的疼痛。也就是激活外周伤害性感受器，或者存在证据说明引起疼痛的躯体感觉系统产生的疾病或病变。通过这个确切定义，伤害可塑性疼痛是指一种对药物产生不同反应的病理性疾病。关键的是，伤害感受性疼痛和神经病理性疼痛的药物治疗反应性明显不同。神经病理性疼痛对标准阿片类药物的治疗反应较差，但可能对高剂量的阿片类药物或对其他受体具有独特作用的阿片类药物（如美沙酮）产生反应。因为CNCP患者通常会出现伤害感受性疼痛、伤害可塑性疼痛和神经病理性疼痛的复杂混合状态，所以药物治疗将采取多模式方法。由于疼痛的感官-情感效应，不能过分强调对非药物干预措施（例如认知行为疗法）的需求。

表21.1和表21.2是疼痛机制的一般药物治疗方法总结。

表21.1 不同疼痛类型的药物治疗建议[6, 7]

伤害感受性疼痛		神经病理性疼痛	
非炎症性	炎症性	周围神经性	中枢神经性
阿片类：吗啡、氢吗啡酮、羟考酮、芬太尼、美沙酮 丁丙诺啡			
非甾体抗炎药/对乙酰氨基酚			
	免疫抑制剂 抗炎药		
		α_2-δ配体：加巴喷丁、普瑞巴林	
三环类抗抑郁药 5-羟色胺和去甲肾上腺素再摄取抑制剂（特别是集丛性疼痛的情况下）		三环类抗抑郁药 5-羟色胺和去甲肾上腺素再摄取抑制剂 大麻素	

表21.2 慢性非癌性疼痛的药物治疗建议

药物类别	疼痛类型和剂量建议
对乙酰氨基酚	轻度至中度伤害性疼痛；在添加其他镇痛药之前进行优化；监测肝功能
口服非甾体抗炎药：布洛芬、萘普生、双氯芬酸	炎性疼痛，肌肉骨骼疼痛。最短有效期的最低剂量 对炎性疼痛状态有用。注意，胃肠道和心血管并发症的风险随着年龄的增长而增加
局部用非甾体抗炎药：双氯芬酸	发炎，肌肉骨骼疼痛。减少全身接触药物，减少胃肠道和心血管毒性
阿片类	伤害感受性疼痛：有效剂量最低，持续时间最短。充分的试验必须包括对生活质量和应对疼痛的评估。美沙酮和丁丙诺啡在神经病理性疼痛中的可能作用
三环类抗抑郁药（TCA）：阿米替林、去甲替林	神经病理性疼痛：中枢性和外周性疼痛。如果患者能耐受显著的抗胆碱能作用，TCA是非常有效的。对体弱老年人的警告：评估抗胆碱能负荷
SNRI：度洛西汀	神经性疼痛。由于集丛性疼痛治疗的变化，也可能是有益的骨质疏松性疼痛
α-D$_2$钙阻滞剂：加巴喷丁、普瑞巴林	神经病理性疼痛：外周性和中枢性。使用最低有效剂量
大麻素/标准化医用大麻产品	神经病理性疼痛：外周性和中枢性疼痛

风险因素

广泛的风险因素清单已经确定，尤其是有关急性转到慢性的术后风险文献。最常见的合并风险因素包括如下[8, 9]。

- 心理脆弱性（psychological vulnerability）（陷入困境）。
- 焦虑或抑郁。
- 女性。
- 低龄（成人）。
- 遗传倾向。
- **低效弥漫性毒性抑制控制评估（DNIC）。**
- 抑制疼痛下行路径。
- 受伤或手术导致的神经损伤。
- 急性疼痛管理不佳的病史。
- 常用镇痛药不良反应史。

治疗目标

在可能的情况下，治疗目标应始终尝试治疗疼痛的根本原因，减轻疼痛，改善生活质量并改善机能。药师需要意识到，仅仅减轻疼痛并不能满足治疗目标。**生活质量（quality of life）**的提高需要成为治疗慢性疼痛的主要重点，因为镇痛药可能只会减轻一定程度的疼痛。药师需要与患者密切合作，以确定患者的最终止痛目标。通常，患者可能不会直接寻求疼痛的缓解，但是需要缓解疼痛对其他生理功能（如睡眠和情绪）的持续影响。恢复先前的功能通常是不可能的，但是可通过提高患者执行重要活动的能力来改善身体、情感和社交功能，从而改善生活质量。药师需要与患者合作，尽量减少不恰当用药，同时倡导合理用药。

药师在疼痛管理中的作用

Hadi等在2014年进行的荟萃分析得出结论，药师实施**用药评估（medication review）**可以减轻疼痛强度并改善身体机能和患者满意度[10]。但是，他们的结论认为，药师的用药评估也可能预防或阻止不良事件发生的证据不足。由于当前使用阿片类药物的危机以及慢性疼痛治疗不佳的长期临床问题，药师可以对此发挥非常重要的作用。药师对患者进行用药评估或**用药重整（medication reconciliation）**对患者达成疼痛目标和改善社会心理功能作用非常关键。严格地说，临床药师需要意识到，慢性疼痛带来的影响不仅仅限于患者个人。慢性疼痛将波及与患者有关的其他重要成员（包括配偶、伴侣、亲戚、雇主、同事和朋友）甚至带来扩散性的影响。

因此，治疗不仅必须对疼痛的病理生理学和生物学进行全面评估，还必须对患者社交心理和行为影响进行评估或至少是形成意识。疼痛存在情感和感觉事件的多面性，因此，焦虑、抑郁和愤怒是评估和治疗的一部分。Turk 和 Meichenbaum 建议，对于慢性疼痛的评估，确定以下关键因素是很重要的[11, 12]。

① 患者的身体受损程度如何？

② 患者遭受痛苦、不便或无法正常活动的程度有多大？

③ 是否有任何症状加剧的证据？

药师在对患者的疼痛和用药进行评估时，应考虑上述这些因素。尽管进行了适当的药物治疗，但升级这些治疗级别可能提示医疗团队从疼痛的药物治疗中不再获得足够的益处，并强调需要其他医务人员进行一些非药物的干预措施。

药物治疗只是治疗慢性非癌性疼痛的一部分。感知疼痛及其意义是对机体神经元机制以及对伤害性刺激产生情绪反应的一次复杂相互作用。CNCP 不能仅用药物治疗。药师需要知道非药物治疗的方式，尤其是对患者进行用药评估显示镇痛作用不足且患者表现出越来越无法适应体征和症状时。提高患者的认知和行为技术，包括分散注意力、设定目标和进行锻炼，已被证明既安全又有效[13]。运动项目、太极拳和瑜伽也已被证明可以帮助改善身体状况，改善情绪和提高幸福感。一支由心理专家、社会工作者、理疗师和职业治疗师组成的多学科团队（multidisciplinary team）对于传授给患者适当的锻炼方法和应对策略以及提供情感支持是至关重要的[13, 14]。实际上，最终会针对大多数 CNCP 患者的治疗需要，运用所有这些技术和学科知识制订一种应对策略。作为临床药师的目标是，在此过程中优化药物治疗的合理使用，同时强调精简处方（deprescribing），减少适应不良的药物，以帮助患者找到药物治疗和非药物治疗的最佳平衡策略，直至改善生活质量。

疼痛初始评估

疼痛初始评估是对有效和无效的药物和非药物干预措施进行综合评估，设法全面了解患者疼痛的综合征。框 21.3 总结了一种评估方法。作为患者**最可能用药史**（**BPMH**）的一部分，药师应评估每种药物对患者产生的效果。CNCP 患者通常会对无效的药物治疗和特别麻烦的药物副作用记忆犹新。诸如"绝不会再尝试这种药物"或"这药无用"之类的陈述可能表明了这些问题。药师应寻找患者对药物反应性或难治性的模式规律，以帮助评估疼痛类型或检测滥用形式。

框21.3　**药师实施药物治疗评估的方法**

（1）体格评估　SCHOLAR 问诊法：症状、特征、病史、发病、部位、加重因素和缓解因素。SOCRATES 问诊法：部位、发病、特征、扩散程度、关联性、病程、加重因素和缓解因素、严重程度。

①疼痛强度。数字计量，从0级无疼痛到10级最严重疼痛程度（不要只关注强度）。

②疼痛类型。确定药物治疗的适宜性。

• 神经病理性疼痛的描述：尖刺样、射击样、刀刺样、灼烧样、电击样。

• 伤害感受性疼痛的描述：疼痛、搏动、稳定、迟钝（如果内脏：疼痛、绞痛、痛性痉挛、压迫性疼痛）。

③疼痛持续时间：什么时候开始的？持续了多久？疼痛是否逐渐发生变化？

（2）患者疼痛的治疗目标

①包括疼痛评分。

②诸如"整夜睡眠"之类的目标。

③日常生活活动的能力增强。

（3）药物治疗评估

①是否适宜疼痛的类型。伤害感受性和神经病理性特征。

②是否适宜疼痛程度。

③阿片类药物适宜性评估。包括成瘾和滥用风险评估。

④大麻素风险评估。神经性疼痛与大麻二酚（CBD）、四氢大麻酚（THC）的个人试验。

（4）社交心理压力的体征

①ACT-UP（见正文）。

②焦虑和抑郁的药物治疗。

③非药物干预。包括专家指导，认知行为治疗（CBT）等。

慢性非癌性疼痛患者的持续评估

慢性非癌性疼痛不应被视为静止的，慢性疼痛也不应被视为急性疼痛路径的简单持续激活。慢性非癌性疼痛代表其自身的不同病理生理过程。由于中枢和外周疼痛过程的变化，用急性疼痛药物治疗通常无效，尤其是在常规药物剂量下。必须重新评估患者，以确定疼痛过程的变化。另外，新疾病的发生和复杂的变化可能使以前的治疗同样无效。临床药师必须能够提供适宜的评估，以便可以正确监控药物治疗的疗效和毒性，并适当建议患者从其疼痛专家、基层医师或心理专家那里寻求其他治疗和/或帮助。药师需要知道，仅依靠药物治疗不足以更好地治疗慢性非癌性疼痛。必须考虑采用与患者共同决策所有可能的跨学科治疗方式，包括神经阻滞、外科手术、认知行为疗法、职业疗法、医师治疗，甚至精神支持。

评估工具和量表

A. 疼痛综合评估

① SCHOLAR 问诊法：症状、特征、病史、发病、部位、加重因素和缓解因素。

② SOCRATES 问诊法（首字母缩写很适合自己评估疼痛状况）：部位、发病、特征、扩散程度、关联性、病程、加重因素和缓解因素、严重程度。

使用说明：最好使用一致的方法对这一次问诊到下一次问诊进行评估，以便以较小的偏差对系列评估进行比较。

B. 疼痛强度评估：数字量表

0：无痛；10：最痛。

使用说明：疼痛强度应始终与患者的生活质量和应对疼痛能力的评估相结合。

C. 阿片类药物滥用风险：疼痛患者的筛查与阿片类药物评估（SOAPP）® 1.0-SF 版本[16]

请使用以下分数回答下列问题。

0—永不；1—很少；2—有时；3—经常；4—频繁。

① 多久出现一次情绪波动？

② 醒来后一小时内吸烟的频率为多长时间一次？

③ 多久服用一次处方以外的药物？

④ 在过去 5 年中，使用非法药物（如大麻、可卡因等）的频率为多久一次？

⑤ 在一生中，有多少次遇到法律问题或被捕？

使用说明：评估所有用"经常"回答的问题。最好避免对高风险患者使用阿片类药物，但在适当的临床监测下，也可以对高风险患者使用阿片类药物进行治疗。这需要患者治疗团队的大力合作，并且只能由经验丰富的疼痛科医师进行尝试。

D. 社交心理筛查：ACT-UP[17]

① 活动。疼痛如何影响到生活（即睡眠、食欲、身体活动和人际关系）？

② 应对。如何处理/应对自己的疼痛（使疼痛变得好点，还是更糟的原因是什么）？

③ 思考。您认为您的疼痛会好起来吗？

④ 沮丧。是否一直感到担心（焦虑）/抑郁（沮丧、忧郁）？

⑤ 他人。当感到疼痛时，别人会怎么反应？

使用说明：应对疼痛困难的增加表明目前治疗的方法是不够的。药物治疗可能需要调整，但应结合转诊意见或其他医务人员建议的心理社会治疗方法。药师应发挥其职能作用倡导这些方式。

E. 神经病理性疼痛症状问卷（NPSI）

NPSI汇总在表21.3中。仅在对疼痛质量进行讨论之后才能执行NPSI，疼痛质量确定描述疼痛属于疼痛加剧，还是出现可能的神经性疼痛。然后根据神经性疼痛诊断指南，进行NPSI评估并将结果与患者及其疼痛科医师分享，以便进行更广泛和精确的评估。

表21.3 神经病理性疼痛症状问卷（NPSI） [18]

自发性疼痛的严重程度		
Q1. 是否有烧灼感的疼痛？	0—无灼烧感，10—灼烧感最重	
Q2. 觉得自己的疼痛有绞榨感吗？	0—无绞榨感样，10—可想象的最严重的绞榨感样疼痛	
Q3. 觉得有受压感的疼痛吗？	0—无压痛，10—可想象的最严重的压痛	
Q4. 在过去的24小时内，有多长时间出现自发性疼痛？	一直 8～12小时 4～7小时 1～3小时 <1小时	（　　） （　　） （　　） （　　） （　　）
疼痛发作的严重程度		
Q5. 是否感觉电击样的疼痛？	0—无电击感，10—可想象的最严重的电击样疼痛	
Q6. 感觉有刀刺样的疼痛吗？	0—无刺痛，10—可想象的最严重的刺痛	
Q7. 在过去的24小时里，有过多少次这样的疼痛发作？	>20次 11～20次 6～10次 1～5次 无	（　　） （　　） （　　） （　　） （　　）
引起疼痛的严重程度		
Q8. 触摸疼痛部位会诱发或加剧疼痛吗？	0—无痛，10—可想象的最严重的疼痛	
Q9. 在疼痛部位按压会诱发或加剧疼痛？	0—无痛，10—可想象的最严重的疼痛	
Q10. 用冰冷的东西接触疼痛部位是否诱发或加剧疼痛？	0—无痛，10—可想象的最严重的疼痛	
异常感觉的严重程度		
Q11. 是否有针刺感样疼痛？	0—无针刺感，10—可想象的最严重的针刺感	
Q12. 是否有麻刺感样疼痛？	0—无麻刺感，10—可想象的最严重的麻刺感	
强度总分	**分项计分**	
1. Q1 =	烧灼样（浅表）自发性疼痛：Q1= /10	

续表

2.（Q2 + Q3）=	压迫性（深度）自发性疼痛（Q2 + Q3）/2=　/10
3.（Q5 + Q6）=	阵发性疼痛： （Q5 + Q6）/2=　/10
4.（Q8 + Q9 + Q10）=	诱发性疼痛 （Q8 + Q9 + Q10）/3=　/10
5.（Q11 + Q12）=	感觉异常/感觉迟钝：（Q11 + Q12）/2=　/10
（1 + 2 + 3 + 4 + 5）=　/100	

注：Q4和Q7用于评估疼痛的持续性，但不得分。

阿片类药物的适宜性 -

目前加拿大阿片类药物的处方率是世界上最高的[19]。阿片类药物治疗也带来了用药成瘾和用药过量等重大风险，这些风险对个人和社会造成重大的影响。鉴于阿片类药物的风险危机，《加拿大慢性非癌性疼痛阿片类药物使用指南》建议，在考虑使用阿片类药物治疗之前，应先优化非阿片类药物治疗的策略[19]。尽管尽了最大的努力优化非阿片类药物治疗和行为策略，但仍有一部分患者会遭受持续的难治性疼痛困扰。必须承认，将有一部分患者从阿片类药物治疗中获益，但还有一部分患者将遭受严重的不良后果，诸如成瘾和致命或非致命性用药过量。在评估持续存在**难治性疼痛（problematic pain）**的患者时，医务人员面临的挑战是要在潜在益处（包括功能改善和疼痛评分降低）和阿片类药物治疗造成严重不良后果之间取得平衡。

最近的文献已经确认了成瘾风险增加以及致命或非致命性用药过量相关的患者因素，包括当前或过去存在精神类物质滥用和活动性精神疾病[19]。**阿片类药物风险筛查工具（opioid risk tool，ORT）**已用于阿片类药物滥用的风险筛查。然而，其预测价值尚未得到验证。在考虑试用阿片类药物治疗时，病史询问中应包括当前或过去精神类物质滥用和精神病史的风险筛查。不建议将阿片类药物用于当前或过去存在滥用药物问题的患者[19]。对于患有活动性精神疾病的患者来说，由于对疼痛的感知和表达有影响，建议在开始试用阿片类药物之前，先稳定病情[19]。

当开始试用阿片类药物时，确定药物治疗适宜性需要考虑许多因素（表21.4）[20, 21]。处方药物治疗应以最低给药剂量和最短疗程（通常不超过4周）为宜。尽管证据不足，但所有患者都应考虑备有纳洛酮急救盒（naloxone kits）以便急用，尤其是那些因高剂量、阿片用药病史或合并症而具有中毒风险的患者。纳洛酮是可以暂时逆转阿片类药物过量的阿片类拮抗剂。这种急救盒通常包括3剂纳洛酮和用于注射给药的耗材。在试用阿片类药物期间，有必要进行附加评估，以确定功能目标的进展、不良后果风险因素的出现以及阿片类药物滥用疾病的迹象。

表21.4 阿片类药物试验初始患者评估

适应证	有效性
伤害感受性疼痛与神经病理性疼痛的特征（神经病理性疼痛对阿片类药物耐受） 持续与间歇（持续给药治疗持续疼痛） 前6个月阿片类药物使用 非药物治疗策略	未服过阿片类药物，MED<50mg；长期服用阿片类药物，MED<90mg（注：一些患者可能从更高剂量中获益；建议采用第二种建议） 如果超过指南接受的剂量，请考虑逐渐减量、交替使用或转诊

注：MED—吗啡当量剂量。

与患者和其他医疗人员进行沟通与协作是非常关键的。而患者问诊应包括以患者为中心的功能评估。应对患者是否存在阿片类药物滥用的临床特征进行筛查（表21.5）[21]。**疼痛患者的筛查与阿片类药物评估（SOAPP）**®等工具可用于识别异常的药物相关行为[19]。每次随访应计算**吗啡当量剂量（MED）**，因为意外用药过量和死亡的风险随着阿片类药物处方剂量的增加而增加，如果初次服用阿片类药物，当MED> 50mg时，风险变化比率最为显著。如果长期服用阿片类药物治疗，MED> 90mg时，其风险变化比率最为显著[20]。

表21.5 阿片类药物滥用的临床特征

1. 改变给药路径

2. 从其他来源获取阿片类药物

3. 未经批准的应用

4. 觅药

5. 反复出现戒断症状

6. 伴发疾病（对另一种药物上瘾）

7. 社会功能恶化

8. 对阿片类药物治疗的看法

随访评估

患者依从性

CNCP患者的依从性几乎总是与药物治疗的毒性或疗效相关。有问题或无效的治疗会迅速被患者识别并放弃。患者可能会变得相当善于操纵，以获得历来效果最好，副作用最少的药物治疗。在评估患者用药依从性时，药师应评估患者配药时间间隔、其他药店的配药行为、**有意获得更多处方药物的行为（double doctoring）❶**以及服用可能改变当前药物治疗的其他药物的行为。这对于监控长期阿片类药物治疗的安全性和有效性尤其重要。

疼痛控制

临床药师需要警惕患者疼痛综合征的变化。由于慢性病的长期性，患者和临床医务人员往往容易认为疾病是稳定且几乎不需要密切监测或调整治疗方案的。然而，慢性非癌性疼痛应该被视为不稳定疾病进展状态，伴随疾病或感染时，会表现出急性加重，可能需要积极治疗。患有严重急性疼痛的CNCP患者，必须立即接受检查，以确定疼痛是现有疾病的加剧还是新发展的疾病。新的疼痛症状需要进行彻底全面的评估，以发现新的潜在疾病。包括进行适当的实验室检查和影像学检查。患有慢性疼痛的患者可能面临新疾病的延迟判断或诊断不足的风险，例如CNCP可能掩盖癌症的发展。

药物不良反应

药物依从性差的最常见原因是效果不足（治疗无效）和药物不良反应。常见不良反应的严重程度各不相同，可以通过谨慎的**滴定剂量给药（dose titration）**来控制。但是，严重的药物不良反应可能需要完全停药。表21.6提供了一些常见的不良反应和注意事项，并给出了必须停止该药物治疗的"危险信号"并发症。

表21.6　CNCP患者最常见不良反应及注意事项、危险信号并发症①

药物	常见不良反应及注意事项	危险信号并发症
阿片类药物 吗啡、氢吗啡酮、芬太尼、美沙酮、丁丙诺啡 可待因（不推荐）	镇静、头晕、恶心、呕吐、便秘、出汗	上瘾/幻觉 神经毒性：幻觉、痛觉过敏、肌阵挛、癫痫 性腺功能减退 QTc间期延长：长QT间期综合征 过量用药：呼吸抑制 毒品转移
对乙酰氨基酚	通常无不良反应，但可能引起恶心、呕吐、食欲不振	肝衰竭：过量还是慢性剂量

❶ 译者注：double doctoring是指有意识地找一位以上的医师，以获得更大数量的处方药物。

续表

药物	常见不良反应及注意事项	危险信号并发症
非甾体抗炎药	胃肠道症状：呕吐、腹胀、腹泻、便秘、黏膜糜烂 肾：GFR↓、钠和水潴留、水肿，CVS血栓性事件、血压升高、充血性心力衰竭、心悸 中枢神经系统：头痛、疲劳、失眠、眩晕、癫痫发作 其他：哮喘发作、荨麻疹、中性粒细胞减少	胃肠道出血 肾衰竭 血栓性事件 心力衰竭
钙拮抗剂 加巴喷丁、普瑞巴林	头晕、困倦、无力、疲倦感 恶心、腹泻、便秘 视物模糊 头痛 乳房肿胀 口干 失去平衡	共济失调与跌倒风险增加，尤其是在体弱的老年人 谵妄
SNRI 文拉法辛 度洛西汀	头晕、恶心、口干、出汗、疲倦、失眠、焦虑或激动、便秘	5-羟色胺能综合征：腹泻可能是早期症状 症状包括体温高、激动、反射增强、震颤、出汗和瞳孔扩大
SNRI/阿片类 曲马多（不推荐）		5-羟色胺能综合征 CYP2D6超代谢物：中枢神经系统镇静、呼吸抑制、死亡
三环类抗抑郁药 阿米替林、去甲替林	抗胆碱药副作用 口干、便秘	谵妄 认知障碍
大麻素 纳比西莫（sativex®）	镇静、眩晕	大麻素呕吐综合征：反胃和呕吐的反常增加，往往通过热水淋浴来缓解。停止大麻素治疗

① 引自文献 [6，7，22-33]。

并发症

CNCP通常是由于其他疾病而出现的，但是CNCP也可能会导致严重的并发症。CNCP的并发症可能与**健康恶化**（deconditioning）、慢性疼痛的激素效应以及压力和神经精神并发症有关。CNCP造成患者活动明显减少，从而忽视了健康恶化的发展。这会导致行动不便、肥胖，并可能加剧诸如2型糖尿病等伴随疾病的发展。正常生物力学的破坏会造成肌肉使用不足和萎缩，代偿性肌肉过度使用，组织变性和损伤。肥胖产生加剧了这种情况的发生，因此，需要鼓励患者进行适当的运动，以防止肌肉萎缩和损害，并努力达到健康的体重。

CNCP还与过量的儿茶酚胺产生有关，尤其是肾上腺素的释放与皮质醇的释放。急性疼痛是机体对环境变化的保护性反应，因此，慢性疼痛可能会导致交感神经系统过度活跃和永久性的觉醒状态。从而可能直接导致畏惧、焦虑或恐惧感，还可能就带来了疼痛状态的持久。

神经精神症状（neuropsychiatric symptom），特别是在症状持续控制和应对困难增加的患者中，可能会引起失眠、记忆力减退、认知能力下降、抑郁和自杀念头。逐步增加阿片类药物剂量会增加全身疼痛，可能表明阿片类药物会引起痛觉过敏（hyperalgesia），并且尝试使用阿片类药物作为抗焦虑药（anxiolytics），因此，应仔细评估[22]。**吗啡当量日剂量**（morphine equivalent daily dose）的增加会导致意外或故意过量使用阿片类药物的风险增加。药师应特别注意抑郁症和焦虑症逐渐加重，并应警惕患者发表绝望感或徒劳感以及自杀或临终的言论。在加拿大，法律允许提供**临终医疗救助**（medical assistance in dying，MAID），从而**安乐死**（euthanasia）的话题被更加公开地讨论。因此，CNCP患者可能会向其药师询问用于MAID的药物，药师应与患者仔细探讨产生这种念头的原因。

要点集萃

● 评估药物治疗的有效性，包括疼痛强度、疼痛质量和应对疼痛的社交心理指标。

● 通过评估患者调配处方的时间间隔、其他药房进行调配处方的行为、有意获得更多处方药物的行为以及服用可能影响阿片类药物治疗的其他药物来评估患者的依从性。

● **初次使用阿片类药物的患者**（opioid-naive patient）。根据疼痛强度评分评估疗效，并使用ACT-UP评估疼痛对患者社交心理的影响。根据患者执行ADL和有意义活动的能力来评估患者改善生活质量的状况。药师应与患者和医师讨论，患者参与有意义活动能力下降的问题。阿片类药物的初始口服剂量建议每天小于50mg［口服吗啡当量（oral morphine equivalents，OME）］。未经重新评估，治疗疗程不得超过1周。如果增加剂量，应采用滴定增量方法，并应监测患者的疼痛控制和/或功能改善的情况。

● 对于长期使用阿片类药物治疗的患者，总剂量通常不应超过90mg/d（OME），且个体患者不应接受超过30天的阿片类药物供应。对未服用阿片类药物患者表现的指征进行评估。监测痛觉过敏，可能是全身性的、不典型的慢性疼痛增加。阿片类药物的神经毒性可诱发痛觉过敏。监测患者的镇静状态、视觉障碍、幻觉和肌阵挛，才能发现阿片类药物的神经毒性。

参考文献

1. Johannes CB, Le TK, Zhou X, Johnston JA, Dworkin RH. The prevalence of chronic pain in United States adults: results of an internet-based survey. J Pain. 2010;11(11):1230–9.
2. Merskey H, Bogduk N, editors. Classification of chronic pain. 2nd ed.. IASP Task Force on Taxonomy. Seattle: IASP Press; 1994.
3. Woolf CJ. Central sensitization: implications for the diagnosis and treatment of pain. Pain. 2011;152(3):S2–S15.
4. International Association for the Study of Pain (IASP): Pain Definitions. https://www.iasp-pain.org/Education/Content.aspx?ItemNumber=1698#Nociceptivepain. Accessed June 4, 2018.
5. IASP Pain Definitions. https://www.iasp-pain.org/Education/Content.aspx?ItemNumber=1698#Nociceptivepain. Accessed June 4, 2018.
6. Clauw DJ. Diagnosing and treating chronic musculoskeletal pain based on the underlying mechanism (s). Best Pract Res Clin Rheumatol. 2015;29(1):6–19.
7. Moulin D, Boulanger A, Clark AJ, Clark H, Dao T, Finley G, et al. Pharmacological management of chronic neuropathic pain: revised consensus statement from the Canadian Pain Society. Pain Res Manag. 2014;19(6):328–35.
8. Feizerfan A, Sheh G. Transition from acute to chronic pain. Contin Educ Anaesthesia Crit Care Pain. 2015;15(2):98–102. https://doi.org/10.1093/bjaceaccp/mku044.
9. Voscopoulos C, Lema M. When does acute pain become chronic? Br J Anaesth. 2010;105:i69–85.
10. Hadi M, Alldred D, Briggs M, Munyombwe T, Closs J. Effectiveness of pharmacist-led medication review in chronic pain management: systematic review and meta-analysis. Clin J Pain. 2014;30(11):1006–14.
11. Fordyce WE. Behavioral methods for chronic pain and illness. St. Louis: CV Mosby; 1976.
12. Turk DC, Meichenbaum D, Genest M. Pain and behavior medicine: a cognitive-behavioral perspective. New York: Guilford Press; 1983.
13. Makris UE, Abrams RC, Gurland B, Reid MC. Management of persistent pain in the older patient: a clinical review. JAMA. 2014;312(8):825–37.
14. Persons O. Pharmacological management of persistent pain in older persons. J Am Geriatr Soc. 2009;57(8):1331–46.
15. Galli JA, Sawaya RA, K Friedenberg FK. Cannabinoid hyperemesis syndrome. Curr Drug Abuse Rev. 2011;4(4):241–9.
16. Screener T. Screener and opioid assessment for patients with pain-revised (SOAPP ® -R). Heal (San Fr). 2008:1–4.
17. Dansie EJ, Turk DC. Assessment of patients with chronic pain. Br J Anaesth. 2013;111(1):19–25.
18. Bouhassira D, Attal N, Fermanian J, Alchaar H, Gautron M, Masquelier E, et al. Development and validation of the neuropathic pain symptom inventory. Pain. 2004;108(3):248–57.
19. Busse JW, Craigie S, Juurlink D, Buckley D, Wang L,

20. Guidance for Assessment and Monitoring: Individuals using opioid medications. Alberta College of Pharmacists. Accessed June 6, 2018. https://pharmacists.ab.ca/guidance-assessment-and-monitoring-individuals-using-opioid-medications.
21. Canadian Guideline for Safe and Effective Use of Opioids for Chronic Non-Cancer Pain. Canada: National Opioid Use Guideline Group (NOUGG); 2010 [2018June06]. Available from: http://national-paincentre.mcmaster.ca/opioid/.
22. Yi P, Pryzbylkowski P. Opioid induced hyperalgesia. Pain Med. 2015;16(S1):1.
23. Barber JB, Gibson SJ. Treatment of chronic non-malignant pain in the elderly. Drug Saf. 2009;32(6):457–74.
24. Bajwa ZH, Simopoulos TT, Pal J, Kraemer JJ, Chopra P, Nagda J, Najib U, et al. Low and therapeutic doses of antidepressants are associated with similar response in the context of multimodal treatment of pain. Pain Physician. 2009;12(5):893–900.
25. Edlund MJ, Steffick D, Hudson T, Harris KM, Sullivan M. Risk factors for clinically recognized opioid abuse and dependence among veterans using opioids for chronic non-cancer pain. Pain. 2007;129(3):355–62.
26. Kroenke K, Krebs EE, Bair MJ. Pharmacotherapy of chronic pain: a synthesis of recommendations from systematic reviews. Gen Hosp Psychiatry. 2009;31(3):206–19.
27. Lynch ME, Campbell F. Cannabinoids for treatment of chronic non-cancer pain; a systematic review of randomized trials. Br J Clin Pharmacol. 2011;72(5):735–44.
28. Maizels M, McCarberg B. Antidepressants and anti-epileptic drugs for chronic non-cancer pain. Am Fam Physician. 2005;71(3)
29. Micó JA, Ardid D, Berrocoso E, Eschalier A. Antidepressants and pain. Trend Pharmacol Sci. 2006;27(7):348–54.
30. Nijs J, Meeus M, Van Oosterwijck J, Roussel N, De Kooning M, Ickmans K, et al. Treatment of central sensitization in patients with 'unexplained' chronic pain: what options do we have? Expert Opin Pharmacother. 2011;12(7):1087–98.
31. Sarzi-Puttini P, Vellucci R, Zuccaro SM, Cherubino P, Labianca R, Fornasari D. The appropriate treatment of chronic pain. Clin Drug Investig. 2012;32(1):21–33.
32. Schug SA, Goddard C. Recent advances in the pharmacological management of acute and chronic pain. Ann Palliat Med. 2014;3(4):263–75.
33. Turk DC, Wilson HD, Cahana A. Treatment of chronic non-cancer pain. Lancet. 2011;377(9784):2226–35.

Couban R, et al. Guideline for opioid use in chronic noncancer pain. CMAJ. 2017;189(18):E659–66.

第4部分

临床专科评估技能

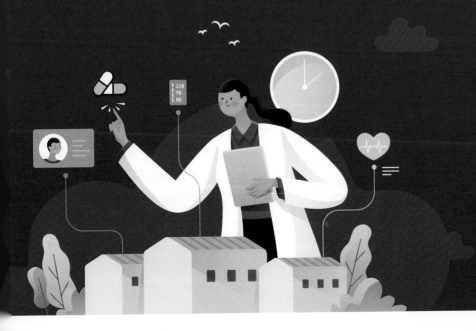

第22章

药代动力学评估

Sherif Hanafy Mahmoud

本章目标

1. 讨论药代动力学概念的临床相关性。
2. 在治疗评估中应用药代动力学的基本原理。
3. 确定治疗药物监测（TDM）的概念和基本依据。
4. 在TDM中应用药代动力学原理。

背景介绍

　　药代动力学是研究药物在给药后体内发生变化的状况，也就是研究药物经过给药吸收直到药物消除的整个过程。涉及4个不同的过程（ADME）：**吸收**（absorption）、**分布**（distribution）、**代谢**（metabolism）和**排泄**（excretion）。 在日常临床药学实践中，了解基本的药代动力学原理至关重要（表22.1）。 药代动力学可以回答许多临床问题，例如：

- 如果患者目前正在口服10mg吗啡，那么静脉注射时，吗啡的剂量是多少？
- 患者开始使用万古霉素，何时需要测量其血药浓度？
- 患者服用利伐沙班出现了严重的不良反应，何时此药才能从体内消除？
- 这种药是否需要负荷给药？ 如果需要，那么**负荷剂量**（loading dose）是多少？
- 卡马西平血药浓度回到20μmol/L，该怎么办？
- 患者早晨忘记了服药，该怎么办？

表22.1　药代动力学在治疗评估中的应用

药代动力学的应用	应用的药代动力学参数
治疗药物监测	所有的药代动力学参数
血液透析等肾脏替代治疗对体外药物清除的预测	蛋白质结合、分布体积、清除率
静脉注射到口服剂量转换的估算	生物利用度、盐基因子
药物负荷剂量的预估	分布体积、目标稳态浓度、生物利用度
确定药物达到稳定状态所需的时间	半衰期
确定药物服用后需要多长时间从体内消除出去	半衰期
药代动力学药物相互作用的评估	所有药代动力学参数
评估患者漏服剂量	半衰期、药代动力学-药效学关系

　　本章将通过讨论ADME体系及其在患者治疗评估中的应用，介绍药代动力学的基本原理。然后，将讨论治疗药物监测的基本原理和方法。

ADME体系药代动力学的基本概念 ----------------

药物吸收

生物利用度

　　药物除静脉内（intravenous，IV）途径给药外，通过任何途径给药后，都需要通过吸收才能达到全身循环。给药后药物被吸收部分与给药剂量的比值称为生物利用度（bioavailability，F），它反映了药物吸收的程度。生物利用度取决于药物的物理化学性质和吸收部位的特征，例如血液供应和pH。静脉途径的生物利用度为100%，因为药物直接进入血液之中。另外，其他途径，例如口服、肌内注射和皮下注射途径，其生物利用度通常小于100%。了解生物利用度对日常临床实践非常有帮助。生物利用度有助于了解药物进入全身循环的情况（有多少药物吸收到血液中），因此，可以了解药物在不同途径之间切换时的**等效给药剂量（equivalent dosage）**。为了说明这一点，表22.2描述了某些药物的口服生物利用度。如表所示，对于几乎具有100%口服生物利用度的药物如苯妥英钠和丙戊酸来说，静脉给药与口服剂量的转化率是1：1。例如，每天静脉给药500mg丙戊酸等于500mg/d口服制剂。另外，吗啡和普萘洛尔等其他经过**首过代谢（first pass metabolism）**的药物，口服生物利用度明显较低。药师评估患者用药时，对于口服生物利用度低的药物，应预期口服剂量相当于较低的静脉注射剂量。例如，30mg口服吗啡被认为相当于10～15mg注射吗啡。此外，口服生物利用度为0（即未被吸收）的药物无法用于治疗全身性疾病。例如，万古霉素口服不吸收，因此用于治疗全身性感染时，应通过静脉给药。

表22.2　药物的口服生物利用度

药物名称	生物利用度
苯妥英钠	90% ～ 100%
丙戊酸	90% ～ 100%
万古霉素	0
吗啡	17% ～ 33%
普萘洛尔	25%

盐基因子

影响药物吸收的第二个概念是**盐基因子（salt factor）**，即"S"。有些药物以不同的盐形式和/或前体药物给药。盐基因子是含有药理活性药物的前体或盐形式的一部分。关于临床相关性，盐基因子对于确定药物不同盐形式的等效剂量很重要。例如，苯妥英钠的肠外和口服缓释制剂含有苯妥英钠盐，而速释片和混悬液则含有游离苯妥英酸形式。苯妥英钠含有92％的游离苯妥英酸形式。换句话说，苯妥英钠的盐基因子为0.92。但是，由于苯妥英钠的**半衰期（half-life）**较长，这种差异在大多数患者中并不具有临床意义。另外，其他药物的盐基因子在临床上具有重要意义，应将其计入等效剂量中。例如，氨茶碱［茶碱的乙二胺盐（ethylene diamine salt of theophylline）］含有80％的茶碱（盐基因子为0.8）。换句话说，当将氨茶碱更换为茶碱时，茶碱剂量为氨茶碱剂量乘以0.8。

吸收率

第三个概念是药物的**吸收率（rate of absorption）**。当将药物的**缓释（sustained release, SR）制剂**与速释制剂进行比较时，可以最好地说明这一点。如图22.1所示，速释制剂可快速释放药物，并可能比SR制剂具有更高的**峰浓度（maximum concentrations, C_{max}）**；但是，其效果比SR制剂消除更快。药物吸收的速率决定了起效时间和达到峰浓度的时间，并且有利于制剂剂型转换。例如，地尔硫䓬的缓释制剂在胃肠道中缓慢释放药物，使得作用时间延长，因此每天给药1次。另外，地尔硫䓬的速释制剂可以快速释放药物，但由于其半衰期短，需要每天给药4次。如果每天口服一次地尔硫䓬240mg SR制剂患者无法吞咽，那么换成液体制剂可能是一个合理的替代选择。然而，240mg的剂量则需要分4次服用；否则，一次全部的液体给药会造成患者心动过缓和低血压的危险。药师在药物制剂转换中应发挥重要角色。在评估患者的用药方案时，必须评估患者是否适合给予控释剂型。

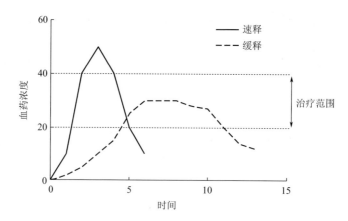

图22.1 速释和缓释制剂的血药浓度与代谢时间比较

影响药代动力学的药物相互作用：药物吸收

药物在其药代动力学中产生的**相互作用（drug interaction）**可发生在体内传运的任何阶段。药物与药物及食物与药物之间产生的相互作用可能导致药物吸收的速率和程度发生变化。例如，合并服用左甲状腺素和含铁补充剂会降低左甲状腺素的生物利用度，从而降低其功效[1]。因此，左甲状腺素和含铁补充剂应间隔至少4小时服用，以避免这种相互作用的发生。另一个例子是管饲患者服用苯妥英钠若同时给予管饲食物，管饲食物可能会极大地降低苯妥英钠在体内的生物利用度，最大可降低80％，给患者带来突发性癫痫发作的风险。建议在服用苯妥英钠之前2小时或之后2小时喂食。药师需要警惕确认这些相互作用的可能性。铁、钙、铝和镁盐，聚苯乙烯和考来烯胺通常是产生相互作用而影响药物吸收的实例。在评估患者用药方案时，重要的是要查找药物相互作用的参考书和与食物给药的指南。

药物分布

分布体积

一旦药物被吸收或静脉给药，就会通过全身循环分布到体内的不同组织。药物分布的程度取决于许多因素，例如药物的亲脂性、组织亲和力和蛋白结合力。**分布体积（volume of distribution，V_d）**是药物分布在体内的表观体积（apparent volume），反映了药物在体内的分布程度。与体积分布较小的药物相比，体积分布较大的药物在体内的分布更广泛。分布体积的临床意义有助于确定负荷剂量。药物给药的负荷剂量对于快速达到治疗浓度可能是有价值的。可以通过将药物期望的**稳态浓度（steady state concentration，C_{ss}）**乘以其分布体积［式（22.1）］来计算静脉给药的负荷剂量。如果药物相同剂量被添加到两个具有不同体积的容器中，则会产生不同的浓度。因此，具有较高V_d的药物需要比具有较低V_d的药物给予更高的剂量才能获得相同的血药浓度。为了说明这一点，如表22.3所示，胺碘酮的分布体积为66L/kg，表明其在人体各部位的分布广泛。因此，胺碘酮与低分布体积的药物相比需要给予更高的负荷剂量，以便迅速达到目标浓度。

$$负荷剂量 = 期望的 C_{ss} \times V_d \tag{22.1}$$

重要的是，要注意，当药师评估用药适宜性或计算药物负荷剂量时，应考虑患者个体因素可能会改变 V_d。这些因素包括肥胖，改变蛋白结合的情况（请参阅下一节），患者体重以及引起身体体积变化的情况，例如妊娠、囊性纤维化和烧伤。可以在药物专论相关的药代动力学内容和药代动力学研究中找到各种疾病状态下具体药物的 V_d 值[2]。

表22.3 所选药物的蛋白结合率和分布体积

药物	分布体积	蛋白结合率
苯妥英钠	0.7L/kg	90%
万古霉素	0.7L/kg	55%
左乙拉西坦	0.5 ～ 0.7L/kg	<10%
胺碘酮	66L/kg	>96%

蛋白结合

另一个对药代动力学产生很大影响的重要概念是**蛋白结合（protein binding）**。药物可以结合血浆白蛋白、α-酸性糖蛋白或脂蛋白。通常来说，碱性药物与α-酸性糖蛋白结合，而酸性药物与白蛋白结合。结合蛋白质的强度越高，药物的分布体积越小。大多数药物以两种形式存在：游离和结合形式。药物的结合部分仅限于血浆，而游离部分可分布至组织。通常来说，游离部分是药理活性的形式，并且用于消除的形式。因此，任何可以改变蛋白结合的因素都有可能影响药物的疗效、清除率和体积分布。表22.4概述了需要药师了解的可能影响药物蛋白结合的因素。

表22.4 影响药物蛋白结合的因素

	低白蛋白浓度相关的疾病状况：
	肝衰竭
	肾病综合征
	烧伤
	营养不良
	老龄化
	危重疾病
改变血浆蛋白浓度	导致酸性药物的游离药物浓度增加
	α-酸性糖蛋白增加相关的疾病：
	类风湿关节炎等炎症疾病
	导致碱性药物的游离药物浓度减少

血浆蛋白结合置换	**与蛋白质结合置换相关的疾病：** 肾衰竭（尿毒症物质） 高胆红素血症 **药物相互作用**

血药浓度水平

具有治疗监测价值的药物通常都有报告推荐了其监测的参考范围。监测的参考范围是指有效血药浓度的范围，药物浓度低于有效的范围最有可能无法产生疗效，而药物浓度高于其范围则最有可能发生毒性反应。值得一提的是，血药浓度的参考范围是基于回顾性研究和人群的标准设置的，并非一成不变。药物浓度低于推荐的浓度范围可能有效，有时在这个浓度范围内也可能出现毒性反应。因此，参考的血药浓度范围可以作为评估患者药物治疗目标的工具，而不是单纯针对药物浓度测定的最终目标。不推荐常规测量血药浓度。只有在示意指征的情况下（将在本章后文讨论）才测量血药浓度水平，并且通常在达到稳态水平下进行测量。然而，在某些情况下，测量稳态前的水平有助于确定给药剂量的充足性。

影响药代动力学的药物相互作用：药物分布

通常，蛋白结合率高的药物（蛋白结合率≥90％）易于发生**蛋白结合置换**（**protein binding displacement**）而产生药物相互作用。如表22.3所示，苯妥英钠和胺碘酮大量地结合蛋白，并发生蛋白结合置换。而另一些药物，诸如左乙拉西坦和万古霉素不是蛋白结合率高的药物，因此不易通过蛋白结合置换引起药物相互作用。药物诱导改变蛋白结合率可能在治疗初始或剂量变化时，具有明显的临床意义。长期服用后，游离药物的增加将导致药物的分布体积和血浆清除率增加，但通常稳态下游离药物浓度并不引起明显的临床变化。监测血浆中蛋白结合率高的药物的游离药物浓度，对怀疑因药物分布引起相互作用和患有改变蛋白结合率的疾病（如尿毒症和低白蛋白血症）的患者可能具有价值。不幸的是，游离药物浓度无法普及监测，且价格太高、耗费人力。建议在医师处方那些蛋白结合率高的药物时，查阅相关的药物相互作用信息。

药物代谢和排泄

清除率

药物在体内的处置是通过新陈代谢转化为无活性的代谢物、以原型排泄出去或两者兼而有之。代谢的主要器官是肝脏。但是，药物代谢可能发生在其他部位，例如胃肠道、血液和肾脏。排泄的主要器官是肾脏。然而，药物可能是通过胃肠道和肺等其他部位排泄出去的。**药物清除率（drug clearance）** 是指单位时间内药物从血液清除出的量。药物清除率取决于多种因素，例如药物代谢酶、蛋白质结合、消除器官的血流量以及肝肾功能。**总清除率（total clearance）**是该药物肾脏清除率和非肾脏清除率的总和。认识药物在肾脏和非肾脏清除的成分（见药物专论）有助于评估对肝肾功能不全患者是否有必要调整给药剂量。为了具体说明，如表22.5所示，丙戊酸大部分被代谢后，其剂量的很少部分以原型从肾脏排泄，因此，认为肾衰竭患者不需要调整剂量，但肝病患者可能需要调整剂量。但是，万古霉素、地高辛和加巴喷丁都是从肾脏消除的，因此，对于这些药物需要调整肾功能不全患者的给药剂量。此外，在药物消除途径中，清除率是药物半衰期的独立决定因素（请参阅下一节）。

表22.5　某些药物代谢和消除的程度

药物	代谢百分比	消除百分比	半衰期
丙戊酸	>93%	<7%	5～20小时
地高辛	20%	80%	1～2天
万古霉素	忽略不计	90%	8小时
加巴喷丁	0%	100%	5～7小时

药物半衰期

药物半衰期（drug half-life）是药物浓度在体内减半所需的时间。药物半衰期取决于药物的清除率和分布体积。当药物清除率增加且V_d不变时，半衰期会缩短，因为药物消除得更快，反之亦然。当体积分布增加而清除率不变时，药物的半衰期将增加。简单说，具有较大V_d的药物在体内高度分布，并且"隐藏"在远离消除器官的组织里，因此半衰期更长。如果清除率和V_d都增加或都减小，则因相互抵消，半衰期应该不会或仅有很小的变化。

药师可以从药物专论中查到肝肾功能不全患者对应的药物半衰期，并用于临床决策。然而，必须注意，报告的半衰期是基于人群参数的实验值，不一定反映患者个人的半衰期。在某些情况下，如果已知药物的两个浓度值，则可以计算出患者个体的药物半衰期。式（22.2）描述了用于确定具有一阶线性消除动力学的药物的消除速率常数（k）的最简公式，假设两个浓度值之间没有给药，C_1是第一个浓度值，C_2是第二个浓度值，t是两个浓度值之间的时间间隔。然后，可以使用式（22.3）计算半衰期。

$$\ln C_1 - \ln C_2 = kt \tag{22.2}$$

$$t_{1/2} = 0.693/k \tag{22.3}$$

药物半衰期在日常临床实践中很有用。药物半衰期值决定了药物达到稳态浓度所需的时间。通常，药物达到稳态血药浓度需要3～5个半衰期。例如，苯巴比妥的半衰期为2～6天。换句话说，苯巴比妥给药需要长达3周的时间才能达到稳定浓度状态。类似于苯巴比妥的药物如果需要快速达到目标浓度水平，则需要负荷剂量给药。此外，如果停用药物，通常需要3～5个半衰期才能从体内消除出去。因此，了解药物在体内持续时间的情况是很有用的，诸如在具有相似副作用的药物之间进行更换以及出现药物毒性的情况下。

影响药代动力学的药物相互作用：药物代谢和排泄

最具重要临床意义的药代动力学药物相互作用涉及药物代谢和排泄水平产生的相互作用。这可能是由肝微粒体酶和/或P糖蛋白诱导剂、抑制剂共同参与给药过程产生的。对涉及倾向抑制、诱导肝微粒体酶或作为肝微粒体酶的底物的药物来说，在开始使用、停用或改变剂量时，药师需要检查药物相互作用的参考资料。以下是药物在代谢中常见涉及药物相互作用的举例。

- 肝微粒体酶诱导剂。利福平、苯妥英钠、苯巴比妥、普利米酮、卡马西平及圣约翰草。
- 肝微粒体酶抑制剂。克拉霉素、红霉素、西咪替丁、丙戊酸、酮康唑、利托那韦、伏立康唑。
- P糖蛋白诱导剂。卡马西平、利福平、圣约翰草。
- P糖蛋白抑制剂。克拉霉素、红霉素、胺碘酮、酮康唑。
- 容易发生这些相互作用的药物类别。免疫抑制剂、抗惊厥药、华法林、直接口服抗凝药、抗逆转录病毒药、抗真菌药。

治疗药物监测：基本原理 ------------------------------------

治疗药物监测（therapeutic drug monitoring，TDM）是应用药代动力学原理、药物浓度知识以及临床评估，以促进药物合理剂量给药，达到最佳疗效和最少药物不良反应的过程。该定义包含3个组成部分。首先，为了进行TDM，应该对主要的药代动力学原理有很好的了解（本章第一节中讨论）。其次，应该可以使用监测的血药浓度。最后是定义最重要的内容，即实施临床评估，例如，对患者特征、药物的疗效和毒性以及是否存在药物相互作用进行临床评估。仅依据药物浓度进行治疗调整，而不进行临床评估，完全否定了TDM的益处。

通常，治疗药物监测旨在通过提高疗效和最大限度降低毒性来改善患者结局。TDM可用于治疗范围狭窄、疗效和毒性与药物浓度成正比的药物。换句话说，TDM适用于具有明确监测参考范围的药物，例如苯妥英钠和万古霉素。另外，TDM可用于那些不能直接评估其疗效且同时在药物浓度和疗效之间存在良好相关性的药物，例如抗癫痫药和抗排斥药。此外，TDM对那些具有不可预测的药代动力学特征且患者间差异很大的药物是有益的，在这些药物中，对不同的患者个体给予相同剂量会产生不同的药物浓度和疗效反应。例如，他克莫司，一种抗排斥药，受试者之间存在很大的差异，其口服生物利用度差异范围为5%～70%。测量他克莫司血药浓度水平将有助于监测这些患者的治疗情况。TDM也可用于疑似药物出现浓度依赖性不良反应和毒性反应的检测，如表22.6所示。

表22.6 部分药物的浓度依赖性不良反应

药物	浓度依赖性不良反应
苯妥英钠	眼震、头晕、口齿不清、视物模糊、共济失调、精神状态↓、意识混乱、昏迷
万古霉素	肾毒性
锂制剂	震颤、肌肉无力、谵妄、癫痫发作、肾衰竭
丙戊酸	胃肠紊乱、震颤、血小板减少、中枢神经系统抑制、转氨酶和血清氨升高
地高辛	恶心、呕吐、定向障碍、心动过缓、高钾血症、心律失常
他克莫司	神经毒性、肾毒性
茶碱	恶心、呕吐、震颤、失眠、心律失常、癫痫、高热、脑损伤
伏立康唑	视觉和听觉幻觉

在某些情况下，测量药物浓度水平是预测药代动力学是否存在药物相互作用的唯一方法。这些药物相互作用的例子包括苯妥英钠与丙戊酸之间的相互作用以及他克莫司与克拉霉素之间的相互作用。将丙戊酸添加到含有苯妥英钠的药物治疗方案中时，丙戊酸会取代苯妥英钠与蛋白结合，从而增加苯妥英钠游离浓度，导致苯妥英钠的清除率和V_d增加。但是，随着长期的同步治疗过程，丙戊酸将抑制苯妥英钠的代谢，导致苯妥英钠的药代动力学参数发生另一组数据的变化。苯妥英钠非线性PK之上的这种复杂相互作用是监测苯妥英钠血药浓度的一种指征。由于丙戊酸和苯妥英钠在蛋白结合位点的竞争，因此，如果可以的话，测量苯妥英钠的游离浓度可能比总血药浓度更有用。另一个例子是克拉霉素与他克莫司的相互作用。克拉霉素是社区最常见的处方抗生素之一，会干扰他克莫司的代谢，造成他克莫司的血药浓度显著增加，从而可能诱发移植患者中他克莫司引起的肾毒性[3]。当患者必须使用克拉霉素时，需要通过TDM监测他克莫司的血药浓度水平。需要TDM的另一个指征是针对那些预计改变药代动力学的疾病或状况，例如患有肝肾疾病的患者、妊娠妇女和老年人。例如，庆大霉素在肾衰竭患者中的半衰期增加了35倍，这使得TDM对这些情况的判断非常有用。然而，TDM对于具有可预测线性药代动力学特征的药物和治疗有效浓度范围较广的药物没有意义。另外，对药物浓度与药效不相关的药物，不需要测量药物的血药浓度水平。氯吡格雷是药物浓度与药效无关的例子。氯吡格雷的抗血小板作用时间持续超过氯吡格雷及其活性代谢产物的存在。测量血小板功能比测量氯吡格雷浓度更有用。此外，如果可以轻松地测量药物产生的药理反应（例如抗高血压药），那么TDM就毫无价值了。表22.7总结了治疗药物监测的基本依据。

表22.7 治疗药物监测的基本依据

TDM 很有用	TDM 没有用
药物具有确定参考有效浓度范围 药物反应不能直接受到评价且药物浓度与反应存在良好的相关性 药物治疗窗狭窄 药物具有不可预测的药代动力学 疑似药物出现毒性反应 存在依从性顾虑 存在不可预测的药物相互作用 疾病引起药代动力学变化	药物具有可预测的药代动力学 药物的药理反应与药物浓度无关 药物的药理反应很容易测量 药物的治疗范围宽

练习

您是负责当地医院药品信息中心的药师。实验室服务经理与您联系以请求帮助。他们正在准备需要TDM监测药物浓度水平的清单。已经制订了一个初步清单（表22.8），他请您帮忙对其进行审核。

表22.8 治疗药物监测练习：药物清单

万古霉素	氨基糖苷类	环丙沙星	氨苄青霉素
苯妥英钠	卡马西平	拉科酰胺	丙戊酸
左乙拉西坦	他克莫司	伏立康唑	地高辛
缬沙坦	氨氯地平	锂制剂	茶碱
氯吡格雷	氨己烯酸	–	–

答案：在表22.8中列出的药物中，TDM对以下药物都具有价值：万古霉素、苯妥英钠、氨基糖苷类、卡马西平、他克莫司、伏立康唑、锂制剂、丙戊酸、地高辛和茶碱。万古霉素的峰谷浓度水平是浓度时间曲线下面积对最小抑制浓度比（AUC/MIC）的替代指标，也是一种疗效指标，可用于监测药物疗效。苯妥英钠表现出非线性的药代动力学特征，且在患者之间的药代动力学差异很大，因此，TDM可能是有用的。氨基糖苷类是浓度依赖性的抗菌药，可以通过TDM帮助达成疗效最大化和药物不良反应最少。卡马西平诱导其自身的代谢并表现出浓度依赖性的不良反应。他克莫司、锂制剂、地高辛和茶碱等药物表现出浓度依赖性的不良反应，TDM也可能是有用的。此外，他克莫司在患者之间的药物吸收差异很大，对其进行TDM会有更多获益。丙戊酸具有浓度依赖性的饱和蛋白结合和浓度依赖性的不良反应特征，因此TDM是有益的。最后，伏立康唑体现出非线性的药代动力学特征，其疗效和不良反应可能与浓度水平有关。然而，TDM对以下药物的价值不大：环丙沙星、氨苄

青霉素、拉科酰胺、左乙拉西坦、氯吡格雷、氨己烯酸、缬沙坦和氨氯地平。环丙沙星和氨苄西林具有较宽的治疗浓度范围和可预测的动力学特征。类似地，拉科酰胺和左乙拉西坦具有可预测的线性药代动力学特征。氯吡格雷和氨己烯酸产生的药理反应与其血药浓度无关，因此，测量血药浓度水平无用。最后，缬沙坦和氨氯地平具有易于测量的药物反应，即血压测量。

治疗药物监测的方法

药师应用治疗药物监测对患者进行治疗评估中起到重要的作用。每当患者开始使用可以测量其血药浓度的药物时，可以采取以下常规TDM步骤。

● 评估药物是否有对应的适应证，是否适合患者治疗选择。例如，如果医师为患者处方万古霉素，如果确认万古霉素对患者是适合的或没有其他不需要TDM的合适治疗替代方案时，则无需调整剂量或监测浓度水平。

● 评估药物初始剂量的适宜性。

● 确定所选药物的TDM是否有益（请参阅上节）。

● 评估是否有指征需要监测药物浓度。这是非常重要的一步。药物水平不需要仅仅因为有能力测量就进行测量。测定血药浓度应作为评估患者药物治疗的一种方法，而不是单纯将测量血药浓度作为治疗患者的最终目标。因此，不推荐常规测量血药浓度。仅在有临床指征时，才需要测量药物的血药浓度。以下是测量药物血药浓度的一般指征。

　-缺乏疗效。

　-疑似药物出现毒性反应。

　-考虑患者依从性存在问题。

　-存在不可预测的药物相互作用。

　-具有非线性药代动力学或患者间药代动力学差异大的药物。

　-存在合并症，可能使药物的药代动力学特征复杂化，例如妊娠。

　-为确定患者的"治疗"药物浓度。

● 确定停药时机。通常在稳态浓度下测量药物浓度水平（3～5个药物半衰期后）。然而，在某些情况下，测定稳态前的药物浓度水平可能有利于确定剂量是否足够。有关了解给药剂量的测量时机，通常建议使用**谷浓度水平**（trough level）。但是，对于某些药物可能需要测量**峰浓度水平**（peak level），例如测定氨基糖苷类的常规给药情况。始终需要检查药物特定的TDM信息，以确定药物浓度是否在适宜时间达标。

● 根据患者的临床需求评估药物浓度水平，这样才能确定是否需要调整剂量。

要点集萃

- 了解药代动力学概念对日常临床实践至关重要。
- 生物利用度、盐基因子和药物吸收率有助于确定制剂转换中的当量剂量。
- 分布体积反映了药物在体内的分布状况，有助于确定药物的负荷剂量。
- 总清除率是药物的肾脏清除率和非肾脏清除率的总和。认识药物在肾脏和非肾脏清除的构成有助于评估肝肾功能不全患者是否有必要进行剂量调整。
- 了解药物半衰期有助于确定药物达到稳定状态所需的时间以及从体内消除所需的时间。
- TDM是疾病管理中的重要治疗工具。如果用于正确的药物，用在正确的时间以及需要时，TDM将是优化患者药物治疗的强大工具。

参考文献

1. Irving SA, Vadiveloo T, Leese GP. Drugs that interact with levothyroxine: an observational study from the thyroid epidemiology, audit and research study (TEARS). Clin Endocrinol. 2015;82:136–41.
2. Bauer LA. Applied clinical pharmacokinetics, vol. xiv. 2nd ed. New York: McGraw-Hill Medical; 2008.
   p. 826.
3. Kunicki PK, Sobieszczanska-Malek M. Pharmacokinetic interaction between tacrolimus and clarithromycin in a heart transplant patient. Ther Drug Monit. 2005;27: 107–8.

第23章

肝功能评估

Mohamed A.Omar

本章目标

1. 了解不同类型的肝脏疾病。
2. 解释并理解肝功能检查的重要意义。
3. 解释并利用不同的评分系统评估肝功能。
4. 评估药物性肝损伤（drug-induced liver injury）并区分其不同类型。

背景介绍

　　肝脏是人体重要的器官，可以执行多种复杂功能，有助于维持体内稳态平衡和健康。肝脏从两个不同的来源获得血液供应。它通过肝动脉获得富含氧气的血液，通过胃、肠、胰脏和脾脏汇集形成的门静脉获得富含营养的血液。肝细胞（hepatocytes）构成肝脏中大多数细胞，它们参与执行肝脏的各种功能。包括血清蛋白（如白蛋白和凝血因子）的合成、代谢（葡萄糖、脂质、氨基酸和胆固醇）的调节、内源性和外源性化合物（包括药物）的生物转化与解毒[1]。肝脏执行的一系列功能使评估肝功能变得更加复杂。目前还没有现成的测试方法可以评估总肝功能。因此，肝功能和疾病的诊断与评估需要详尽了解患者的临床病史、体格检查、影像结果以及肝功能实验室检查中的异常损伤情况。本章旨在帮助药师评估患者的肝功能，以调查药物性肝病的可能原因，并管理现有肝病患者的药物治疗。

肝病

　　肝病的病因有很多，可以以不同的方式表现出来。临床上可以分为三大类[1]。

● 肝细胞损伤性肝病。这类肝病主要涉及肝细胞的损害。肝细胞损伤的常见原因包括急性病毒性肝炎和酒精性肝病。

● 胆汁淤积性肝病。这类肝病主要涉及因肝内或肝外胆汁淤积引起的胆汁流动受阻。 肝内胆汁淤积涉及肝细胞分泌胆汁的功能障碍以及肝内胆管的疾病。肝外胆汁淤积可能涉及由多种原因诸如胆结石、原发性硬化性胆管炎、胰腺炎和肿瘤[2]而发生的肝外胆管阻塞。

● 混合型肝病。主要表现为既有肝细胞受损又有胆汁淤积性损伤。许多药物性肝病和病毒性肝炎属于这种情况。

肝功能检查

肝脏具有多种生理功能，因此没有一个单项试验可用于评估总肝功能状况。但是，利用一组肝脏测试可以测量肝脏执行的某些功能或检测肝脏损害情况，其试验的结果可以提供有关存在的肝脏疾病、肝脏疾病的类型、肝脏损害的程度以及对治疗的反应等信息。在大多数医疗机构中，可以医嘱执行一组肝功能指标的化验检查，称为肝功能检查（LFT）。这种命名可能会引起误解，因为并非所有的肝化学测试都包括实际可以测量的"肝功能"。LFT检查项目通常为氨基转移酶，包括丙氨酸氨基转移酶（ALT）、天冬氨酸氨基转移酶（AST）和碱性磷酸酶（ALP）以及胆红素和白蛋白。 表23.1根据评估肝功能的过程将肝功能检查分为四大类。

表23.1　按肝功能过程分类的肝功能检查[2]

肝功能过程	肝功能检查
合成功能	白蛋白 前白蛋白 PT/INR
胆汁淤积	胆红素 ALP 谷氨酰转氨酶（GGT） 5′-核苷酸酶
肝细胞损伤	ALT AST
解毒作用	氨

注：INR—国际标准化比值；PT—凝血酶原时间。

重要的是，要注意，肝功能指标异常通常是指超出参考值的上限，但各实验室化验值可能会有所不同。通常的做法是将正常范围确定为参考正常人群中检查数值

的平均值 ±2标准偏差。因此，在正常人群中可以检查到氨基转移酶水平异常情况，慢性肝病患者有时可以表现出正常的氨基转移酶水平[2-5]。

肝脏合成功能的检查

肝脏的主要功能之一是生物合成各种蛋白质，特别是白蛋白和凝血因子。这些蛋白质水平的测量可以用于评估肝脏生物合成功能的状况。但是，这些试验通常灵敏度不高，无法检测到较低水平的肝损伤或功能障碍情况，因为肝脏具有较高的功能储备。这意味着尽管肝脏已受到严重损害，但仍可以维持其正常生物合成功能的水平。在肝硬化或大面积肝损伤中通常检查到合成功能不足。在这种情况下，这些试验检查对于确定预后和恢复情况非常有用。

白蛋白

白蛋白是完全由肝细胞合成的一种主要血浆蛋白。其功能是维持血浆渗透压，并结合和运输各种分子，包括药物、激素以及胆红素废物等。白蛋白的正常水平范围是40～50g/L，其血清半衰期相对较长，约等于19～21天[6]。所以，肝损伤发生后血清白蛋白下降通常缓慢。因此，慢性肝硬化患者的白蛋白水平一般偏低，但是由急性病毒性肝炎或药物性肝损伤而造成急性肝功能不全的患者，白蛋白水平通常在正常范围之内[2]。

此外，白蛋白水平可以在其他临床情况下降低，而与肝病无关。这些状况包括营养不良或吸收不良、慢性肾脏病、严重烧伤、血容量增加和全身性炎症。由于全身性炎症、营养不良和静脉输液的综合作用，急性病住院的患者通常白蛋白水平较低。低白蛋白水平加上其他肝脏检查无变化或无肝脏疾病的临床证据通常表明是非肝性病因的低白蛋白血症。另一方面，对于已知肝硬化和白蛋白水平下降的患者，监测其白蛋白水平有助于评估病例的预后[3]。

药师要考虑的另一个重要方面是，低白蛋白血症将影响蛋白高度结合药物的药代动力学。白蛋白水平偏低将导致游离药物浓度升高，可能会造成药物活性增高或副作用增多。常见的例子就是苯妥英钠，对于白蛋白水平低的患者，建议使用游离苯妥英钠浓度而不是苯妥英钠总浓度监测药物治疗。

前白蛋白

前白蛋白是与白蛋白密切相关的另一种血浆蛋白。与白蛋白相比，其血清半衰期短，大约为2天，对蛋白质营养更敏感，对肝功能或体液状态较不敏感[7]。临床上主要用于评估急性病住院患者的营养状况。

凝血酶原时间/国际标准化比值

除凝血因子Ⅲ由血管内皮细胞合成外，所有凝血因子完全由肝细胞合成。与白蛋白相比，凝血因子的半衰期要短得多，从6小时到5天不等，因此，在急性肝功能不全期间，测量凝血因子是一个了解肝合成功能状况的很好指标。然而，肝脏具有很强的合成储藏能力，因此只有在肝功能严重损害时（损害超过80%的合成能力）凝血因子的水平才会降低[2]。

使用血清**凝血酶原时间（prothrombin time，PT）**测量肝细胞产生的凝血因子Ⅱ、Ⅴ、Ⅶ和Ⅹ的活性，并需要维生素K来激活它们。**国际标准化比值（INR）**是一个标准化的指标，考虑到不同实验室使用的测试试剂差异，从而设置了PT标准化值。当这些因素在循环系统的水平降低或激活减弱时，INR、PT会升高。因此，肝合成受损、维生素K缺乏症或使用维生素K拮抗剂（如华法林）将引起PT/INR值升高。服用维生素K后的反应可作为检查PT/INR延长的病因的工具。由于维生素K拮抗剂、吸收不良或抗生素引起的肠道菌群紊乱而导致的PT/INR升高对维生素K反应良好，而维生素K对肝合成功能障碍是无效的。

反映胆汁淤积的肝脏检查

检查肝脏排泄功能的测试，包括胆红素、碱性磷酸酶（ALP）、5′-核苷酸酶和γ-谷氨酰转肽酶（GGT）。这些测试可以帮助区分肝细胞损伤性肝病和胆汁淤积性肝病，但不能区分肝内胆汁淤积和肝外胆汁淤积。通常诊断性影像可以诊断肝外胆汁淤积，因其与胆管扩张有关。

胆红素

胆红素是含血红素蛋白质的分解产物，其中最重要的是红细胞中的血红蛋白。胆红素以结合型（直接）和非结合型（间接）胆红素的形式存在于血液中。非结合型胆红素是亲脂性的，并与血液中的白蛋白结合，而结合型胆红素是水溶性的，可以通过胆汁和肾脏排泄。黄疸，也称为黄疸病，是由血液中胆红素升高引起的，表现为皮肤和巩膜发黄[2]。

对于胆红素升高的患者，重要的是要确定是只有非结合型胆红素升高还是两个部分均升高。在溶血性疾病或某些遗传性疾病［如吉尔伯特综合征（Gilbert's syndrome）］中，非结合型胆红素的单独升高（超过70%的非结合性）最常见，很少见于肝脏疾病[8]。溶血性疾病导致红细胞过度破坏，导致非结合型胆红素的产量增加，超过肝脏结合和排泄胆红素的能力，从而导致高胆红素血症。另一方面，结合型高胆红素血症（超过50%的结合胆红素）通常是由肝脏或胆道疾病引起的。结合型胆红素升高可发生在任何类型的肝病之中，而非结合型胆红素的单独升高通常是由非肝性病因造成的。

在尿液中也可以测定到胆红。非结合型胆红素通常与白蛋白结合，不能从肾脏清除，而结合型胆红素是水溶性的，可以从肾脏过滤清除[8]。尿液试纸可用于检测尿液中的胆红素，作为血清胆红素的一种代替检查。出现胆红素尿症通常提示有可能存在肝脏疾病[8]。

碱性磷酸酶、5'-核苷酸酶、γ-谷氨酰转肽酶

碱性磷酸酶（ALP）主要存在于肝脏、骨骼、小肠和胎盘等各种身体组织中。由于儿童处于骨骼生长期，儿童ALP水平可能更高（最高为成人范围的3倍）。同样，由于胎盘ALP升高，妊娠晚期ALP也可能升高。除此之外，临床上ALP升高通常与胆汁淤积性肝病相关。ALP水平增加到正常范围的4倍以上通常表明是胆汁淤积性疾病，而任何类型的肝病中都可能发生正常水平3倍或3倍以下的增高。

非肝脏原因，包括骨骼疾病（Paget病、骨折愈合、骨质疏松、佝偻病、软骨症、维生素D过多或维生素D缺乏症）、糖尿病、肾衰竭、败血症、肿瘤、甲状旁腺功能亢进和甲状腺功能亢进[2]等疾病也可能引起ALP升高。测量血清5'-核苷酸酶或GGT是一种实用的方法，可以确定肝脏疾病是否是ALP升高的原因。如果这两种酶升高，则ALP升高很有可能是由肝脏疾病引起的[8]。这些酶在非肝脏疾病中很少升高。另外，酒精性肝病中GGT通常升高，GGT/ALP值超过2.5通常是指饮酒成瘾[2]。

反映肝细胞损伤的肝脏检查

氨基转移酶

氨基转移酶（也称为转氨酶）是肝细胞损伤的敏感指标，因此对于识别急性肝病（如肝炎）是非常有用的[8]。包括天冬氨酸氨基转移酶（AST），也称为血清谷氨酸草酰乙酸转氨酶（SGOT），以及丙氨酸氨基转移酶（ALT），也称为血清谷氨酸-丙酮酸转氨酶（SGPT）。这些酶主要位于肝细胞内部，并在肝细胞受损时释放到血清中。氨基转移酶水平非常敏感，即使轻度肝细胞损伤也会升高。小幅升高（最高300U/L）是非特异性的，可发生于轻度肝病，而明显升高（超过1000U/L）通常是广泛肝细胞损伤的标志，通常是由于病毒性肝炎、缺血性肝炎或药物性肝损伤[8]。但是，转氨酶水平无法显示急性肝病的预后益处。

AST/ALT的值可以提供有价值的诊断信息。酒精性肝病的特征通常表现为AST/ALT值大于2。这主要是由于酒精引起磷酸吡哆醛缺乏，而造成ALT水平偏低[8]。

反映解毒能力的检查

氨

氨（ammonia）主要是在正常蛋白质代谢过程中以及在结肠中蛋白质的细菌分解代谢中产生的。氨主要在肝脏（转化为尿素）和肌肉（与谷氨酸结合形成谷氨酰胺）中进行分解毒性。因此，患有晚期肝病或肌肉萎缩的患者会发生高氨血症[9]。氨可能在肝性脑病的发展中起作用，肝性脑病是一组从人格变化到昏迷的神经精神症状。在肝性脑病患者中常见的血液中氨含量增加，以及血脑屏障对氨的渗透性增加，导致氨穿过血脑屏障并引起脑水肿[2, 9]。然而，慢性肝功能衰竭患者的氨水平与肝性脑

病关系不大，肝性脑病的诊断更多地取决于患者的病史和临床评价[2]。

此外，药物（最常见的是丙戊酸）、尿素循环紊乱、瑞氏综合征（Reye syndrome）以及产氨微生物（如支原体）的感染可导致氨水平升高[2, 10]。

检查肝脏异常的指标

肝脏具有复杂的生理作用，并执行多种生理功能。没有一个单项测试可以评估整体肝功能状况。但是，前面各节中提到的每项检查均会评估肝脏某个方面的功能和状态。因此，重要的是，不要将肝脏检查的结果孤立于临床图片、其他相关检查的结果或诊断影像的结果来看。纵观不同肝脏检查的指标，可以确定一般的肝病类别。表23.2描述了不同类别肝脏疾病相关的各种肝脏检查指标。

表23.2　不同类别肝脏疾病相关的肝脏检查指标[1]

肝病	胆红素	转氨酶（ALT、AST）	ALP	白蛋白	PT/INR
急性肝细胞疾病（病毒性、药物性或缺血性肝炎）	两种组分（结合和非结合胆红素）均升高 胆红素尿	ALT和AST均升高（>1000U/L） ALT>AST	正常或轻度升高（<3倍正常值）	正常	通常正常 如果升高（超过正常值的5倍）且未通过维生素K纠正，则预后不良
慢性肝细胞疾病	两种组分均升高 胆红素尿	轻度升高（<300U/L）	正常或轻度升高（<3倍正常值）	降低	延长 未经维生素K纠正
酒精性肝炎	两种组分均升高 胆红素尿	AST/ALT >2	正常或轻度升高（<3倍正常值）	降低	延长 未经维生素K纠正
胆汁淤积性肝病	两种组分均升高 胆红素尿	正常或轻度升高（<300U/L）	高度升高（>4倍正常值）	正常，除非是慢性病	正常 如果长时间服用维生素K会有反应
溶血性疾病	非结合型胆红素升高 无胆红素尿	正常	正常	正常	正常

其他肝脏评估检查

肝脏实验室检查可提供肝脏疾病的一般分类。通常需要进行其他检查才能做出正确的特异性的诊断并评估疾病的严重性。这些检查包括如下。

● 肝脏超声检查。对于区分肝内和肝外胆汁淤积很重要。

● 肝脏穿刺活检。对于评估肝纤维化是非常重要的，有助于确定肝病的严重程度和所处阶段（早期、晚期、肝硬化前或肝硬化）。

- 非侵入性检查。检测肝纤维化包括瞬时弹性成像和磁共振成像[8]。
- 病毒性肝炎检查。包括抗体血清学检测和检测病毒遗传物质的分子检查。这些检查以及临床病史、流行病学和患者风险因素可以帮助正确诊断病毒性肝炎，并区分不同的肝炎（甲型、乙型、丙型、丁型或戊型肝炎）[2]。

肝病评分系统

肝硬化与高死亡率和高发病率有关，根据肝硬化的分期及其相关并发症，1年死亡率为1%～57%[11]。这突出了识别高危患者的重要性。肝活检是评估肝硬化严重程度和所处阶段的最准确方法。然而，肝硬化也可以通过使用Child-Turcotte-Pugh分类（也称为Child-Pugh评分或CTP评分）进行临床分期。表23.3列出了CTP评分标准的详细信息。CTP评分是肝硬化预后的良好预测指标，可为识别符合肝移植条件的患者提供指导。此外，CTP评分通常还用于指导肝硬化患者的给药剂量调整。

表23.3 Child-Turcotte-Pugh（CTP）评分量表[11]

项目	1分	2分	3分
脑病	无	Ⅰ～Ⅱ级（或药物抑制）	Ⅲ～Ⅳ级（或难以治疗）
腹水	无	轻度	中度——难治
白蛋白/（g/L）	>35	28～35	<28
胆红素/（μmol/L）	<34	34～50	>50
INR	<1.7	1.7～2.3	>2.3

注：≤6为A类（轻度）；7～9为B类（中度）；≥10为C类（重度）。

终末期肝病模型（model for end-stage liver disease，MELD）是另一种评分系统，目前已取代Child-Pugh评分量表来确定肝移植候选患者。模型仅融入了3个非侵入性变量：INR、血清胆红素水平和血清肌酐浓度[11]。它使用这3个变量的线性回归数学方程式来提供肝病死亡率相关的数值[12]。MELD评分越高，死亡率和发病率就越高[13]。表23.4描述了死亡率与CTP和MELD评分的相关性[13]。

表23.4 基于MELD和CTP评分的3个月死亡率[13]

评分量表	分值	3个月死亡率/%
MELD评分	<9	1.9
	10～19	6.0
	20～29	19.6
	30～39	52.6
	>40	71.3
CTP评分	<7～9	4.3
	10～12	11.2
	13～15	40.1

药物性肝损伤 ------------------------------------

肝脏在解毒和代谢药物方面起着主要作用，同时由于接触药物而容易产生毒性反应。超过1000种西药、草药、非法药物和化学品都可能诱发肝毒性[14]。**药物性肝损伤（drug-induced liver injury，DILI）**的发生率一直在增加，这是药物上市后下架的主要原因[14]。大多数DILI病例可完全恢复，没有残留的损坏或伤害。但是，极少数情况会发展为急性肝衰竭、慢性肝损伤和肝硬化或者发展为胆管缺失综合征（慢性胆汁淤积和肝内胆管丢失），从而可能导致死亡或需要进行肝移植[15]。

与儿童相比，成年人通常更容易发生药物性肝损伤，女性的风险要高于男性。其他可能增加DILI风险的因素包括肥胖、营养不良、妊娠、合并用药、**遗传易感性（genetic susceptibility）**和药物反应史[16]。既往存在的肝脏疾病和其他合并症不会影响DILI的发生风险，而会影响患者从DILI中康复的能力[17]。

DILI的类型

DILI可能是由于直接的毒性反应，也可能是特异反应。特异性药物引起的肝毒性一般更为突出，只有很少数药物会直接引起肝毒性，例如对乙酰氨基酚和甲氨蝶呤[14]。

直接毒性

药物直接毒性诱导的肝毒性通常是可预测的，且与剂量相关，通常在接触后的短时间内发生。此外，直接肝毒素通常会产生明显的形态异常，且重现每种毒素的特征[16, 18]。

特异性

特异性药物引发的肝毒性通常不可预测且无剂量依赖，可能在接触后几天内到12个月内发生。与直接的肝毒素不同，特异性药物诱发的肝毒性患者中约有四分之一会发生肝外表现，如关节痛、发热、皮疹、白细胞增多和嗜酸性粒细胞增多[18]。

DILI中肝酶变化的形式

与一般肝脏疾病类似，DILI可以根据肝脏酶变化分为肝细胞性、胆汁淤积性或混合性损伤[19]。

肝细胞性损伤

肝细胞性损伤型DILI通常以ALT和AST显著升高为特征，常常先于总胆红素升高，且与ALP水平适度升高相关[16]。肝细胞性损伤被美国食品药品管理局（FDA）定义为：ALT升高至少比**正常上限（upper limit of normal, ULN）**高3倍，总胆红素升高至少高于ULN 2倍，且R大于5[19]。其中R如式（23.1）中所示。

$$R=（测得的 ALT/ALT 的 ULN）÷（测得的 ALP/ALP 的 ULN ） \qquad (23.1)$$

常见肝细胞性损伤型 DILI 例子是异烟肼和对乙酰氨基酚的毒性。

胆汁淤积性损伤

胆汁淤积性损伤的特征表现为 ALP 水平先于 ALT 或 AST 升高，或者比 ALT 或 AST 升高更为显著[16]。其定义是 ALP 高于 ULN 3 倍，总胆红素高于 ULN 2 倍，R 不大于 2。这种损伤可能是由如红霉素、卡马西平或阿莫西林-克拉维酸之类的药物引起的[19]。

混合性损伤

在这类肝损伤中，ALT 和 ALP 均升高，R 范围为 3 ～ 4。苯妥英钠、苯巴比妥和磺胺类药物等可能引起混合性肝损伤[16, 19]。

DILI 的诊断

DILI 的临床症状、体征以及肝脏检测异常的指标可能很难与其他形式的肝病区分开来。没有可以明确诊断 DILI 的具体临床表现、实验室检查或组织学的特征[20]。DILI 的诊断是一种排除性诊断方法，与其他肝损伤原因相比，更多的是依靠临床判断，发现疑似药物具有引起肝损伤的可能性以及肝脏检测异常。在 DILI 诊断中考虑以下 6 个因素很重要[15]。

① 发病时间。

② 恢复时间。

③ 损伤形式（肝细胞性、胆汁淤积性或混合性）。

④ 排除其他原因肝损伤。

⑤ 如果疑似药物被报道会导致肝损伤。

⑥ 再次接触的反应。

由于这些因素，DILI 的诊断可能会很复杂，并且确定因果关系可能是很有争议的。已经开发出许多工具来进行因果关系的标准化评估[15]。这些工具包括如下。

● Roussel Uclaf 因果关系评估方法（RUCAM）量表。专门用于评估 DILI，涉及肝脏的特定标准，包括风险因素和使用其他肝毒性药物[21]。尽管其具有复杂性，但 RUCAM 量表仍然是评估 DILI 因果关系最广泛使用和研究的工具[20]。有关 RUCAM 量表的详细信息，请参见表 23.5。

● Maria and Victorino（M & V）量表。对 RUCAM 量表的修正旨在简化并提高其可用性[22]。

● Naranjo 概率量表。并非特定用于 DILI 评估，可用于评估任何潜在的药物相关不良反应[23]（请参见第 2 章）。

表23.5　评估DILI因果关系的RUCAM量表

	肝细胞性		胆汁淤积性或混合性		评估
1. 发病时间	初始治疗	后续治疗	初始治疗	后续治疗	得分
从使用药物开始					
提示	5～90天	1～15天	5～90天	1～90天	+2
疑似	<5天或>9天	>15天	<5天或>90天	>90天	+1
从停用药物开始					
疑似	≤15天	≤15天	≤30天	≤30天	+1

如果在开始用药前或停药后≥15天（肝细胞）或≥30天（胆汁淤积）出现反应，则应认为损伤无关，不能计算RUCAM

2. 变化过程	ALT峰值和正常上限之间的差值	ALP峰值或总胆红素峰值与正常上限之间的差值	得分
停药后：			
高度提示	8天内降低≥50%	不适用	+3
提示	30天内降低≥50%	180天内降低≥50%	+2
疑似	不适用	180天内降低≥50%	+1
无结论	30天后没有相关资料或降低≥50%	不变、上升或没有相关资料	0
与药物作用相反	30天后降低小于50%或再升高	不适用	−2
如果药物仍在使用：			
无结论	所有情况	所有情况	0

3. 风险因素			得分
饮酒或妊娠	饮酒： 有 无	饮酒或妊娠： 有 无	+1 0
年龄	患者年龄： ≥55岁 <55岁		+1 0

4. 合并用药	得分
无或合并用药时间与发病时间不符合	0
合并用药时间与发病时间相符合	−1
已知合并用药有肝毒性且用药时间与发病时间符合	−2
有证据表明合并药物致肝损伤（再用药反应与确诊试检阳性）	−3
5. 其他肝损伤原因的检查	得分

续表

	肝细胞性	胆汁淤积性或混合性	评估
第一组（6个原因）： 　由于甲型肝炎、乙型肝炎或丙型肝炎、胆汁淤积性肝炎、酒精性肝炎、近期低血压、休克或缺血史引起的急性病毒性肝炎 第二组： 　潜在肝病的并发症，或临床特征或血清学和病毒学检查显示急性巨细胞病毒、EB病毒或单纯疱疹病毒感染	所有原因：包括1组和2组完全排除	+2
	1组中所有原因被排除	+1
	1组中4～5个原因被排除	0
	1组中少于4个原因被排除	-2
	高度怀疑非药物因素	-3
6. 药物肝毒性的既往报告		**得分**
产品说明中有肝毒性报告		+2
有文献报道但产品说明中无相关信息		+1
尚无肝毒性报道		0
7. 再次服药的反应		**得分**
阳性	单用该药物ALT升高1倍（加倍）	单用该药物ALT（或胆红素）升高1倍（加倍）	+3
疑似	疑似药物与首次发生肝损伤时服用的另一种药物合用后ALT升高1倍	疑似药物与首次发生肝损伤时服用的另一种药物合用后ALT升高1倍ALP或Tbil升高1倍	+1
阴性	再用同样药物ALT升高但低于ULN	再用同样药物ALT（或胆红素）升高但低于ULN	-2
未做或不可解释	其他状况	其他状况	

注：Roussel Uclaf因果关系评估方法，RUCAM评分<3（不太可能），4～5（可能），6～8（很可能），和>8（非常可能）。改编自LiveTox.nih.gov[15]。

肝病的剂量调整

肝脏具有广泛的生理功能，因此肝损伤可对药代动力学的各个方面产生重大影响。不幸的是，没有一个实验室试验可以像用肌酐清除率评估肾功能那样测量整体肝功能[24]。对于患有急性肝炎的患者，其肝脏药物代谢有轻度或短暂的下降，通常不需要调整剂量。然而，肝硬化患者、肝细胞功能的永久丧失患者需要调整肝代谢药物的剂量[24]。CTP评分可用于指导肝硬化患者的给药剂量调整。有些药物专论将根据CTP分数提供给药剂量指导。通常，对于主要通过肝脏代谢的药物（>60%），对于CTP评分为8～9的患者，可适当降低初始剂量（约25%），对于CTP评分不小于10（约50%）的患者，则进一步降低初始剂量[24]。

口服药物的吸收也会受到影响，因为肝功能不全会导致首过代谢减少，从而使受首过代谢影响的口服药物的生物利用度增加[24]。此外，肝病患者血浆白蛋白的下降可显著影响蛋白高结合的药物。白蛋白的降低可导致游离药物的增加，因此，剂量调整时必须予以考虑。重要的是，要考虑到有明显腹水的患者，其分布体积增加。水溶性药物，例如β-内酰胺类药可能需要更高的负荷剂量，以解决分布体积增加的问题。

对于肝功能不全的患者没有明确推荐给药剂量的药物，药师可以利用其对药代动力学的理解以及替代方法的可用性来指导他们的决策。这些原则包括如下。

- 改为不受肝功能影响的治疗备选方案。
- 降低初始剂量，可以由CTP评分指导。
- 缓慢滴定剂量给药，密切监测治疗反应和不良反应。
- 密切监测治疗药物（如果可以的话）。

要点集萃

- 肝脏执行多种生理功能，但没有一种单项检查可以评估其整体功能状况。
- 对肝病患者的评估需要将对不同肝功能化验检查的理解与患者的整体临床情况和其他检查结合起来综合考虑。
- 药物性肝病的诊断是一种排除性诊断方法。药师必须考虑许多因素来评估因果关系。
- 肝功能不全会严重损害药代动力学的各个方面，需要药师密切监测。

参考文献

1. Ghany MG, Hoofnagle JH. Approach to the patient with liver disease. In: Kasper D, Fauci A, Hauser S, Longo D, Jameson JL, Loscalzo J, editors. Harrison's principles of internal medicine, 19e [Internet]. New York, NY: McGraw-Hill Education; 2015. [cited 2018 Jul 12]. Available from: accessmedicine.mhmedical.com/content.aspx?aid=1120811388.
2. Lee. Basic skills in interpreting laboratory data. 6th ed. Bethesda, MD: American Society of Health-System Pharmacists; 2017.
3. Giannini EG. Liver enzyme alteration: a guide for clinicians. Can Med Assoc J. 2005;172(3):367–79.
4. Mofrad P, Contos MJ, Haque M, Sargeant C, Fisher RA, Luketic VA, et al. Clinical and histologic spectrum of nonalcoholic fatty liver disease associated with normal ALT values. Hepatology. 2003;37(6):1286–92.
5. Gholson CF, Morgan K, Catinis G, Favrot D, Taylor B, Gonzalez E, et al. Chronic hepatitis C with normal aminotransferase levels: a clinical histologic study. Am J Gastroenterol. 1997 Oct;92(10):1788–92.
6. Dufour DR, Lott JA, Nolte FS, Gretch DR, Koff RS, Seeff LB. Diagnosis and monitoring of hepatic injury.
7. Performance characteristics of laboratory tests. Clin Chem. 2000;46(12):2027–49.
7. Neyra NR, Hakim RM, Shyr Y, Ikizler TA. Serum transferrin and serum prealbumin are early predictors of serum albumin in chronic hemodialysis patients. J Ren Nutr. 2000;10(4):184–90.
8. Pratt DS. Evaluation of liver function. In: Kasper D, Fauci A, Hauser S, Longo D, Jameson JL, Loscalzo J, editors. Harrison's principles of internal medicine, 19e [Internet]. New York, NY: McGraw-Hill Education; 2015. [cited 2018 Jul 12]. Available from: accessmedicine.mhmedical.com/content.aspx?aid=1120811446.
9. Patidar KR, Bajaj JS. Covert and overt hepatic encephalopathy: diagnosis and management. Clin Gastroenterol Hepatol. 2015;13(12):2048–61.
10. MacLellan A, Fam D, Robblee J, Andrade D. A rare cause of a common presentation: hyperammonemic encephalopathy secondary to mycoplasma hominis pneumonia (P3.220). Neurology [Internet]. 2016;86(16 Supplement). Available from: http://n.neurology.org/content/86/16_Supplement/P3.220.abstract

11. Peng Y, Qi X, Guo X. Child–pugh versus MELD score for the assessment of prognosis in liver cirrhosis. Medicine (Baltimore) [Internet]. 2016 [cited 2018 Jul 24];95(8). Available from: https://www.ncbi.nlm.nih.gov/pmc/articles/PMC4779019/.

12. Kamath PS, Kim WR. The model for end-stage liver disease (MELD). Hepatology. 2007;45(3):797–805.

13. Wiesner R, Edwards E, Freeman R, Harper A, Kim R, Kamath P, et al. Model for end-stage liver disease (MELD) and allocation of donor livers. Gastroenterology. 2003;124(1):91–6.

14. Tisdale JE, Miller DA, American Society of Health-System Pharmacists, editors. Drug-induced diseases: prevention, detection, and management. 2nd ed. Bethesda, MD: American Society of Health-System Pharmacists; 2010. 1110 p

15. LiverTox [Internet]. [cited 2018 Aug 4]. Available from: LiverTox.nih.gov.

16. Navarro VJ, Senior JR. Drug-related hepatotoxicity. N Engl J Med. 2006;354(7):731–9.

17. Russo MW, Watkins PB. Are patients with elevated liver tests at increased risk of drug-induced liver injury? Gastroenterology. 2004;126(5):1477–80.

18. Lee WM, Dienstag JL. Toxic and drug-induced hepatitis. In: Kasper D, Fauci A, Hauser S, Longo D, Jameson JL, Loscalzo J, editors. Harrison's principles of internal medicine, 19e [Internet]. New York, NY: McGraw-Hill Education; 2015. [cited 2018 Jul 12]. Available from: accessmedicine.mhmedical.com/content.aspx?aid=1120811719.

19. Kirchain WR, Allen RE. Drug-induced liver disease. In: JT DP, Talbert RL, Yee GC, Matzke GR, Wells BG, Posey LM, editors. Pharmacotherapy: a pathophysiologic approach, 10e [Internet]. New York, NY: McGraw-Hill Education; 2017. [cited 2018 Aug 4]. Available from: accesspharmacy.mhmedical.com/content.aspx?aid=1145220291.

20. Fisher K, Vuppalanchi R, Saxena R. Drug-induced liver injury. Arch Pathol Lab Med. 2015;139:12.

21. Danan G, Benichou C. Causality assessment of adverse reactions to drugs--I. A novel method based on the conclusions of international consensus meetings: application to drug-induced liver injuries. J Clin Epidemiol. 1993;46(11):1323–30.

22. Maria VA, Victorino RM. Development and validation of a clinical scale for the diagnosis of drug-induced hepatitis. Hepatology (Baltim, MD). 1997;26(3):664–9.

23. Naranjo CA, Busto U, Sellers EM, Sandor P, Ruiz I, Roberts EA, et al. A method for estimating the probability of adverse drug reactions. Clin Pharmacol Ther. 1981;30(2):239–45.

24. Bauer LA. Drug dosing in special populations: renal and hepatic disease, dialysis, heart failure, obesity, and drug interactions. In: Applied clinical pharmacokinetics, 3e [Internet]. New York, NY: McGraw-Hill Medical; 2015. [cited 2018 Aug 3]. Available from: accesspharmacy.mhmedical.com/content aspx?aid=1106302753.

第24章

肾功能评估

Rene R. Breault

本章目标

1. 描述肾脏的基本生理和功能。
2. 解释急性肾损伤和慢性肾脏病的定义。
3. 描述慢性肾脏病和急性肾损伤的风险因素。
4. 应用系统方法评估患者的肾功能。
5. 解释用于评估肾功能的各种实验室检查。

背景介绍

肾脏疾病影响着十分之一的加拿大人，数百万人处于危险之中[1]。在世界范围内，大约10％的人受到**慢性肾脏病（chronic kidney disease，CKD）**的影响[2]。其中相当一部分人的CKD可能未被发现，因此未能及时接受治疗来延缓其肾功能不全的进展。药师可以发挥其功能优势，帮助筛选和评估可能有CKD或**急性肾损伤（AKI）**风险的患者。研究表明，药师进行目标性筛查可以帮助识别CKD患者，这可能对疾病的预防和控制具有重要意义[3]。评估肾脏功能不仅是确定药物给药剂量是否适宜的一项重要技能，而且还有助于持续监测和管理肾脏疾病。

肾脏具有以下功能[4]。

① 调节体液量、渗透压、血压、电解质浓度和酸度。

② 排泄代谢终产物和外来物质（如尿素、毒素和药物等）。

③ 合成肾素、促红细胞生成素和骨化三醇（维生素D_3）。

在正常的静息状态下，肾脏从肾动脉获得血液供应，并接收大约20％的心输出量[5]。肾脏的功能单位是肾单位，每个肾脏都包含大约一百万个这些微观亚单位，这些亚单位用于过滤血液并产生尿液[5]。肾单位内发生3个交换过程：肾小球滤过、肾小管重吸收和肾小管分泌。当肾脏由于急性损伤/毒性或慢性病而开始衰竭时，这些交换过程可能会受损，并且如果未被发现或未得到治疗，则可能会阻碍肾脏的调节、排泄和合成功能。

评估肾功能的方法

肾功能评估涉及以下关键步骤。

① 获取患者的临床病史（病史/用药史、体征和症状）和基本信息，以确定他们是否有肾功能不全的风险。

② 获取相关实验室数据，以评估肾功能的指标。

③ 根据指南定义，确定患者是否患有急性肾损伤或慢性肾脏病。

④ 确保应用适宜的治疗，以控制肾功能不全（AKI或CKD）。

⑤ 停用具有肾毒性的药物（AKI）和/或调整药物的给药剂量（CKD）。

⑥ 持续监测和评估肾功能以及潜在的相关并发症。

肾功能的指标

肾小球滤过率（GFR） 无法直接测量。肾脏功能的理想指标应该是在血浆中浓度稳定，生理惰性，经肾小球自由滤过，而不在肾脏中分泌、重吸收、合成以及代谢；肾小球的分泌量等于尿液中排泄的量。

外源性和内源性指标

表24.1列出了用于评估肾功能的各种外源性和内源性指标。这些方法通常用于研究目的，而不用于临床实践，除非特定患者的因素可能造成传统评估方法（如血清肌酐）不可靠或不准确。这些侵入性因素和成本原因也阻碍了内源性指标和外源性指标在日常实践中的广泛使用。

血清肌酐（serum creatinine，SCr）和血尿素氮（blood urea nitrogen，BUN） 是评估肾功能最常用的指标。SCr用于估计 **肾小球滤过率（glomerular filtration rate）** 并计算肌酐清除率，以调整肾功能不全患者的药物给药剂量。BUN和SCr均可用于评估患有急性肾损伤和慢性肾脏病的患者，在本章稍后进行讨论。蛋白尿（尿液中含蛋白质）也用于筛查和监测慢性肾脏病的进展情况。

血清肌酐（参考范围50～110μmol/L）

肌酐是肌肉的一种非蛋白质，含氮的代谢副产物，在正常生理条件下，如果肌肉重量没有明显变化，肌酐将保持恒定。大部分肌酐是通过肾小球滤过消除，并且在稳定状态下，肌酐的产生速率等于其排泄量。尽管SCr与肾功能之间存在反比

关系，但血清肌酐不是评估肾功能的唯一方法，因为有许多因素会影响SCr浓度（表24.2）

表24.1 肾功能指标

外源性指标	内源性指标
菊糖 邻苯二甲酸盐 乙二胺四乙酸	血清γ-微球蛋白C

表24.2 影响血清肌酐浓度（SCr）的因素

SCr减少	SCr增加
瘫痪，低活动水平 老年人 肌肉重量减少 肝硬化	肾损害 大量蛋白质摄入 剧烈运动 肌肉重量增加

肌酐清除率（CL_{cr}） 可以使用24小时或定时收集的尿液，来评估患者的肾功能。该方法通常难以实施，并且容易出现错误采集，但对特定患者可能是有用的。更常见的是使用测得的SCr来计算患者的肾功能估计值。最常用的公式是Cockcroft-Gault公式［式（24.1）］[6]。该公式除了使用SCr之外，还使用了患者的年龄和体重。

$$CL_{cr}（mL/min）= \frac{(140-年龄) \times 体重（kg）}{SCr (\mu mol / L)} \times 1.2（男性）\qquad (24.1)$$

近年来，关于在公式中使用哪种权重一直存在争议，目前正在尝试开发权重调整和非权重的公式以提高公式的准确性。对于超重个体使用总体重可能会高估肾功能，相反对于低体重者使用总体重则会低估其肾功能。有些临床人员对这些个体使用了调整后或理想的体重，希望可以提供更准确的肌酐清除率估计值。还应该注意的是，这个公式仅适用于稳态SCr的患者，对急性肾损伤或透析患者则无临床价值。由Cockcroft-Gault方程计算得出的肌酐清除率已用于确定许多肾脏排泄药物的剂量，有很多信息资料可供药师根据肾功能状况来确定药物给药剂量。

估计肾小球滤过率的公式包括肾脏疾病饮食调整方程（MDRD）［式（24.2）］和慢性肾脏病流行病学协作（CKD-EPI）公式［式（24.3）］[7, 8]。这些公式可预测性能优于Cockcroft-Gault方程，因此可用于确定慢性肾脏病的分期。有人还建议将这些公式纳入药物专论，为肾功能不全的患者提供给药剂量建议。现在，许多实验室使用上述方程式报告应用测得的SCr估算GFR值。

$$\text{GFR}\left[\text{mL/}\left(\text{min}\cdot 1.73\text{m}^2\right)\right]=175\times\left(\frac{\text{SCr}}{88.4}\right)^{-1.154}\times\left(\text{年龄}\right)^{-0.203}$$

$$\times\left(0.742,\text{如果是女性}\right)\times\left(1.212,\text{如果是非裔}\right) \tag{24.2}$$

式中，SCr是血清肌酐，单位为μmol/L。

$$\text{GFR}\left[\text{mL/}\left(\text{min}\cdot 1.73\text{m}^2\right)\right]=141\times\min\left(\frac{\text{SCr}}{\kappa},1\right)^{\alpha}\times\max\left(\frac{\text{SCr}}{\kappa},1\right)^{-1.209}$$

$$\times 0.993^{\text{年龄}}\times 1.018\left(\text{如果是女性}\right)\times 1.159\left(\text{如果是非裔}\right) \tag{24.3}$$

式中，SCr是血清肌酐，单位为μmol/L；女性的κ为61.9，男性的κ为79.6；女性的α为−0.329，男性的为−0.411；$\min\left(\frac{\text{SCr}}{\kappa},1\right)$表示SCr/$\kappa$的最小值或1，$\max\left(\frac{\text{SCr}}{\kappa},1\right)$表示$\frac{\text{SCr}}{\kappa}$的最大值或1。

以上两个方程体表面积均被标准化为1.73m²。临床人员可以随时使用在线计算器来使用这些公式。与Cockcroft-Gault公式一样，仅应用于稳定型慢性肾脏病，而不用于急性肾损伤患者。

血尿素氮（参考范围2.9～8.2mmol/L）

血尿素氮是血清含氮（以尿素形式）的浓度。其血清浓度取决于肝脏生成的尿素、GFR和肾小管重吸收。BUN本身不能用于预测评估肾功能。与其他实验室数据相结合，可用于监测水合作用、肾脏功能以及蛋白质耐受性和分解代谢，也可用于预测患有严重肾衰竭的患者发生尿毒症综合征的风险。高蛋白饮食、上消化道出血、脱水和/或体液耗尽或急性肾损伤可导致BUN升高。通常，低BUN不会产生生理后果，但是对营养不良或肝损害严重的个体来说，BUN可能较低。

尿蛋白（蛋白尿）

健康个体通常在尿液中排泄非常少量的较小分子量蛋白质（10～150mg/d）。在存在肾脏损害的情况下，肾小球对较大蛋白（包括白蛋白）的渗透性增加。在患糖尿病肾病、肾小球疾病和高血压的情况下，白蛋白排泄（白蛋白尿）增加。表24.3描述了白蛋白尿和蛋白尿与肾功能不全严重程度的关系。

表24.3　白蛋白尿和蛋白尿与肾功能不全严重程度的关系[9]

测量	正常-轻度	中度	重度
白蛋白排泄率/（mg/24h）	<30	30～300	>300
蛋白质排泄率/（mg/24h）	<150	150～500	>500
白蛋白/肌酐比值/（mg/mmol）	<3	3～30	>30
蛋白质/肌酐比值/（mg/mmol）	<15	15～50	>50
尿液试纸	阴性到痕量	痕量到+	+或更高

其他尿液分析

对尿液中的血细胞、细胞管型、比重和钠含量进行分析可能会提供有关肾脏损伤的其他信息。表24.4总结了与评估肾功能有关的各种尿液检查方法。

表24.4 尿液分析检查

参数	参考范围/正常结果	注释
红细胞	高倍显微镜下看到1～3个细胞	持续性血尿可见于肾小球肾炎、感染、肾结石
白细胞	高倍显微镜下看到0～2个细胞	间质性肾炎等疾病可能出现
尿比重	1.016～1.022	与肾脏的浓缩能力相关，并根据各种生理或疾病过程而增加或减少
尿钠	可变的	通常用于评估容量状态和急性肾损伤
尿钠排泄分数	可变的	用于评估急性肾损伤

● 血尿是指尿液中存在红细胞（RBC）。显微镜下检查通常在尿液中可看到少量红细胞。高倍显微镜下见到超过3个红细胞可能表明存在肾性肾衰竭、感染或肾结石或外伤。育龄妇女在其月经期可能会在尿液中残留一些红细胞。

● 脓尿是指尿液中存在白细胞（WBC）。同样，在显微镜下发现几个白细胞可能是正常的。但是，尿液中发现大量的白细胞可能表明尿路存在炎症或感染。也可能见于间质性肾炎。

● 尿管型是在肾小管中形成的糖蛋白圆柱形团块。不同类型的管型（casts）取决于其周围形成的细胞类型。例如，红细胞管型形成于RBC周围，白细胞管型形成于WBC周围或上皮细胞管型。也有清晰或透明的管型，通常并不是特定疾病过程的一种指征。WBC管型的存在通常表明发生感染或炎症，RBC管型和上皮细胞管型通常代表肾脏损伤严重。

● 尿比重表明肾脏浓缩尿液的能力。比重（SG）是给定液体的质量与等体积蒸馏水的质量之比。肾功能正常且液体摄入量正常的患者，其SG大约在1.016～1.022，但可以稀释尿液至大约1.001，并浓缩尿液至大约1.035。比重1.010表示尿渗透压与血浆（等渗）相同。容量减少的患者（如肾功能衰竭）会出现浓缩尿液（SG≥1.022），而肾性肾衰竭的患者，其肾脏将无法稀释或浓缩尿液，因此SG会保持在1.010左右。

● 尿钠浓度和尿纳排泄分数（%FE_{Na}）是指示患者身体状况的有用指标，并且会因临床状况以及肾脏损伤或其他疾病过程的存在而有所不同。尿纳排泄分数是指肾小球最终在尿中排泄的部分尿钠，可用于区分急性肾损伤的类型。

肾功能不全的类型 ----------------------------------

急性肾损伤

急性肾损伤是指肾功能突然减弱，包括但不限于急性肾衰竭。出现以下情况时，表示患者正遭受AKI[10]。

- 48小时内血清肌酐增加≥26.5μmol/L。
- 血清肌酐增加至基线的1.5倍以上，已知或推测是在前7天内发生的。
- 排尿量<0.5mL/（kg·h），持续6小时。

可以根据表24.5[10]中概述的血清肌酐和尿量输出标准，评估AKI所处的阶段。

患者评估

重要的是要能够识别可能出现AKI风险的患者。这些患者包括正在接受潜在肾毒性药物治疗的患者、老年人或者可能正在经历以下疾病或有以下疾病风险的患者。

体液耗竭（严重烧伤、失血、脱水）	肾动脉狭窄
肝硬化腹水	肾动静脉血栓形成
心力衰竭	肾小球肾炎
心肌病	良性前列腺肥大
低血压/休克	肾结石
	慢性肾脏病

表24.5　急性肾损伤（AKI）分期[10]

阶段	血清肌酐	尿排出量
1	1.5～1.9倍基线 ≥26.5μmol/L	<0.5mL/（kg·h），6～12小时
2	2.0～2.9倍基线	<0.5mL/（kg·h），≥12小时
3	3.0倍基线 血清肌酐升高至≥353.6μmol/L 开始肾脏替代治疗 在<18岁的患者中，eGFR降低到<35mL/（min·1.73m²）	<0.3mL/（kg·h），≥24小时 无尿≥12小时

有AKI风险的患者应在肾脏功能稳定时测量基线血清肌酐，以逐渐评估其肾功能变化，确定肾脏功能是否急剧恶化。如果没有肾功能基线值，通常可以重复进行血清肌酐测量，以评估病情恶化率或测量排尿量。该信息以及患者的临床病史可用于确定个人是否符合AKI标准。

急性肾损伤的症状

急性肾损伤的体征和症状可能是非特异性的，但可能包括排尿习惯的改变、体重突然增加或胁腹疼痛。其他体征可能包括水肿、直立性低血压、尿液变色或起泡、高血压。

AKI的分类

根据病因、病理生理学和治疗的不同，AKI可分为3类：肾前性、肾性和肾后性AKI[11]。

● 肾前性AKI是对肾脏灌注不足的功能性反应，与肾脏本身的结构性损伤无关。

● 肾后性AKI是由尿液收集系统阻塞所致。阻塞可能发生在膀胱、尿道、输尿管或肾盂等部位。必须两个肾脏中都发生时，才能引起AKI。

● 肾性AKI的发生是由于肾脏结构组织的损伤。根据损伤部位的不同，肾性AKI分为4种主要类型：肾小管肾炎、间质性肾炎、肾小球肾炎、肾血管疾病。

表24.6[11]中概述了每种AKI的原因。结合其他临床信息，可以使用各种实验室参数来帮助确认患者的AKI类型。表24.7总结了相关的实验室参数。

表24.6　急性肾损伤的原因

肾前性	肾后性	肾性
低血容量	肾结石	缺血性原因
出血	血块	低血压
皮肤损失（烧伤、出汗）	外科损伤	低血容量性休克
胃肠损失（腹泻、呕吐）	恶性肿瘤	败血症
肾损失（利尿）	神经源性膀胱	系统性红斑狼疮
有效血容量降低	前列腺癌	溶血性尿毒综合征
心力衰竭	良性前列腺肥大	肾动脉血栓栓塞
肝硬化	尿道狭窄	多发性骨髓瘤
肾病综合征	药物诱导	乙二醇摄入
肾内血管收缩		药物诱导
肝肾综合征		
药物诱导		

表24.7　根据实验室结果区分AKI类型

实验室测定	急性肾损伤类型		
	肾前性	肾性	肾后性
尿沉渣	正常	管型，细胞碎片	细胞碎片
尿比重	↑	↓或不变	不变

续表

实验室测定	急性肾损伤类型		
	肾前性	肾性	肾后性
尿液红细胞	无	2～4+	变化
尿液白细胞	无	2～4+	1+
尿钠/（mmol/L）	<20	>40	>40
尿钠排泄分数	<1	>2	变化
血尿素氮	↑↑	↑	↑
血清肌酐	↑↑	↑↑	↑↑

持续的评估和监测

AKI的治疗目标包括最大限度地减少对肾脏的损害，减少肾外并发症并加快患者肾功能的康复。常规治疗包括水合作用、停用肾毒性药物以及治疗造成损害的潜在疾病。如果体液超载，则使用利尿药，如呋塞米等袢利尿药。当需要纠正电解质失衡（尤其是钾离子增加、体液超载），以及需要治疗尿毒症或清除其他毒素时，可使用**肾脏替代疗法（renal replacement therapy）**（透析治疗）。

患者应该每天或更频繁地监测其血清肌酐和排尿量，以帮助评估肾功能的恢复情况。其他监测应包括电解质、BUN、体液状况和血压。如果肾功能恢复，则患者应定期监测其肾功能，因为在他们一生中罹患慢性肾脏病的风险在逐渐增加。

慢性肾脏病

慢性肾脏病是在数月或数年内肾脏功能的进行性丧失。更具体地说，可以定义为肾脏损害或肾小球滤过率（GFR）≤60mL/（min·1.73m^2）且≥3个月[9]。表24.8提供了CKD的分类。

表24.8 慢性肾脏病分类[9]

阶段	描述	GFR/［mL/（min·1.73m^2）］
1	肾损伤基本正常或GFR升高↑	≥90
2	肾损伤轻度，GFR下降↓	60～89
3	肾损伤中度，GFR下降↓	30～59
4	肾损伤严重，GFR下降↓	15～29
5	肾衰竭/终末期肾病	<15或肾透析

患者评估

CKD筛查的目标应该是罹患CKD风险增加的个体，包括以下内容[12]。

- 高血压。
- 糖尿病。
- CKD 5期的家族史。
- 遗传性肾脏疾病。
- 急性肾损伤的既往史。
- 血管疾病。
- 多系统性疾病，可能累及肾脏（如系统性红斑狼疮）。
- 高龄。

还应评估个体当前或之前使用肾毒性药物的情况，这些药物可能会引起AKI或导致CKD的进展（表24.9）。

表24.9 肾毒性药物

血管紧张素受体阻滞剂	抗病毒药物（阿昔洛韦、茚地那韦、替诺福韦）
血管紧张素转换酶抑制剂	放射成像对比剂
抗肿瘤药物（丝裂霉素、顺铂、甲氨蝶呤）	利尿药
抗菌药物（氨基糖苷类、两性霉素B、万古霉素、	锂制剂
头孢菌素、青霉素、磺胺类）	非甾体抗炎药

CKD的筛查项目应包括血清肌酐（和相关的eGFR）、随机尿白蛋白或蛋白质/肌酐比值和尿液分析。eGFR<60mL/（min·1.73m²）且≥3个月可诊断为CKD。新发现eGFR降低应提示再次测试，以排除eGFR急性恶化的原因，例如急性肾损伤。

慢性肾脏病症状

患者在CKD的早期阶段基本没有症状。在3～5期CKD中，患者可能开始出现疲劳、水肿和尿量减少相关的一般症状。出现心血管症状可能与高血压、心力衰竭、心包炎和动脉粥样硬化有关。随着尿毒症毒素的积累，患者个体可能会出现恶心和呕吐、厌食、出血和瘙痒。神经肌肉症状包括不安腿综合征、肌肉痉挛、认知障碍和周围神经病。由于肾脏无法产生促红细胞生成素，因此在CKD的后期也可能出现贫血。钙磷稳态平衡和维生素D代谢失衡可能会导致肾骨疾病相关的体征和症状，例如骨痛和骨折风险增加。

持续评估和监控CKD患者

患有CKD的患者通常会开始接受药物治疗，以通过血管紧张素转换酶抑制剂（ACEI）或血管紧张素受体阻滞剂（ARB）减缓肾功能不全的进展。在初始治疗2周内或增加剂量时，应检查患者的血钾和eGFR。开始药物治疗时，ACEI和ARB可能导致eGFR的可逆性降低。评估和管理的一般建议包括如下[12]。

- ACEI或ARB治疗从最低剂量开始，然后逐渐滴定增量至最大耐受剂量。
- 如果eGFR的下降量超过基线的25%，则停止ACEI或ARB。
- 如果eGFR较基线降低5%～25%，则在2～3周内重新检查eGFR。
- 血清钾的增加可望达到0.5mmol/L。

某些通过肾脏排泄的药物或可能具有肾毒性的药物应暂时用于患者在康复之前无法维持足够液体摄入的急性疾病。在这种临床情况下，继续使用这些药物可能会增加患者遭受急性肾损伤或不良反应的风险。这些药物包括磺酰脲类、ACEI/ARB、利尿药、二甲双胍和非甾体抗炎药[12]。

患有CKD的个体罹患心脏病的风险也较高，因此，为了降低整体心血管疾病的风险，应对这类患者进行评估，以确保他们正在接受适宜的治疗。评估包括患者是否开始服用他汀类药物和抗血小板药物的治疗。除非有禁忌证，否则通常建议对所有CKD和糖尿病患者使用他汀类药物治疗[13]。在没有糖尿病的患者中，年龄大于50岁的患者应接受一种他汀类药物治疗；而年龄小于50岁的患者，如果他们已经知道心血管疾病或先前出现缺血性卒中，或者他们估计的10年心血管疾病发生率大于10%[14]，应进行他汀类药物治疗。对于确定心血管疾病且没有禁忌证的患者可以服用低剂量阿司匹林进行二级预防治疗[15]。

最后，所有患有CKD的患者应定期对其药物治疗进行评估，以确定是否需要调整剂量。每当患者计算出新的eGFR或启动新的药物治疗（包括非处方药治疗）时，均应定期进行评估。调整药物给药剂量的一般方法概述如下[16]。

- 获取患者病史，包括相关的人口统计信息和临床病史。
- 对照实验室结果中的eGFR值，使用适当的体重调整或非体重计算公式计算肌酐清除率。
- 查看当前的用药，并确定哪些药物可能需要调整剂量。
- 查阅一种或多种给药剂量参考书籍，以确定合适的剂量。
- 监测患者对药物的反应以及不良反应。
- 如果需要，根据患者的反应和临床状况修改治疗方案。

要点集萃

- 药师在急性肾损伤和慢性肾脏病的评估和监测中起着重要作用。
- 系统评估过程包括结合患者的临床病史和表现，评估肾功能相关指标。
- 对那些风险最高的患者，包括糖尿病、高血压、血管疾病、老年患者以及接受经肾脏消除或潜在肾毒性药物治疗的患者，应进行肾功能的目标性筛查和评估。

参考文献

1. The Kidney Foundation of Canada. No Title [Internet]. [cited 2018 Feb 11]. Available from: www.kidney.ca.
2. The National Kidney Foundation. No Title [Internet]. [cited 2018 Feb 11]. Available from: www.kidney.org.
3. Al Hamarneh YN, Hemmelgarn B, Curtis C, Balint C, Jones CA, Tsuyuki RT. Community pharmacist targeted screening for chronic kidney disease. Can Pharm J (Ott). 2016;149(1):13–7.
4. Davis EM. Chapter 16. Renal system. In: Jones RM, editor. Patient assessment in pharmacy practice. 3rd ed. Philadelphia: Lippincott Williams & Wilkins; 2016. p. 293–307.
5. Stanfield CL. Chapter 18. The urinary system: renal function. In: Stanfield CL, editor. Principles of human physiology. 5th ed. Glenview, IL: Pearson Education Inc.; 2013. p. 503–30.
6. Cockcroft D, Gault M. Prediction of creatinine clearance from serum creatinine. Nephron. 1976;16(1):31–41.
7. Levey AS, Bosch JP, Lewis JB, Greene T, Rogers N, Roth D. A more accurate method to estimate glomerular filtration rate from serum creatinine: a new prediction equation. Ann Intern Med. 1999;130(6):461–70.
8. Levey AS, Stevens LA, Schmid CH, Zhang YL, Castro AR 3rd, Feldman HI, et al. A new equation to estimate glomerular filtration rate. Ann Intern Med. 2009;150(9):604–12.
9. KDIGO. KDIGO 2012 clinical practice guideline for the evaluation and management of chronic kidney disease. Kidney Int Suppl. 2013;3(1):4–4.
10. Kellum J, Lameire N, Aspelin P, Barsoum RS, Burdmann E, Goldstein SL, et al. KDIGO clinical practice guideline for acute kidney injury. Kidney Int Suppl. 2012;2(1):1–138.
11. Khalil P, Murty P, Palevsky PM. The patient with acute kidney injury. Prim Care. 2008;35(2):239–64.
12. CKD Pathway. No Title [Internet]. [cited 2018 May 25]. Available from: www.ckdpathway.ca.
13. Diabetes Canada Clinical Practice Guidelines Expert Committee. Clinical practice guidelines for the prevention and management of diabetes in Canada. Can Diabetes J. 2018;42(Suppl 1):S1–325.
14. KDIGO. Clinical practice guideline for lipid management in chronic hidney disease. Kidney Int. 2013;3(3):182–9.
15. Bell AD, Roussin A, Cartier R, Chan WS, Douketis JD, Gupta A, et al. The use of antiplatelet therapy in the outpatient setting: Canadian Cardiovascular Society guidelines. Can J Cardiol. 2011;27 Suppl A:S1–59.
16. Matzke GR, Aronoff GR, Atkinson AJ, Bennett WM, Decker BS, Eckardt KU, et al. Drug dosing consideration in patients with acute and chronic kidney disease -- a clinical update from Kidney Disease: Improving Global Outcomes (KDIGO). Kidney Int. 2011;80(11):1122–37.

第25章

感染性疾病评估

Cecilia Lau

本章目标

1. 描述感染性疾病评估方法的核心要素。
2. 描述经验性、确定性和预防性抗微生物治疗的临床应用。
3. 描述抗生素敏感谱（antibiogram）的临床应用。
4. 描述解释细菌培养敏感性试验结果的方法。

背景介绍

　　感染性疾病包括病原细菌、真菌、原虫（protozoa）和病毒感染相关的疾病。特定疾病的流行病学和发病率取决于宿主的内外因素。病史和体格检查通常会提示可能的诊断。在选定的患者中，可以通过对采集的样本进行培养、血清学、聚合酶链反应鉴定、显微镜检查和病理检查来确诊。影像学检查和手术可以进一步辅助诊断。临床人员对特定疾病中常见分离株（isolate）的微生物学监测能够鉴定出特定感染相关的最常见微生物。这也使得抗生素敏感谱中的敏感性方式得以累积。当抗菌耐药性方式（antimicrobial resistance pattern）可能存在差异时，还必须考虑在全球传播时代宿主可能接触的病原体情况。在全球范围内，**感染性综合征（infectious syndromes）** 可能具有相似的发病机制、诊断检查和常见病原体，因此可以进行经验性治疗。但是，应根据所确认的病原体、其敏感性、药代动力学-药效学、抗菌药的可用性和患者耐受性来个性化调整抗生素处方。为了减少使用不必要的广谱抗菌药物，需要在每次治疗时谨慎开具抗菌药物处方，因为抗生素的滥用会造成费用增加、耐药性增加以及患者承受更多的不良反应。最终的控制目标是希望在全球增加抗生素耐药性的时代中延长所有抗生素的使用寿命。

　　临床实践中，药师的任务是维持对不同感染性综合征的管理能力，获得有关新型抗菌药物的知识，并在确保解决感染的同时，最大限度地减少不合理使用抗菌药物造成的影响。药师的干预措施是鼓励对感染性疾病治疗的依从指导，并进行专门的调整，以确保抗菌药物的适应证、给药方案、治疗感染部位的药物选择以及治疗疗程是适宜的。药师作为药物治疗管理者，必须突显药师作为实施**抗菌用药管理计划（Antimicrobial Stewardship Program，ASP）**倡导者的角色。在于所有临床实践环境工作的药师在ASP中都扮演着重要角色，因为他们拥有独特的技能和专业知识，可以根据疾病和患者因素，给予更为精准的建议。

"INTECTIONS" 感染治疗的合作路径

感染治疗的合作路径可以分解为以下核心工作。表25.1列出了药师在每个要素或最具影响力干预措施中发挥的关键作用，具体情况可能会因实践环境而异。

表25.1　感染治疗的合作路径

缩写	核心要素	药师的作用
I	必须有每种被处方抗菌药物的感染和/或适应证	识别每种抗菌药物是否存在对应的感染或适应证 在抗菌药物没有临床指征时进行干预 当出现重复用药时进行干预 需要增加抗菌药物时进行干预
N	不独自做出治疗决策	与其他医疗团队成员合作 药师是药物专家，常提供咨询服务，以确保处方的最佳给药方案（药物、剂量、途径、疗程）有其适应证和涉及的感染部位
F	对于感染灶，应评估感染源控制对治疗选择和疗程的影响	预测感染源控制是否对疗程产生影响
E	经验性治疗应针对常见病原微生物且关注其他风险因素	当怀疑感染不适合采用经验性治疗时应进行干预
C	对选定患者采集的临床相关样本进行培养	解释初步和最终的细菌培养及敏感性试验结果，并建议修改经验性或确定性治疗
T	首次给予抗菌药物时间的影响	当认为推迟开药是合适时，请进行干预。当治疗不应延误时应进行干预
I	询问过敏史、器官功能、遗传史/代谢异常	确定适合患者的药物选择和给药方案。
O	需要持续评估和监测	根据适应证和器官功能，确定经验性治疗的剂量和间隔是否合适
N	应尽可能使用最窄谱抗菌药物	确定精简到最窄的抗菌谱是否合适。必要时进行干预
S	连续性治疗	药师在进行处方药用药指导、疗效评估、耐受性确认和确保患者依从性等方面发挥着重要作用。药师可以通过明确记录患者对抗菌药物的不耐受性，最大限度地为这些患者提供未来治疗的用药监护

处方抗菌药物的必要条件是存在感染及指征

人类与多种微生物和谐共处，其中一些微生物具有引起疾病的能力。微生物菌群可以分类为居住菌群，它们在某个地点被连续发现并在受到干扰时迅速恢复再次出现；暂时菌群，它们可能在特定时间内定植宿主，但不能永久地生存。此外，基于组织嗜性以及理想栖息地的存在，微生物可以定植在人体的不同部位。因此，皮肤上正常生活的微生物与胃肠道不同部位的微生物在是否需氧以及对宿主的防御等因素方面明显不同。当宿主防御被破坏时，一些正常生存的微生物与宿主共生可能引起疾病。在适当情况下，接触的传染性病原体（如埃博拉病毒和流感病毒），也可能是**致病性生物**（pathogenic organism）。某些感染还需要额外的传播媒介才能发生，例如疟原虫的子孢子沉积在患者个体身上，而受感染的疟蚊可传播疟疾，这种疟疾在世界某些地区流行，但受到蚊子自然栖息地的限制。因此，感染性疾病的病原体（causative pathogens）可能是宿主固有的，也可能是外源性获得的。

提示感染的体征和症状

随着生物体在我们体内生活以及不断暴露于外界，熟悉感染相关的常见体征和症状将警示临床人员注意患者存在感染的可能性。一般的警示体征可能包括发热和发冷、体温过低、心动过速、呼吸急促、恶心、呕吐、腹泻、食欲下降、尿量减少或精神异常。某些感染可能有病理学表现，但一般而言，当大多数患者表现出非特异性的体征和症状时，鉴别诊断可能会宽泛而多样。不同的感染可能来自身体的不同部位，因此具有不同的体征和症状，并且在很大程度上反映了个人的反应状况。检查时可能出现特定的局部体征，例如感染关节的周围肿胀、红斑或肾盂肾炎的肋椎疼痛。进行血液检查时，可能会发现白细胞计数（white blood cell counts）异常或炎症标记物升高。但是，这些症状和体征都不是感染特有的，只是因为存在许多非感染性原因。举例来说，患有严重药物过敏的患者可能会出现全身性皮疹、高热、由嗜酸性粒细胞增多症引起的白细胞增多症，并伴有炎性标记物，并不表示存在感染。这是药物对人体产生的不良反应。此外，在年龄谱极端人群（老人和儿童）或免疫功能低下的患者中，其体征和症状可能不会出现，也更不好解读。

广泛明确的抗菌指征

不管是否存在感染，对于图25.1概述医师处方的每种抗菌药物都应有明确的适应证。抗菌药物用于预防或治疗感染。因此，服用抗菌药物的患者可能感染也可能没有感染。当患者因手术或特殊情况等因素增加某些感染的风险时，预防措施（prophylaxis）可用于预防感染。这些患者没有现存的感染指征，但被认为处于危险之中。治疗分为**经验性治疗**（empiric therapy）和**确定性治疗**（definitive therapy）。这些患者有可疑或有记录的感染指征，需要进行有效的治疗。

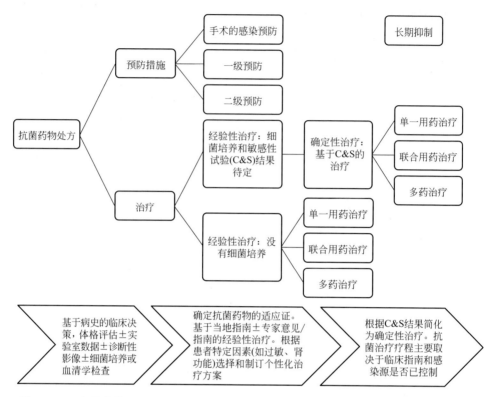

图25.1 处方抗菌药物治疗的适应证

一级预防性治疗（primary prophylactic therapy）是指预防首次感染（例如，手术的感染预防，移植后机会性感染的预防，CD4计数低的艾滋病患者感染的预防）。所需预防性治疗的选择和疗程取决于每种情况、感知风险的持续时间以及目标病原体。手术感染预防的持续时间是有限的，通常在术后≤24小时，而某些移植后的预防则是持续终身的。**二级预防措施**（secondary prophylaxis）是为了防止以前的感染在治疗结束后再次复发。许多上述高风险患者人群均有循证指南指导，应予以遵循。

经验性治疗是指使用抗菌药物能覆盖特定感染中最可能的病原体，或者根据确定的病原体但在开处方时尚不知道**分离菌敏感性**（isolate's susceptibility）结果进行的有效性抗菌治疗。尽管可以根据不同类别抗生素的已知活性菌谱做出假设性推断，但其他因素（例如局部耐药性形式）通常会确定在具体部位来优先选择有效抗菌药物。即使是在医疗机构内，不同病房对分离菌的药敏性形式也会有很大差异，并且根据抗菌药物的使用形式也会逐渐发生变化。

确定性治疗［也称为**目标性治疗**（targeted therapy）］是基于药物敏感性数据的抗菌治疗。其处方药物的抗菌谱可能比经验性治疗更窄或更宽。只要有可能，最好选择抗菌谱最窄的药物，以最大限度地减少对总体抗生素的暴露，减小对耐药性可能产生的影响。选择较窄抗菌谱抗生素的益处包括改善耐药性、减少不良事件、缩短住院时间以及节约患者花费和医疗成本[1]。对所选方案的调整犹豫不决主要来自几个方面：无法确定多种微生物感染的复杂易感方式，无法识别确定的微生物其致病原因是污染还是定植的问题，顾虑抗菌药物对培养结果影响的可靠性以及患者经常凭经验使用广谱抗菌药物治疗改善病情的感觉。

终生抑制治疗（lifelong suppression therapy）是二级预防和确定性治疗的一种不明确的混合治疗方法。尽管已经完成了适当的感染治疗过程，并且不存在循证指南支持继续治疗，但某些感染可能被视为无法治愈，因此专科主治医师可能会选择延长抑制性抗菌治疗处方。缺乏数据使得难以确定正确的给药方案，其中一个处方者可以根据经验选择一个较低的剂量，而另一个可以选择较高的剂量。在一项定义为1年或更长时间长期使用抗生素的研究中，43/202（21%）接受了针对受感染的装置或手术（瓣膜、心脏装置、关节置换术、脊柱固定术），慢性骨髓炎（OM）和血管移植感染的长期抑制性抗菌治疗；34/43（79%）是由感染专科医师开具了处方[2]。这强调了开具处方时透明性的重要性，尤其是在患者和处方医师仔细考虑后做出的具体个体化决策。

不独自做出的治疗决策

在患者治疗中，临床评估、诊断性检查和治疗决策往往是一个涉及医疗团队多个成员连续且重叠的过程。临床人员采集的病史及体检发现的体征和症状常常能识别出多种鉴别诊断，其中包括感染性疾病。临床人员应认识到可能影响感染的特定宿主相关因素，例如患者因获得性或先天性疾病引起的整体免疫状态或者脾切除术或免疫抑制剂治疗引起的医源性免疫缺陷。在易感人群中，接触动物（例如与猫嬉戏发生的咬伤，狗亲密地舔开放性伤口）会导致蜂窝织炎、菌血症，甚至骨髓炎等疾病。这需要引起疾病接触者注意，因为对病原体传播、潜伏期和疾病表现时间的总体认知有助于缩小潜在感染性病因的范围。出于相同的原因，如果患者有过近期或远途的因工作、休闲或教学的旅行记录都可能会提示有获得特定地理位置的地方性感染的风险。总的来说，评估合作患者的摄入情况可以深入了解患者的感染病灶、可能的病原菌以及评估实际或潜在的感染并发症。

目前，药师的培训并不包括详尽的病史记录、体格检查和解读许多诊断性检查结果，而所有这些对于管理各种感染性疾病都至关重要。尽可能鼓励跨学科合作，因为各个团队成员会贡献自己的专业知识来提高患者治疗质量。作为一个团队，应评估每位患者疾病的严重程度、潜在感染源、是否需要诊断性检查，同时考虑选择经验性抗菌治疗以及其他药物和非药物干预措施的必要性。增加医嘱检查的常见指征包括如下。

①需要诊断或支持诊断。

②需要确定感染病灶并评估可能的并发症。

③ 需要决定是否可能需要进一步培养分离疑似微生物。

④ 需要确定感染是否适合进行源头控制。

因此，在感染性疾病患者的治疗过程中，由于会涉及团队成员各自所在领域相关的专业知识，往往需要团队各成员参与。

药师是药物治疗专家，并经常提供咨询指导，以确保医师能针对患者的适应证和涉及的感染部位，开具最佳的药物治疗处方（药物、剂量、给药途径、持续时间）。抗菌药物的选择可能受到药物分布特性的影响。例如，对于脑膜炎，选择的抗菌药物必须具备足够的血脑屏障穿透力，以及很好的杀菌作用，因为中枢神经系统缺乏许多宿主自然防御机制。此外，给药可能很复杂，因为个别抗菌药物可能会受到与清除有关的器官功能的影响。需要连续评估，以确保在器官功能恶化或正常化的基础上做出适当的调整。最后，抗菌药物当然还可能存在药物相互作用、药物-疾病相互作用或禁忌证等问题，例如接受碳青霉烯治疗的患者丙戊酸水平大幅下降，或使用氨基糖苷类药物会使重症肌无力恶化。鉴于这些原因，药师对指导抗菌药物治疗起着重要的作用。反过来，药师可能需要依靠医疗团队成员（最重要的责任医师、介入放射医师、外科医师、临床护理人员、医师助理）来确认已记录了患者病情的改善情况。

对于感染病灶应评估感染源控制、对治疗选择和疗程的影响

感染源控制

消除感染源的策略被称为**感染源控制（source control）**。其可能涉及微创手术，其目的是引流、清创或切除。是否需要或应该尝试感染源控制取决于许多因素，并且往往需要来自不同专科医师的评估。也可能取决于疾病的严重程度。例如，一位在影像学检查中发现出现黏膜穿孔病情的感染性休克急腹症患者，将受益于可立即获得挽救生命的外科手术干预，包括清除引发腹膜炎的粪便，立即控制肠道穿孔或重建延迟的肠道功能。然而，对于发现阑尾破裂但临床上稳定的患者，可以在等待手术期间使用抗菌药物保守治疗几天。对于导管引发的血流感染（CABSI），当继续需要静脉输液时，移除受到感染的导管线并插入其他部位可提高药物治疗的成功率，并显著降低复发的机会，尤其是对金黄色葡萄球菌（*Staphylococcus aureus*）等强毒性以及亲和生物膜的病原体。相反，当在CABSI中分离出一些毒性较小的凝固酶阴性葡萄球菌属时，合理的方法是保留该导管线对插管困难的患者进行抗生素治疗。此外，在某些情况下，手术风险可能会超过感染源控制的收益（例如，多次重做开放式心脏瓣膜置换术会使患者面临手术引发的并发症风险，包括肾衰竭、缺血性肠病、胸骨伤口感染以及心脏传导阻滞等）。

对治疗选择的影响

为了使抗菌药物达到治疗效果，必须递送足够剂量的药物到达感染部位。获得

或检测感染部位局部浓度的能力是可以期望的，但其结果尚不确定。一般来说，抗菌药物的局部浓度应该至少等于抑制靶向微生物的最低抑制浓度，尽管有人认为更高倍数的浓度可能更有效。有证据表明，即使在亚抑菌浓度下，抗菌药物仍可能通过改变细菌形态、黏附特性、增强吞噬作用并促进白细胞杀死细菌，从而对宿主防御感染产生积极的影响[3]。如果感染部位的浓度低于预期浓度，临床治愈仍然还有可能，但是患者治疗的路径应以最大可能达到最佳结果为目标。

抗菌药物的选择和给药剂量应适合感染的目标部位。除了在体外环境证明对已知病原体有效之外，抗菌处方还必须考虑每种药物到达感染部位的能力，为达到有效浓度所需要的剂量调整，并且在所有其他条件相同的情况下，最终的选择可能会基于与抗菌药物相关的药效学参数预期的获益。对中枢神经系统、眼科、骨骼和前列腺等难以穿透部位的抗感染治疗，其临床经验和文献数量不断积累，最终可以查阅到许多治疗中监测的参考指标。感染部位对处方抗菌药物的选择和给药剂量是很重要的，诸如达托霉素用于肺部感染、替加环素用于菌血症以及根据神经外科手术后感染灶选择抗生素。尽管达托霉素对敏感的革兰阳性菌感染是一个合理的替代选择，但不推荐使用达托霉素治疗肺炎，因为该药受到肺表面活性剂（肺表面上皮肺液的主要成分）抑制。抑制机制是达托霉素被嵌入表面活性剂的脂质聚集物中，从而阻断并抑制抗生素的作用。替加环素可以很好地分布到体内，但其产生的较低血清浓度可能是因**超适应证治疗（off-label treatment）**敏感病原体菌血症引发暴发性复发造成的。第一代头孢菌素（如头孢唑林）对大多数手术部位感染均有效，并且在指南中是常规推荐。但是，如果外科手术感染涉及器官深处，已知抗菌药物的渗透能力可能会有问题，则应选择可渗透覆盖到感染部位的抗菌药物。在神经外科手术后，经影像学检查证实为脑脓肿或脑室炎时，为了获得最大的穿透力和潜在病原体覆盖率，以适合患者器官功能耐受的最大剂量处方抗菌药物，应每8小时静脉注射2g美罗培南，并加用万古霉素静脉注射，以达到目标为15～20mg/L的稳态谷浓度。相反，如果神经外科手术后的外科感染仅限于浅表伤口感染，则头孢唑林或其他替代品（包括口服药物）可能是合适的。

对治疗疗程的影响

药师在评估处方的各个方面（包括适当的治疗疗程）都发挥重要的作用。表25.2提供了当前推荐用于常见感染综合征的治疗疗程示例，其中解剖部位、感染源控制和其他因素都可能影响治疗疗程。随着临床证据的不断积累，临床人员可能会在指南和即时监测的参考资料中查到延长或缩短治疗各种感染需要的疗程。除了感染源控制外，治疗的持续时间还可能受感染部位、患者的免疫状况以及病原体的影响。建议根据患者对具体感染治疗的反应进一步调整治疗方案。药师不太可能参与感染源控制，但药师对患者的评估应包括询问控制感染源的可行性，以预测其对抗菌药物治疗的影响。

表25.2　受感染灶、感染源控制和其他因素等影响的抗菌治疗疗程举例

部位	感染	疗程	病灶识别与感染源控制的影响
菌血症	病灶清除	10～14天	清除菌血症或病灶
骨头	骨髓炎	急性→42天 慢性→治疗至血沉正常，可能≥90天	取决于病原体和感染的敏感性。如果在感染部位远端截肢切除感染源，且未发现其他感染病灶，可在术后≤2天停止治疗
心脏	自体瓣膜心内膜炎	金黄色葡萄球菌 二尖瓣/主动脉瓣感染且无并发症→28～42天 三尖瓣感染且无并发症→14天 草绿色链球菌→14～28天 肠球菌→28～42天	取决于病原菌、患者个体因素以及涉及的瓣膜。为特定微生物选择治疗方案的疗程可能受病原体的MIC和患者对所选治疗耐受能力的影响。由于瓣膜结构和清创面积小，缺乏信息资料，不能建议术后短期使用抗生素。需要根据病原菌进行全疗程治疗。一般来说，如果除去瓣膜送检培养显示阴性，治疗可以从证实菌血症清除后开始进行，以较早者为准
关节	化脓性关节炎	14～28天	关节镜下或开放性关节清创术是理想的，以尽量减少损伤关节细胞因子诱导的炎症反应

　　然而，必须谨记，并非所有感染都需要进行感染源控制，如不复杂的尿路感染、肺炎或脑膜炎。对于复杂情况的相同适应证可能需要拆除长期留置的Foley导尿管、行脓胸清创术或更换脑室-腹膜分流器。在特定的感染中，如果感染源控制不完整或无法执行，则可能需要或可能不需要更长的疗程。如果感染的病灶已清除，而无需担心残留的感染。因此尽管有针对具体适应证的指南建议疗程，仍可适当终止抗菌治疗。假设患者经影像学诊断证实慢性双侧糖尿病足溃疡变化造成的左足骨髓炎（OM）接受了左膝下截肢术，则应将术后左脚OM的治疗时间从≥6周缩短至≤48小时，以减少残端感染率。但是，右脚仍然保留并且在临床评估时，除了短期的抗菌治疗外，还需要适当的伤口护理。如果同一名患者出现菌血症，但对弥散性或转移性疾病的检查结果为阴性，则最合适的治疗方法是使用一种能有效治疗菌血症和糖尿病足溃疡的抗菌药物，其疗程取决于那种需要更长疗程的适应证。

经验性治疗应针对常见病原体且关注其他风险因素

　　根据革兰染色细胞壁的形态，一些常见的重要细菌如图25.2所示。初期细菌生长和革兰染色鉴定需要大量人力。需要进行解释和进一步的生化测试以确认生物体。同样，对病毒、真菌和原生动物病原体的鉴定也必须遵循特定协议来执行。有些微生物体在人工培养基中生长不好。因此，在适用和可获得的情况下，必须采用其他技术，例如核酸检测、血清学和显微镜检查。每种微生物都能够引起一系列特别的感染，这些感染通常以一种表现形式出现，尽管同一患者也可能同时表现出来。在更快速、更可靠的检测被广泛应用之前，临床人员必须继续依赖现有的关于这些病原体及其引起的特定传染综合征的知识。

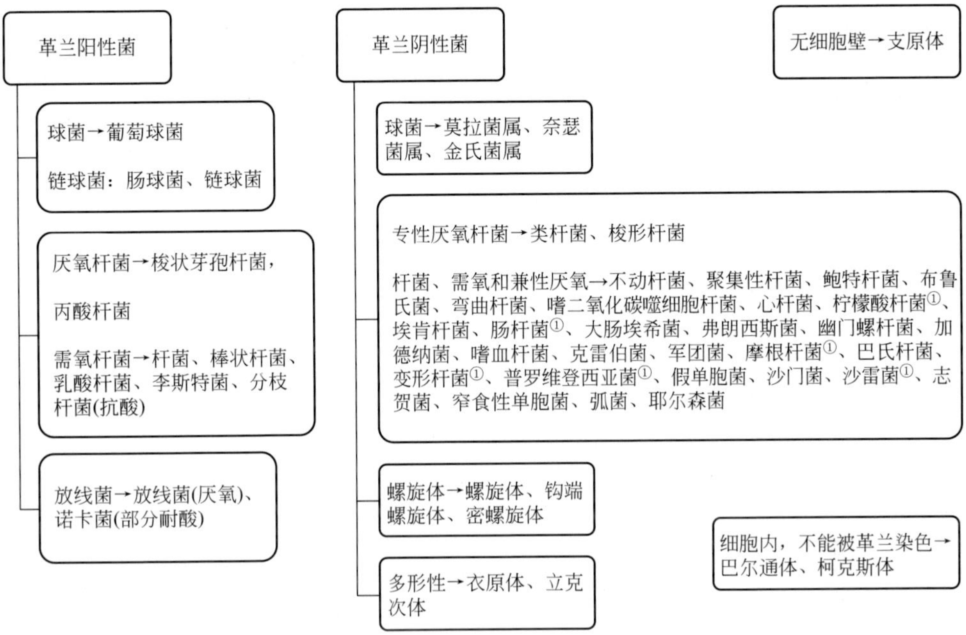

图25.2 根据细胞壁革兰染色形态分类具有潜在医学重要性的常见细菌

① 诱导型 AmpCβ- 内酰胺酶产生菌

幸运的是，根据诊断疑似的感染指征进行经验性治疗，也有很多资料可供临床人员参考。表25.3提供了执业药师常用于治疗感染患者的参考资料清单。尽可能遵循当地临床指南，就可以最大限度地根据局部疑似病原体的敏感性形式、抗菌药物的可用性以及患者和医疗系统所能承受的成本，来制订最合适的治疗方案。在参考文献缺失或不完整的情况下，药师可以对现有原始文献的循证进行综述来帮助其团队做出最佳决策。根据疑似感染性疾病的诊断，考虑宿主因素为患者个体化定制抗菌药物方案。

表25.3 常用治疗感染性疾病患者的参考资料

参考文献	注释	费用
抗菌药物治疗的手头参考工具资料		
优点：定期更新，允许即时检测获得简明的适应证或器官特异性抗菌建议		
缺点：需要导航或搜索引擎以获取相关信息，必须谨慎解释以适用于当地实践		
《桑福德指南集》	袖珍书或电子设备个人APP，涉及抗菌治疗、艾滋病病毒/艾滋病治疗、病毒性肝炎治疗	$
《约翰霍普金斯指南》	可作为袖珍书或电子设备APP，涉及抗生素、艾滋病病毒	$
《Bugs and Drugs》	电子设备的个人APP	$
以感染性疾病为重点的网站，提供易于解释的疾病和治疗相关信息		
优点：定期更新，提供有关疾病、病原体和治疗的简明摘要，可为公众和医疗专业人员提供信息		
缺点：需要导航或搜索获取相关信息，必须根据当地惯例谨慎解释		

续表

参考文献	注释	费用
世界卫生组织	http://www.who.int/topics/infectious_diseases/en/	免费
欧洲疾病预防和控制中心	https://ecdc.europa.eu/en/home	免费
美国卫生与公众服务部疾病控制与预防中心	https://www.cdc.gov/	免费
美国感染性疾病学会	https://www.idsociety.org/Index.aspx	免费

感染性疾病医师或专科医师实习生参考资料
　　优点：提供有关特定病原体和疾病的深度学习机会
　　缺点：新版本成本较高，针对非药学实践

《牛津感染性疾病和微生物学手册》	印刷版口袋书、电子书或电子设备APP	$
《AST移植感染手册》	印刷版书籍或电子书	$
《曼德尔、道格拉斯和贝内特感染性疾病原理和实践》	提供两卷套印刷版书籍和电子书	$$$$
《费金和切瑞的儿科感染性疾病教材》	提供两卷套印刷版书籍和电子书	$$$$

　　在门诊环境中，临床医师可能会根据症状和体格检查而不做影像学检查、实验室化验、血清学或微生物学检查，就为患者开具一个疗程的抗菌药处方进行经验性的临床治疗。然而有时需要考虑做门诊检查。假设一位年轻健康患者近期并没旅行或住院，她向医生主诉自己排尿困难、耻骨上痛、尿频尿急，但她没有感觉发热和胁腹疼痛。她可能被诊断为膀胱炎并根据经验开具抗菌药物处方进行治疗，在超过75%的膀胱炎病例中大肠埃希菌（*Escherichia coli*）是已知致病菌。常见的参考资料推荐使用甲氧苄啶-磺胺甲噁唑（TMP-SMX）或呋喃妥因，但建议在处方TMP-SMX之前，应确认大肠埃希菌的局部耐药<20%。在查阅了证明对TMP-SMX敏感度约为75%的局部性抗菌谱后，开具了呋喃妥因100mg，口服，每天2次，共5天的处方。如果该患者当前正处于妊娠晚期，则应按细菌培养结果指导治疗，并且应在最后一次使用抗生素后1周进行治疗结束重复细菌培养。鉴于对新生儿的风险（例如，因新生儿有溶血性贫血的风险，应避免使用呋喃妥因），不推荐使用某些常用的抗生素治疗膀胱炎。

　　有些感染及明显合并症的患者可能需要住院以密切监测和管理慢性病的恶化。住院治疗非感染性病因不应自主增加抗菌治疗。这些患者无需进一步检查，仍可根据适应证进行经验性抗菌治疗。不幸的是，住院期间可能会发生新的感染，对于这些患者来说，应该建立INFECTIONS策略流程对新感染疾病进行治疗。

对选定患者采集的临床相关样本进行培养

　　对于那些通过经验性治疗仍未改善的患者，或者因脓毒症或脓毒性休克住院的患者可能需要进行细菌培养，以确保适宜的抗菌治疗，因为许多非感染性病因也可能会引起同样的异常生理变化。表25.4 [4] 中列出了脓毒症和脓毒性休克的诊断标准。对临床相关样本的恰当采集、处理和解读后，才可确诊并简化最终治疗。这种情况可能出现在其他方面健康的患者个体身上，患者主诉有几天发热和发冷，呼吸困难增加，疲劳并且正服用氟喹诺酮类药物治疗呼吸道感染，现在临床表现为脓毒性休克，并且需要采集样本进行血液、痰液和尿液细菌培养。该患者影像学检查显示肺炎，而病史和尿液检查中泌尿道感染的体征和症状均呈阴性。假设尿液中发现酵母菌，血液中发现了肺炎球菌，而痰中发现了肺炎球菌和酵母菌。尿液中的酵母菌很可能非常不明显，因为它反映出最近使用氟喹诺酮类药物产生的抗生素强度。痰中发现的酵母菌被认为是呼吸道中的正常菌群，但免疫功能低下的患者可能很重要，而这个患者并非如此。在送检的培养样本中，发现与出现的症状以及辅助试验结果显示最匹配的重要病原体是肺炎球菌，也就是已知的呼吸道病原体。

表25.4　脓毒症和脓毒性休克：脓毒症和脓毒性休克的第三个国际共识定义（Sepsis-3）[4]

术语	Sepsis-3中定义	诊断标准
脓毒症	宿主对感染反应失调导致的危及生命的器官功能障碍	感染加器官功能不全的衡量标准：序贯（败血症相关）器官功能衰竭评估评分（SOFA）升高，与基线检查时评分变化≥2分，如果患者符合以下临床标准≥2分，则认为快速SOFA（qSOFA）评分为阳性： 呼吸频率≥22次/分 精神状态改变，或收缩压≤100mmHg
脓毒性休克	脓毒症的一个亚组，具有特别严重的循环、细胞和代谢异常，与死亡率显著增加相关	在无低血容量的情况下，维持平均动脉压（MAP）大于65mmHg和血清乳酸水平大于2mmol/L所需的血管升压素 这两个标准的存在预示着医院死亡率超过40%

在没有微生物取样的情况下，或者在培养物识别出多种微生物的情况下，必须根据一种或一组致病菌可能引起的特定感染及其局部细菌敏感性方式做出决定。

首次给予抗菌药物时产生的影响

死亡率

对给予抗生素首次剂量的最佳时间仍然存在争议。之前已证明，在记录低血压的第一小时内使用对分离菌或疑似病原体有效的抗菌药物，其存活率为79.9% [5]。在接下来的6小时中每延迟1小时使用抗菌药物，平均存活率就会降低7.6% [5]。然而，随着进行更多的研究，大量的试验数据（其中将抗生素作为脓毒症的一部分进行评估）表明，目前其敏感性分析尚不支持死亡率与首剂使用抗生素时间选择之间存在某种实际的关联。然而，大多数一线临床人员都同意，对脓毒性休克的患者不应不必要地推迟其经验性抗菌治疗。尽管他们知道，通常在未使用抗菌药物的患者身上采集的合适样本中会发现很多的致病菌。所以，对于血液动力学稳定的患者，应在给予抗菌药物首次剂量之前采集培养样本。

解读细菌培养的结果

细菌培养结果应在近期抗菌药物治疗框架下解读。如果在血培养物显示阴性结果下给予抗菌药物，则临床医师必须解释其阴性结果的临床意义。在仔细考虑阴性结果结合对最有可能出现临床表现的病原体后，可谨慎根据经验缩小抗菌药物的范围。反之亦然。对于通常给予抗生素有效的患者，其培养物显示阳性可能表明病原体难以根除，因为其病原菌易于在体内转移和产生新菌种，从而引起许多感染灶，对于这些病灶，必须将其引流、清创或切除。或者，可能建议优化给药方案，重新评估用药选择是否适合感染部位，或考虑耐药性的可能性。

询问过敏史、器官功能、遗传/代谢异常

药师作为医疗团队成员，可以发挥其作用，向医疗团队提供有关抗菌治疗的建议，因为他们可能是团队中最了解抗菌药物及其活性谱的成员。在实践中，药师在确保抗菌药物的选择和给药剂量以满足患者的个体需求（例如患者的过敏史以及清除药物的器官功能损伤等）等方面，起到了重要作用。

过敏反应和不耐受

某些疾病，尤其是病毒感染，可能表现为皮疹，在某些情况下，当使用抗生素（可能没有临床指征）时，皮疹的发生率较高。例如，使用阿莫西林治疗EB病毒单核细胞增多综合征时，有70%～100%的患者会出现皮疹。据报道对于某些患者出现头痛和胃肠道不适等不耐受表现，都属于过敏反应。因此，不必惊讶，多达10%的普通人群主诉对青霉素过敏，而实际上青霉素过敏型反应的发生率仅仅0.01%～0.05%[6]。因此，药师等临床人员应阐明激发性抗生素的适应证，产生过敏反应的时间和变化以及对过敏反应的处理。有可能的话对既定的其他抗菌药物进行评估。真正对青霉素过敏的患者使用所有青霉素类药物都存在过敏反应的风险。如果患者曾报告过对青霉素过敏，但现证明对其他青霉素已耐受（如哌拉西林-他唑巴坦），药师应指导患者并帮助摘掉其过敏标签。

β-内酰胺类抗生素之间发生交叉反应

从20世纪70年代进行的几项研究来看，已有报道青霉素类和头孢菌素类之间会发生交叉反应，其发生率约为7.7%～8.1%，因此，大多数文献引用了两类抗生素之间发生的交叉反应是小于10%，而早期的回顾性研究却有报道一些情况高达42%[7, 8]。最近更多的研究表明两类抗生素之间发生的交叉反应率远低于早期研究得出小于1%的交叉反应率，并且似乎是由于特定药物之间侧链的相似性造成的。无论在开处方时是否能够完成详细的过敏评估，对于药师来说，熟悉具有相似侧链的青霉素类药

物和头孢菌素类药物都是很重要的，因为存在相同侧链是引起交叉反应的一个因素，此时青霉素类和头孢菌素类之间的交叉反应率为10%～38%[9]。在头孢曲松、头孢噻肟和头孢吡肟之间已发现存在交叉反应，在它们分子结构的R¹位都具有相同的侧链。但是，总体上很难准确预测交叉反应的风险，因为某些反应可能是由抗体对普通β-内酰胺环引起的。考虑到这一点，表25.5列出了具有相似侧链的β-内酰胺类抗生素[6]。青霉素和碳青霉烯之间发生交叉反应的发生率估计为1%～4%[6, 9]。

表25.5 具有相似侧链的β-内酰胺类抗生素，在同组药物之间有可能发生交叉反应

C-7结构上具有共同R¹侧链的β-内酰胺类药

1组	2组		3组	
青霉素	阿莫西林	头孢丙烯	头孢吡肟	头孢匹罗
头孢西丁	氨苄西林	头孢拉定（注：原文错误）	头孢他美	头孢唑肟
头孢噻吩	头孢克洛	头孢氨苄	头孢他仑	头孢哌酮肟
头孢噻啶（注：原文错误）	头孢羟氨苄	头孢他嗪	头孢噻肟	头孢曲松

C-1结构上具有共同R²侧链的β-内酰胺类药

1组	2组	3组	4组	5组	6组	7组
头孢羟氨苄 头孢氨苄 头孢拉定	头孢美唑 头孢哌酮 头孢替坦 头孢孟多	头孢噻肟 头孢噻吩 头孢匹林	头孢布丁 头孢唑肟	头孢呋辛 头孢西丁	头孢地尼 头孢克肟	氨曲南 头孢他啶 头孢磺啶

磺胺过敏

对非抗菌类的磺胺药物过敏并不意味对处方磺胺类抗菌药物也过敏（例如，TMP-SMX可用于对磺胺利尿药过敏的患者）。最常见的是，患者可能在治疗期间报告发生了斑丘疹。必要时，可容许继续完成治疗。或者，可以继续治疗且采取**脱敏治疗方案**（desensitization protocol）以免这些患者再次遭受过敏，往往可以产生耐受[9]。

尽管不像β-内酰胺类药物的过敏那样常见，但所有类别的抗菌药物都报告过有过敏反应。通常报告为无皮肤脱落、黏膜和内脏器官受累的轻度皮肤反应。一般而言，患有重度皮肤不良反应（例如Steven-Johnson综合征/中毒性表皮坏死或有伴嗜酸性粒细胞增多和系统症状的药疹）的患者不应再次接受风险挑战，而应采用替代疗法。如果没有其他选择，或者患者报告对多种抗菌药物过敏，则转诊给过敏症专家，专家可能会帮助确定真正的过敏原。

药物过敏（drug allergies）和**不耐受**（intolerance）是开出最有效治疗处方的主要障碍。在适当的指导下，如果报告了轻度反应或过敏史模糊（例如，儿童期青

霉素过敏且不需要医师来处理反应），大多数患者将同意再次接受诱发过敏的药物治疗。但是应该指导患者进行**自我监测**（self-monitor），最理想的情况是接受密切观察。

抗菌治疗涉及的器官功能

肝肾功能减退时，许多抗菌药物需要调整给药剂量。对于许多经肾脏排泄的抗菌药物，**剂量调整**（dosage adjustment）是依据有效范围制订的。Cockcroft-Gault方程预估患者肾功能处于需要调整剂量的状态时，评估肌酐的总体趋势是有用的。如果趋势预示着肾功能改善，除依赖透析（dialysis-dependent）的患者外，则可以选择更有效的剂量，但依赖透析的患者，其肌酐会受到透析剂量的人为影响。根据所采用的透析方式，应参考透析剂量指南推荐的剂量调整。如果是非透析患者且肾功能状态稳定，但需要剂量调整的，则需要对可能的过量给药和感染尚未得到充分治疗的风险与获益进行评估。在所有情况下，调整也可能是针对适应证和特定器官的。药师在其执业监管区内，可能会根据器官功能自动调整处方给药，应鼓励处方医师明确指出何时针对特定适应证或肾功能波动，调整给药方案，以避免给药错误。

尽管一些抗菌药物经肝脏代谢清除，但对于大多数患者用药仍缺乏剂量调整的指导。重要的是要认识到对肝病患者应避免或谨慎使用某些抗菌药物。如果没有其他选择，则应在治疗期间密切监测抗菌治疗的不良反应。

抗菌治疗相关的遗传/代谢特征

尽管不常见，但特定的遗传和代谢特征确实会影响抗菌药物的选择和给药剂量。药物选择和给药剂量不当可能会产生严重的影响。例如，在服用氨苯砜和伯氨喹之前，最理想的方法是检查患者的6-磷酸葡萄糖脱氢酶（G6PD）情况，因为患有G6PD缺乏症的患者个体可能会发生药物性急性溶血性贫血。氨苯砜主要用于麻风病的治疗，作为吉罗肺囊虫肺炎（*pneumocystis jirovecii* pneumonia，PCP）预防的替代药物，也作为PCP二线治疗的药物。由于这类肺炎的患者首选使用一线药物TMP-SMX进行治疗和预防，考虑到患者可能具有PCP风险，应检查G6PD情况，否则可能会产生不良反应，且需要有替代方案来继续治疗。**伯氨喹**是目前唯一可用于治疗肝期感染以及防止间日疟原虫和卵形疟原虫引起疟疾复发的抗疟药物。对于不能耐受TMP-SMX和氨苯砜的患者，伯氨喹也可作为PCP替代治疗的药物。对G6PD缺乏症患者治疗特定疟疾时，药物使用应个性化调整剂量并密切监测，以防止间日疟原虫和卵形疟原虫感染的再次复发。由于在非裔、亚裔和地中海裔的人群中普遍存在G6PD缺乏症特征，因此一些临床人员可能会忽视遵循该建议。然而，尽管罹患G6PD缺乏症的严重程度在不同种族之间存在显著差异，但它会影响到所有种族人群的用药安全。

具有**药物代谢酶**（drug-metabolizing enzyme）（特别是细胞色素P450）多态性

的患者个体，也会面临不同的后果。因此药物经过高度多态性酶CYP2C9、CYP2C19和CYP2D6的代谢会产生不同程度的风险。由此产生的表型包括**不良代谢物（poor metabolizers）、中间代谢物（intermediate metabolizers）、广泛代谢物（extensive metabolizers）和超快速代谢物（ultra-rapid metabolizers）**。在多态性影响活性药物可用性的情况下，研究最多的抗菌药物是伏立康唑，可应用TDM监测伏立康唑血药浓度，以指导剂量调整，确保达到合理的浓度水平。未来还会发现更多**基因多态性（genetic polymorphism）**对抗生素等多种药物代谢的影响。药师应认识到各种影响的因素并制订改善的策略，以提高患者治疗的结果。

需要持续的评估和监测

初步结果和抗生素敏感谱

从样本中分离出一种微生物时，重要的是要根据已知对局部敏感性数据评估是否还适宜进行经验性治疗。在等待分离患者菌株的具体药敏试验结果出来时，临床医师可以利用**抗生素敏感谱（抗微生物药物谱）（antibiogram）**来评估当前治疗可能覆盖的适宜目标细菌。抗生素敏感谱提供了文献报道具有可靠活性谱的一组抗微生物药物对特定微生物的抗菌敏感性试验结果的总体概况。根据美国临床和实验室标准协会（CLSI）发布的指南，大多数北美和加拿大中心每年仅使用分析期间每位患者的首例分离株进行数据汇编，仅包括≥30例受试分离株的生物体。除了指导经验性应用抗微生物药物外（敏感性结果尚待进一步确定），它还可用于检测和监测抗微生物药物耐药性的发展趋势，如表25.6所示。这些数据可以在病房、医院或医疗卫生区域层级进行汇总。

表25.6 抗生素敏感谱的举例

细菌	头孢唑啉	氯唑西林	克林霉素	四环素	复方新诺明	万古霉素
2017年抗生素敏感谱						
仅耐甲氧西林金黄色葡萄球菌	不适用	不适用	90%［89］	99%［89］	98%［89］	100%［89］
所有金黄色葡萄球菌	75%［375］	75%［375］	83%［357］	97%［354］	99%［354］	100%［384］
2014年抗生素敏感谱						
仅耐甲氧西林金黄色葡萄球菌	不适用	不适用	69%［87］	93%［90］	97%［89］	100%［95］
所有金黄色葡萄球菌	71%［332］	71%［332］	80%［307］	96%［300］	97%［311］	100%［328］

注：敏感分离株的百分数［受试菌株数］。

尽管抗生素敏感谱❶是一种有用的工具，但并不应成为指导治疗的唯一决定因素。表25.6所示的例子表明，使用万古霉素治疗金黄色葡萄球菌感染可能100％有效。然而，基于累积的临床证据，众所周知，β-内酰胺类药具有更快的杀菌活性[10]。在金黄色葡萄球菌菌血症（SAB）中，需要快速达到或根除，最大限度减少转移性临床指征，如感染性心内膜炎、多关节感染性关节炎、伴有或不伴椎旁脓肿的椎体骨髓炎，可能需要进行侵入性感染源控制，如瓣膜置换、关节清创术、椎关节清创术或脓肿针吸术。而对于SAB患者，在获知药敏结果之前，可能需要联合使用窄谱β-内酰胺类药和万古霉素。此外，相同的抗生素敏感谱可以指导临床医师更自信地为MRSA或MSSA皮肤脓肿患者开具口服治疗的处方，除了在患者需要实施切口引流术外，其他情况良好时可以回家治疗。

临床监测

治疗期间应定期评估患者的临床改善或恶化状况。临床状态的变化可能会涉及药物疗效或毒性反应。例如，当感染是因治疗时诱导产生耐药性的病原体引起的（例如用头孢菌素治疗诱导性AmpC β-内酰胺酶阴沟肠杆菌复合体）时，仍然存在临床治疗失败的可能。患者还可能对抗生素产生过敏反应，身体可能表现出皮疹、血管炎等。

实验室监测

持续评估血液检查结果也将有助于监测患者对药物治疗的反应和耐受性。白细胞增多症正常化可能表明治疗对患者有效。然而，白细胞的持续减少和中性粒细胞减少症（neutropenia）的发展可能表明药物引起不良反应。应仔细检查抗菌药物的不良反应，并定期进行适当的血液检查以评估结果。如果患者住院监测感染情况或出现器官功能改变，则可能需要每周或更频繁地进行监测。对于长期治疗的稳定患者，随访医师可酌情将监测频率降低至大于每月一次。表25.7提供了最常用实验室监测抗菌药物的一般性指南以及监测时应考虑可能发生的特殊或常见不良反应。对于伴随的风险因素，可能需要增加实验室监测项目和监测频率。

---

❶ 译者注：抗生素敏感谱或抗微生物药物谱指一种细菌对哪些药物敏感、对哪些药物耐药。

表25.7 常用处方抗生素的临床和实验室监测

抗生素	实验室监测项目（每周频率）①					不良反应的临床监测
	用于鉴别诊断的全血细胞计数	肌酐和尿素氮	肝酶	电解质	其他	应指导患者对皮肤、胃肠道不良反应和过敏/超敏反应的自我监测。增加常见或严重不良反应的非结论性临床监测清单
抗生素						
氨基糖苷类	1	2	1	—	—	可能出现肾毒性，尤其是并发的风险因素。耳蜗和前庭毒性可能是不可逆和累积后发生的。神经肌肉阻滞已有报道。建议定期进行听力检查
β-内酰胺类	1	1	1	1	—	最常见的都与过敏反应有关。罕见血液毒性，且随着延长使用而增加。谨防药物特异性不良反应，如青霉素相关的间质性肾炎，不合理使用高剂量累积引发的肌阵挛发作
氟喹诺酮类	1	1	1	—	—	罕见：幻觉、精神病、癫痫、重症肌无力加重。关节病伴软骨侵蚀可能是儿童的一个问题；考虑风险与益处。肌腱炎和破裂并发风险因素。QT间期可能延长，尤其是伴随风险因素时
大环内酯类	1	—	1	—	—	克拉霉素可能导致急性精神病。阿奇霉素可能引起可逆性胆汁淤积性肝炎和听力损失。尤其是QT间期可能延长并伴随风险因素时
四环素	1	1	1	—	—	可能出现光敏性皮疹和色素沉着，牙齿/骨头变色
其他抗生素						
氯霉素	1	1	1	—	—	严重的骨髓抑制；可能导致致命的再生障碍性贫血。溶血性贫血可能与G6PD缺乏有关。视神经炎可能会导致失明
克林霉素	1	1	1	—	—	可能出现短暂性转氨酶炎（transaminitis）现象❶
达托霉素	1	1	1	—	每周测一次肌酸激酶	使用7天以上可能出现可逆的骨骼肌毒性。使用超过10天可能会出现可逆性嗜酸性肺炎

❶ 译者注：转氨酶炎（transaminitis）现象主要表现为无症状性孤立性转氨酶增高，这种肝酶增高与肝组织学损伤之间缺乏令人信服的证据，或者说这种肝酶增高常不伴有肝组织损伤。transaminitis现象具有以下特点：肝酶升高幅度低（小于3倍ULN），暂时性、生理性"适应"过程而非病理性后果。如果继续应用他汀类药物治疗，肝酶可保持稳定或恢复正常，提示肝酶增高不会增加患者对他汀类药物肝毒性的易感性。

续表

抗生素	实验室监测项目（每周频率）[①]					不良反应的临床监测
	用于鉴别诊断的全血细胞计数	肌酐和尿素氮	肝酶	电解质	其他	应指导患者对皮肤、胃肠道不良反应和过敏/超敏反应的自我监测。增加常见或严重不良反应的非结论性临床监测清单
利奈唑胺	1	1	1	—	—	可逆性骨髓抑制（血小板减少，全血细胞减少），通常使用2周以上可出现。周围神经病变和视神经病变可能是永久性的。有报道出现致命的乳酸酸中毒
甲硝唑	1	1	1	—	—	罕见：癫痫发作、脑病、小脑功能障碍和周围神经病变，通常是可逆的。与酒精同服时会发生二硫仑反应
替加环素	—	—	1	—	—	剂量相关的严重胃肠道副作用。可能是暂时性转移性脊髓炎
复方新诺明	1	1	—	1	—	高钾血症、SJS、TEN、Sweet综合征。可能会出现药物引起的胆汁淤积和肝炎
万古霉素	1	1	—	—	—	可逆性肾毒性和耳毒性（眩晕、耳鸣、听力损失），尤其是并发风险因素时。常见输液相关的反应包括红人综合征
抗真菌药物						
两性霉素B	1	2	1	2	每周2次测定镁离子	可以降低输注速度最大限度减少输液相关的反应。常见电解质异常，通过脂质制剂和补水，减少常见的肾毒性
唑类抗生素	1	1	1	—	—	对QT间期、光敏和视觉障碍的影响可能与药物有关。所有唑类药物都可能引起肝损伤和罕见肝衰竭
白霉素类	—	—	1	—	—	罕见和出现轻微的副作用。建议依从输液时间，以最大程度减少组胺释放引起的症状（瘙痒、面部肿胀、血管扩张）
抗病毒药物						
阿昔洛韦、伐昔洛韦	1	1	—	—	每周尿液分析	补水和调整用药剂量，以尽量减少药物累积带来的神经毒性和肾毒性
西多福韦	1	1	1	1	每周尿液分析	剂量相关的肾毒性可能是不可逆的。中性粒细胞减少很常见
膦甲酸	1	2	1	2	每周测量钙、镁、磷	严重的肾毒性，通常是可逆的。很少出现幻觉和癫痫。遵循输液速度限制，尽量减少代谢异常；可能导致心律失常、手足抽搐、癫痫发作
更昔洛韦、伐更昔洛韦	2	1	—	—	—	严重的可逆性骨髓抑制：白细胞减少、中性粒细胞减少、血小板减少；可能会出现精神错乱、癫痫、昏迷；肾毒性

① 代表对以下病症的监测：白细胞增多症的疗效；血液性毒性；肾或肝对药物或潜在毒性的清除；对电解质（钾）影响的情况。

注：TEN—中毒性表皮坏死松解症。

应尽可能使用最窄谱的抗菌药物

解读患者个体的微生物学数据

药师掌握了适当解读微生物学数据的能力，可以在患者治疗过程中更自信地评估临床指征。执业人员仔细检查临床体征和症状，掌握微生物学数据以及了解微生物的固有行为后，能够区分定植感染和真正感染。表25.8展示了一个解读血培养的案例。

表25.8 解读血培养样本的方法：患者治疗的问题和启示

培养样本是否受到抗生素影响？

在最近或当前使用抗生素的情况下：

阴性血培养可能代表假阴性

如果适用于病原体，则阳性血培养可能表明需要进行感染源控制

这个样本是从输液管中收集的吗？如果是这样，是否还有外周血培养？

如果患者已有静脉管线样本，并且

仅管线样本细菌生长→管线的血培养以及相应的阴性外周血培养可能表明管线感染。抗菌药物的适应证和疗程取决于感染源控制和已确认的微生物

管线和外周血样本细菌生长→阳性报警时间差（differential time to positivity，dTTP）≥2小时可能表明插管相关性血流感染（CRBSI）。dTTP<2小时表明来自其他感染源的菌血症

管线样本细菌生长且收集到非外周血培养物→考虑在给予抗菌药物之前从管线和外周部位重复进行血培养

来自新插管线（动脉或静脉）的血培养阳性通常代表其他感染源的真实菌血症。为澄清事实起见，在施用抗菌药物之前，应重复对管线和外周部位进行血培养

血培养物中的多种微生物生长可能与管线相关，也可能表明污染。在正确的环境中，多菌种的生长可以支持对真实感染的诊断和严重程度，在这种情况下，多种微生物可能会进入血流，例如出现腹内脓毒症

可以基于形态进行初步鉴定。考虑到患者病史、检查结果和临床表现，结果提示是什么微生物？是否需要调整经验性治疗？

医学上重要的微生物可以通过其独特形态加以区分。初步结果通常报告如下：

聚集的革兰阳性球菌可能代表→葡萄球菌。根据患者病史、检查结果和临床表现评估可能的病原体。如果可能是血浆凝固酶阴性葡萄球菌感染或MRSA感染，请考虑增加万古霉素治疗

链状的革兰阳性球菌可能代表→链球菌或肠球菌。根据患者病史、检查结果和临床表现评估可能的病原体。如果可能是肠球菌感染，请考虑增加万古霉素治疗

革兰阴性杆菌→根据患者病史、检查结果、血常规和临床表现（如尿路感染、腹痛等症状）评估可能的潜在病原体。广谱抗菌药物通常包括足够的革兰阴性菌覆盖率。对于无好转和感染性休克的患者，在等待最终鉴定和敏感性结果的同时，请考虑增加第二种抗革兰阴性菌药物

根据对现有风险因素和患者对治疗反应的评估，这种微生物成为污染源的可能性有多大？

如果许多受非抗生素影响的送检样本，有一个小瓶的外周血培养或管线培养呈阳性，则可能存在污染。解释是否污染需要了解已知的特定病原体的致病性或皮肤上已知的定植菌状态。一般来说，血液中的金黄色葡萄球菌和酵母菌应视为真正的病原体→重复血培养并调整经验性治疗，以确保足够的菌谱覆盖率

血浆凝固酶阴性葡萄球菌株在适当的环境下（例如存在假体）可能是致病原。然而，这是人体皮肤上最常见的微生物。如果多瓶样本中只有一瓶呈阳性，那么这种皮肤定植菌污染的可能性很高。这强调了在开始治疗前重复血培养的重要性。值得注意的是，一种特定的血浆凝固酶阴性葡萄球菌——路邓葡萄球菌（*Staphylococcal lugdunensis*）可能会引起严重的感染，就像常见的金黄色葡萄球菌一样

续表

该微生物已被确认，但药敏检查结果尚待确定。有必要调整经验性治疗吗？是否还有其他非药物治疗问题需要与团队讨论？

根据累积的文献或抗生素敏感谱中获得的信息，可对选定的微生物进行经验性治疗的调整

例如，患者表现为急性腹痛，有几天的发热和寒战史，疲劳加剧，恶心和呕吐加重。入院血常规在正常范围内，腹部X线、胸部X线（CXR）和腹部CT无异常。患者的临床表现较为稳定并采集血培养。患者没有用过抗生素。过夜后，开始使用美罗培南治疗，在提交的血培养中初步报告发现有革兰阴性杆菌生长，随后确定为流感嗜血杆菌。由于流感嗜血杆菌对第三代头孢菌素高度敏感，且贵院的抗生素敏感谱证实，前年，98%的分离株对头孢曲松敏感，68%对氨苄西林敏感。因此，建议医疗团队可以使用适当剂量的头孢曲松优化治疗。患者治疗保持临床稳定。因此，计划使用窄谱氨苄西林进一步治疗，如果这种菌株是β-内酰胺酶阴性。然而，却注意到，使用美罗培南后采集的血培养物对革兰阴性菌仍然呈阳性。经与主治医师的讨论，可能与心内膜炎有关，并要求进行超声心动图检查。此外，既往病史记载过患者得过低丙种球蛋白血症，这可能使该患者更易患侵入性流感嗜血杆菌病。依据当地的疫苗接种指南，根据患者年龄和风险因素，患者应该可以接种一剂乙型流感疫苗；然而，贵院政策仅对门诊患者接种疫苗。医师查房后，更新有关患者抗菌药物选择信息并询问了对药物的耐受性情况。记录干预措施、讨论情况，最后建议患者后期进行疫苗接种

已报告药敏检查结果，抗菌药物能否进一步优化为窄谱抗菌药物？

根据已知病原体和适当的感染源控制（如适用），即使是危重患者，优化到最有效的治疗也是安全的

例如患者表现为坏死性筋膜炎，其体征和症状令人担忧。采集血培养样本后，立即对患者的病灶实施清创术。术前对患者使用亚胺培南和万古霉素进行广谱抗菌治疗。术中确认坏死性筋膜炎。在接下来的两天里，再次实施清创术，且仍需要机械通气和借助升压药然后再缓慢撤除。同时，初步血培养显示革兰阳性球菌（GPC）呈链状，随后鉴定为化脓性链球菌（*Streptococcus pyogenes*）。术中清创组织也显示GPC呈链状。没有微生物学证据支持多种微生物感染。根据坏死性筋膜炎的治疗指南，该患者是否可以使用青霉素和克林霉素？答案是需要。化脓性链球菌对青霉素极为敏感，全球尚无耐药性报告。应联合使用克林霉素，以减少毒素的产生。临床改善表缓慢很可能是由于自身机体对压倒性感染的反应和重复感染源控制产生医源性创伤。除非有证据显示出现新的感染或并发感染需要广谱抗菌药物，否则继续使用不必要的广谱覆盖抗菌治疗并不能提供比使用窄谱的确定性治疗有更大的优势。对于侵入性化脓性链球菌感染需要考虑对其家人或密切接触零号患者❶的人处方药物实施预防性治疗

是否已记录清除了菌血症，是要求的吗？

由于菌血症致病菌病原体的异质性以及感染源控制对其清除持续性菌血症病灶的影响，很难设计完美的试验来研究最佳治疗疗程

目前的做法主要是依据观察性和回顾性数据以及专家意见推动实施。关于记录清除菌血症的重要性仍存在争议。必须对未确认的持续菌血症的结果来权衡可能实施的不必要侵入性抽血和资源消耗，这表明需要进一步检查、治疗并可能对发病率和死亡率产生影响

在确定一份关于抗菌药物选择、剂量和疗程的计划时，应该考虑哪些附加的信息？

确认选择的治疗方案适合适应证、感染部位、器官功能和对抗生素的耐受性

明确抗菌药物是选择静脉注射还是口服治疗

如果要求付款，应增加考虑患者的费用负担，否则处置后可能会影响最终的治疗

---

❶ 译者注：零号患者（index patient）指在人群、地区或家庭中患有感染疾病或遗传传染病或突变的第一个已知病例个体。

对其他样本的解读可能遵循类似的流程，以确保结果的相关性并解释其对治疗的影响。在大多数患者中，对于痰液或伤口拭子等适合革兰染色的样本培养，检查是否存在白细胞和细菌可以提示后续生长的临床意义。假设一个患者疑似患有呼吸机相关性肺炎（VAP），这是因为需要有创机械通气来支持破裂的腹主动脉瘤治疗。将样本送去进行培养，并开始使用广谱抗菌药物（例如哌拉西林-他唑巴坦）。对气管插管样本进行革兰染色试验显示高发多态性细胞及革兰阴性杆菌占优势，最终鉴定为嗜麦芽窄食单胞菌（*Stenotrophomonas maltophilia*）（革兰阴性杆菌）和凝固酶阴性葡萄球菌（coagulase-negative *Staphylococcus*）（革兰阳性球菌）。该患者将需要调整方案以充分治疗嗜麦芽窄食单胞菌VAP感染。如果革兰染色检查显示球菌未明显生长，且根据累积证据证明可能不是呼吸道病原体，则无需治疗凝固酶阴性葡萄球菌感染。但也存在例外情况，例如对于白血病化疗时出现重度中性粒细胞减少的患者或移植后免疫抑制的患者，白细胞的缺乏并不能排除感染的可能性。

精简至确定性治疗

在随访中对患者进行评估，当对其检查结果及感染源控制进行了必要的可行性探讨，且临床人员掌握了最终确定治疗计划的必要信息时，应简化到最窄菌谱的确定性治疗。这项工作应该及时进行，以尽量减少使用不必要的超广谱抗菌药物。

连续性治疗

最终计划的制订应基于合理的临床改善，及很有信心通过微生物学数据获得正确诊断，以支持优化抗菌药物。该计划包括药物选择、给药方案、治疗疗程和监测计划，应明确告知患者。药师在提供患者处方药用药指导，评估用药疗效、患者耐受性以及确保患者依从性等方面发挥重要的作用。

此外，药师可以通过清晰记录患者对抗菌药物的不耐受状况，从而尽可能给予患者未来治疗的最大利益。对过敏患者进行抗菌药物治疗之前，记录对患者进行脱敏或分级挑战的时间尤为重要。此类信息应清楚地传达给患者，并记入到患者的永久病历之中。随着医疗服务持续努力向诊疗服务的闭环管理方向努力发展，药师参与患者治疗过程的无缝交接将会继续演变发展。

要点集萃

● 当适用于实践环境和感染性诊断时，在抗菌治疗前，鼓励对合适的样本进行微生物采样。

● 确保根据引起特定感染的常见病原体并考虑患者个体的风险因素，对疑似的诊断启动经验性治疗。

● 参与对患者的微生物学、血清学、放射影像及其他诊断检查或手术等的随访，以评估治疗对患者的影响。

● 在可能的情况下，根据培养物和药敏结果预测并提出最合适的最终治疗建议，或者在结果很少或尚未培养样本时，根据最有可能的致病病原体，缩小致病菌谱进行抗菌治疗。

● 按照要求参加进一步的重新评估和监测，以确保治疗耐受并实现抗感染作用。

● 确保相关医疗团队成员和患者了解治疗和监测计划。

● 参加过敏评估，并鼓励在适当情况下摘掉患者的过敏标签，或记录报告多重过敏的患者对抗菌药物的耐受情况。

参考文献

1. Dellit TH, Owens RC, McGowan JE, Gerding DN, Weinstein RA, Burke JP, et al. Infectious diseases society of American and the society for healthcare epidemiology of America guidelines for developing an institutional program to enhance antimicrobial stewardship. CID. 2007;44:159–77.

2. Lau JSY, Kiss C, Roberts E, Horne K, Korman TM, Woolley I. Surveillance of life-long antibiotics: a review of antibiotic prescribing practices in an Australian healthcare network. Ann Clin Microbiol Antimicrob. 2017;16:3. https://doi.org/10.1186/s12941-017-0180-6. PubMed PMID: 28100229; PubMed Central PMCID: PMC 5241934.

3. Eliopoulos GM, Moellering RC. Principles of anti-infective therapy. In: Bennett JE, Dolin R, Blaser MJ, editors. Mandell, Douglas, and Bennett's principles and practice of infectious diseases. 8th ed. Philadelphia: Elsevier Inc; 2015. p. 224–34.

4. Singer M, Deutschman CS, Seymour SW, Shankar-Hari M, Annane D, Bauer M, et al. The third international consensus definitions for sepsis and septic shock (sepsis-3). JAMA. 2016;315(8):801–10.

5. Kumar A, Roberts D, Wood KE, Light B, Parillo JE, Sharma S, et al. Duration of hypotension before initiation of effective antimicrobial therapy is the critical determinant of survival in human septic shock. Crit Care Med. 2006;34(6):1589–96.

6. Lagace-Wien P, Rubinstein E. Adverse reactions to beta-lactam antimicrobials. Expert Opin Drug Saf. 2012;11(3):381–99. https://doi.org/10.1517/14740338.2012.643866. PubMed PMID: 22220627.

7. Park MA, Li JT. Diagnosis and management of penicillin allergy. Mayo Clin Proc. 2005;80(3):405–10. PubMed PMID: 1575702.

8. Terico AT, Gallagher JC. Beta-lactam hypersensitivity and cross-reactivity. J of Pharm Pract. 2014;27(6):530–44. https://doi.org/10.1177/0897190014546109. PubMed PMID: 25124380.

9. Kuruvilla ME, Khan DA. Antibiotic allergy. In: Bennett JE, Dolin R, Blaser MJ, editors. Mandell, Douglas, and Bennett's principles and practice of infectious diseases. 8th ed. Philadelphia: Elsevier Inc; 2015. p. 298–303.

10. McDanel JS, Perencevich EN, Diekema DJ, Herwaldt LA, Smith TC, Chrischilles EA, et al. Comparative effectiveness of beta-lactams versus vancomycin for treatment of methicillin-susceptible Staphylococcus aureus bloodstream infections among 122 hospitals. CID. 2015;61(3):361–7.

第26章

重症监护评估

Sherif Hanafy Mahmoud, Camille Yearwood

本章目标

1. 描述药师在重症监护室（ICU）以及治疗重症患者中的作用。
2. 描述重症监护评估的步骤，包括采集患者病史、评估现病史以及进行系统评估。
3. 能够将给药途径、静脉输液配伍和药代动力学变化的知识应用于重症患者，以确保有效安全地向患者给药。

背景介绍

重症患者（critically ill patient）是指患有威胁生命的疾病，通常涉及多系统功能障碍，并可能导致发病和死亡的患者。通常，重症患者由ICU的跨专业团队进行监护治疗。随着药师在临床监护中的作用不断发展，重症监护室中设置药师岗位变得越来越普及，并为药师提供了一个细分的实践场所。已经发现药师参与重症患者的监护治疗将改变患者的预后[1]。例如，已有报道，临床药学实践可改善患者的体液管理，减少**呼吸机相关性肺炎（ventilator-associated pneumonia，VAP）**的发生、**用药差错（medication error）**和药物不良反应的频率[1]。因此，在ICU病房设置药师岗位是加拿大和美国诊疗规范所要求的，并且不断有证据表明，药学实践对ICU病房的**患者结局（patient outcome）**产生积极的影响。

重症监护评估（critical care assessment）包括常规患者评估的方方面面，例如采集患者病史以及专科疾病评估。ICU的药师每天都要与跨专业团队一起查房，他们可以采集有关患者疾病和状况的信息。ICU的跨专业团队通常由**重症专科医师（intensivist）**，其他必要的**专科医师（specialist）**、**护理团队（nursing team）**、**药师（pharmacist）**、**呼吸治疗师（respiratory therapist）**、**营养师（dietician）**、理疗师

（physiotherapist）和社会工作者❶（social worker）组成。重症监护评估始于信息数据采集。每日查房和**患者病历表（patient's chart）**的信息可以告知药师患者的**现病史（history of present illness，HPI）**。重症患者现病史涵盖的信息通常更广，包括微生物学和实验室检查结果，以及其他检查如影像学诊断结果。一旦采集到完整的现病史，药师将进行**系统评估（review of system）**，着重查询药物相关问题以及疾病的进展或改善情况。对于重症患者，还有其他需要评估的特殊项目。由于这些患者的疾病性质，其药物相互作用和药代动力学发生变化，经常需要调整剂量。重症患者因吞咽困难，需要插管进食［例如鼻胃管（NG）］；或缺乏胃肠道通路［例如无法经口进食（NPO）］，还需要进行给药途径评估。静脉给药（Ⅳ）对于重症患者也很常见，可能需要对**静脉输液配伍（IV compatibility）**进行查核。由于ICU患者疾病的不稳定性特征，可能需要考虑医疗救助手段，例如需要评估患者的酸碱平衡或体液状况。

重症患者的药物治疗可以分为三类，包括**疾病专科（disease-specific）用药**、**医院专属（hospital-specific）用药和患者个体（patient-specific）用药**，可以用首字母缩写词（DHP）记住分类。药物分为三个独立类别有助于组织并确保药师不会遗漏重症患者用药评估的任何方面。患者个体用药是指患者在入院前已开出的处方和正在服用的药物。药师可通过**用药重整（medication reconciliation）**来确认这些药物，并评估在患者重病时继续或终止该药物的必要性。疾病专科用药是已经开始用于治疗患者当前疾病的药物。对于治疗特定疾病的某些药物，由于治疗范围较窄，可能需要进行治疗药物监测（TDM）。医院专属用药是指那些不常用于治疗患者疾病但又因患者在医院住院而可能需要使用的药物。药师需要评估患者是否需要此类药物，包括用于深静脉血栓形成和应激性溃疡（stress ulcer）的预防治疗药物。

药师在ICU重症患者的治疗监护中起到了越来越重要的作用，且与患者临床结局的改善有关。重症患者的病情可能会迅速改变，因此需要每天对每位患者进行重症监护评估。对从事重症监护职业的药师来说，必须掌握重症监护所需的专科知识和特定的临床技能。

重症患者的初步评估 ---------------------------------------

既往病史

采集重症患者的既往病史与普通患者非常相似，包括采集患者的人口统计信息

---

❶ 译者注：社会工作者指从事社会工作的人员。而这里的社会工作是一种以助人为宗旨，运用各种专业知识、技能和方法去解决社会问题的专门职业，是确保现代社会和谐稳定的重要制度。社会工作是由政府或民间组织提供的一种规范化的、专业的服务，因此被纳入现代社会的制度系统中，成为贯彻政府的福利政策、确保社会稳定的一种不可或缺的制度。

（年龄、性别、身高和体重）、病史和用药史以及过敏史（请参见第1章有关患者病史的更多详细信息）。在ICU临床环境中，可以从以下来源采集患者的信息。

- 患者或家属。ICU中的患者可能清醒，能够提供并确认其既往病史。但是，鉴于严重疾病的性质，患者可能会插管或者精神状态、意识水平（LOC）发生变化，阻碍了他们提供此类信息的能力。因此，药师将需要依靠其他来源。患者的家人可能会提供可靠的信息来源，具体取决于患者向其家人提供的医疗信息或该家庭参与患者既往医疗的情况。

- 患者病历表。

- 省级**电子健康档案**（electronic health record，EHR），例如NetCare。

- 为社区患者提供服务的医务人员，例如家庭医生。

- 患者所在的社区药房。

患者的既往用药史对药师来说是必不可少的信息。采集患者的用药史时，需要更多步骤完成，其目标是尽可能创建患者的**最佳用药史信息**（BPMH），这是**用药重整过程**（medication reconciliation process）的第一步。用药重整过程是确保药师采集到患者最准确的药物使用信息，然后检查和评估每种药物是继续使用，调整，还是停药/限制使用。用药重整还需要与跨专业团队的其他成员进行有效沟通，以便每个学科可获得的信息都具有一致性。进行用药重整时，应使用多个信息来源完成药物清单的填写。至少要参考两个信息来源，因为任何来源都可能提供不正确或不完整的信息。例如，在患者的**电子健康档案**（HER）上，可能显示在药房调配的但患者从未实际服用过的药物，或者患者可能已经从医师那里接受了药物，而该药物一般不会在EHR上体现出来。BPMH将会列出患者入院前正在服用的药物清单，这个清单可称为**患者个体用药**（patient-specific medication）。

患者个体用药

一旦药师了解了患者个体用药，就应该进行评估，以确定每种药物的适应证。但由于药师无法与患者讨论，这可能是很困难的。然而，根据患者的既往病史，药师可能可以辨别出大多数药物的适应证。由于重症疾病的性质以及ICU患者可能存在血液动力学的不稳定性，当患者接受重症级别的治疗时，可能暂停一些常用药。可以停用的药物如双膦酸盐类药物。当患者在重症监护病房时，停用双膦酸盐类药物不会对患者的骨密度产生临床上显著性的影响，但会减少患者服用药物的数量。另外，在ICU中，由于患者都是肠内管饲或缺乏胃肠道通路进食，给药的难度可能更大。继续服用某些药物可能会给患者的用药方案和诊疗工作增加不必要的复杂性，例如担心在餐前30分钟服用双膦酸盐药物。对于ICU重症患者而言，其他药物可能是非必需的，但需要药师权衡停药的利弊。例如，突然停用抗抑郁药会引起患者的戒断症状，药师应考虑是否会因药量和可能的药物相互作用造成患者的不适。此外，有些药物应该停用，因为它们可能会对重症患者造成伤害。例如因肾灌注不足（renal hypoperfusion）等因素，ICU中的一些患者会有急性肾损伤（AKI）增加的风险。具有肾毒性或可能加重肾脏损伤的药物可能需要停用。药师仍应考虑停药是否比继续服用会造成更大伤害的风险。首字母缩写词SADMANS有助于记住可能引起肾损害并在急性疾病期间可能需要继续使用的药物示例。SADMANS代表磺酰脲类药物、血管紧张素转化酶抑制剂（ACEI）、利尿药、二甲双胍、血管紧张素受体阻滞药（ARB）、非甾体抗炎药（NSAID）和钠-葡萄糖协同转运蛋白2（SGLT2）抑制剂。请注意，这些只是应该评估是否停用的一些药物示例。在ICU中使用利尿药等药物也会有例外，而对于不稳定的患者很少使用二甲双胍等药物。作为向重症患者提供治疗服务的跨专业团队的一部分，进行评估以继续或终止针对患者的药物治疗是药师应该承担的必要工作。在入院**治疗交接（transition of care）**（例如，当患者被转移到医院中的另一个部门时）以及出院时，应完成用药重整并创建BPMH，因为这可以最大限度地降低用药差错的概率并促进**治疗的无缝交接（seamless care）**。

现病史

药师采集患者病史后，就是确定入院原因和现病史（HPI）。入院的一些常见原因包括败血症、脑外伤、休克、外伤和呼吸衰竭。一旦知道了现病史和患者的当前状态，药师就可以开始评估患者用药的适应证、疗效和不良反应。

疾病专科用药

疾病专科用药是指用于治疗患者当前疾病的药物。这些药物对于患者及其疾病治疗是个性化选择的。药师应参考特定疾病的临床指南或获得的最佳证据来指导他们的治疗决策。此外，ICU还提供一些常见的药物，例如治疗患者疾病和/或血液动力学不稳定性所需的药物。重症监护药师需要熟悉的这些药物，其中包括镇静剂、镇痛药、升压药和抗菌药物。表26.1总结了ICU中常用的药物。药师应评估当前患者个体用药的适宜性，以确保其适宜、安全和有效。

表26.1　重症监护室常用的药物示例

药物类别	示例
血管升压药和肌力药	肾上腺素、去甲肾上腺素、多巴酚丁胺、多巴胺、升压素、去氧肾上腺素、米力农
血管扩张剂	硝普钠、拉贝洛尔、肼屈嗪、尼卡地平、硝酸甘油
镇静药和麻醉药	异丙酚、咪达唑仑、氯胺酮、右美托咪定
阿片类镇痛药	芬太尼、氢吗啡酮、芬太尼
神经肌肉阻滞剂	琥珀酰胆碱、顺阿曲库铵、罗库溴铵
抗心律失常药	胺碘酮、地尔硫䓬、利多卡因

医院专属用药

医院专属用药是用于预防或治疗患者因在院内可能经历用于并发症的药物。医院专属药物不是患者入院前曾使用过的药物，也不是目前用于治疗患者入院疾病的药物。由于更关注治疗患者当前疾病的疾病专科用药，医院专属用药可能经常被忽略。因此，药师在评估患者对医院专属用药的需求时能发挥重要的作用。在患者住院期间，继续使用这些药物的需求可能会发生变化。因此，应当每天评估这些用药。某些患者在治疗交接期间可能会无意和不必要地继续使用医院专属药物，而在每次治疗交接和出院时，药师可以实施用药重整来防止这种不对称用药问题的发生。

深静脉血栓形成预防

药师应确定ICU中每位患者是否适宜实施深静脉血栓形成（deep vein thrombosis，DVT）预防。在决定开始预防治疗之前，药师应评估患者发生DVT的风险。由于存在一些疾病相关的因素，重症患者比其他患者更需要预防DVT的发生。DVT的风险因素包括预期的住院时间、患者活动程度、手术和手术类型以及年龄。住院时间增长会增加DVT形成的风险。不能活动的患者由于腿部积聚血液而导致更高的DVT风险。由于术间和术后不能活动，手术是一个风险因素，可能导致患者血管系统受损。此外，手术时间越长，患者被固定在手术台上的时间就越长，因此深静脉血栓形成的风险就越高。手术类型也会增加DVT的风险。风险较高的手术是那些需要切除和修复动脉和静脉的手术。重症患者存在多种风险因素，通常符合DVT预防的条件。然而，药师还必须考虑患者的出血风险并进行利弊风险的分析，以确定药物预防措施是否合适。例如，如果患者由于活动性出血，而无法接受药物治疗的DVT预防，则可以使用非药物治疗的DVT预防，例如使用医用弹力袜（pneumatic compression stocking）。但是，与药物治疗相比，弹力袜对于DVT预防不那么有效。因此，每天应该对患者的状况进行重新评估，因为患者应在适当时尽快改用药物预防。表26.2描述了抗凝剂及其预防给药剂量的举例。药物选择及其给药剂量取决于患者个体特征（例如体重、肾功能）以及支持某些患者人群使用的证据。

表26.2　建议抗凝剂用于DVT预防的剂量

药物类别	药物	推荐预防剂量
低分子肝素	达肝素	每日皮下注射5000单位
	依诺肝素	每日1次皮下注射40mg或每日2次皮下注射30mg
	亭扎肝素	每日皮下注射4500单位
普通肝素	肝素	每12小时或每8小时皮下注射5000单位

注：上述剂量可能因患者个体特征而异。

应激性溃疡预防

应激性溃疡是一种胃黏膜糜烂，破坏了黏膜下层并使患者处于胃肠道出血的高风险状态。应激性溃疡通常是继发于胃血流量减少而缺血造成的，然后再灌注损伤。胃肠道出血可导致发病，而 ICU 死亡率至少增加 4 倍[2]。由于可能并存多种风险因素，重症患者罹患应激性溃疡的风险增加（表26.3）。胃肠道出血风险最高的患者是那些依靠机械通气大于48小时的患者和患有凝血病的患者[2]。应评估每位患者是否有必要预防应激性溃疡的发生，以及存在一种或多种风险因素时是否需要开始预防治疗。H_2受体阻滞剂（H_2RB）和质子泵抑制剂（PPI）都是预防性治疗的药物。然而，最近的证据，对应激性溃疡预防（SUP）对重症患者的益处提出了质疑，表明PPI对早期肠内营养的重症患者可能没有益处[3]。此外，SUP 继发的胃 pH 值增加可能会增加呼吸机相关性肺炎和艰难梭菌感染的风险[2]。由于预防治疗可能引发的并发症潜在风险，药师应逐步评估预防的需要，并考虑每位患者的收益和风险。此外，药师应评估患者在 ICU 住院期间是否需要继续进行预防性治疗。

表26.3 在ICU中出现应激性溃疡的风险因素

机械通气大于48小时	1年内有胃肠道溃疡或出血史
大剂量类固醇需求	ICU住院≥1周
凝血病	大手术持续时间>4小时
多发伤/创伤性脑损伤	急性肺损伤
急性肾损伤	肝功能不全
败血症	低血压

常规排便

便秘是ICU中常见的并发症之一。重症患者因存在药物和疾病相关的多种风险因素而继发便秘的风险增加。

● **药物性便秘（medication-induced constipation）**，例如应用镇静药、阿片类药物和5-HT_3受体拮抗剂引起的便秘。

● 因食欲不振引起的食物摄入量减少、纤维摄入量减少和/或口腔摄入量减少，例如禁食。

● 行动/手术减少。减少活动和实施手术也被认为是便秘的风险因素。由于病情严重或者由于术间、术后的固定，重症监护患者通常被困在病床上。

● 代谢紊乱，例如脱水和肾衰竭。

● 存在神经系统疾病，例如脊髓损伤。

如果ICU中的患者便秘得不到治疗，可能引起多种并发症，甚至可能造成更长的ICU住院时间和患者更高的发病率。这些并发症包括对食物的耐受性差、营养不良、胃轻瘫和腹内压升高，从而导致通气患者的肺顺应性下降和很难停药。医院临床使用日常排便来预防或治疗便秘问题。药师应评估所有患者日常排便是否正常。最常开具的处方药是聚乙二醇3350、乳果糖、番泻苷合剂、比沙可啶或复方制剂。可以根据需要开具这些处方药物，也可定期给药。药师应通过咨询护理患者的护士或参考治疗图表来评估患者每天对泻药的持续需求。药师评估患者是否有规律地排便、腹泻或便秘。根据这一评估，泻药可以继续使用、停止使用、改变剂量或改用其他方案。

每日评估

与其他患者人群相比，重症患者的临床状况在整个ICU住院期间可能会快速发生变化。因此，在进行初步评估后，ICU的药师应每天评估其患者，以确定是否需要更改计划。每日对每位患者进行更综合的评估，涉及患者的系统评估以及微生物学检查、实验室检查、其他检查，还有当前的用药评估。通常药师每天参与多学科查房可以获得日常评估数据，因为临床护士可以提供患者全身身体状况进展的详细报告。如前所述，其他信息来源还包括患者面谈（如果可能）、患者病历表和EHR。**系统评估（review of system）**是一种评估患者当前临床状况，分别对患者的各个器官系统进行评估的系统方法。药师可能不是对患者进行体格评估的医务人员，但他们应该能够解释评估的结果并将其应用于患者治疗监护中。与初始评估类似，药师还应每天对患者的用药情况（患者个体用药、疾病专科用药和医院专属用药）进行复查审核。重症患者药物治疗的适宜性可能也会快速发生变化，也许需要启动新的药物和停用其他药物，或者需要调整剂量。表26.4列出了药师对重症患者进行每日评估的一般概述。

表26.4 药师对重症患者进行每日评估的清单

评估类别	监测参数
中枢神经系统（CNS）	意识水平（GCS） 谵妄 镇静程度 疼痛控制
心血管系统（CV）	血压（收缩压、舒张压） 血压目标 心率和心律 是否出现心律失常 QTc间期

续表

评估类别	监测参数
心血管系统（CV）	最近24小时的最高体温 体液状态 静脉输液 对血管活性药物（血管升压药和/或肌力药物）的需求 对抗高血压治疗的需求 对深静脉血栓形成预防的需求
呼吸系统（RESP）	呼吸声音 呼吸频率 动脉血气 酸碱平衡 呼吸道分泌物 感染（如肺炎） 是否存在机械通气和通气参数
胃肠道系统（GI）	饮食状态（如饮食耐受性、口服、肠内管饲、禁食） 管饲耐受 是否有恶心或呕吐 预防应激性溃疡的需求 肠鸣音 便秘或腹泻 常规排便的需求 肝功能
泌尿生殖系统（GU）	尿量 体液平衡 肾功能 感染（如尿路感染） 酸碱平衡
微生物学检查	感染风险或存在感染 培养物和敏感性 标本培养的需求 抗菌药物的适宜性 治疗药物监测
实验室检查	定期检查相关实验室数据 检查实验室值的变化趋势（比单个数值更具意义） 根据需要调整药物或药物剂量
其他检查	每天检查新的调查 包括探索性测试和诊断影像学检查

续表

评估类别	监测参数
药物	患者个体用药 医院专属用药 疾病专科用药 需要调整剂量 必要时，药物需求评估 药物相互作用 静脉配伍

注：GCS—格拉斯哥昏迷量表。

系统评估

本章重点讨论的主要器官系统是中枢神经系统、心血管系统、呼吸系统、胃肠道系统和泌尿生殖系统。

中枢神经系统

在重症监护评估中，评估患者的**意识水平**（level of consciousness，LOC）是至关重要的。在床边确定患者意识水平最常用的量表是**格拉斯哥昏迷量表**（glasgow coma scale，GCS）（请参阅第3章"药师如何实施患者体格评估"）。LOC可能反映患者疾病的严重程度、镇静程度和/或药物的不良反应。此外，LOC的变化可反映患者的病情。例如，对蛛网膜下腔出血（SAH）的患者来说，其GCS如果突然变化，则可能表明出现了延迟性脑缺血，这是SAH继发的常见并发症。另外，失去知觉或昏迷的患者将使用管饲进食，需要对其药物进行评估，以确定是否可以通过管饲给药。有关药物和管饲的更多信息，请参见本章"给药途径：临床要点"部分。

在ICU中，患者由于疾病（例如感染、器官衰竭）和所用药物而存在发生谵妄的风险。谵妄定义为精神功能障碍和对环境的意识下降。谵妄可表现为意识混乱、迷失方向和警觉降低。通常谵妄是短暂的，但在ICU人群中出现谵妄体征与长期认知功能障碍、死亡率增加和ICU住院时间延长有关[4]。谵妄的出现可以通过ICU的意识混乱评估方法（CAM-ICU）或使用"重症监护谵妄检查清单"（Intensive Care Delirium Screening Checklist，ICDSC）来确定。药师应意识到患者是否发生谵妄，因为这可能由药物引起，并且需要进行评估以确定药物是否诱发因素。引起谵妄相关的一些药物包括镇静催眠药，例如苯二氮䓬类药物和麻醉性镇痛药。对于发生谵妄的患者，建议评估替代治疗方案，选择这一方案较少引起谵妄不良事件。谵妄可以使用非典型抗精神病药，例如喹硫平和氟哌啶醇进行治疗。非药物方法包括促进患者养成良好的睡眠习惯，确保患者充足的水分以及通过助听器等设备改善患者的感觉输入[4]。

镇静状态是 ICU 中 CNS 评估的另一部分。重症患者的镇静状态可改善插管患者的管饲耐受性并优化机械通气。此外，还有助于控制躁动，减少氧气消耗并降低颅内压（ICP）。**Richmond躁动镇静量表（Richmond Agitation-Sedation Scale，RASS）**和**镇静躁动量表（Sedation-Agitation Scale，SAS）**可用于评估患者的镇静程度。通常推荐使用镇静药物来维持较轻的镇静状态水平（RASS 为-2 或更高）。轻度镇静药可改善临床结局，例如缩短 ICU 住院时间[5]。表26.1 列举了 ICU 中常见的镇静药。可能需要根据患者病情或进展状况改变所需的镇静状态水平。例如，与一般危重患者相比，颅内压升高的 TBI 患者可能需要更高的镇静状态水平。

中枢神经系统检查的另一个指标是疼痛程度和疼痛控制状态。有时，对于重症患者而言，疼痛评估可能具有挑战性，因为许多患者无法报告是否正在经历疼痛。因此，开发了一些量表来帮助评估无法提供口头信息的患者，例如**行为疼痛量表（Behavioral Pain Scale，BPS）**和**重症监护疼痛观察工具（Critical-Care Pain Observation Tool，CPOT）**。请注意，要使这些量表真实有效，患者必须具有完整的运动功能[5]。生命体征还可用于评估是否存在疼痛，包括血压升高、心率和呼吸频率增加以及表示患者可能处于痛苦状态的体温升高。然而，生命体征不应单独用于疼痛的评估，其仅应与经验证的疼痛评估量表一起使用[5]。阿片类镇痛药（如吗啡、氢吗啡酮和芬太尼）被认为是重症患者的一线治疗选择。但是，也应考虑使用非阿片类镇痛药（如 NSAID 和对乙酰氨基酚）来减少患者服用阿片类药物的数量以及减少发生谵妄或其他不良反应（如便秘）的风险[5]。

心血管系统

密切和频繁地监测心血管系统功能是非常重要的。评估血液动力学的稳定性、疾病的严重程度、器官灌注情况、对治疗的反应、药物的不良反应和/或是否需要其他治疗方法都非常有用。应当定期评估以下数值。

● 最近24小时内的最高体温（T_{max}）。

● 血压（收缩压和舒张压）和**平均动脉压（mean arterial pressure，MAP）**。MAP非常有用，因为它可以用于评估器官灌注的状态。在ICU中，大多数患者的目标MAP≥65mmHg[6]。公式（26.1）描述了如何计算患者的MAP。

平均动脉压（MAP）=（2倍舒张压+收缩压）÷3（注：原书中公式有误）(26.1)

● 血压目标。血压目标是针对特定疾病制订的，需要根据个人情况确定。

● 中心静脉压（CVP）。CVP是右心房附近的静脉腔中血压。可以在ICU中用于监视患者的体液状况，因为CVP反映了返回心脏的血流量。

● 心率和心律。使用心电图（ECG）连续监测患者，这可以监测心率和心律，并可以检测心律失常，例如室上性心动过速、房颤和室性心动过速。另外，可以获得QTc间期监测状况，因此，了解药物相互作用引起QTc间期延长是有帮助的。心律不齐可能非常严重，并可能导致死亡，需要立即进行处理。

● 如果出现休克情况（见下文），需要使用血管升压药（表26.1）。

● 需要降压药。在ICU中，患者还会出现高血压危象，其定义是指收缩压≥180mmHg或舒张压≥120mmHg。高血压紧急情况也会造成发病和死亡，并且经常使用硝普钠或拉贝洛尔等药物治疗（表26.1）。

● 一些实验室的数值和检查（稍后讨论）可以与上述评估相结合。例如，乳酸可用于识别患者是否缺氧，而乳酸数值>1mmol/L则表明患者未获取足够氧气供给组织需求。

休克

休克是ICU循环功能障碍最常见的临床表现，也是一种严重的状况，其中没有足够的血液流向身体其他器官。休克分为4种类型。

● 低血容量性休克，是由血液循环体液丢失导致血液量不足引起的。

● 心源性休克，是由心脏无法有效泵出血液且可能因心肌梗死或心力衰竭之类的情况引起的。

● 阻塞性休克，是在肺栓塞等情况下因心脏外部血流出现阻塞引起的。

● 分布性休克，是因血管扩张引起的血流分布异常，且可能是败血症（感染性休克）、过敏性反应或脊柱损伤（神经性休克）引起的。

通常休克患者会接受液体复苏（fluid resuscitation）以及正性肌力药物和/或升压药的治疗。正性肌力药可用于增加患者的心输出量，从而提高MAP并使器官保持灌注状态。血管升压药可引起血管收缩，从而增加患者的MAP（表26.1）。

呼吸系统

重症患者需要密切监视其呼吸系统，因为许多患者需要氧气和可能需要机械通气。总的来说，在日常查房中，呼吸病治疗师会提供患者呼吸状况的进度报告。呼吸状态包括呼吸频率、呼吸音、通气参数（如果适用）、呼吸道分泌物的质地和数量以及**动脉血气（arterial blood gas，ABG）**。这些指标将配合其他酸碱平衡的实验室数值（本章稍后讨论）、胸部X线（CXR）和痰培养结果一起进行分析。重症监护病房的患者也会受到呼吸道感染的困扰，可以通过检测患者呼吸障碍的状况（ABG异常情况）、是否有低血压、精神状态的变化、摆脱机械通气的难易程度以及CXR结果来发现问题。呼吸道分泌物通常是化脓性的，应培养痰液样本，以确定其病原体。

动脉血气测定

用于监测呼吸功能的实验室测定包括测量动脉血气。ABG测定方法如下。

● 动脉血氧分压（PaO_2），是衡量溶解在血液中氧气的压力以及氧气从肺部进入血液的能力。PaO_2偏低表示患者未适当供氧并且表现出低氧血症。

● 动脉血二氧化碳分压（$PaCO_2$），是衡量溶解在血液中二氧化碳的压力以及二氧化碳从体内排出的程度。

- pH反映患者血液中的氢离子（H^+）。低pH值表示酸血症，高pH值表示碱血症。

- 如果血液pH值太高或太低，其碳酸氢盐（HCO_3^-）可以作为缓冲剂用来抵消pH值的变化。低HCO_3^-水平表示代谢性酸中毒，高HCO_3^-水平表示代谢性碱中毒。

- 血氧饱和度（SaO_2）是衡量血红蛋白携氧的数量。SaO_2也可以通过脉搏血氧仪进行计算。

吸入氧流量

吸入氧流量（FiO_2）是指氧气在吸入气体中所占的比例，是氧气参与肺部气体交换百分比的量度。FiO_2用于计算PaO_2/FiO_2比值，并用作氧合作用的量度。PaO_2应该随着FiO_2的增加而增加，比值降低表明氧交换不足或减少或者出现低氧血症。该比值可用于确定输送给患者富氧空气的氧气量。正常的$PaO_2/FiO_2 > 400mmHg$，若$PaO_2/FiO_2 \leqslant 300mmHg$表示有急性肺损伤，而$PaO_2/FiO_2 \leqslant 200mmHg$表示有急性呼吸窘迫综合征（ARDS）[7]。ARDS是一种呼吸衰竭，伴有肺部炎症的快速发作，并且肺部无法有效地提供氧气给身体其余部位或从肺部排出二氧化碳[7]。大多数ARDS患者将需要机械通气。风险因素包括肺炎、败血症和严重创伤。CXR还用于检测是否存在ARDS或监视其进展状况。

机械通气

机械通气在重症患者中很常见。尽管药师不参与确定通气参数（ventilation parameter），但是患者的当前参数可以提示药师患者的病情好坏。机械通气分为3个主要步骤。第一步是启动，是指打开呼吸阀的启动信号；第二步是调整气流进入肺部的流量范围；最后一步是停止吸气并打开呼气阀。从吸气阶段到呼气阶段还有3种循环方法。

- 容量循环。吸气阶段开始时，将预设气体量输送到患者的肺部，一旦达到该量，患者将被动呼气。这是最常见的通风循环类型。

- 压力循环。吸气阶段开始时，气体会流入患者的肺部，直到压力感受器达到预设水平并且患者被动呼气为止。

- 定时循环。吸气阶段开始时，气体会流入患者的肺部，直到计时器达到预设的持续时间并且患者被动呼气为止。

机械通气的模式也不同，包括**控制模式（control mode）**或**支持模式（support mode）**。在压力控制通气中，设定呼吸频率，气体非自发地输送。此方法主要用于意识不清或处于镇静状态的患者。压力支持使患者可以在每次呼吸时，提供预设的压力辅助来启动通气，以减少呼吸功。在这种模式下，患者可控制呼吸频率、吸气持续时间和潮气量。

药师可以使用通气参数监测患者的状况。药师可以查看4个主要参数。

● **潮气量**（tidal volume）：在正常呼吸周期中吸入或被动呼出的空气量。设定的潮气量通常取决于患者的特征，例如体重及其疾病。

● **呼吸频率**（respiratory rate）：将从呼吸机接收患者的预设潮气量。如果患者处于辅助通气状态，则患者也可以自发呼吸超过设定速率。

● **FiO₂**：请参见上文。该数值的增加表示病情恶化。

● **呼气末正压**（positive end expiratory pressure，PEEP）：在呼气阶段维持肺部压力，并通过增加肺泡体积和增加表面积来增加氧气交换，从而改善氧合作用。

胃肠道系统

每日胃肠评估对于正确评估重症监护是必要的，因为可能会影响到药物治疗方案的选择和给药剂量。应该确定每个患者的进食状态。尽管有些患者可能是清醒的，能够吞咽并接受**可耐受的饮食**（diet as tolerated，DAT），但其他患者则通过鼻胃管（nasogastric，NG）或口胃管（orogastric，OG）等饲管获取营养。有关这可能如何影响药师对药物治疗决策的更多详细信息，请参见"给药途径：临床要点"部分。重症患者可能出现药物吸收改变，主要继发于胃排空延迟、与食物结合和升压药的使用等多种因素。在评估口服用药的疗效时，应考虑到这些因素的干扰。其他胃肠评估的考虑因素包括需要预防应激性溃疡的发生和促进常规排便；管饲耐受问题；是否存在胃肠道症状，例如恶心、呕吐、腹泻或便秘；并评估肠鸣音。

肠鸣音由肠蠕动引起，当食物通过胃肠道时，使用听诊器可以听到肠鸣音。肠鸣音减弱表明肠道蠕动缓慢，这可能表明便秘。肠鸣音消失可以指示肠梗阻，这是肠运动缺乏的一种状况，并且可能引起肠道阻塞等并发症。在一天中的某些时候，例如在睡觉期间，肠鸣音减弱是正常的。腹泻或进食后可能会出现肠鸣音亢进或肠道蠕动增强。评估肠鸣音时，还应评估患者的肠蠕动状况。

泌尿生殖系统

药师必须对患者肾脏功能进行评估，因为有助于指导经肾脏消除药物的剂量调整。此外，对肾功能不全患者的评估结果会影响选择非肾毒性药物的治疗决策。一般通过实验室检查来评估肾功能，例如根据血清肌酐（SCr）和血尿素氮（BUN）并结合患者尿量情况进行评估。成人的正常尿量为0.5～1mL/（kg·h）。重症患者发生急性肾损伤（AKI）的风险增加，AKI的诊断由尿量减少情况以及SCr和BUN升高程度决定。如果发生AKI，则药师应评估患者的用药状况，并尽可能停用具有肾毒性的药物。有关更多肾功能评估的信息，参见第24章。

体液平衡（fluid balance）也是重症患者监测的重要参数。低血容量会导致器官低灌注和组织氧合减少，高血容量会导致器官损害和诸如肺水肿的状况。需要保持血容量平衡，以防止并发症的发生。尿量可以通过反映多尿或少尿来作为体液平衡异常的指标。纠正平衡异常可能包括低血容量时输液或高血容量时使用利尿药。体液平衡异常也会导致电解质紊乱，电解质紊乱可能是危险的，需要纠正。体液平衡异常还可能导致酸碱失衡，可以通过ABG测试进行监控。有关更多信息，请参阅"酸碱平衡"部分。

重症监护病房的患者也常常因导尿和免疫抑制等多种风险因素而增加继发尿路感染的风险，应予以监测。UTI的某些体征和症状可能包括发热、精神错乱或精神状态改变和排尿困难。应对尿液进行取样培养，还可能需要抗菌治疗。

微生物学

脓毒症是入住ICU的主要原因之一[8]。另外，由于免疫力低下或由于细菌多点入侵，重症患者在院内发生感染的风险也增加。ICU患者通常需要导管、静脉输液管，并进行机械通气，这可能引发呼吸机相关性肺炎（VAP）和导管引起的尿路感染。药师在确保重症患者在重症监护病房住院期间得到适宜处方抗菌药物治疗和合适剂量方案中发挥着重要的作用。在出现低血压后的第一小时内开始进行有效的抗菌治疗与脓毒性休克（感染性休克）患者的生存率增加有关[9]。由于重症患者感染的严重性以及需要快速启动抗菌药物治疗，通常不可能等到血培养结果出来，而是要求经验性治疗。一旦初始培养滞后，药师应降级经验性治疗到进行适宜的抗生素针对性治疗，以防止不必要的药物治疗。持续的经验性治疗会增加患者发生不良反应、药物相互作用以及产生抗生素耐药性的风险。药师应牢记，在ICU中，药敏性和耐药模式可能会发生变化，并应始终参考特定部位的抗生素敏感谱。药师应持续每天随访跟进标本培养和敏感性试验结果，并在适当时开具医嘱进行细菌培养。他们还应该识别培养基中的正常菌群，这些菌群不太可能具有致病性，以避免进行不必要的抗微生物治疗。例如，痰培养物中发现念珠菌属通常不需要治疗。对于某些抗微生物药物，例如万古霉素和氨基糖苷，也可能需要治疗药物监测。药师的职责是确定哪些患者应该接受治疗药物监测，整体监测血药浓度水平，并根据结果进行适当的剂量调整。有关感染性疾病评估的更多信息，读者可以参考第25章"感染性疾病评估"。

实验室检查

重症患者通常表现出血液动力学不稳定、需借助机械通气并接受多种药物和非药物干预治疗和监护，这些干预可能会引起在ICU住院期间的病情和器官功能快速发生变化。因此，ICU患者每天都要进行实验室检查，甚至一天要进行多次检查。药师应定期检查患者的实验室化验值，以监测患者对治疗的反应、药物不良反应和器官功能，并评估是否需要进一步治疗管理。例如，AKI患者的肾功能可能会迅速发生变化，因此药师必须了解患者当前的肾功能，以便可以给予患者合适的用药剂量。药师还可以要求进行其他实验室检查，以确保能获得必要的信息，来完成知情评估或监测患者。表26.5提供了一些药师在ICU为监测重症患者开具医嘱执行的实验室检查。异常参数值可能说明存在潜在的病理变化，并可能引起严重的并发症，所以应坚持进行监测检查。

表26.5 药师在ICU中开具医嘱执行的常见实验室检查

类别	举例
电解质	钠、钾、氯、钙、镁和磷酸盐
血清肌酐	
血尿素氮	
鉴别用全血细胞计数	Hb、RBC、HCT、MCV、MCHC、RDW WBC（总数、中性粒细胞、淋巴细胞、单核细胞、嗜酸性粒细胞和嗜碱性粒细胞） 血小板
动脉血气（ABG）	pH、$PaCO_2$、PaO_2、碳酸氢盐
肝功能	ALT、AST、ALP 胆红素 白蛋白
凝血测试	INR、活化部分凝血活酶时间
血糖值	
其他	乳酸、肌酸激酶、肌钙蛋白、C反应蛋白

注：Hb—血红蛋白；RBC—红细胞；HCT—血细胞比容；MCV—平均红细胞容积；MCHC—平均红细胞血红蛋白浓度；$PaCO_2$—二氧化碳分压；PaO_2—氧分压；RDW—红细胞体积分布宽度；WBC—白细胞；ALT—丙氨酸氨基转移酶；AST—天冬氨酸氨基转移酶；ALP—碱性磷酸酶；INR—国际标准化比值。

其他检查

除患者病史外，还可以进行系统评估、实验室和微生物学检查以及其他检查（例如诊断性影像学检查和其他探索性检查等）。并不要求药师具备读取所有检查结果的技能（例如，读取胸部X线影像），而是需要药师能够解读患者进展和药物治疗监测的结果（例如书面报告或与医疗团队其他成员的互动）。下面列举的此类检查有助于对重症患者的初始评估和随访评估。

● 心电图（ECG）。ECG记录心脏的电活动。可以检测心律不齐，例如心动过速或心房颤动。此外，可以从ECG中记录QTc间期状况。

● 胸部X线（CXR）。通常对插管患者开具医嘱进行CXR，也用于检测和监测诸如肺炎、肺水肿和气胸等疾病。

● 计算机断层扫描（CT）。CT可用于对身体的多个部位成像，并可检测诸如结构异常或出血的情况。

● 超声心动图（ECHO）。ECHO通常用于监视心脏功能，例如计算患者的射血分数。

了解这些临床检查的结果可以帮助药师理解患者的现病史、患者的病程并可以提供信息支持药师的用药决策、建议和监测。

药物相互作用

ICU 中的患者发生药物相互作用的风险也在增加。据报道，ICU 患者药物相互作用的发生率是普通住院人群的两倍[1]。药物相互作用风险增加归因于重症患者的**多重用药（polypharmacy）**和药代动力学的改变。药物相互作用会延长患者 ICU 住院时间，并可能对患者治疗结局产生负面影响。药师应始终在每个执业环境中评估患者用药是否存在可能的药物相互作用。由于这些风险的增加，药师在重症监护病房中应更加投入和关注。

静脉输液配伍

重症患者身上常有很多静脉（外周和/或中央）输液管线。静脉输液管用于输液、给药和给予血液制品。静脉注射治疗提供了一种快速输注液体的方法，以纠正脱水和电解质失衡。通过静脉途径给药可以更快地产生治疗效果，具有完全生物利用度，并且在患者无法通过胃肠道给药时提供了另一种给药的选择路径。有时，使用 Y 型接口通过单独一条静脉输液管线同时进行多种静脉给药和输液。Y 型接口是一种具有两个独立的管，两个管均可用于输送液体，并且都连接到主静脉输液管上的器械；因此，**主静脉输液管（primary IV line）**中存在液体混合。药师的作用是确保药物和液体在 Y 型接口处混合而不会出现配伍禁忌。配伍禁忌问题还取决于每种药物的浓度、稀释溶液和药物递送装置的材料。

目前配伍禁忌有 3 种类型：物理性配伍禁忌、化学性配伍禁忌和治疗性配伍禁忌。然而，请注意，物理性或化学性的配伍禁忌也经常会导致治疗的改变。物理性配伍禁忌是指将两种或多种物质结合在一起而发生的物理变化，例如颜色和黏度的变化，或者形成沉淀。化学性配伍禁忌是化学相互作用的结果，例如发生分解或氧化还原反应，会导致这两种物质的化学性质发生变化。治疗性配伍禁忌是指药物相互作用。静脉输注出现配伍禁忌的影响包括因沉淀或分离而产生潜在的颗粒栓塞，因毒性造成对患者的伤害，pH 值变化引起组织刺激或治疗失败。如果存在配伍禁忌，药师会给予建议，如替代药物、调整剂量、更改溶剂或分开给药时间。药师可以使用许多信息资源作为建议参考。参考文献包括 Micromedex（https://www.micromedexsolutions.com/home/dispatch/ssl/true）和 Lexicomp（http://online.lexi.com/lco/action/home?siteid=1），其中包括 Trissel 的静脉给药配伍[10]。有关更多的静脉给药配伍参考资料可供使用，药师可以根据偏好和可用性选择参考资料。

给药途径：临床要点

重症患者可能存在吞咽困难、插管鼻饲或无法胃肠摄入。药师需要确保患者在ICU中通过选择正确的药物、正确的剂型以及正确的给药途径，进行正确的给药。

● 最直接的情况是患者能够接受口服药物治疗。然而，即使患者可以接受口服药物治疗，也要查看言语治疗专家的报告（如果有），因为在固体制剂（例如片剂）与液体制剂的接受方面可能会有限制。

● 有些药物在制剂之间具有剂量方案转换（剂量和/或频率），因此应予以考虑。需要剂量转换的药物例如卡马西平和锂制剂。另外，药物不能进行片剂/胶囊剂与液体制剂之间转换，如泊沙康唑。

● 当患者无法吞咽任何药物时，患者插管鼻饲就变得越来越难。在这种情况下，第一步是评估片剂是否可以压碎，胶囊是否可以打开，或者该药物是否有液体制剂可以替代使用。

● 一般不宜将缓释制剂（例如SR，ER，XL）和肠溶衣片压碎。如果缓释制剂药物还具有**速释制剂（immediate release，IR）**选择，则可以将药物切换使用速释制剂并频繁给药。请注意，这不是某些药物的共性选择，每种药物都需要根据其特性进行单独评估。例如，服用硝苯地平缓释制剂的患者由于其不良反应，则不能改用速释制剂。应该考虑使用其他替代的降压药，例如氨氯地平。

● 如果胶囊是速释制剂（immediate release formulation），则可能包含粉末；如果是缓释制剂，则可能包含小丸。重要的是要注意，不可能在所有情况下都通过饲管给予胶囊中悬浮药物颗粒，药师应查阅产品相关专论，以获取针对药物的详细信息。例如，如果没有胶囊壳，服用达比加群，其口服生物利用度将从正常范围值3%提高到7%，最高可达到75%[11]。生物利用度的增加可能会增加患者发生体内药物不良反应和中毒浓度的风险。因此，达比加群只应给予可以口服该胶囊的患者。

● 通过饲管给予某种药物的缓释微丸（sustained release bead）制剂可能造成饲管堵塞，例如文拉法辛和度洛西汀。

● 制药厂家通常建议不要捣碎**薄膜包衣制剂（film-coated formulation）**。药物进行薄膜包衣有很多原因，例如掩盖苦味、防光防湿、易于吞咽。这些原因中有些可能与管饲患者无关。例如当薄膜衣片被捣碎时，管饲患者也可能尝不到药物的苦味。

● 对于管饲患者来说，可以选择液体制剂、注射制剂、透皮或直肠给药制剂的药物（如果有），并考虑给药剂量的换算问题。如果可以改用口服液体制剂，选择酊剂和混悬剂比糖浆剂更好，因为糖浆会在管内产生结块。环丙沙星液体制剂是不能以液体形式经管饲为患者给药，因为会黏附在饲管上并阻塞饲管。

● 通过肠内饲管给药的药物可能与食物发生结合，从而可能导致生物利用度降低。建议在给药前后进行管饲，以免产生相互作用。苯妥英钠是受到这种相互作用影响的药物例子。

有些可用的参考资料作为药师判断药物是否可以捣碎、打开等的依据。针对饲管的患者使用药物的参考资料是：《肠内饲管给药手册》（*Handbook of Drug Administration Via Enteral Feeding Tubes*）[12]。还有更多有关给药途径的参考资料，药师可以根据偏好和可用性选择适合自己的参考资料。

重症患者的药代动力学变化

药代动力学通常是基于对健康志愿者的研究或基于人群参数得出的。当患者患有急性危重病时，由于疾病本身以及治疗患者所需的多种药物和其他支持性治疗，会引发多种生理变化。这些生理变化使该人群不同于健康志愿者，并且可以改变药代动力学。药代动力学的改变可能导致治疗失败、药物不良反应增加以及住院时间延长，从而导致整体医疗费用增加。

重症疾病对药代动力学产生影响，其常见的临床表现涉及全身性炎症反应、体液量改变、**血液动力学不稳定**（hemodynamic instability）、血浆pH值变化、器官功能障碍以及休克引起血液流向核心器官的重定向。对重症患者来说，其外周途径给药的药物生物利用度可能会发生变化。重定向血液流向核心器官造成皮下、肌内和透皮途径给药吸收减少。肠内药物的生物利用度也因肠系膜灌注减少、胃排空延迟、胃pH值改变和胃肠道转运蛋白改变而改变。由于体液量增加，炎症相关的血浆蛋白变化以及组织灌注因素，也改变了药物的分布。此外，药物代谢也可能由于血流流向肝脏的变化和肝酶改变而受到影响。最后，药物的排泄也会因先前存在的肾功能不全、肾脏的血流改变、尿液pH值改变、肾清除率升高（ARC）以及药物转运蛋白的变化而受到影响。同样，对ICU患者进行透析并不少见，这使药代动力学更加复杂（如下所述）。药师需要意识到重症患者可能遇到的药代动力学特性潜在变化，并确保药物对这些患者治疗中仍然有效和安全。

肾脏替代治疗

临床上对重症患者观察其急性肾损伤（AKI）状况往往要比在普通住院患者更多，且急性肾损伤是死亡的一个预测指标[13]。ICU人群发生AKI的病因可归结为多种，例如使用肾毒性药物、对比剂和休克后继发的肾灌注不足（例如脓毒症或创伤）。

某些AKI患者如果有发生容量负荷过大、溶质严重失衡或毒性反应的风险或者已经发展成上述三种情况时，则需要**肾脏替代治疗**（renal replacement therapy，RRT）。除了那些具有其他RRT适应证的患者以及那些进入ICU治疗的终末期肾病（ESRD）患者之外，以下重病是需要RRT的常见指征[14]。

- 利尿药抵抗性肺水肿。

- 难治性高钾血症（>6mmol/L）。

- 难治性代谢性酸中毒。

- 尿毒症并发症：心包炎、脑病、出血。

- 血浆尿素或肌酐浓度上升。

- 少尿［<0.5mL/（kg·h）］。

- 透析性中毒。

在ICU中使用3种不同的肾脏替代治疗（RRT）：**腹膜透析（peritoneal dialysis，PD）**、**间歇性血液透析（intermittent hemodialysis，IHD）**和**连续性肾脏替代治疗（continuous renal replacement therapy，CRRT）**[14]。除此之外，还有RRT的混合模式，如**持续低效透析（sustained low efficiency dialysis，SLED）**。

腹膜透析是通过腹膜作为天然过滤器，使用透析液吸收废物和过滤体液。这种类型的透析在ICU中并不常用，通常用于微量药物的清除。

血液透析是通过人工过滤膜进行透析的医用器械，过滤膜利用患者血液和透析液之间的浓度梯度来清除废物和过滤体液。通常每天或每2～3天的较短间隔进行间歇性血液透析，这样可能会达到快速清除药物的效果。

CRRT是一种缓慢而连续的RRT方式，用于需要RRT且血液动力学不稳定的重症患者。根据溶质清除的机制，CRRT分为3种主要类型：连续静脉血液滤过（CVVH）、连续静脉血液透析（CVVHD）和连续静脉血液透析滤过（CVVHDF）。

CRRT以缓慢和稳定的速率清除体内废物，然后再进行IHD（图26.1）。

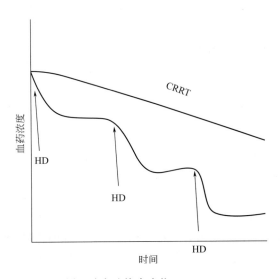

图26.1 CRRT可以做到连续缓慢地去除体内废物

IHD可在短时间内快速有效地清除体内废物，两次运行之间的药物清除率取决于患者的残留清除率

RRT清除药物取决于药物特性和RRT方式。药物本身的特征包括分子量、蛋白结合性、分布体积和药物消除途径[15, 16]。分子量较高的药物和蛋白质结合高的药物不太可能被清除。与分布体积高的药物相比，具有较小分布体积的药物更容易被透析出去，因为这些药物在血浆的浓度更高。药物的分布体积对CRRT清除药物的影响比对IHD的影响要小很多，因为CRRT的过程相对缓慢且连续，从而使药物与血管腔室持续保持平衡。药师还应考虑某些RRT因素，例如透析膜的成分和孔径，透析液流速和血液流速。这是除了RRT模式清除溶质效率外需要考虑的。

实施RRT治疗的患者有几种给药策略。举例如下。

- 对于接受PD治疗的患者，应根据患者的残余肾功能，调整肾脏给药剂量。
- 对于接受IHD治疗的患者，在HD治疗后，给予该药物的剂量或补充剂量。
- 对于接受CRRT治疗的患者，取决于患者的剩余肾脏清除率和非肾脏清除率的能力。如果一种药物在肾脏100%消除并且没有蛋白结合，假设患者没有残余肾功能，则按患者具备20～30mL/min（CRRT清除）的肌酐清除率，对其给予类似的给药剂量。而对于蛋白结合率高且主要通过肝脏代谢的药物，假设患者蛋白结合率不变，则无需调整给药剂量。

有些参考资料可帮助药师对肾功能下降或透析患者进行药物剂量的调整。其他可以参考的资源包括George Aronoff撰写的《Seyffart肾脏疾病药物剂量目录和肾衰竭药物处方：成人给药剂量指南》。

肾脏清除率升高

尽管对肾功能损伤的患者需要更多地关注肾脏消除药物的剂量调整，但是如果患者表现出肾脏清除率升高（augmented renal clearance, ARC），则可以减少关注。ARC是重症患者肾功能增强的现象。定义为CL_{Cr}大于130mL/（min·1.73m^2）。这种现象在以下人群中容易发生：年龄<50岁、近期有外伤史、男性以及危重疾病严重程度评分较低的患者[17]。ARC对诸如β-内酰胺类抗生素和万古霉素在肾脏消除的药物给药剂量产生重大影响。ARC可能引起这些药物的亚治疗浓度升高，继而导致治疗失败并可能使患者预后恶化。ARC的病理生理学尚不清楚，但被认为与伴随严重危重病、急性期蛋白水平升高以及血管紧张度、心输出量和主要器官血流等改变表现出剧烈的交感反应密切相关，从而造成肌力过度和肾小球滤过率增加。这是对旨在改善或维持器官灌注的药物治疗管理策略（如液体复苏、血管升压药）产生效果的补充[17]。药师需要了解ARC，并在患者的整个ICU住院期间监测其肾功能。如果出现ARC，则药师必须评估患者是否在使用经肾脏消除的药物，并评估患者是否需要进行剂量调整和/或更换药物。图26.2提供了一个逐步评估ICU患者表现出ARC的过程。

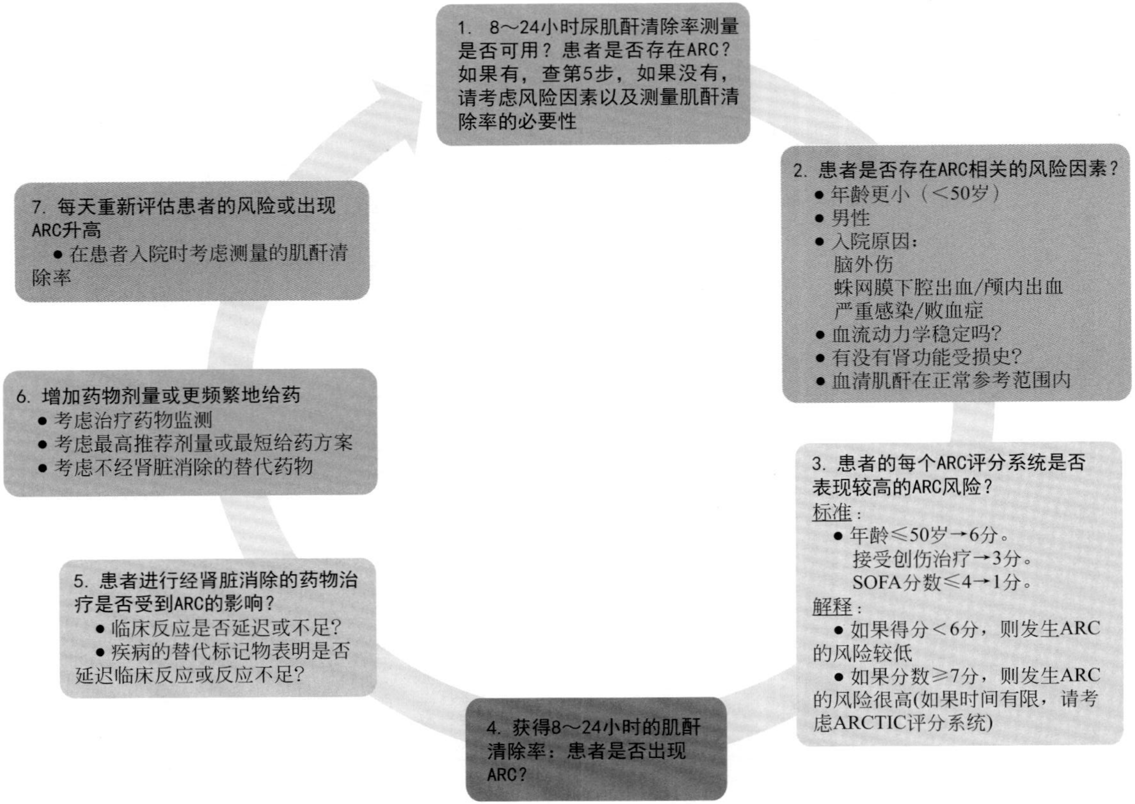

图26.2 ICU患者肾清除率升高的评估

（转载自Mahmoud和Shen[17]。根据知识共享署名许可，这是一篇发表的开放性免费文章，允许在任何媒体上不受限制地使用、分发和复制，前提是需要正确引用原著（抄送4.0）

SOFA—序贯性器官衰竭评估；ARCTIC—提高肾脏清除率在创伤重症监护中的应用

酸碱平衡 --

酸碱失衡是ICU中常见的并发症。重症监护药师应意识到这些疾病问题，并能够评估动脉血气分析结果并确定潜在的药物相关原因。

酸水平取决于体内H^+的浓度，其浓度在正常pH值范围7.34 ~ 7.42内受到严格调节[18]。体内的酸主要来自二氧化碳（CO_2）和碳酸（H_2CO_3），可通过式（26.2）所示平衡方程式进行平衡。

$$CO_2+H_2O \longleftrightarrow H_2CO_3 \longleftrightarrow H^++HCO_3^- \tag{26.2}$$

该方程式可用于帮助解释人体控制体内酸水平的几种机制。机体维持正常pH的3种主要机制如下。

● 呼吸系统控制$PaCO_2$，从而调节肺泡通气。H^+含量越高，从肺中排出的CO_2越多，这会降低体内酸的浓度。这是一种快速的控制机制。

● 肾脏系统控制着体内HCO_3^-的水平，还可以排泄体内产生的其他代谢酸，例如乳酸、脂肪酸和酮体。这是一种缓慢的控制机制，可能需要数小时至数天的时间。

● pH的急性变化也可以通过使用HCO_3^-、硫酸盐（SO_4^{2-}）和血红蛋白的酸性缓冲液系统进行正常化。

在健康人群中，这些机制可以控制pH值并将其维持在正常范围内。然而，在器官功能障碍和体液不平衡的患者中，这些机制可能会失灵或难以纠正平衡的变化。这些患者可发生酸血症（血液pH值<7.34）或碱血症（血液pH值>7.42）[19]。发生酸血症的过程称为酸中毒，而碱中毒引起碱血症。进行酸碱评估时，第一步是确定血液的pH值，以检测酸血症或碱血症的存在。接下来，应该测量HCO_3^-和$PaCO_2$的浓度，因为这可以帮助确定pH异常的原因。

酸碱失衡有4种可能的临床表现，包括呼吸性酸中毒、呼吸性碱中毒、代谢性酸中毒和代谢性碱中毒。

当二氧化碳分压（$PaCO_2$）升高到正常范围以上时，就会发生呼吸性酸中毒，其定义为pH<7.4和$PaCO_2$>40mmHg[19]。$PaCO_2$的增加表明肺泡通气不足，这可能是由药物中毒、中枢神经系统功能障碍或呼吸道阻塞或衰竭（例如肺炎、肺水肿或慢性阻塞性肺疾病）引起的。体征和症状包括头痛、焦虑症、心动过速、低血压和心律不齐，如果严重，会导致昏迷。急性呼吸性酸中毒的生理补偿是使用缓冲系统。缓慢排泄的肾脏系统是呼吸性酸中毒的主要补偿机制，并通过排出H^+和保留HCO_3^-来增加pH值，这会引起代谢性碱中毒。呼吸性酸中毒的治疗包括识别和治疗病因，并持续监测动脉血气和呼吸频率。

当$PaCO_2$降至正常值以下时会发生呼吸性碱中毒，其定义为pH>7.4且$PaCO_2$<40mmHg[19]。呼吸性酸中毒的主要原因是通气过度。因此，降低了$PaCO_2$。

换气过度的原因可能包括缺氧或呼吸道异常，检查PaO_2有助于确定根本原因。通气过度的其他原因是中枢神经系统功能障碍、感染、药物引起（例如尼古丁）、焦虑、疼痛，或者可能是由于在ICU中出现的过度通气。体征和症状通常较轻，如头晕、感觉异常和意识错乱，但可能变得严重，并导致诸如癫痫发作的并发症。人体使用缓冲系统来帮助补偿碱中毒，肾脏系统会保留H^+并排泄HCO_3^-来降低pH值，从而引起代谢性酸中毒。这种治疗类似于酸中毒，试图找出原因并针对原因进行治疗，并继续监测动脉血气和呼吸频率。

当HCO_3^-降低时，发生代谢性酸中毒，其定义为pH<7.4和HCO_3^-<22mmol/L[19]。代谢性酸中毒的体征和症状包括通气过度、高钾血症、胰岛素抵抗、恶心和呕吐，以及中枢神经系统作用，如意识错乱和昏迷。呼吸系统通过过度通气降低体内的$PaCO_2$来补偿低pH，这种机制可能导致呼吸性碱中毒。代谢性酸中毒的原因可以通过计算**阴离子间隙（anion gap，AG）**来支持判断，该间隙是未测阴离子和阳离子之间的差异。AG由式（26.3）计算，正常范围为8～14mmol/L。

$$AG=[Na^+]-[Cl^-]-[HCO_3^-] \tag{26.3}$$

如果AG正常，则酸中毒的原因不是由于无法测量的阳离子或阴离子，而主要是由于HCO_3^-的损失。正常的AG酸中毒的起因可以用首字母缩写HARDUP来记住，HARDUP代表饮食过量（hyperalimentation）、乙酰唑胺（acetazolamide）、肾小管酸中毒（renal tubular acidosis）、腹泻（diarrhea）/稀释（dilution）、输尿管改道（ureteral diversion）和胰瘘（pancreatic fistula）[20]。如果AG>14mmol/L，则是由过量的未测阳离子或阴离子引起的，其原因可以用缩写词MUDPILES记住[20]。MUDPILES代表甲醇/二甲双胍（methanol/metformin）、尿毒症（uremia）、糖尿病酮症酸中毒（diabetic ketoacidosis）、丙泊酚/三聚甲醛（propofol/paraldehyde）、铁/异烟肼（iron/isoniazid）、乳酸盐/利奈唑胺（lactate/linezolid）、乙二醇（ethylene glycol）和水杨酸盐/饥饿（salicylates/starvation）[20]。最后，AG降低<8mmol/L的情况很少见，通常与低白蛋白血症有关[21]。代谢性酸中毒的治疗包括查明原因并进行治疗，还可能进行碳酸氢钠的治疗。

当HCO_3^-增加时，发生代谢性碱中毒，其定义为pH>7.4和HCO_3^->28mmol/L[19]。体征和症状包括肺换气不足、低钾血症、意识错乱、肌肉无力、心动过速和心律不齐。呼吸系统通过换气不足而增加体内的$PaCO_2$来补偿高pH值，这种机制可能导致呼吸性酸中毒。其原因包括H^+丢失（例如，由呕吐或利尿药引起）、摄入过多的碱性物质（如过度使用抗酸剂）或肾功能下降。治疗包括查明原因并治疗和纠正任何体液和电解质不平衡。

表26.6列出了每种酸碱失衡中动脉血气发生的变化。维持酸碱平衡以补偿任何异常，通常对一种疾病的补偿会导致另一种疾病的产生。例如，对呼吸性酸中毒的补偿可能导致代谢性碱中毒。由于呼吸系统的快速作用机制，呼吸性酸中毒或碱中

毒反映出当前的身体功能障碍，而代谢缓慢的系统可能是由在数小时至数天前就已发生的事情引起的。这些疾病的主要治疗方法是治疗失衡的根本原因，通过治疗，失衡应自行纠正。

表26.6　主要酸碱异常的预期变化①

酸碱失衡	pH	HCO_3^-	$PaCO_2$
代谢性酸中毒	↓	↓	↓
代谢性碱中毒	↑	↑	↑
急性呼吸性酸中毒	↓↓	↔	↑↑
慢性呼吸性酸中毒	↓	↓↓	↑
急性呼吸性碱中毒	↑↑	↔	↓↓
慢性呼吸性碱中毒	↑	↓↓	↓

①改编自 Hubble[18]，版权所有2004，获得 Elsevier 许可。

结论

药师在跨专业团队中扮演着必不可少的临床角色，并为患者治疗、安全性以及积极的患者和临床结局做出了贡献。药师参与重症监护病房工作正成为临床诊疗规范的必备项目，同时也为药师参与专科实践提供了机会。由于疾病的复杂性，需要对重症患者进行每日评估以及特殊项目评估。药师需要具备为这些患者提供监护治疗的知识和技能。重症监护的工作对于每一个执业者来说，都可能具有挑战性，但也可以提供学习机会和获得经验。

参考文献

1. Bauer SR, Kane-Gill SL. Outcome assessment of critical care pharmacist services. Hosp Pharm. 2016;51(7):507–13.
2. Plummer MP, Blaser AR, Deane AM. Stress ulceration: prevalence, pathology and association with adverse outcomes. Crit Care. 2014;18(2):213.
3. El-Kersh K, Jalil B, McClave SA, Cavallazzi R, Guardiola J, Guilkey K, Persaud AK, et al. Enteral nutrition as stress ulcer prophylaxis in critically ill patients: a randomized controlled exploratory study. J Crit Care. 2018;43:108–13.
4. Arumugam S, El-Menyar A, Al-Hassani A, Strandvik G, Asim M, Mekkodithal A, et al. Delirium in the intensive care unit. J Emerg Trauma Shock. 2017;10(1):37–46.
5. Barr J, Fraser GL, Puntillo K, Ely EW, Gélinas C, Dasta JF, et al. Clinical practice guidelines for the management of pain, agitation, and delirium in adult patients in the intensive care unit. Crit Care Med. 2013;41:263–306.
6. Shapiro DS, Loiacono LA. Mean arterial pressure: therapeutic goals and pharmacologic support. Crit Care Clin. 2010;26:285–93.
7. Villar J, Blanco J, del Campo R, et al. Assessment of PaO2/FiO2 for stratification of patients with moderate and severe acute respiratory distress syndrome. BMJ Open. 2015;5:e006812.
8. Perner A, Gordon AC, De Backer D, Dimopoulos G, Russell JA, Lipman J, et al. Sepsis: frontiers in diagnosis, resuscitation and antibiotic therapy. Intensive Care Med. 2016;42:1958–69.
9. Kumar A, Roberts D, Wood KE, Light B, Parrillo JE, Sharma S, et al. Duration of hypotension before initiation of effective antimicrobial therapy is the critical determinant of survival in human septic shock. Crit Care Med. 2006;34:1589–96.
10. Trissel L. Handbook on injectable drugs. 19th ed. Bethesda, MD: American Society of Health-System

Pharmacists; 2016.

11. Peterson JJ, Hoehns JD. Administration of direct oral anticoagulants through enteral feeding tubes. J Pharm Technol. 2016;32(5):196–200.

12. White R, Bradnam V. Handbook of drug administration via enteral feeding tubes. London: Pharmaceutical Press; 2011.

13. Clermont G, Acker CG, Angus DC, Sirio CA, Pinsky MR, Johnson JP. Renal failure in the ICU: comparison of the impact of acute renal failure and end-stage renal disease on ICU outcomes. Kidney Int. 2002;62:986–96.

14. Pannu N, Gibney RN. Renal replacement therapy in the intensive care unit. Ther Clin Risk Manag. 2005;1(2):141–50.

15. Matzke GR, Aronoff GR, Atkinson AJ, Bennett WM, Decker BS, Eckardt KU, et al. Drug dosing consideration in patients with acute and chronic kidney disease—a clinical update from Kidney Disease: Improving Global Outcomes (KDIGO). Kidney Int. 2011;80:1122–37.

16. Mahmoud SH. Antiepileptic drug removal by continuous renal replacement therapy: a review of the literature. Clin Drug Investig. 2017;37:7.

17. Mahmoud SH, Shen C. Augmented renal clearance in critical illness: an important consideration in drug dosing. Pharmaceutics. 2017;9(3):36.

18. Hubble SM. Acid-base and blood gas analy-sis. Anaesth Intensive Care Med. 2004;5:380–3.

19. Wargo KA, Centor RM. ABCs of ABGs: a guide to interpreting acid-base disorders. Hosp Pharm. 2008;43:808–18.

20. Casaletto JJ. Differential diagnosis of metabolic acidosis. Emerg Med Clin N Am. 2005;23:771–87.

21. Lee S, Kang KP, Kang SK. Clinical usefulness of the serum anion gap. Electrolyte Blood Press. 2006;4(1):44–6.

第27章

老年患者评估的注意事项

Cheryl A.Sadowski

本章目标

1. 描述老年综合评估的完整过程。
2. 确定老年综合评估的各个领域。
3. 描述药师对老年患者评估时可以使用的实用工具。

背景介绍

对老年患者，尤其是**多发共病（multimorbid）**且病情复杂或身体衰弱的老年人，需要更广泛的跨专业评估。这种方法被称为**老年综合评估（comprehensive geriatric assessment，CGA）**，包括健康和非健康领域。评估由一个跨专业团队（interprofessional team）完成，并且评估过程关注患者的功能能力、价值观和目标，而不是治愈或单纯的慢性病管理。评估涵盖许多领域，包括认知、功能、营养、日常生活活动、社会支持等。通过对各个领域的反馈，特别是通过药物治疗评估，药师在促进老年患者评估方面将发挥重要的作用。

定义

老年医学是照顾老年人的健康科学专业学科。该专业有时被称为超级专科（supraspecialty），而不是亚专科，因为不仅要解决内科医学对健康状况的管理，而且还涉及老年人的整体健康状况[1, 2]。利用生物-心理-社会科学对衰老和老年人进行更广泛的研究是老年医学的研究范畴[3]。

当前的"老年人"术语集中表述为"older adult"或"older people"，而不是以推论这些个体价值较低或在老年中呈现**衰老（senile）**的术语[4]。老年医学中的语言正在发生演化，以摆脱支持负面刻板印象的术语。在某些临床和研究环境中，将使用诸如"**青老年（young-old）**""**中老年（middle-old）**"或"**老老年（old-old）**"的术语对这个较老年龄段的实际年龄进行分类，但是这种术语正在转变，以确认具体的年龄范围（例如，65～74岁、75～84岁和85岁及以上）。"**百岁老人（centenarian）**"一词是指已满100岁的人，"**超级百岁老人（supercentenarians）**"是指已满110岁的人。这些定义不仅用于人口普查进行人口统计分析，还可用于考虑特定年龄组的特殊需求，指导医疗服务，进行有意义的设计和分析研究，并与关注的患者进行正确的沟通和讨论。

人口统计数据

2016年加拿大人口普查显示，加拿大老年人的数量历史上首次超过14岁及以下的儿童，老年人占人口的16％。在2011年的人口普查中指出，年龄在65岁及以上的人口比例比前5年增加了20％[5]。这种急剧增长有两个原因：**预期寿命延长（life expectancy）**和低生育率（low fertility rate）。老龄化和越来越多的老年人是全球现象，年龄在60岁以上的人群增长速率快于所有年轻人的[6]。联合国的报告显示，到2050年，80岁以上的人数将增加两倍，加拿大的预计也会增加这么多[6, 7]。

流行病学和药物流行病学

老年人仅占加拿大人口的16％，但他们耗用的政府资助药物支出却占55％[8]。老年人使用的药物比任何其他年龄组都要多，加拿大的普通老年人在1年内使用7种不同类别的药物[8]。加拿大老年人最常用的药物类别是HMG-CoA还原酶抑制剂（他汀类药物）[8]。除药物外，超过60％的老年人使用膳食补充剂，例如维生素[9]。

老年人使用医疗卫生系统资源要比其他年龄组更多，尤其是对于75岁及以上的老年人而言，住院时间明显更长[10, 11]。老年人的医疗卫生费用也随着年龄的增长而增加，其中增长最明显的是80岁，据估计，2013年，每个80岁及以上的老年人每年的费用约为21000加拿大币（CDN）[12]。

疾病和残疾也随着年龄增长而增多。最常见的单一诊断是多发共病，因为75％的老年人共存多种疾病[13]。老年诊疗的另一个特别问题是"**老年综合征（geriatric syndrome）**"，老年综合征是一种多因素疾病，涉及年龄相关的风险和压力都远超普通患者的身体系统[14]。由于综合征的多因素性质，此问题很难解决，但是仍有很多资源，可以评估和管理常见的综合征，例如老年跌倒或尿失禁。

老龄化的影响

从宏观上看，老龄化世界不仅影响每个国家的公共政策和健康促进，还影响资源和医疗卫生计划。在个性化患者治疗的背景下，重要的是要考虑随着年龄增长而发生的生理变化。这些变化是正常衰老的一部分，而不是病理性的（表27.1）[15]。这些变化随后可能影响药代动力学参数，对药物吸收的影响最小（表27.2）[16, 17]。

此外，**受体密度**（receptor density）和**亲和力**（affinity）的变化，受体变化后或负反馈都可能导致老年人对药物反应的方式发生变化，这在"药效学"一节中有描述[17-19]。在大多数情况下，老年人对药物更敏感，并且可能发生不良事件（表27.3）。

老年人生病的方式有所变化。老年人常常主诉含糊不清或不遵循疾病的"教科书介绍"。这可能是由于多发共病，共存疾病影响到另一种疾病的出现或进展的方式，也可能是由于衰老导致的生理功能下降，从而影响了患者经历疾病症状的敏感度和呈现类型[20, 21]。

表27.1 衰老引起的生理变化

机体系统	重要变化
身体成分	脂肪↑ 瘦肉↓
心血管系统	β受体↓ 心输出量↓
肺部系统	纤毛↓ 肺活量↓ 最大呼吸量↓ 剩余容量↑
胃肠道系统	胃pH值↑ 胃排空时间↑
肝脏系统	尺寸↓ 内脏血流量↓
肾脏系统	肾小球滤过率（GFR）↓ 肾单位↓
内分泌系统	激素分泌↓
神经系统	血流到达中枢神经系统（CNS）↓

表27.2 衰老引起的药代动力学参数变化

参数	变化
吸收	被动吸收的药物对胃肠道吸收的变化最小；主动吸收的药物（例如维生素B_{12}、铁）略有减少 肌内注射吸收可能会受到血流的影响（例如卧床不起的患者）
分布	脂溶性药物的分布增加，导致更长的半衰期；水溶性药物的分布减少，导致升高最大血清浓度 C_{max}
代谢	首过效应较慢 Ⅰ期新陈代谢较慢（氧化/还原） Ⅱ期代谢（结合）的变化很小
排泄	肾脏消除减少

表27.3　衰老引起的药效学改变举例

受影响的系统或功能	可能机制	药物举例
姿势控制	纹状体多巴胺D_2受体减少	抗精神病药
立位	β受体反应减弱，受体下调，血管树和自主神经系统改变	血压药物、TCA、抗精神病药、利尿药
体温调节	体温调节机制差（例如，颤抖、代谢率下降、血管收缩、口渴反应下降、对环境或身体变化的意识下降、不能忍受极端温度）	影响意识、活动性、肌肉活动、血管收缩机制的药物 中枢神经系统药物（如吩噻嗪类、巴比妥类、苯二氮䓬类、阿片类、乙醇）
认知功能	神经元丢失，受体下调	中枢抗胆碱药、兴奋剂
抗凝血	肝脏产生凝血因子差，饮食摄入不足	抗凝剂、溶栓剂
迟发性运动障碍	多巴胺合成神经元受损或减少	抗精神病药
心律不齐	心脏过敏症	抗心律失常药

当务之急

当务之急是更好地培养专业人员来评估和管理老年人照护的状况，以解决医疗卫生系统内的诊疗差距。鉴于老年人的特殊状况，药代动力学和药效学的变化以及表现的复杂性，药师需要对跨专业和综合评估过程有更深入的了解。药师的特殊角色是必不可少的，有助于对老年患者的综合评估。本章的目的是向药师介绍对老年人的评估方法。

老年综合评估

老年综合评估的应用使我们认识到，基于疾病的评估和医疗模式完全不适用于老年人，因为他们除了缺乏看护人员的支持、经济困扰或难以驾驭各自为政的医疗系统等老龄化复杂性之外，还有多发共病。那些患有多发共病或衰弱的老年人最适合进行老年综合评估，而不是对所有65岁及65岁以上的老年人实施此评估[22]。老年综合评估与常规患者评估的不同之处在于，涉及了非健康领域，侧重于老年人的功能能力和生活质量评估，还需要一个跨专业团队的支持[23]。核心团队通常由医师、护士和社会工作者组成，理疗师、职业治疗师、精神治疗师、心理学专家，尤其是药师会提供额外的评估[24]。这个过程需要相互协作，但可在大约相同的时间或以虚拟形式有序地[24]在同一场所进行。药师的作用主要侧重于患者的用药评估，但是了解其他评估领域对于适当整合干预措施至关重要。药师也可能需要训练，以精通其他领域的其他检查，这可能会提高医疗团队的效率[25]。

老年综合评估（CGA）被定义为"专注于多维度多学科对老年人进行医学、心理和功能能力评估的诊断过程，以便针对患者个体的需求制订协调一致的治疗和长期随访计划"[22]。初始评估包括制订一份全面的治疗监护计划、目标确认以及各项任务的责任人和审查进度的时间表。CGA的过程起源于医院，并证明接受CGA的老年人其住院、死亡或功能下降的风险比常规医院诊疗更小[26, 27]。

当前没有标准化套装的工具，但以下内容包括每个领域经验证评估的最常用资源。表27.4描述了总体CGA的各项内容。

表27.4 老年综合评估的内容

领域	评估内容
精神状态	精神病、抑郁、焦虑
认知状态	认知、记忆
社交支持状况	社会支持 是否有配偶、家人、朋友
价值	关于不复苏（DNR）、生前遗嘱、授权书的决定
内心状态	乐于助人、信念 活动力与社交能力
经济状况	支付诊疗或治疗费用的能力
身体状况	疾病状态评估 用药评估
功能状态	日常生活活动能力
感官能力	听觉、视觉
健康维护/疾病预防	一级、二级、三级预防 老年综合征、跌倒、尿失禁 营养
存在风险	药物滥用

跨专业健康评估

药师发挥用药专长的主要作用是侧重于患者的用药评估。但是，药师可以参加CGA的其他部分工作，学习使用有效工具，或者借助解释其他团队成员的检查结果，以学习有关用药的决策。

体格评估

药师应熟悉生命体征以及常规测量患者脉搏和血压。体格检查的标准适用于老年人，但是需要进行一些调整，以侧重于老年人中更为普遍的问题[23]。药师可以评估的一个方面是检查患者体位性血压是否下降，需要测量坐下或仰卧位血压，然后在患者站立后重复进行血压测量。还应评估疾病的预防措施，例如询问疫苗接种的状况。

心智健康

认知障碍和痴呆几乎只发生于老年患者中。认知功能的评估是CGA的核心组成部分。最常见的是从筛查测试开始，例如心智状态迷你检查表（Mini-Mental Status Exam，MMSE），提供有关患者认知能力的一些信息，但不能作为痴呆的诊断[28]。另一个用于执行功能的更具体评估的常用工具是**蒙特利尔认知评估（Montreal Cognitive Assessment，MoCA）**[29]。使用这两种工具都相对较短，大约5～10分钟，提供一系列医疗专业人员的评分问题，总分30分。对于正常与异常，有临界点，可以帮助临床人员确定是否需要进一步评估。例如，将26/30分或更高的分数视为正常，较低分数应进一步检查，以确定可能导致损伤的疾病或用药的原因。**时钟绘制测试（clock drawing test）**是一种相对较快的管理方法，可以观察患者绘制时钟的能力，但是它有多种建议的计分方法[30]。两个路径测试法，包括评估排序、优先处置、视觉空间技能以及多项认知处理任务。第一个路径测试法包括连续的数字或字母（A、B、C; 1、2、3）；第二个路径测试法包括交替的数字和字母（A、1、B、2、C、3）[31]。深度认知评估是由职业疗法或神经心理学专家进行的，他们可以聚焦有效测试来检查特定领域的目标性问题[32]。药师可以进行其中的一些检查，但应注意，其结果表现出心智不佳可能难以与患者讨论，并且还可能造成需要进一步检查和干预的情况，这可能超出药师的执业范围（例如患者的驾驶能力、独立生活能力）。

情绪评估（mood assessment）也是老年评估的一部分。常用的筛查工具是**老年抑郁评估量表（Geriatric Depression Scale Short Form，GDS-SF）**，共有15个问题，由患者选择"是"或"否"[33, 34]。由于目前抑郁症筛查工具通常都是针对年轻患者，涉及有关家庭需求或工作的问题，这些问题可能与退休或没有与子女一起生活的患者不相关，因此针对老年人问题的问卷调研就非常重要。还有一个顾虑，是痴呆患者需要一种适应性的工具，且不会直接提出一些抽象思维的问题。**康奈尔抑郁量表（Cornell Scale for Depression）**就是这样一种工具，临床人员可以与患者互动，然后临床人员填写出观察患者后评分的量表，例如行为或身体症状[35]。这种类型的观察比简单的调查问卷花费更多的时间，但是适合痴呆症的患者。

功能

功能评估（functional assessment）通常属于康复治疗师的执业范围，但药师应能够根据评估和评分来了解功能障碍。这两个主要领域是**日常生活基本活动（basic activities of daily living，ADL）**（上厕所、进餐和穿衣等自我照顾活动）以及**日常生活指导性活动（instrumental activities of daily living，IADL）**。IADL是独立生活所需的活动，包括服药、做家务和准备饭菜。评估ADL和IADL的最佳方法是观察患者行为，可以在模拟实验室环境中进行，也可以在家庭访问期间在患者自己家中进行。有一份针对ADL评估的正式量表，以"Katz日常生活活动的独立性指数"为主，询问或观察患者6个方面的独立性，并将患者分为独立（1分）或依赖（0分）[36]。IADL一线工具是Lawton-Brody创建的，在执行8项不同任务的能力上也将患者评分为0或1[37]。**理疗师（physiotherapist）**还可以使用多种其他方法来评估功能和残疾状况，例如功能独立性量表（FIM），也可以与功能性评估量表（FAM）结合使用，患者在6个不同领域（包括认知、交流和括约肌控制能力的检查）的得分从1分（完全协助）到7分（完全独立）[38]。药师应特别注意功能评估，这些评估可以确定患者是否可以独立服药或安全地管理自我照护的活动。

老年综合征

老年综合征（geriatric syndrome）涉及多个器官系统的多重因素，因此难以解决[14]。综合征并不遵循疾病发展的轨迹，但会造成功能下降和残疾问题[14]。

衰弱

衰弱（frailty）是一个在其定义和标准方面仍存在不停争论的概念，而加拿大衰弱评估量表（Canadian Frailty Scale）是各种专业团体用于实践、研究以及制定临床实践指南的一种方法，通过图像/图片对9项指标量表进行评估，其中第1阶段为健康，第9阶段为末期[39]。

跌倒

老年人跌倒也很常见，容易造成骨折、软组织损伤和由于害怕跌倒而减少社交活动[40]。各类医务人员，包括在社区工作的药师[41]都可以问诊患者跌倒的原因。药师可以询问患者在过去1个月、6个月或过去一年是否跌倒过，跌倒是否是受伤引起的。跌倒的原因有多种，可能包括环境、行为、医疗和用药风险。药师的首要任务是确定患者是否存在药物引起跌倒的风险。引起跌倒最相关的药物是精神药物，包括镇静催眠药、抗抑郁药和抗精神病药。这些药物可导致跌倒的风险比基线高50%[42, 43]。其他可能导致跌倒风险的药物还包括阿片类药物和利尿药（表27.5）[44-47]，尽管这类药物的风险低于精神药物并且可能随时间推移逐渐下降。药师可以通过"用药评估"来评估跌倒的风险，还可以在社区药房进行简单的观察甚至使用有效的测试。理疗师可以使用包括Tinetti平衡和步态检查（Tinetti Balance and Gait Examination）在内的一系列评估，这是一系列关于步态和平衡的评估，评分范围从0～2[48]。简单的评估是**定时起立走步测试法（timed up and go，TUG）**，需要患者坐下，不用手臂力量可从该位置站起来，步行3米，转身，然后再次坐下。测试限时，患者整个测试的时间不应超过16秒[49]。另一个简单的测试方法是**功能达标测试（functional reach** test），患者靠近墙壁站立并伸出自己手臂，离墙尺寸至少应为25厘米[50]。但是，药师在进行此项测试之前，应考虑其药房的布局和安全性，因为处于跌倒风险的患者在测试期间可能跌倒并受伤。有关老年患者步态或平衡问题的担忧，可以转诊给理疗师进一步检查和深度评估。

表27.5　与跌倒风险相关的药物

药物类别	药物	风险
镇静催眠药	劳拉西泮、地西泮、佐匹克隆	高① OR=1.3～1.6
抗抑郁药（TCA、SSRI）	阿米替林、舍曲林、西酞普兰	高① OR=1.5～1.6
抗精神病药	喹硫平、氟哌啶醇	高① OR=1.3～1.7
利尿药	氢氯噻嗪、呋塞米	中等 OR=1.1
阿片类药	吗啡、氢吗啡酮	低② OR=NS（负偏离）−1.3
非甾体抗炎药	布洛芬、萘普生	低② OR=NS

①研究发现具有统计学意义。

②研究发现统计学意义不一致。

注：OR—比值比；SSRI—选择性5-羟色胺再摄取抑制剂；TCA—三环类抗抑郁药。

下尿路症状

老年人更有可能出现**下尿路症状**（lower urinary tract symptoms，LUTS）和尿失禁（UI）。**国际尿路症状调研问卷**（International Consultation on Incontinence Questionnaire，ICIQ）是可以用于沟通及筛查老年人这类问题的一种工具，其中包括4个问题，首先是"您多长时间失禁一次？"[51] **膀胱自我评估问卷**（Bladder Self-Assessment Questionnaire，B-SAQ）包括与ICIQ相似的4个问题，但还要求对患者的这些症状困扰的程度进行评分[52]。还有针对LUTS类型的调研问卷，例如男性良性前列腺增生问卷（含有关于症状的7个问题和有关困扰的4个问题），以及针对不同性别患者提问8个问题的**膀胱过度活动症问卷**（Overactive Bladder Questionnaire，OAB-V8）[53, 54]。分数汇总后，药师可以讨论有关LUTS的问题，或者在某些情况下，鼓励患者去看家庭医师以进一步检查并进行更具侵入性的检查（例如骨盆和/或直肠检查）。

营养

评估老年人的营养状况对于预防身体出现衰弱和恶病质很重要。牙列和社会化

（socialization）的变化常常会影响进食方式、功能能力以及购买和准备健康餐食的资源。通过EAT-10（一个十项问卷），询问他们的吞咽能力，从而获知患者营养问题以及吞咽药物情况，这个问卷对患者从0分（没有问题）到4分（严重问题）进行打分[55]。迷你营养评估问卷（MNA）常用于老年人，对老年人的食物摄入、体重减轻、活动能力、压力、神经心理学问题和身体测量进行评分[56]。

关注点的价值

为了确定患者的优先事项，美国和加拿大老年医学会均支持5M模型[57]。这个模型围绕着一个问题展开，如"什么对您最重要？"其他问题包括记忆力/思维，活动能力、药物和多重复杂性。这可以帮助临床医师指导评估更深入的研究某些领域，或者对建议的干预类型给予指导。

感觉障碍

当老年人味觉、视觉和听觉能力发生变化时，感官功能的评估是非常重要的。对于老年人，视力和听力丧失会对其功能和生活质量产生巨大的影响，而味觉受损会导致老年人在食物中添加过量的食盐。可以通过使用Snellen视力表和测量视敏度的视力表来评估视力。可以考虑转诊给眼科医师筛查青光眼等疾病[58]。

听力检查最有效的方法是观察，例如注意患者在交谈中出现困难或表现寻求伴侣的支持等行为。一种建议是简单地询问患者和看护人员/伴侣/家属，患者是否听力困难。其他推荐的筛选方法包括耳语测试，在耳后大约1米处大声读出一系列数字或字母，然后让他/她重复听到的声音[59]。听力障碍量表是一份经验证的调研问卷，其中包括25个问题，满分100分[60]。

社交支持状况

为了给予老年人适当的建议，重要的是要了解他们的生活环境以及可能面临的潜在伤害风险。通常，这些相关问题都是由社会工作者、护士或医学进修生通过问题清单进行评估的。问题包括患者是否与他人一起生活，家人、朋友或看护者提供什么帮助，是否正式或非正式请看护者照顾，他/她居住的房屋类型、社交网络、环境安全或药品滥用迹象[23]。重点关注的问题还包括患者可获得的财务帮助，非正式或正式的诊疗费用，或获得政府资金支助等。

可能给予患者的另一个帮助是精神层面的支持。宗教信仰和精神支柱对决定相关药物的选择（例如使用动物或猪肉产品）、家庭的期望、治疗的决定或患者将接受机构支持的类型等可能发挥一定作用。因此，有必要询问有关宗教和精神信仰以及可以提供的社交、情感或心理的支持[61]。

老年人用药评估 ------------------------------------

药师可以使用多种通用工具进行用药评估。这些工具包括MedsCheck之类的工具或其他本地工具。然而，这些工具大多数都不是为独特的多发共病情况复杂或衰弱的老年人而设计的。药师应考虑适用于老年人的工具，包括TIMER（评估老年人用药改善的工具）、NO TEARS、DITTO（药物治疗优化的重要工具）、实用层次结构问卷（Hierarchy of Utility）或一种自我服药的10问判断工具（该工具可识别老年人的用药风险）（表27.6）[62-66]。这些工具可以通过提供指导框架和问题来提高识别老年人药物相关问题的效率，以解决多发共病、决策灰色区域以及大量药物的潜在问题。这些工具没有提供评分或说明提示必须进行干预，但是为药师提供了确定多重用药、治疗不足、依从性或药物治疗管理方面的各种信息。没有证据表明某一种工具优于另一种工具。

表27.6　老年医学常用药物的评估工具

工具	设计	包括的类别和内容
TIMER	两页结构化问卷，包括问题提示、检查表、表格和指导评估参考资料	药物承保范围 依从性 药物安全性（不良事件、药物相互作用） 治疗目标（与疾病状态、常见老年综合征相关）
NO TEARS	帮助医务人员检查每种药物的缩写	需求和适应证 开放性问题 测试和监控 证据和指南 不良事件 　风险降低或预防 　简化和转换用药
DITTO	一旦确定药物的重要性和适应证，填进网格	网格包括4个重要级别：非常重要、重要、可选性、适应证不明 使用原因包括治疗、预防并发症、缓解症状
实用层次结构问卷（Hierarchy of Utility）	确定潜在不恰当药物（PIM）的10个步骤；确定适应证强度的6个问题；关于潜在误用或安全问题的8个问题	问题示例包括： 可能不适宜的药物治疗 　准确确定所有使用的药物 　确定治疗的总体目标 适应证强度（PIM评估第8步） 　药物能立即缓解痛苦症状吗？ 潜在误用 　在大多数老年患者中，药物治疗的收益很小，毒性风险很高吗？
10问判断工具（Ten-questions）	自我管理问卷，由老年人填写10个问题	问题示例包括： 目前是否服用5种或更多的药物？是很难遵循你的药物治疗方案，还是有时选择不这样做？

用药适宜性

如果药物治疗总体上是弊大于利，并且还有更安全的替代方法，则确认药物对老年人治疗不适宜。目前有两种主要类型的工具——**明确判断工具（explicit tool）**和**认知判断工具（implicit tool）**，如下所述（表27.7）[67]。明确判断工具包括ACOVE-3标准、Beers标准、STOPP / START标准和其他工具[68-71]。Beers标准工具由美国老年医学会每3年更新一次，其中包括可能不适当的药物清单（例如第一代抗组胺药）、避免特定疾病使用的药物清单（例如引发谵妄的抗胆碱能药物）、谨慎使用的药物（例如可能引起SIADH的SSRI）、药物相互作用以及需要调整肾功能剂量的药物。STOPP标准工具是爱尔兰根据欧盟执业环境要求制定的。其与Beers标准有很多重叠的准则，例如"不要使用三环类抗抑郁药作为一线抗抑郁药治疗"。这些工具是书面陈述，不需要进行评分，因此可以制成软件，在调配或使用这种潜在不适当的药物时，提醒临床医师，或者可以通过在手机上安装APP使用这些工具。其目的是作为处方决策的指南，而不是在未考虑患者参与决策的情况下遵循的强制性标准。STOPP/START标准的START部分包括应开始使用的药物清单，例如对长期服用皮质类固醇的患者可以使用双膦酸盐和维生素D。

表27.7　用药适宜性工具比较

比较项目	明确判断工具	认知判断工具
设计	基于标准工具	基于认知判断
开发	从发表的评论、共识、专家意见发展而来	临床医师使用患者的信息和发表的著作
临床判断	应用很少或没有临床判断	临床医师判断是否合适
关注点	通常以药物或疾病为导向	患者
获益	应用数据库 易于应用	对患者最敏感的方法
局限性	不要把定义个人高质量医疗保健的所有因素都考虑在内 不解决共病负担，患者偏好	提供治疗费时 变量取决于临床医师的知识、技能、态度
示例	Beers标准	用药适宜性指数

用药适宜性指数（medication appropriateness index，MAI）用于评估药物治疗适宜性的认知判断[72]。由于要解答患者服用的每种药物的10个问题很费时间，因此这一工具主要用于研究。对于老年人治疗方案的评估，平均需要大约45分钟。此外，此工具无法识别缺少的药物。尽管有这些局限性，但是这些问题还是切合实际的，可以指导药师做出有关药物的决策（例如，药物是否对疾病有效？）。

用药能力

对于许多老年人而言，由于用药属于多步过程（例如医嘱、取药、包装/分拣、开启包装、吞服），且治疗方案的复杂性以及患者身体和认知能力对使用操作性药用器具有困难，因此他们的**用药管理（medication management）**更具挑战性。有时疾病也会产生一定的影响作用，例如骨关节炎或视力障碍，会影响老年人打开药片泡罩包装，使用眼药水或拨动胰岛素笔的方式。目前已经开发了一些工具，用于识别老年人用药能力状况[73]。这些工具主要一直用于研究，但也可以用于临床实践。从老年综合评估看，许多患者用药时间要花15分钟以上，这样的缺陷表明老人用药可能存在问题。有些工具提供了一种标准化的用药方案来测试患者能力，而不是专注于患者个体的治疗方案，这可能会使应用研究结果对特定患者做出正确的干预变得困难。自我用药管理（SAM）和自助药物治疗评分量表（DRUGS）这两种工具，要求患者用药时间少于15分钟，以评估患者自己管理治疗方案的能力以及确定患者是否需要其他支持，所有这些工具都有助于告知药师患者自我用药的能力，并且可以融入药师的用药评估过程[74, 75]。

要点集萃

- 老年综合评估是一项药师应熟悉的对老年患者的健康和非健康领域的广泛评估技能。
- 药师应参与老年用药评估，并积极与跨专业团队讨论老年的相关用药问题。
- 在各种医疗环境中，药师对老年患者的用药评估都可以发挥其重要的作用。
- 多种有效的工具可以评估患者的用药适宜性和用药能力，药师可将其融入临床实践。

参考文献

1. Morley JE. A brief history of geriatrics. J Gerontol A Biol Sci Med Sci. 2004;59(11):1132–52.

2. Hazzard WR. Commentary: geriatrics: specialty, subspecialty, or supraspecialty? J Gerontol A Biol Sci Med Sci. 2004;59(11):1161–2; discussion 1132–52

3. Ekerdt DJ. Gerontology in five images. Gerontologist. 2016;56(2):184–92.

4. Lundebjerg NE, Trucil DE, Hammond EC, Applegate WB. When it comes to older adults, language matters: journal of the American geriatrics society adopts modified American medical association style. J Am Geriatr Soc. 2017;65(7):1386–8.

5. Statistics Canada. Census Profile, 2016 Census. 2016. [cited June 22, 2018]. Available from: http://www12.statcan.gc.ca/census-recensement/2016/dp-pd/prof/details/page.cfm?Lang=E&Geo1=PR&Code1=01&Geo2=PR&Code2=01&Data=Count&SearchText=01&SearchType=Begins&SearchPR=01&B1=All&Custom=&TABID=3

6. United Nations, Department of Economic and Social Affairs, Population Division. World population prospects: the 2017 revision, key findings and advance tables. Working Paper No. ESA/P/WP/248. 2017.

7. Statistics Canada. Census in brief: a portrait of the population aged 85 and older in 2016 in Canada. Catalogue no. 98-200-X2016004. May 3, 2017. [cited June 22, 2018]. Available from: http://www12.statcan.gc.ca/census-recensement/2016/as-sa/98-200-x/2016004/98-200-x2016004-eng.cfm

8. Canadian Institute for Health Information. Drug use among seniors in Canada, 2016. Ottawa: CIHI; 2018.

9. Qato DM, Wilder J, Schumm L, Gillet V, Alexander G. Changes in prescription and over-the-counter medication and dietary supplement use among older

adults in the United States, 2005 vs 2011. JAMA Intern Med. 2016;176(4):473–82.

10. CDC. Hospitalizations among the elderly. JAMA. 2015;313(10):1005.

11. Rotterman M. High use of acute care hospital services at age 50 or older. Health Reports 2017. Catalogue no. 82-003-X:1–16. Sept 20, 2017.

12. Canadian Institute for Health Information (CIHI). National Health Expenditures: how has health spending on seniors changed? Ottawa: The Institute; 2015. [cited June 22, 2018]. Available from: https://www.cihi.ca/en/spending-and-health-workforce/spending/national-healthexpenditure-trends/nhex2015-topic7

13. Tinetti ME, Fried TR, Boyd CM. Designing health care for the most common chronic condition—multimorbidity. JAMA. 2012;307(23):2493–4.

14. Carlson C, Merel SE, Yukawa M. Geriatric syndromes and geriatric assessment for the generalist. Med Clin North Am. 2015;99(2):263–79.

15. Hajjar ER, Gray SL, Slattum PW, Hersh LR, Naples JG, Hanlon JT. Chapter: geriatrics. In: DiPiro JT, Talbert RL, Yee GC, Matzke GR, Wells BG, Posey LM, editors. Pharmacotherapy, a pathophysiologic approach. 10th ed. New York: McGraw-Hill; 2017.

16. Hubbard RE, O'Mahony MS, Woodhouse KW. Medication prescribing in frail older people. Eur J Clin Pharmacol. 2013;69(3):319–26.

17. Boparai MK, Korc-Grodzicki B. Prescribing for older adults. Mt Sinai J Med. 2011;78(4):613–26.

18. Mangoni AA, Jackson SH. Age-related changes in pharmacokinetics and pharmacodynamics: basic principles and practical applications. Br J Clin Pharmacol. 2004;57(1):6–14.

19. Bowie MW, Slattum PW. Pharmacodynamics in older adults: a review. Am J Geriatr Pharmacother. 2007;5(3):263–303.

20. Amella EJ. Presentation of illness in older adults. If you think you know what you're looking for, think again. AORN J. 2006;83(2):372–4; 377–82, 385–9.

21. Rehman H, Qazi S. Atypical manifestations of medical conditions in the elderly. CGS J CME. 2013;3(1):17–24.

22. Palmer K, Onder G. Comprehensive geriatric assessment: benefits and limitations. Eur J Intern Med. 2018;54:e8–9.

23. Elsawy B, Higgins KE. The geriatric assessment. Am Fam Physician. 2011;83(1):48–56.

24. Pilotto A, Cella A, Pilotto A, Daragjati J, Veronese N, Musacchio C, et al. Three decades of comprehensive geriatric assessment: evidence coming from different healthcare settings and specific clinical conditions. J Am Med Dir Assoc. 2017;18(2):192.e1–192.e11.

25. Rhalimi F, Rhalimi M, Rauss A. Pharmacist's comprehensive geriatric assessment: introduction and evaluation at elderly patient admission. Drugs Real World Outcomes. 2017;4(1):43–51.

26. Ellis G, Whitehead MA, O'Neill D, Langhorne P, Robinson D. Comprehensive geriatric assessment for older adults admitted to hospital. Cochrane Database Syst Rev. 2011;7:006211.

27. Parker SG, McLeod A, McCue P, Phelps K, Bardsley M, Roberts HC, et al. New horizons in comprehensive geriatric assessment. Age Ageing. 2017;46(5):713–21.

28. Folstein MF, Folstein SE, McHugh PR. "Mini-mental state". A practical method for grading the cognitive state of patients for the clinician. J Psychiatr Res. 1975;12(3):189–98.

29. Nasreddine ZS, Phillips NA, Bedirian V, Charbonneau S, Whitehead V, Collin I, et al. The montreal cognitive assessment, MoCA: a brief screening tool for mild cognitive impairment. J Am Geriatr Soc. 2005;53(4):695–9.

30. Agrell B, Dehlin O. The clock-drawing test. Age Ageing. 1998;27(3):399–403.

31. Bowie CR, Harvey PD. Administration and interpretation of the trail making test. Nat Protoc. 2006;1(5):2277–81.

32. Braun M, Tupper D, Kaufmann P, McCrea M, Postal K, Westerveld M, et al. Neuropsychological assessment: a valuable tool in the diagnosis and management of neurological, neurodevelopmental, medical, and psychiatric disorders. Cogn Behav Neurol. 2011;24(3):107–14.

33. Yesavage JA, Brink TL, Rose TL, Lum O, Huang V, Adey M, et al. Development and validation of a geriatric depression screening scale: a preliminary report. J Psychiatr Res. 1982–1983;17(1):37–49.

34. Greenberg SA. How to try this: the geriatric depression scale: short form. Am J Nurs. 2007;107(10):60–9. quiz 69–70.

35. Harwood DG, Ownby RL, Barker WW, Duara R. The factor structure of the Cornell scale for depression in dementia among probable Alzheimer's disease patients. Am J Geriatr Psychiatry. 1998;6(3):212–20.

36. Katz S, Downs TD, Cash HR, Grotz RC. Progress in development of the index of ADL. Gerontologist. 1970;10(1):20–30.

37. Lawton MP, Brody EM. Assessment of older people: self-maintaining and instrumental activities of daily living. Gerontologist. 1969;9(3):179–86.

38. Turner-Stokes L, Nyein K, Turner-Stokes T, Gatehouse C. The UK FIM+FAM: development and evaluation. Functional assessment measure. Clin Rehabil. 1999;13(4):277–87.

39. Rockwood K, Song X, MacKnight C, Bergman H, Hogan DB, McDowell I, et al. A global clinical measure of fitness and frailty in elderly people. CMAJ. 2005;173(5):489–95.

40. Kwan E, Straus SE. Assessment and management of falls in older people. CMAJ. 2014;186(16):E610–21.

41. Duong E, Chaudry S, Marin H, Gong C, Tsuyuki R, Al Hamarneh Y, Sadowski CA. Case finding for geriatric syndromes in community pharmacies. American Geriatrics Society Annual Scientific Meeting. Orlando, FL, USA. May 3–5, 2018. *JAGS*. 2018;66(Suppl 2):S318.

42. Park H, Satoh H, Miki A, Urushihara H, Sawada Y. Medications associated with falls in older people: systematic review of publications from a recent 5-year period. Eur J Clin Pharmacol. 2015;71(12):1429–40.

43. Huang AR, Mallet L, Rochefort CM, Eguale T,

Buckeridge DL, Tamblyn R. Medication-related falls in the elderly: causative factors and preventive strategies. Drugs Aging. 2012;29(5):359–76.

44. Rolita L, Spegman A, Tang X, Cronstein BN. Greater number of narcotic analgesic prescriptions for osteoarthritis is associated with falls and fractures in elderly adults. J Am Geriatr Soc. 2013;61(3):335–40.

45. Soderberg KC, Laflamme L, Moller J. Newly initiated opioid treatment and the risk of fall-related injuries. A nationwide, register-based, case-crossover study in Sweden. CNS Drugs. 2013;27(2):155–61.

46. Tinetti ME, Han L, Lee DS, McAvay GJ, Peduzzi P, Gross CP, et al. Antihypertensive medications and serious fall injuries in a nationally representative sample of older adults. JAMA Intern Med. 2014;174(4):588–95.

47. Zang G. Antihypertensive drugs and the risk of fall injuries: a systematic review and meta-analysis. J Int Med Res. 2013;41(5):1408–17.

48. Tinetti ME. Performance-oriented assessment of mobility problems in elderly patients. J Am Geriatr Soc. 1986;34(2):119–26.

49. Mathias S, Nayak US, Isaacs B. Balance in elderly patients: the "get-up and go" test. Arch Phys Med Rehabil. 1986;67(6):387–9.

50. Duncan PW, Weiner DK, Chandler J, Studenski S. Functional reach: a new clinical measure of balance. J Gerontol. 1990;45(6):M192–7.

51. Avery K, Donovan J, Peters TJ, Shaw C, Gotoh M, Abrams P. ICIQ: a brief and robust measure for evaluating the symptoms and impact of urinary incontinence. Neurourol Urodyn. 2004;23(4):322–30.

52. Basra R, Artibani W, Cardozo L, Castro-Diaz D, Chapple C, Cortes E, et al. Design and validation of a new screening instrument for lower urinary tract dysfunction: the bladder control self-assessment questionnaire (B-SAQ). Eur Urol. 2007;52(1):230–7.

53. Barry MJ, Williford WO, Chang Y, Machi M, Jones KM, Walker-Corkery E, et al. Benign prostatic hyperplasia specific health status measures in clinical research: how much change in the American Urological Association symptom index and the benign prostatic hyperplasia impact index is perceptible to patients? J Urol. 1995;154(5):1770–4.

54. Coyne KS, Zyczynski T, Margolis MK, Elinoff V, Roberts RG. Validation of an overactive bladder awareness tool for use in primary care settings. Adv Ther. 2005;22(4):381–94.

55. Belafsky PC, Mouadeb DA, Rees CJ, Pryor JC, Postma GN, Allen J, et al. Validity and reliability of the eating assessment tool (EAT-10). Ann Otol Rhinol Laryngol. 2008;117(12):919–24.

56. Vellas B, Villars H, Abellan G, Soto ME, Rolland Y, Guigoz Y, et al. Overview of the MNA–its history and challenges. J Nutr Health Aging. 2006;10(6):456–63; discussion 463–5.

57. Tinetti M, Huang A, Molnar F. The geriatrics 5M's: a new way of communicating what we do. J Am Geriatr Soc. 2017;65(9):2115.

58. Anon. Periodic health examination, 1995 update: 3. Screening for visual problems among elderly patients. Canadian task force on the periodic health examination. CMAJ. 1995;152(8):1211–22.

59. Mulrow CD, Lichtenstein MJ. Screening for hearing impairment in the elderly: rationale and strategy. J Gen Intern Med. 1991;6(3):249–58.

60. Weinstein BE, Spitzer JB, Ventry IM. Test-retest reliability of the hearing handicap inventory for the elderly. Ear Hear. 1986;7(5):295–9.

61. Lucchetti G, Bassi RM, Lucchetti ALG. Taking spiritual history in clinical practice: a systematic review of instruments. Explore (NY). 2013;9(3):159–70.

62. Lee SS, Schwemm AK, Reist J, Cantrell M, Andreski M, Doucette WR, et al. Pharmacists' and pharmacy students' ability to identify drug-related problems using TIMER (Tool to improve medications in the elderly via review). Am J Pharm Educ. 2009;73(3):52.

63. Lewis T. Using the NO TEARS tool for medication review. BMJ. 2004;329(7463):434.

64. Courtney DL. Medication reduction strategies. Compr Ther. 1996;22(5):318–23.

65. Scott IA, Gray LC, Martin JH, Pillans PI, Mitchell CA. Deciding when to stop: towards evidence-based deprescribing of drugs in older populations. Evid Based Med. 2013;18(4):121–4.

66. Barenholtz LH. Self-administered medication-risk questionnaire in an elderly population. Ann Pharmacother. 2003;37(7–8):982–7.

67. Spinewine A, Schmader KE, Barber N, Hughes C, Lapane KL, Swine C, et al. Appropriate prescribing in elderly people: how well can it be measured and optimised? Lancet. 2007;370(9582):173–84.

68. Shrank WH, Polinski JM, Avorn J. Quality indicators for medication use in vulnerable elders. J Am Geriatr Soc. 2007;55(Suppl 2):S373–82.

69. By the American Geriatrics Society 2015 Beers Criteria Update Expert Panel. American Geriatrics Society 2015 updated beers criteria for potentially inappropriate medication use in older adults. J Am Geriatr Soc. 2015;63(ail):2227–46.

70. O'Mahony D, O'Sullivan D, Byrne S, O'Connor MN, Ryan C, Gallagher P. STOPP/START criteria for potentially inappropriate prescribing in older people: version 2. Age Ageing. 2015;44(2):213–8.

71. Levy HB, Marcus EL, Christen C. Beyond the beers criteria: a comparative overview of explicit criteria. Ann Pharmacother. 2010;44(12):1968–75.

72. Hanlon JT, Schmader KE, Samsa GP, Weinberger M, Uttech KM, Lewis IK, et al. A method for assessing drug therapy appropriateness. J Clin Epidemiol. 1992;45(10):1045–51.

73. Elliott RA, Marriott JL. Standardised assessment of patients' capacity to manage medications: a systematic review of published instruments. BMC Geriatr. 2009;9:27.

74. Edelberg HK, Shallenberger E, Wei JY. Medication management capacity in highly functioning community-living older adults: detection of early deficits. J Am Geriatr Soc. 1999;47(5):592–6.

75. Manias E, Beanland CJ, Riley RG, Hutchinson AM. Development and validation of the self-administration of medication tool. Ann Pharmacother. 2006;40(6):1064–73.

第28章

儿童患者评估的注意事项

Deonne Dersch-Mills

本章目标

1. 认识儿科（pediatrics）和新生儿（neonatology）患者评估所面临的特有挑战。
2. 描述药师对儿科和新生儿患者完成一次整体评估特有的工作。
3. 了解儿科评估中与生命体征和常见实验室参数相关的差异。

背景介绍

　　尽管实际上15岁以上患者通常可以按照成人相似的给药剂量/监测方法进行诊疗，但从技术上讲，**儿科药房（pediatric pharmacy）**是为18岁以下患者治疗提供服务的。在加拿大，2017年12岁以下的儿童约占加拿大人口的15%（加拿大统计局，2017年按性别和年龄组划分的人口统计），占出院人数的6.4%（不包括医院出生的人数约3%）[1]。每年约有50%的加拿大儿童接受1种或多种药物治疗；1岁以下婴儿的占比高达79%[2, 3]。尽管使用药物很常见，但多重用药治疗比成人患者要少得多。在访调前一周，约有20%的美国儿童接受了至少1种药物治疗，而使用过2种或2种以上药物的患者不到6%[4, 5]。2012年，社区药房中最常调配的儿童药物包括抗生素（最常见的是阿莫西林、阿奇霉素和头孢丙烯）、哮喘药物（沙丁胺醇、氟替卡松、孟鲁司特）和用于注意缺陷多动障碍（ADHD）的药物（主要是哌甲酯）[2]。

　　对于药师来说，在进一步深入之前，了解儿童的年龄相关术语是很重要的。**胎龄（gestational age, GA）**是指胚胎自受精至出生之前的宫内发育时间（足月被视为大约40周），而**产后年龄（post-natal age, PNA）**［也称为**时间年龄（chronological age，CA）**］是自出生以来的时间（例如2周大）。**校正胎龄（corrected gestational age, CGA）**或**经后龄（post-menstrual age, PMA）**是早产儿中最常用的术语，指的是胎龄加上产后年龄。例如，婴儿在 GA 30 周时出生，PNA / CA 为 10 天，则 CGA / PMA 为 31 周 3 天（通常缩写为 31 + 3 周）。**新生儿（neonate 或 newborn）**是指 PNA/ CA <28 天的婴儿，**早产儿（premature infants）**是指 CGA/PMA 少于 44 周的婴儿。术语"**婴儿（infant）**"通常指 28 天到 1 岁。术语"**学步幼儿（toddler）**"通常是指 1 ～ 3 岁，"**学龄儿童（school-age）**"是指 4 ～ 9 岁。"**青少年（adolescent）**"通常是指 10 ～ 19 岁，尽管青少年是从进入青春期（puberty）后开始的。由于年龄发育其药物动力学发生了变化，这些区别非常重要（请参阅下文）。

目前对儿童的用药明显缺乏研究，这给药师在儿科的临床实践带来了不少挑战。当前住院儿童用药高达 90% 和门诊儿童用药 30% 被认为是"**超说明书（off-label）**"用药，即适应证不在产品标签上说明/专论提及，因此得不到制药厂家的支持[2]。市场上仅有 25% 的药物被批准为儿童用药，而婴儿用药的数量甚至更低[6]。这导致缺乏适合儿童用药管理需要的药代动力学、给药剂量、不良反应和疗效方面的详细数据。同样，由于缺乏对儿童适应证的研究，制药厂家几乎没有动力生产适合儿童的制剂，因此有关儿童制剂的**可得性（availability）**、**适口性（palatability）**、**赋形剂（excipients）**或**可测性（measurability）**等的问题是司空见惯的。

由于上述因素，儿童存在较高的用药差错风险，且因用药差错造成患者伤害的风险更高，因此，药师在监护婴儿和儿童用药中起到重要的作用[7]。约有 8% 的儿科急诊就诊是因药物使用不当引起的，其中 2/3 被认为是可预防的（例如药物不良反应、亚治疗剂量或由于多种因素导致的不依从性）[8]。每 100 例儿科住院患者估计存在 0.85 次药物不良反应，其中 21% 被认为是可预防的[9]。这样的统计数据突显了药师对儿童用药进行完整的评估是非常重要的。

在许多方面，对**儿科患者（pediatric patient）**的评估与对成年患者的评估没有区别。药师应收集有关患者的病史、用药史、疾病情况等其他相关信息，然后确保患者所有药物的适应证正确、给药剂量适当、有效安全以及患者依从用药。然而，每个步骤都要考虑到婴儿和儿童存在细微的差别。评估的每项内容都可能有其他步骤，且每个步骤做出的判断和决策都需要临床证据支持，然而，目前证据数量依然明显少得可怜。

药代动力学差异

儿童和成人评估之间的主要差异之一是需要考虑药代动力学个体发育或基于儿童年龄的药代动力学差异。尽管儿童与成人之间的药代动力学差异并不奇怪，但早产儿、足月新生儿、婴儿、学步幼儿、学龄儿童和青少年之间也存在重要的差异。表 28.1 总结了婴儿和儿童的主要药代动力学注意事项。由于药物没有"标准"剂量，这种药代动力学的差异使得儿童的给药剂量特别具有挑战性。药物剂量可能会因 CGA、PNA 以及体重或表面积而异。最值得注意的是，新生儿需要使用新生儿（而非儿科）剂量，因为生命最初几个月表现出器官功能快速变化（最重要的是肾脏和肝脏）以及药物分布体积的变化的特征。

通常，新生儿的特征表现为出生时（尤其是早产时）肾脏和肝脏清除率较低，肾脏和肝脏清除能力在出生的第一个月迅速发展，并在6个月至1岁时达到成人值。儿童时期的典型特征则表现为很好的肾脏和肝脏清除率，在某些情况下甚至超过了成年人。**青春期成人（adult around adolescence）**的清除率接近正常值。考虑到肾脏和肝脏清除的不同方面以不同速率发展，这是一种过于简单的说法。有关儿童药代动力学差异的完整综述，请参见Kearns等[10]和Bartelink等[11]。当选择适合年龄的剂量时，可以考虑整个儿童时期药代动力学的差异变化。所有药师均应通过查阅新生儿以及儿科每张处方的参考给药剂量，确保儿童的用药剂量适合年龄和/或体重。

表28.1 整个儿童期的药代动力学注意事项总结[10, 11]

项目	新生儿	婴儿	儿童	青少年
肠内吸收	胃pH升高和胆盐池减少而引起的某些药物吸收程度的变化 胃排空延迟而引起的吸收率的变化 考虑频繁喂食（对于需要空腹服用的药物，每隔3～4小时喂食时是有挑战性的）和频繁吐出/反流（包括指导婴儿服药后吐出的情况下的处理办法）		最大的因素与服药能力有关（与口味和配方有关）	不依从问题成为一个日益重要的因素
其他途径吸收	直肠——考虑频繁排便模式 可根据插入深度绕过首过效应（低位插入将通过低位和中直肠静脉绕过首过效应，高位插入仍通过高位直肠静脉绕过首过效应） 透皮——新生儿（尤其是早产儿）的发病率更高，原因是角质化不成熟（出生前2周）、体表面积：体积比高和皮肤血流量高。谨慎使用局部类固醇（可能的最低效力）		与成人相似	与成人相似
分布	水溶性药物的分配量增加 6～9个月接近成人值 新生儿期和婴儿早期中枢神经系统通透性增加 新生儿期和婴儿早期药物的蛋白质结合减少（由于结合蛋白改变以及胆红素等替代物质）		与成人相似	与成人相似
代谢	下降（一般） 第一阶段：CYP3A7在出生时成熟，CYP2E1、CYP2D6在2周左右成熟 第二阶段：硫酸化和甲基化在出生时相对成熟	变化的 第一阶段：CYP3A4、CYP2C9、CYP2C19、CYP1A2成熟6个月至1年 第二阶段：葡萄糖醛酸化成熟2个月至3年；乙酰化成熟1～4年 （注意：其他途径可能会取代不成熟的系统，例如对乙酰氨基酚的硫酸化）	增加（一般）；通常超过成人值（即经常需要更高的mg/kg剂量）	与成人相似
消除	出生时减少；GFR和肾小管分泌在出生后1～2周迅速加倍	发育中——6个月至1年达到成人值	增加（一般）；再吸收成熟2～3年	与成人相似

评估步骤 --

信息采集

在儿科实践中，对患者病史的采集通常不是依靠患者主诉完成的。在孩子们发育成长到可以提供自己的信息之前（请注意，这个年龄因人而异），药师都需要依靠父母和其他看护人员提供儿童患者准确的病史和用药史。根据儿童疾病的情况，由于最合适的人可能都无法提供这类信息，这给信息采集的工作带来了额外的挑战。监护权或生活安排的变化可能会影响看护者提供病史的能力，即父母一方可能是"负责"孩子医疗的人，而另一位看护者可能是药师采集信息时在场的人。此外，疾病症状相关的信息将不会是患儿的直接主诉，而是取决于看护人员观察得到的信息。当患者呈现自己的病史时，可能就产生了一种不准确或信息来源的缺失，不过这种情况并不常见。

既往病史

虽然儿童的病史往往比成人短得多，但情况并非总是如此，许多儿童患者在到学龄前可能有较长的病史。儿童病史信息采集与成人没有什么不同，他们的既往病史信息需要从患儿看护者开始记录，然后再结合他们的病历记录。

需要注意的一个重要区别是，婴儿（尤其是出生后头三个月的婴儿）信息与其母亲的妊娠和分娩史有相关性，应尽可能收集。妊娠期间的妊娠妇女状况和分娩的条件可能与婴儿的医疗照护非常相关。例如，母亲使用美沙酮可能会造成婴儿在出院后几天出现戒断症状和体征。同样，母亲是否接受了产前预防性抗生素也直接与婴儿在新生儿期存在B群链球菌感染的风险有关。母乳喂养中禁忌使用的药物很少，但如果担心出现潜在的药物相互作用或不良反应，则了解婴儿是否有可能经母乳接收到少量的药物是很重要的。

用药史

就像病史一样，儿童比成人的用药疗程和用药史往往短得多。同样，对于儿童有复杂医疗需要的用药也有例外。采集儿科患者信息时，应该按采集成人病史需要的相关详细信息的方式进行采集，并需要注意一些其他因素的影响。

儿科的许多用药并不是从制药厂家那里获得合适儿童给药的制剂，因此询问制剂情况是儿科用药史的重要一步。**临时配制的液体制剂（extemporaneously compounded liquid）**特别容易引起混淆风险，因为看护人员通常知道给孩子服用多少体积却忽视了浓度问题。如果由于药房配药过程遵循"配方"的多变性，则可能存在多种浓度制剂，这可能会造成剂量差错和随后的不良后果（例如，见框28.1）。如果对给定的配方浓度或体积有任何疑问，请致电之前提供调剂的药房，并搞清调剂的药品。可以将药物的片剂（许多缓释或控释制剂除外）压碎或溶解，以便于儿童用药，药师应根据片剂的大小、是否容易分解以及给药间隔的可能性［例如，ASA的每日剂量20mg，可以隔天给予半片（40mg）代替每天四分之一片（20mg）］评估服用的方法是否合适。某些药物可以"**单剂量溶解（dissolve-a-dose）**"形式给药，将片剂压碎并混悬于少量液体中，然后从制得的混悬液中量取给药剂量。当然，在这种情况下精准给药剂量取决于片剂合适的悬浮液量，在评估儿童患者的剂量/反应时，应考虑这一点。

框28.1 配方制剂相关的差错举例

> 　　市场上并没有销售可乐定口服液，因此通常在药房配制，供给无法吞咽片剂或需要非常小剂量的婴儿和儿童使用。
>
> 　　一名体重10kg的小孩Colin从医院出院，医师为他开具每6小时口服50mg可乐定的处方。他的父母在回家路上的院内门诊药房调配了这张处方。门诊药房给他提供了一瓶500mL（浓度为10mg/mL）配制的可乐定混悬液，并指示每天服用4次，每次5mL。
>
> 　　之后，Colin的父母到家里附近的药房续方配药。但该药房只收到100mg/mL可乐定口服液处方，因此按处方配制了混悬液（指示每天服用4次，每次0.5mL）。在家里，Colin父母习惯于按每天4次，每次服用5mL给药，因此，就这样继续给药。几天后，Colin表现出昏昏欲睡和虚弱体征。他父母赶紧带他去了最近的急诊室，当药师与医疗团队审核药物时，那里的药师发现了剂量差错——可乐定10倍的过量给药。

即使使用市售的合适制剂，儿科药物的给药可能还是充满挑战的。文献表明，对于患儿看护者来说，量取误差很普遍，因此观察看护者为孩子量取药物并合适给药可能有助于理解儿科给药剂量的准确性[12]。还应考虑有关用药量具的问题。家用茶匙不适合作为用药量具，甚至某些给药注射器也没有适当的标记，以准确量取较小剂量。因此，确保选择合适的用药量具是药师评估儿科给药剂量准确性的重要环节（图28.1）。

同样，看护者如何给患儿喂药可能也很重要。喂药前即刻用少量食物/牛奶混合药物是合适的，但是如果用量过大混合药物，而孩子却不能全部吃完，则服用的剂量将不正确。对于新生儿来说，通常每3～4小时进食一次，根据这些限制，不太可能"空腹"喂药或避免使用乳制品喂药。在这些情况下，药物可以随食物（配方奶或母乳）一起服用，但是，服用更高剂量药物可能就需要经验了，或者可以根据监测参数给药（例如，依据TSH值，服用左甲状腺素）。如果发生这种情况，即使"厂家建议"有所不同，个体患儿的给药条件也应保持一致。家长和看护者可能会问，在服用前，是否应将孩子的所有药物混合在一个注射器（syringe）/杯子里。理想情

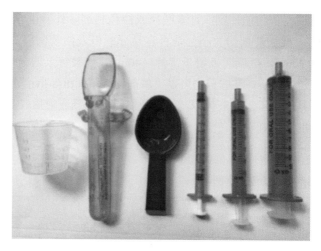

图28.1 不正确（左侧三个）和正确的用药量具示例

况下，应避免这种做法，因为这可能会造成用药量取的不准确，存在可能的配伍禁忌，并且如果患儿仅服用/吐出一部分"混合物"，重新给药或估算吃掉部分的剂量就会变得很困难。

婴儿和儿童用药史还要考虑**药物储存**（medication storage）、给药时机和制剂适口性等其他注意事项。根据药物的给药频率和患儿的日程安排（上学、活动），药物并不总是得到理想储存。例如药物可能不得不带到足球场或幼儿园，并且在转移期间可能会影响到药物储藏条件。服药时间可能会受到成人日程安排或就寝时间的影响。例如如果要全天按每6小时给药一次，则可能必须每天服用4次，以适应就寝时间。最后，应完成药物制剂适口性的评估，以及看护人报告有关患儿服用全剂量药物的频率。这些类型的问题将在"依从性评估"部分进一步探讨。

适应证评估

就像进行成人患者评估一样，"这一药物治疗是否有临床指征？"是药师评估的一个重要问题。由于相对缺乏对儿科患者用药的研究，经常在儿科使用的药物并没有正式批准的适应证（产品专论中不包括儿科用途）。由于产品标签说明缺失合适的信息，需要寻找其他数据源以评估婴儿或儿童的用药情况。儿科用药信息源应该可用并是审核过的，以帮助这一部分的评估，但需要查阅的原始文献可能比成人资料更多。

对儿童而言，评估药物是"一线用药"还是"理想用药"需要考虑对成年患者不必考虑的问题。选择任一药物不是因为拥有最佳数据的支持，而是因为这一药物是具有儿科剂量信息的唯一药物，或者因为这一药物是适合该年龄组配方的唯一制剂（或者其口味最好的制剂）。选择一种药物可能是因为这种药物不必频繁给药，适应上学或有活动安排的患儿，或者由于服药不愉快（例如，不良口感或注射痛苦）而限制给药次数。从这个意义上讲，评估药物是否最适合患儿的选择越来越具有挑战性。

儿科患者的病理生理学或药效学与成人相比存在很多差异，因此成年人"适宜"或"理想"的用药对于儿科可能完全不适用。各年龄段之间细菌感染的病原体也可能不同，儿童血栓形成或高血压的原因相比成人存在更大差异，并且使用全身性类固醇的安全性差异很大，也与儿童的年龄有关。因此，完整评估孩子的用药是否适合"指征"需要比常见成年患者的用药评估更仔细地查阅参考资料。评估用药需要参考儿科或新生儿临床指南、综述、研究和其他文献。适合成人患者使用的条件并不一定适宜新生儿、婴儿或儿童。

剂量评估

如上所述，与成人患者相比，儿童患者剂量的综合评估需要更多的步骤。首先，药师需要根据胎龄（新生儿）、出生后年龄、体重、体表面积或结合以上各项条件确定给药剂量。

确定后，药师必须收集所需的信息，以根据儿科用药参考确定适当的给药范围。对新生儿使用儿科给药剂量是一个常见的错误。因此，需要确定婴儿的年龄给药。除了选择合适的给药类别外，药师还必须确保考虑到适应证所需的合适剂量。对于不同的适应证，药物剂量可能差异很大。例如，用于抗血小板作用的ASA剂量为 $1\sim5mg/(kg\cdot d)$，而用于抗炎的剂量则为 $60\sim100mg/(kg\cdot d)$。

下一步给药剂量的计算是另一常见的错误来源。给药永远不要采用估算剂量，药师永远不要在脑海里计算剂量。对于儿科药师来说，计算器是必不可少的工具。儿科剂量通常以 $mg/(kg\cdot d)$ 计算，分为每几小时（qⅩh）一次，或每几小时每剂给予 mg/kg。这个环节是常见的错误来源，必须由药师仔细检查。由于上述提到药代动力学存在差异，儿科剂量通常高于成人剂量（按 mg/kg 计算），但需要注意的是，通常仍应对儿科患者观察其成人每日最大剂量情况（总毫克数）。框28.2提供了一个实例。

许多儿童用药仅仅是短期使用（例如抗生素）；然而，对于持续使用的药物，药师需要确保每次调剂处方时都要检查儿童给药剂量。儿童，尤其是婴儿成长迅速，以 mg/kg 为单位给药的药物可能需要进行剂量调整以适应婴儿的生长。**每次处方调配（each fill）** 时都是药师评估的一次机会，了解婴儿是否需要继续用药，是否显示明显有效以及是否存在不良反应，以此作为决定是否增加剂量（或酌情终止给药）的依据。

框28.2 采用成人剂量的儿科用药

Rex是一个12岁的男孩，正在服用阿莫西林治疗肺炎。他的体重为40kg。

处方陈述：

$90mg/(kg\cdot d)$ = 每天3次，每次1350mg，口服7天。

虽然 $90mg/(kg\cdot d)$ 的剂量要比多数成年人要高得多，但这是儿童肺炎的适当剂量。然而，成人服用阿莫西林治疗肺炎的每日最大剂量为3000mg，因此，即使Rex的剂量仅为 $67mg/(kg\cdot d)$，也应将调整为每日3次，每次1000mg口服。

最后，药师需要确定合适的制剂，即选择一种可以接受口服，能准确量取给药剂量且剂型较为稳定的制剂。如上所述，这本身可能就是一个很大的挑战。另一个难点是，对于CGA<44周的新生儿，理想情况下，不应服用含有防腐剂（例如苯甲醇、丙二醇）的药物，而儿童则不应服用含有酒精的药物。这是因为这些添加剂会引起不良反应（喘气综合征、代谢性酸中毒、低血糖症）[13, 14]。然而，如果没有不含防腐剂和/或不含酒精的替代制剂，则用药的获益应大于小量酒精或防腐剂带来的风险。

监测：疗效和安全性

症状评估

在儿科，患者通常是无法口头交流或处于不能描述其症状的发育阶段，因此必须依靠看护者对其症状的外来评估。在确定患者对药物的需求或反应时，更多地将重点放在观察其体征和症状上。尽管这些观察结果具有一定程度的**客观性（objectivity）**，但以这种方式进行的许多评估可能还会带有一些**主观性（subjcctivity）**。因此，与年长儿童或成人相比，年幼儿童可能需要更频繁地依赖其他客观测量。例如，在评估抗生素抗感染效果时，客观存在的发热和关键的实验室化验值（例如白细胞计数的正常化）可以作为其父母主观报告孩子行为更像原来的样子，或孩子感觉好多了的补充。**疼痛评分工具（pain scoring tool）**包括测量心率和血压以及观察婴儿的行为，可以为父母对孩子的疼痛评估提供客观的依据。针对各种疾病都有很多对儿童个体评估的工具，药师应在需要时找到这些评估工具。表28.2列举了一些针对婴儿和儿童患有特定疾病的评估工具。应该注意的是，不建议因存在父母的主观性而忽略父母对孩子的评估。看护者了解孩子的常见行为，患儿行为上的细微变化（例如进食差、精力减少、睡眠改变）可能是患病或发生药物不良反应的重要表现。话虽如此，如果主观意见与客观测量正好相反，则应谨慎行事。在评估孩子的疾病时，有些危险信号提示家长将孩子转诊至医疗机构。表28.3列出了提示儿科患者转诊的危险信号症状。

表28.2　儿科专用评估工具的举例 [15-21]

疾病	评估工具
疼痛	早产儿疼痛状况（PIPP） 面部、腿部、活动、哭泣和安慰量表（FLACC） 面部疼痛量表
镇静	行为状态量表（SBS） 舒适度量表
恶心	儿科恶心评估工具（PeNAT）
哮喘	儿童哮喘控制试验（C-ACT）（哮喘控制） 儿童呼吸评估测量（PRAM）（哮喘加重）

表28.3 儿科患者转诊的危险信号症状[22, 23]

系统	症状
总体外观	越来越严重的昏昏欲睡
生命体征	发热伴皮疹 3个月以下婴儿发热 心率极快或极慢（正常值见表28.4） 休息时呼吸频率升高（正常值见表28.4）
中枢神经系统	意识改变/丧失 对疼痛缺乏反应 音调降低/无力 癫痫发作样活动
心血管系统	心率极快或极慢（正常值见表28.4）
呼吸系统	呼吸频率极快（正常值见表28.4） 呼吸困难或嘈杂 不规则或无呼吸
皮肤	皮肤颜色变化——深色/蓝色 嘴唇或口非常干燥
泌尿生殖系统	尿量严重减少/缺乏

体格评估

药师对儿科体格检查细微差别的认识以及患者对检查本身的耐受性都会对儿科体格评估产生影响。描述儿童和成人之间体格检查的差异超出了本章的内容范围，但是在许多情况下，**生命体征评估（vital sign assessment）**可以作为药师评估的简单补充，表28.4总结了儿童和成人之间的主要差异。

表28.4 儿童体格检查常见生命体征的正常范围及评述[24-26]

年龄组	正常呼吸频率（每分钟呼吸次数）	呼吸急促的定义（每分钟呼吸次数）	小儿呼吸系统检查评述
新生儿	34～50	>60	测量呼吸频率最好是在婴儿安顿下来或睡觉时，而不是在哭闹期间 呼吸量的增加可以通过鼻腔扩张、肋下和肋内收缩、头部摆动或气管拉扯来指示 婴儿和儿童的气道较窄，轻微的炎症可使气道直径显著缩小（如哮吼） 1岁以下的婴儿必须进行鼻通气，鼻塞除了是喂养不良的原因外，也是呼吸窘迫的重要原因 嘈杂的呼吸，包括喘息、喘鸣或呼噜声，是呼吸窘迫的迹象，应转诊
婴儿	25～40	>50	
1～5岁儿童	20～30	>40	
5岁以上儿童及青少年	15～25	>30	

续表

年龄组	醒时正常心率	睡觉时正常心率	儿科心脏检查评述
新生儿	100～205	90～160	婴儿的"运动"最好表现为喂食，因此喂食不良/喂食时出汗可能是心脏受损的迹象 先天性心脏缺陷是婴儿心脏损害的常见原因，需要超声心动图来评估心脏结构 评估孩子在休息时的心率是很重要的，而不是当他们哭泣/心烦意乱时进行心率评估
婴儿	100～190	90～160	
1～2岁学步幼儿	100～140	80～120	
3～5岁学龄前幼儿	80～120	65～100	
6～11岁学龄前儿童	75～120	60～90	
青少年	60～100	50～90	

年龄组	正常收缩压/舒张压/mmHg	低血压的定义——收缩压/mmHg	儿科血压测量评述
新生儿	70～85/35～55	<60	血压测量需要儿科专用的、尺寸合适的袖带 高血压和低血压的定义需要了解儿童的年龄/性别的身高百分位数和使用特定的血压表 一种快速估计儿童正常收缩压的方法：平均收缩压 血压=2×年龄+90mmHg 儿童高血压最常见的病因是肾脏疾病，这与成人有显著差异
婴儿	70～100/40～55	<70	
5岁儿童	90～110/40～70	<70+（年龄×2）	
5～11岁儿童	100～120/60～80	<70+（年龄×2）	
青少年	110～130/65～85	<90	

实验室化验值

就像对成人检查一样，实验室化验值是评估儿童用药的疗效和毒性反应的重要指标。表28.5概述了一些最常用的实验室化验值，以及儿童和成人之间的区别。

表28.5 常见用于监测儿童用药的实验室化验值及其差异[27-29]

实验室化验值	正常值	评述
血红蛋白	出生150～200g/L 最低点（足月儿）=90～110g/L，发生在6～8周龄 最低点（早产儿）=60～80g/L，发生于3～7周龄 正常化（成人值），6个月大时	婴儿出生后由于从胎儿血红蛋白转变为成人血红蛋白而出现血红蛋白下降是正常的
白细胞	新生儿9～30个细胞/mm³ 婴儿6～18个细胞/mm³ 儿童5～15个细胞/mm³ 青少年白细胞值相当于成人值	新生儿对感染的反应可能是白细胞减少，因为白细胞的消耗和替换速率较慢

续表

实验室化验值	正常值	评述
血小板	与成人值一样	新生儿血小板计数可能稍低，下限为150×10⁹/L
电解质	与成人值一样	新生儿与婴儿和儿童相比，其血液钠含量可能略低（有些钠因肾不成熟而消耗），而钾含量（钾的正常存留状态）则较高 由于骨骼生长期间的高能量需求，婴儿和儿童的血清磷酸盐也往往升高
肌酐	新生儿27～88μmol/L 婴儿18～35μmol/L 儿童27～62μmol/L 青少年44～88μmol/L	注意，出生后最初几天的肌酐通常反映母体的肾功能，预计出生后前两周会出现下降趋势

监测肾功能对于药师而言尤其重要，既可用于评估肾功能不全患者是否需要进行剂量调整（dose adjustment），还可用于监测药物的肾毒性。儿童血清肌酐的正常范围相对较大，因此血清肌酐值可能会翻倍，反映出潜在的急性肾损伤，但数值上仍保持在"正常"范围内。因此，对于药师而言，重要的是要关注血清肌酐的变化趋势，而不仅仅是绝对值。如果药师需要预估肾功能，用于儿童的计算公式与用于成人的公式是不同的。最准确的常用公式称为"Bedside Schwartz"公式。式（28.1）概述了这一重要公式。由于出生后肾功能继续快速发育，估计婴儿尤其是新生儿的GFR是有困难的，大多数婴儿在6个月大时，肾功能发育完全。同样，遵循血清肌酐的发展趋势（预计在出生后1～2周呈下降趋势）是评估肾功能的最有效方法。在肾脏功能的总体评估中，还应考虑其他因素，例如尿量和补充水分。幸运的是，儿童肾功能不全的情况很少见，儿科肾病治疗团队都应随访所有肾功能不全的儿童。

"Bedside Schwarz"公式用于预估1岁以上儿童的肾小球滤过率（GFR）[30]。

$$GFR[mL/(min \cdot 1.73m^2)] = \frac{36.2 \times 身高（cm）}{血清肌酐（\mu mol/L）} \tag{28.1}$$

儿童发生感染性疾病很普遍，因此有必要解读一下细菌培养。痰培养具有挑战性，因为唾液污染很常见。但因可能缺乏合适的标本，因此必须注意这些培养物可能存在内皮细胞和/或鼻咽菌群。同样，在没有导尿的情况下，很难合理获得尿液样本，因此尿液样本被皮肤菌群污染的可能性很大。最后，假阴性血培养的发生率更高。儿童的血培养通常限于两瓶样本（成人通常使用4瓶），并且使用的血液量较小，从而导致假阴性结果的风险较高。样瓶数量的减少也使得区分病原体生长和污染更加困难。在成年人中，瓶中有一瓶的血培养瓶中出现皮肤菌群的生长通常与污染有关；然而，在儿童中血培养，若两个瓶子中有一个滋生了相同的病原菌，却很难认为是污染造成的。由于这些原因，尽管培养物是阴性的，但单纯基于感染的体征和症状，对儿童进行经验性感染治疗并不少见。对于药师而言，试图针对感染性病原体个性化制订抗生素治疗方案，会感到特别具有挑战性。抗生素治疗可能必须根据"典型"病原体而不是实际病原体进行评估。

在考虑"典型"病原体时，这些病原体因年龄而异，因此，药师在评估抗生素治疗的适宜性时，需要考虑这一点。存在"可能"的细菌病原体的另一个主要因素是免疫状况，药师应熟悉患有感染性疾病患者的疫苗接种史。例如，尚未接种免疫的儿童感染B型流感嗜血杆菌（HiB）的风险要高得多，B型流感嗜血杆菌可能是脑膜炎和肺炎的重要病原体。表28.6概述了根据当地免疫计划进行疫苗接种的整个婴儿期和儿童期常见感染的普通病原体。

表28.6　儿童期常见感染的普通病原体[31–34]

感染疾病	年龄组	常见病原体
脑膜炎	新生儿	B群链球菌 大肠埃希菌 其他细菌，包括单核细胞增生性李斯特菌
	1～2个月的婴儿	B群链球菌 革兰阴性菌 肺炎球菌 脑膜炎奈瑟菌
	3个月婴儿到9岁的儿童	肺炎球菌 脑膜炎奈瑟菌
	10岁及以上儿童	脑膜炎奈瑟菌 肺炎球菌
急性中耳炎	所有年龄段	病毒（如呼吸道合胞病毒、副流感病毒、流感病毒、腺病毒、冠状病毒） 肺炎球菌 不可分型流感嗜血杆菌 卡他莫拉菌 化脓性链球菌
肺炎	新生儿	B群链球菌 革兰阴性肠道菌 解脲脲原体
	小于3个月婴儿	沙眼衣原体 呼吸道合胞病毒 副流感 肺炎球菌 百日咳杆菌
	5岁及以下儿童	呼吸道病毒（如呼吸道合胞病毒、副流感病毒、人偏肺病毒） 肺炎球菌、肺炎支原体 （注意金黄色葡萄球菌可能是流感后肺炎的常见原因）

感染疾病	年龄组	常见病原体
肺炎	5岁以上儿童	肺炎支原体 肺炎衣原体 肺炎球菌
尿道感染	所有年龄段	大肠埃希菌 克雷伯菌 变形杆菌 肠球菌 假单胞菌

依从性评估

对儿童依从性的评估不仅应关注**"明显的"**不依从（overt nonadherence）（例如孩子不喜欢药物的味道并将其吐出来，或者父母在周末忘了喂药），还应关注**"隐性的"**不依从（covert nonadherence）（例如父母计量差错，或使用过期产品）。要求看一下看护者示意计量给定的剂量，并检查药瓶可以帮助完成此任务。关于药物适当储存的问题也很重要（例如长途旅行使用冷藏箱储存药物）。

量取剂量问题

儿童所需给药剂量的多变性常常造成难于使用固体剂型。如果片剂适合切半服用，或如果可以将孩子的剂量取整半片（甚至四分之一片）的剂量，那么这可能是最实际的方法。然而，对于年幼的孩子服用较小的剂量，使用口服液体可能是唯一的解决方案。口服液体应使用合适大小的容器量取剂量。通常，剂量可能太小，以至于难以精确量取，尤其对于婴儿来说。理想情况下，使用1mL（甚至0.5mL）口服注射器量取小于1mL的剂量，以最大限度地提高准确性。通常，厂家指南规定不能精确量取小于注射器容量的10%剂量（例如，使用1mL注射器不能量取少于0.1mL，使用0.5mL注射器不能量取少于0.05mL）。

有时，需要特别探索测量剂量问题的解决方案。使用胰岛素注射器（例如1单位 = 0.01mL = 1mg依诺肝素）可以非常容易地量取一些极小剂量的注射药品（例如依诺肝素剂量<10mg）。仅极小剂量口服药物装于可用胶囊可能需要非常小心准备粉末纸，从胶囊中称重粉末并包装于特殊折叠的纸中。无论哪种情况，药师都必须确保儿童父母和看护者对于儿童用药掌握准确量取剂量和给药的实用方法。

制剂适口性问题

如果孩子必服药物，其口服液难于入口，则有一些方法可以帮助掩盖药物味道。大多数药物可用少量配方奶粉或母乳混合后给婴儿送服，以提高药物的适口性。重要的是要告知儿童父母或看护人不要将药物与全部食物（即一整瓶）混合在一起，因为如果孩子吃不掉全部食物，可能无法达到完整的给药剂量。在服用药物之前，年龄较大的孩子可吃点冷冻食品，可能会使舌头麻木并减轻不良口感。同样，允许孩子选择食物或饮料来冲淡药味可能会对服药有帮助。含糖的浓缩饮料或食品（蜂蜜、巧克力糖浆）或者其他口味浓烈的食品（奶酪）可能有助于掩盖或去除孩子口中的味道。

服药问题

儿童服用口服药物本身可能就是一个很大的难题。在使用合适的量具量取之后，通过奶嘴将口服液体与少量牛奶/配方奶混合给婴儿服用，或者对于年龄较大的孩子，可以在服用前，用少量可口食物或液体混合药物进行喂药。或者，可以将口服液体直接地喷进口腔内（没有味蕾的地方），然后再喝一杯可口的液体。含铁液体会使牙齿变色，因此漱口非常重要（如果药物已稀释成液体，也可以使用吸管喂药）。请注意，这些注意事项对于还没牙齿的婴儿是没有必要的，而对于那些已有恒牙的婴儿则很重要。

通常儿童在5岁或6岁左右，开始有了吞咽口服固体剂型的能力，因此口服给药变得更容易。如果儿童吞咽药片有困难，可以使用糖果练习（例如，从彩针糖开始，慢慢将糖果的大小增加到目标片剂的大小。通常小软糖大小基本符合大多数药物的大小）。儿童可以将药物/糖果放在舌头上，将头向后倾斜，并喝大口液体，以帮助完成服药过程。在极少数情况下，婴幼儿可以在专业人员适当指导下吞咽较小口服剂型。例如左甲状腺素，压碎的片剂和混悬剂不能达到必要的准确给药剂量，部分片剂是优选的给药剂型。

通过饲管（如鼻胃管、胃空肠管）给药时，可以不考虑适口性；然而，对于肠道给药的药物应考虑根据肠道部位进行给药（如确保药物如果进入空肠能被吸收），然后用清水冲洗管道，以确保剂量完全送达给药部位。

青少年用药

作为对依从性评估最后的讨论，重要的是要考虑青少年特异性。在迈向成年的过程中，青少年通常在用药和给药上越来越自立，这也需要药师改变自己的方法。之前主要是由看护者代表孩子进行前期评估，而对于青少年，药师应该要开始与他们沟通，努力帮助他们提高**健康认知（health literacy）**并了解他们的疾病情况和用药状况。还要注意，青少年通常对自己疾病的治疗和相关用药变得更自觉，因此可能更能领悟谨慎用药的理念并改善依从性。例如选择**干粉吸入剂（dry powder inhaler）**代替**定量雾化吸入剂（metered-dose inhaler with spacer device）**，或者选择每天一次或两次给药的药物代替必须在校使用的药物。在儿科患者迈向成年的过程中，药师的评估应考虑他们的需求变化。

评估儿童用药与成人用药有很多相似之处，应以类似的系统方式进行评估，并应记住一些细微差别。表28.7总结了儿科评估的方法，重点介绍常见的错误问题，并提出一些减少这些错误的技巧。

表28.7 儿科评估步骤、常见错误以及避免错误的技巧

评估步骤	常见错误	儿科注意事项
1. 信息采集	看护者在开始给药时混淆了给药剂量是按质量（mg），还是按体积（mL） 未知或不正确地配制浓度	尝试从最合适的看护者那里采集病史 如果患者小于3个月，还需要了解患者母亲病史 采集用药史时，需要了解制剂、规格和给药细节
2. 适应证评估	不熟悉儿科适应证	一定要使用儿科参考资料 考虑"其他"的理由，选择服药时间、适口性和可能的儿科数据
3. 剂量评估	数学计算错误 使用错误年龄组剂量mg/（kg·d）vs mg/（kg·剂量） 超过成人每日最大剂量 慢性病患者的超剂量服药	新生儿使用新生儿剂量，婴儿和儿童使用适龄儿童剂量 检查特定适应证的剂量 反复检查数学计算 考虑长期服用药物后的生长情况 记住成人每日最大剂量
4. 疗效和安全性评估	不熟悉儿科体检或实验室化验的"正常"值	尽量考虑客观和主观的衡量指标 体检、实验室化验值、肾功能评估和典型病原体可能与成人不同
5. 依从性评估	"隐性的"不依从（父母不恰当地量取药物或使用过期的配制药物）	确保看护者掌握药物所需剂量的计量和服用的实际方法 评估制剂适口性问题 观察看护者量取药物和/或给药情况 帮助青少年过渡到成年和自主用药

要点集萃

- 儿童的剂量评估需要比成人增加更多步骤（按年龄/体重分类），计算合适的剂量以及确定准确的量取剂量过程是需要考虑的几个主要步骤。
- 婴儿和儿童具有不同的药代动力学和药效学参数，因此剂量差异很大。使用儿科/新生儿参考资料对于药师评估患者用药指征和剂量是否正确至关重要。
- 寻找合适儿童的制剂是药师面临的挑战。对婴儿和儿童总体用药的评估，应仔细评估计算给药剂量/浓度，采用正确量取剂量以及给药的方法。
- 儿童的诊断检查和生命体征的解释各不相同，因此对药师来说，充分理解这些差异对于评估儿童的药物治疗非常重要。

参考文献

1. Canadian Institute for Health Information, Discharge Abstract Database, 2016-17 [Internet]. Ottawa (ON): The Institute; 2017 [cited 2018 May 30]. 18 p. Available from: https://www.cihi.ca/sites/default/files/document/dad-data-quality_16-17_en.pdf.pdf.

2. Council of Canadian Academies, 2014. Improving Medicines for Children in Canada. Ottawa (ON): The Expert Panel on Therapeutic Products for Infants, Children, and Youth, Council of Canadian Academies. [Internet] Ottawa (ON): Council of Canadian Academies, 2014. [cited April 18, 2018].292 p. Available from: http://www.scienceadvice.ca/uploads/eng/assessments%20and%20publications%20and%20news%20releases/therapeutics/therapeutics_fullreporten.pdf.

3. Abi Khaled L, Ahmad F, Brogan T, Fearnley J, Graham J, MacLeod S, et al. Prescription medicine use by one million Canadian children. Paediatr Child Health. 2003;8(Suppl A):6A–56A.

4. Zhang T, Smith MA, Camp PG, Shajari S, MacLeod SM, Carleton BC. Prescription drug dispensing profiles for one million children: a population-based analysis. Eur J Clin Pharmacol. 2013;69:581–8.

5. Vernacchio L, Kelly JP, Kaufman DW, Mitchell AA. Medication use among children <12 years of age in the United States: results from the Slone Survey. Pediatrics. 2009;124:446–54.

6. Buck ML. Pediatric pharmacotherapy. In: Alldredge BK, Corelli RL, Ernst ME, et al., editors. Koda-Kimble and Young's applied therapeutics. 10th ed. Philadelphia: Lippincott, Williams, & Wilkins; 2013. p. 2265–76.

7. Crowley E, Williams R, Cousins D. Medication errors in children: a descriptive summary of medication error reports submitted to the United States Pharmacopeia. Curr Ther Res. 2001;26:627–40.

8. Zed PJ, Black KJL, Fitzpatrick EA, Ackroyd-Stolarz S, Murphy NG, Curran JA, et al. Medication-related emergency department visits in pediatrics: a prospective observational study. Pediatrics. 2015;135:435–43.

9. Temple ME, Robinson RF, Miller JC, Hayes JR, Nahata MC. Frequency and preventability of adverse drug reactions in paediatric patients. Drug Saf. 2004;26:819–29.

10. Kearns GL, Abdel-Rahman SM, Alander SW, Blowey DL, Leeder JS, Kauffman RE. Developmental pharmacology – drug disposition, action, and therapy in infants and children. N Engl J Med. 2003;349:1157–67.

11. Bartelink IH, Rademaker CMA, Schobben AFAM, van den Anker JN. Guidelines on paediatric dosing on the basis of developmental physiology and pharmacokinetic considerations. Clin Pharmacokinet. 2006;45(11):1077–97.

12. Yin HS, Parker RM, Sanders LM, Dreyer BP, Mendelsohn AL, Bailey S, et al. Liquid medication errors and dosing tools: a randomized controlled experiment. Pediatrics. 2016;138(4):e20160357.

13. Whittaker A, Currie AE, Turner MA, Field DJ, Mulla H, Pandya HC. Toxic additives in medication for preterm infants. Arch Dis Child Fetal Neonatal Ed. 2009;94:F236–40.

14. Nahata MC. Safety of "inert" additives or excipients in paediatric medicines. Arch Dis Child Fetal Neonatal Ed. 2009;94:F392–3.

15. Stevens B, Johnston C, Taddio A, Gibbins S, Yamada J. The premature infant pain profile: evaluation 13 years after development. Clin J Pain. 2010;26(9):813–30.

16. Merkel SI, Shayevitz JR, Voepel-Lewis T, Malviya S. The FLACC: a behavioral scale for scoring postoperative pain in young children. Pediatr Nurs. 1997;23:293–7.

17. Hicks C, von Baeyer C, Spafford P, van Korlaar I, Goodenough B. The Faces Pain Scale – Revised: toward a common metric in pediatric pain measurement. Pain. 2001;93:173–83.

18. Curley MAQ, Harris SK, Fraser KA, Johnson RA, Arnold JH. State Behavioral Scale (SBS) a sedation assessment instrument for infants and young children supported on mechanical ventilation. Pediatr Crit Care Med. 2006;7(2):107–14.

19. Ambuel B, Hamlett KW, Marx CM, Blumer JL. Assessing distress in pediatric intensive care environments: the COMFORT scale. J Pediatr Psychol. 1992;17(1):95–109.

20. Liu AH, Zeiger RS, Sorkness CA, Ostrom NK, Chipps BE, Rosa K, et al. The Childhood Asthma Control Test: retrospective determination and clinical validation of a cut point to identify children with very poorly controlled asthma. J Allergy Clin Immunol. 2010;126(2):267–73. 273.

21. Alnaji F, Zemek R, Barrowman N, Plint A. PRAM score as predictor of pediatric asthma hospitalization. Acad Emerg Med. 2014;21(8):872–8.

22. Wetzel GV. Red flags in common pediatric symptoms. MCN Am J Matern Child Nurs. 1999;24:37–44.

23. Hospital for Sick Children [Internet]. Toronto: SickKids; c2014. Pediatric physical assessment [cited 2018 May 29]; [about 2 screens]. Available from: http://www.sickkids.ca/Nursing/Education-and-learning/Nursing-Student-Orientation/module-two-clinical-care/physicalassessment/index.html.

24. Le Saux N, Robinson JL, Canadian Paediatric Society, Infectious Diseases and Immunization Committee. Uncomplicated pneumonia in healthy Canadian children and youth: practice points for management. Paediatr Child Health. 2015;20:441–5.

25. Fleming S, Thompson M, Stevens R, Heneghan C, Pluddemann A, Maconochie I, et al. Normal ranges of heart rate and respiratory rate in children from birth to 18 years: a systematic review of observational studies. Lancet. 2011;377:1011–8.

26. National High Blood Pressure Education Program Working Group. Fourth Report on the Diagnosis, Evaluation, and Treatment of High Blood Pressure in Children and Adolescents. [Internet] National

Institute of Health 2005. [cited April 18, 2018] Available from: http://www.nhlbi.nih.gov/health-pro/guidelines/current/hypertension-pediatric-jnc-4/blood-pressure-tables.

27. O'Brien RT, Pearson HA. Physiologic anemia of the newborn infant. J Pediatr. 1971;79:132–8.

28. Zhou H, Satlin LM. Renal potassium handling in healthy and sick newborn. Semin Perinatol. 2004;28:103–11.

29. Baum M, Quigley R. Ontogeny of renal sodium transport. Semin Perinatol. 2004;28:91–6.

30. Schwartz GJ, Work DF. Measurement and estimation of GFR in children and adolescents. J Am Soc Nephrol. 2009;4(11):1832–643.

31. Swanson D. Meningitis. Pediatr Rev. 2015;36(12):514–26.

32. Gould JM, Matz PS. Otitis media. Pediatr Rev. 2010;31(3):102–16.

33. Durbin WJ, Stille C. Pneumonia. Pediatr Rev. 2008;29(5):147–60.

34. Balighian E, Burke M. Urinary tract infections in children. Pediatr Rev. 2018;39(1):3–12.

第29章

女性健康评估

Nese Yuksel

本章目标

1. 描述绝经期的治疗目标和管理策略。
2. 评估妇女绝经期症状以及可能正考虑进行激素治疗的妇女。
3. 描述妇女应用激素避孕药治疗的目标和治疗选择。
4. 评估正在寻求复方激素避孕的妇女。

评估绝经期妇女

背景介绍

绝经是正常衰老过程的一部分，是指由于卵巢功能逐渐丧失而停止月经。北美妇女绝经期的平均年龄为51岁（45～55岁）[1]。**绝经过渡期（menopause transition）**或**围绝经期（perimenopause）**是指进入绝经期的时间。生殖衰老阶段图（STRAW＋10）分类描述了绝经期的各个阶段，这些阶段根据女性月经的变化和促卵泡激素（FSH）的变化进行分类（图29.1）[2]。许多妇女在绝经过渡期开始出现症状，伴或不伴月经周期改变。激素水平在绝经过渡期会产生波动和下降，其症状可在最后一次月经来临前8年内开始出现。

绝经期可以是一个自然发展的过程，也可能因手术（双侧卵巢切除术）、化疗或放疗诱发产生。一般认为45岁之前的绝经期属于早期。而发生在40岁之前则是**绝经期提前（premature menopause）**。在绝经期自然年龄之前，早期雌激素的缺失会增加长期健康后果的风险，例如心血管疾病（CVD）、骨质疏松症、认知退化和痴呆以及早期死亡。

	月经初潮 →					末次月经（0）→				
阶段	-5	-4	-3b	-3a	-2	-1	+1a	+1b	+1c	+2
术语	生殖期				绝经过渡期		绝经后期			
	早期	高峰	后期		早期	后期	早期			后期
					围绝经期					
持续时间	可变化				可变化	1～3年	2年（1+1）		3～6年	剩余寿命
主要标准										
月经周期	变化到正常	正常	正常	月经量/周期的细微变化	持续变化的长度：持续周期长度差异≥7天	闭经间隔≥60天				
支持性标准										
内分泌										
促卵泡激素					可变的①	↑>25 IU/L②	可变的		稳定	
抗缪勒管激素●			低	低	低	低	低		非常低	
抑制素B			低	低	低	低	低		非常低	
卵泡数			低	低	低	低	非常低		非常低	
描述性特征										
症状						血管舒缩症状可能	血管舒缩症状非常可能			增加泌尿生殖道萎缩症状

① 经期血流缩短2～5天，↑表示升高。
② 基于当前国际垂体标准测定的近似预期水平[67-69]。

图29.1 生殖衰老阶段图（STRAW+10）

经授权引自Wolters Kluwer Health, Inc. Harlow et al [2]。

最常见的绝经期症状是血管舒缩（潮热、盗汗）、泌尿生殖系统症状、睡眠障碍以及肌肉和关节疼痛（表29.1）。大约80％的女性会有**血管舒缩症状（VMS）**，而25％的女性会严重到影响生活质量[1]。**绝经期泌尿生殖系统综合征（GSM）**涵盖了一系列由雌激素缺乏引起的泌尿生殖器症状，包括阴道干燥、尿失禁、尿路反复感染和性交困难。超过50％绝经后妇女会受GSM的影响[3]。

表29.1 绝经期症状

分类	症状类型
血管舒缩	潮热、盗汗
泌尿生殖系统	阴道干燥 急迫性/压力性尿失禁 性交困难 频繁的尿路感染

● 译者注：抗缪勒管激素（AMH）主要是检查卵巢是否早衰的1个检查项目。正常情况下抗缪勒管激素正常值在2～7，如果小于2提示卵巢早衰，对生育有影响，需要进一步检查性激素六项，然后通过性激素六项检查结果对症治疗，如果AMH大于7，一般提示有多囊卵巢倾向，通过性激素六项也可以诊断。

续表

分类	症状类型
睡眠	碎片化睡眠 失眠
情绪	焦虑、易怒、抑郁症状、情绪波动
肌肉骨骼	僵硬/酸痛 肌肉/关节痛
记忆力/集中度	记忆更改 难以集中注意力
性欲	性欲低下
其他	疲劳 头痛/偏头痛 皮肤/眼睛干燥、心悸

本章重点介绍对绝经期症状管理的评估。妇女中年时期也是评估长期健康风险（如CVD、骨质疏松和乳腺癌）的合适时机。

诊断

当妇女12个月没有月经时，便诊断为自然绝经。随着卵巢功能的丧失，雌激素和孕激素水平下降，随后引起促卵泡激素（FSH）水平升高。目前还没有针对绝经期的具体诊断测试，但是当妇女超过12个月或更长时间没有月经时，促卵泡激素（FSH）水平升高将有助于确诊。在卵巢功能停止前行子宫切除术的女性中，激素水平（雌激素、孕激素）和FSH有助于确诊绝经期状态。围绝经期与激素水平波动有关，而FSH水平可能变化且不稳定。这些测量值不应用于诊断。

治疗方法

绝经期激素疗法是中度至重度绝经期症状的治疗选择。考虑到妇女的获益和风险后，应根据妇女状况个性化选择**激素疗法（hormone therapy，HT）**（表29.2）。在2002年首次发布《女性健康倡议计划》（Women's Health Initiative，WHI）后，全世界许多妇女停止了激素治疗，其原因是雌激素和孕激素增加了妇女发生冠心病、卒中和乳腺癌的风险[4]。然而，这些结果最近受到质疑，因为该研究中的许多结果（如冠心病、乳腺癌）显示没有显著的统计学意义[5]。WHI仅使用雌激素药物的研究并未显示出冠心病或乳腺癌的相同风险[6]。当前的专业指南认为，全身性HT对于绝经后60岁以下或短于10年的女性而言是安全有效的[1, 7, 8]。激素疗法还可以减少骨质疏松性骨折，是患有骨质疏松症并发绝经期症状女性的一种治疗选择[9]。

表29.2 激素疗法的获益和风险

激素疗法方案的类型	获益	风险	注意事项
单用雌激素全身性用药	更年期症状的缓解 预防骨质流失及减少骨质疏松性骨折 提高生活质量	静脉血栓栓塞（VTE） 心血管疾病（CVD） 卒中 胆结石 注：在大的随机试验中，如WHI单独雌激素治疗组，乳腺癌发病率没有增加	年龄（≥60岁）和绝经后时间（≥10年）是开始激素疗法时VTE、卒中和CVD的风险因素 静脉血栓栓塞的最大风险发生在用药前后1～2年 标准剂量的透皮雌激素可能会降低VTE的风险
雌激素和孕激素全身性用药	与单用雌激素相同	静脉血栓栓塞 心血管疾病 卒中 乳腺癌 胆结石	和单用雌激素一样 与合成黄体酮相比，黄体酮可能致乳腺癌的风险较小；然而，这一数据主要来自观察数据
阴道局部雌激素治疗	GSM症状缓解	与全身性使用雌激素的风险不同	只要使用标准剂量，全身雌激素水平低

当前缓解症状的建议是，只要妇女需要症状缓解，就应继续全身性HT[8]。对于绝经期早期或绝经期提前，建议使用HT直至绝经期的平均年龄，这不仅可以缓解症状，还可以预防骨质疏松、CVD和认知变化[7, 8]。对于子宫完整的女性，给予雌激素和孕激素治疗可以减少子宫内膜癌的风险。孕激素是指合成孕激素和天然孕激素。另一个选择是使用组织选择性雌激素复合制剂（TSEC），该复方制剂是雌激素与选择性雌激素受体调节剂（巴多昔芬）联合治疗保护子宫内膜。子宫切除术的妇女可以单独使用雌激素。

围绝经期的管理可能略有不同。选项包括复方激素避孕药（如果不规则或大量出血，或者如果需要避孕）、激素治疗或雌激素联合左炔诺孕酮-宫内节育系统（LNG-IUS）。还应考虑围绝经期是否需要避孕。

治疗血管舒缩症状的非激素处方药包括抗抑郁药［选择性5-羟色胺再摄取抑制剂（例如帕罗西汀、西酞普兰和依他普仑）、5-羟色胺和去甲肾上腺素再摄取抑制剂（如文拉法辛和去甲文拉法辛）］，加巴喷丁类（诸如加巴喷丁和普瑞巴林）和可乐定。这些药物对治疗血管舒缩症状不如HT有效，然而，对于存在禁忌证或选择不服用HT的女性，可能是一种选择[10]。

对于轻度的血管舒缩症状，替代方法包括植物雌激素（例如大豆相关的产品）、天然保健产品（例如黑升麻）或非药物方法［包括生活方式干预措施（例如减轻体重、避免诱发因素）、针灸、正念减压和认知行为疗法（CBT）。尽管研究结果喜忧参半，但仍有一些令人信服的证据表明减肥、正念减压和CBT是有效的。GSM首选阴道局部雌激素疗法。阴道雌激素的全身吸收很少，可用于全身性雌激素禁忌证的女性。对于雌激素受体阳性乳腺癌的女性，只有在其他非激素疗法均无效的情况下才应考虑阴道雌激素，并且只有在与肿瘤医生协商后，仔细考虑风险和获益后才应考虑[11]。GSM的非药物选择包括润滑剂、保湿剂、阴道扩张剂和骨盆底理疗[11]。

患者评估

药师在评估妇女的绝经期症状，讨论选择方案，评估每种选择方案（包括HT）的风险和获益以及管理这些患者的治疗方面起着重要的作用。就像患者治疗过程一样，初始评估应从采集完整的相关历史开始，包括人口统计信息、病史、社交史（吸烟、饮酒）、家族史（如乳腺癌家族史、心血管疾病）、用药史（处方和非处方药）、实验室检查和体检结果。应专门采集以下信息，以治疗患有绝经期症状的妇女。

妇科病史

采集妇科病史的目的是获悉妇女的绝经状态（围绝经期或绝经后），确定该妇女是否进行了子宫切除术或双侧卵巢切除术，如果子宫完整，确定她是否有月经期问题或阴道出血问题。在围绝经期的妇女中，重要的是要记录月经的规律性、周期长度、月经量或其他有关月经的问题。要询问的问题包括如下。

- 还有月经吗？

如果没有：

- 做过子宫切除术吗？什么时候进行子宫切除术的？
- 卵巢是否切除了（一个或两个）？什么时候做的手术？
- 上次月经是什么时候？
- 阴道是否有血斑或出血（如果子宫仍完好无损）？

如果有，仍有经期：

- 月经有什么变化吗？
- 月经是规律的，还是不规律的？
- 多久来一次月经？
- 月经长还是短？月经持续多长时间？
- 出现痛经了吗？
- 在经期之间是否发现血斑或出血现象？

对于年龄小于50岁末次月经间隔小于2年或年龄超过50岁末次月经间隔不到1年的妇女，应考虑避孕的必要性[12]。

- 性欲活跃吗？需要避孕吗？
- 目前使用什么避孕方法？

绝经期症状史

完整的症状史对于记录所经历的症状类型、严重程度、症状对女性的困扰程度以及对女性生活质量的影响至关重要。

对于每种症状，重要的是要提出以下问题。

- 有什么症状？（有关症状，请参见表29.1）。
- 多久出现一次症状？
- 怎么描述这些症状的严重程度（例如，从"轻到重"或"从根本没有到严重"）？
- 症状是何时开始的？ 在一天中的某些时候或周期的某些阶段，症状会变得更糟吗？
- 症状持续多长时间？ 潮热可持续1~5分钟。 如果超过这个时间，请考虑其他可能导致潮热的原因。
- 有什么因素会加重症状吗？ 这些症状如何影响生活质量？
- 性生活时泌尿生殖系统是否感到疼痛？

病史

在评估绝经期妇女时，全面采集个人病史是很重要的，原因如下：①识别疾病或药物可能导致其症状与绝经期症状重叠；②确定可能需要预防措施或治疗出现的长期健康不良后果，例如骨质疏松症、高血压、高脂血症或其他心血管疾病；③发现HT和其他药物的禁忌证。应首先识别可能引起血管舒缩症状的疾病或药物，并在治疗前适当处理（表29.3）。 HT的禁忌证包括如下。

- 不明原因的阴道流血。
- 已知或疑似的乳腺癌。
- 活动性肝病。
- 活动性静脉血栓栓塞。
- 急性心血管疾病。
- 脑血管意外。
- 妊娠。

表29.3　可能引起血管舒缩症状的疾病和药物

疾病	甲状腺功能亢进症 甲状旁腺功能亢进症 类癌肿瘤 嗜铬细胞瘤 淋巴瘤

药物	雷洛昔芬 促性腺激素释放激素（GnRH）激动剂 芳香化酶抑制剂 烟酸 阿片类药物 钙通道阻滞剂 化疗药 抗精神病药 抗抑郁药（如选择性5-羟色胺再摄取抑制剂）

发现其他合并症对于确定女性是否存在进一步发生静脉血栓栓塞、心血管疾病和卒中的风险以及选择不同的激素治疗方案是非常重要的。需要考虑的重要合并症包括如下[13]。

- 肥胖。
- 吸烟。
- 高血压。
- 高脂血症。
- 糖尿病。
- 其他心血管疾病风险。
- 胆结石。

症状管理

许多妇女在寻求医务人员帮助之前会尝试多种措施，例如改变生活方式、非药物治疗方案或服用天然保健品。确认是否尝试过HT或非激素药物是否也有帮助。请问下列问题。

- 尝试过什么措施来缓解症状（包括生活方式因素、服用草药、维生素、其他药物）？
- 是否目前正在接受激素治疗或过去曾尝试过激素治疗？
- 哪些方法对缓解症状有帮助？
- 产品的名称是什么？用了多少剂量？
- 尝试了多长时间？有效吗？为什么停下来了？
- 是否出现过副作用？

其他评估注意事项

- FSH升高可帮助确认绝经后期妇女的绝经期。在围绝经期，FSH和雌激素水平会发生波动，无法作为诊断依据。

● 其他实验室试验包括TSH水平，因为甲状腺水平低的症状可能与绝经期症状重叠。

● 尚未确诊病因的子宫异常出血的妇女应转诊治疗。检查她们是否做完骨盆超声检查和/或子宫内膜活检。

● CVD风险评估包括检查血压、血脂和血糖情况。

● 确定最后一次子宫颈涂片和乳房X线影像的检查时间和结果，因为根据当地指南应完成检查。

● 如果符合BMD测试标准，则可以考虑进行BMD测量（请参阅第18章"骨质疏松症"）。

激素治疗的决策

对女性而言，绝经期可能是一个令人困惑的时期，关于HT的决策可能会觉得更为复杂。就衡量HT的利弊进行沟通对于做出明智的决策是至关重要的（请参见表29.2）[1, 8]。全身性HT具有许多益处，包括缓解血管舒缩症状、帮助睡眠和改善生活质量。仅对于绝经期泌尿生殖系统综合征（GSM），可以考虑采用**阴道雌激素治疗（vaginal estrogen therapy）**。全身性HT患者中约有40%持续出现GSM症状。因此，可以考虑将阴道雌激素治疗与全身性HT联合使用。全身性HT产品的选择将取决于患者偏好以及患者的个体因素。每天连续服用雌激素以及每天或周期性地（每月12～14天）连续服用孕激素交替进行。有关加拿大的HT产品和常见剂量，请见表29.4。透皮雌激素不经肝脏的首过效应，因此，透皮标准剂量给药比口服标准剂量给药引发的VTE风险可能少很多。对于吸烟、甘油三酯水平高、性欲低下和患有胆囊疾病的女性来说，透皮雌激素治疗可能比口服雌激素治疗更可取。

表29.4　加拿大的激素治疗产品

制剂	雌激素类型	起始剂量
雌激素		
口服	结合雌激素（CE） 17ß-雌二醇	每日0.3～0.625mg，片剂 每日0.5～1mg，片剂
透皮贴剂	17ß-雌二醇	25～50μg，贴片，每周1次或2次（取决于产品）
透皮凝胶剂	17ß-雌二醇（gel）	每日实际1～2/小袋给药剂量，每日0.5～1mg/小包袋
孕激素		
口服	微粉化孕酮	每日100mg，连续服用 周期性方案，每月12～14天，每日200mg
口服	醋酸甲羟孕酮	每日2.5mg，连续服用 周期性方案，每月12～14天，每日5mg

续表

制剂	雌激素类型	起始剂量
口服	醋酸炔诺酮	每日5mg
雌激素和孕激素组合的产品		
口服	17β-雌二醇/醋酸炔诺酮	每日1mg雌二醇/0.5mg炔诺酮片 每日0.5mg雌二醇/0.1mg炔诺酮片
口服	17β-雌二醇/屈螺酮	每日1mg雌二醇/1mg屈螺酮片
透皮贴片	17β-雌二醇/醋酸炔诺酮	140/50（50μg雌二醇/140μg炔诺酮），每周2次 250/50（50μg雌二醇/250μg炔诺酮），每周2次
组织选择性雌激素复方制剂（TSEC）		
口服	复方雌激素（CE）/巴多昔芬	每日0.45mg复方雌激素/20mg巴多昔芬片

监测激素治疗

药师在随访妇女时，应询问其症状改善情况以及是否出现**突破性出血**（breakthrough bleeding，BTB）和不良反应。雌激素的常见不良反应包括突破性出血、乳房压痛、水潴留和头痛。孕激素的不良反应包括情绪变化，例如抑郁与焦虑、易怒、头痛、乳房压痛和水潴留。天然黄体酮可能会导致嗜睡。突破性出血是早期停止HT治疗最常见的原因之一，可在开始HT后6个月内发生。其他常见的不良反应会随时间推移而逐渐改善。绝经后妇女在激素治疗1年后发生突破性出血应转诊并需要进一步检查。也可以通过调低给药剂量或更换其他制剂来控制持续困扰的雌激素不良反应。孕激素副作用的处置可以更换使用其他孕激素，在连续使用时，切换为周期用药或使用LNG-IUS替代。绝经后妇女尚无终止HT的时间指导框架，目前的指南建议在妇女需要缓解症状的时间内继续激素治疗（HT）[8]。

妇女激素避孕的评估 -------------------------------------

背景介绍

据估计，在加拿大，有40％的妊娠是意外发生的，而近一半的意外妊娠是来自避孕措施失败的妇女[14, 15]。**意外妊娠**（unintended pregnancy）会导致母婴健康的不良结局，并给医疗卫生系统带来巨大成本[15]。在帮助妇女选择避孕方法时，要考虑的因素包括避孕方法的有效性（典型的失败率）、易用性、可及性、费用以及患者个体因素。根据个人需求量身定制避孕方法，对于女性坚持使用所选的方法并持续依从至关重要。对避孕药的依从性很差，有60％的妇女属于使用不正确或前后不一致[16]。**长效可逆性避孕药**（long-acting reversible contraceptives，LARC），例如包含左炔诺孕酮-宫内节育系统（LNG-IUS）在内的宫内节育器，其有效性和持续率最高，因为不需要使用者定期进行操作使用[17]。避孕方法包括非激素方法（屏障避孕药）和激素避孕药。各种避孕方法的有效率见图29.2。

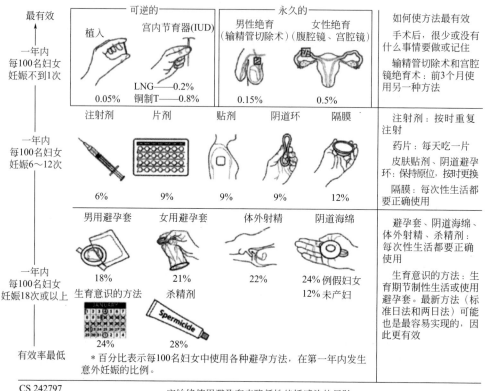

图29.2 计划生育方法的有效性

可在https://www.cdc.gov/reproductivehealth/contractions/untindedpregnancy/pdf/antivative_methods_508.pdf（2018年7月27日查阅）。使用本材料并不意味着美国疾病控制与预防中心（CDC）或美国卫生公众服务中心（HHS）认可任何这样的组织、服务或产品的激素避孕方案，书中表达的任何观点不一定代表CDC或HHS的观点

激素类避孕药的选择

激素类避孕药是指**复方激素避孕药（CHC）**和**单孕激素避孕药（progestin-only**

contraceptives）。复方激素避孕药含有雌激素（炔雌醇）和孕激素，可以作为**复方口服避孕药**（combined oral contraceptives，COC）、**透皮贴剂**（transdermal patch）和**阴道环**（vaginal ring）组合使用。仔细注意禁忌证后，健康妇女可安全使用复方激素避孕药。除了预防妊娠外，CHC还具有许多非避孕益处，并可以用于许多其他疾病（表29.5）。

表29.5 复方激素避孕药（CHC）的非避孕益处

月经相关益处
　减少月经失血和贫血，减少痛经
　减轻经前综合征（PMS）症状

其他
　减少痤疮
　改善多毛症
　改善骨骼健康
　减轻围绝经期症状
　卵巢癌和子宫内膜癌的预防

　　LNG-IUS是一种子宫内装置，可将孕激素（**左炔诺孕酮**）缓慢地直接释放到子宫中。LNG-IUS与LARC一样受到特别好评，与永久避孕方法一样有效。当前的指南推荐将LARC-LUS等LARC作为女性的一线避孕药[14]。LNG-IUS还具有其他非避孕用途，包括用于子宫异常出血、痛经、子宫内膜异位症，并为单用雌激素的妇女提供子宫内膜保护。

　　单孕激素避孕药包括单孕激素的片剂和长效注射剂（长效乙酸甲羟孕酮）。对于可能不适合使用雌激素的女性，例如35岁以上的吸烟者、产后（≤6个月）或母乳喂养，采用单孕激素避孕药是合适的选择。

　　本章着重于复方激素避孕药的评估，因为应用这些药物是女性最常用的避孕方法之一。

　　在加拿大，使用COC仅次于使用安全套[18]。

使用CHC的患者评估

　　药师在评估妇女是否适合使用复方激素避孕药，讨论方案选择以及评估每种选择方案的风险-效益方面发挥着重要的作用。就像患者治疗过程一样，初始评估应从采集完整的相关病史记录开始，包括人口统计信息、病史、生活史（吸烟、饮酒）、家族史、用药史（处方药和非处方药）、实验室检查和体检结果。应专门为寻求CHC的女性采集以下信息。

使用CHC的原因

女性对CHC感兴趣，除了避孕以外，还有其他的原因。询问妇女考虑使用CHC的其他原因很重要（表29.5）。此外，她可能还没有意识到采用非避孕药的好处，在指导时进行讨论是很重要的。

如果女性主要对避孕感兴趣，那么在评估是否合适使用CHC之前，可能是讨论左炔诺孕酮-宫内节育系统益处的时机。如果女性不打算明年妊娠并且没有其他禁忌证，则可以考虑使用LNG-IUS。如果该妇女对LNG-IUS感兴趣，则可以将她转诊给医师。

月经史

完整的病史应记录女性月经周期的基本信息。在考虑使用CHC之前，应排除妊娠的可能性。应该确认尚未诊断为子宫异常出血问题，并将该妇女转诊给医师。

- 上次月经是什么时候？
- 多久来一次月经？月经是规律的还是没有规律的？
- 月经量很多吗？一般能持续多久？是否在两次经期之间发现血斑或出血？是否对此做过评估？
- 上次月经以来，性生活时有无保护措施？如果妇女可能妊娠，建议做一次妊娠测试并转诊医生。

病史

全面的病史对于识别CHC的禁忌证并帮助选择不同的避孕方法是非常重要的。有关世界卫生组织对CHC的禁忌证，请参见表29.6[19]。需要特别注意发现心血管风险因素（吸烟者、肥胖、高脂血症、高血压、糖尿病和CVD史）、乳腺癌风险和肝病。要问的病史问题包括如下。

- 吸烟吗？35岁以上吸烟的女性禁用CHC。
- 体重是多少？测量女性的体重以获取基线数据。确定体重/BMI有助于选择激素避孕药（请参阅"使用CHC的决策"）。肥胖妇女的VTE风险也增加了。

表29.6　CHC的绝对禁忌证《WHO实施医疗资格标准类别4》[19]

吸烟超过15支/天，年龄超过35岁
心血管疾病
高血压病史（未控制）
卒中史
先兆性偏头痛病史
糖尿病伴微血管并发症
目前或过去患有静脉血栓栓塞

续表

血栓形成倾向
现在或过去患有乳腺癌
既往有肝病或活动性肝病
最近3周内分娩
产后6周以内母乳喂养期
红斑狼疮等风湿性疾病
其他活动性癌症/化疗

● 是否患有偏头痛（migraines）？ 偏头痛与先兆相关吗？ 与没有偏头痛的女性相比，患有先兆性偏头痛的患者卒中的风险更高。CHC不适合用于先兆性偏头痛患者。

● 过去经期出现过血块吗？使用CHC会增加VTE的风险。 因此，具有VTE的病史是禁忌使用CHC的。

● 目前正在服用哪些药物？当前的用药清单对于药物筛选，判断是否可能与CHC产生相互作用是非常重要的。最令人关注的药物是细胞色素P450CYP3A4的诱导剂，诸如抗惊厥药、利福平、一些抗逆转录病毒药以及圣约翰草等天然保健品。

同样重要的是，应确认该妇女最近是否是产后状态，如果是产后不到6周且母乳喂养，则不适合使用CHC，产后不到6个月是CHC的相对禁忌证[19]。在这两种情况下都应考虑使用单孕激素避孕药。

既往使用的避孕方法

重要的是要掌握过去使用过的避孕药具类型（非激素方法和激素方法）。时间范围、使用疗程和避孕方法的经验以及所经历的任何副作用都将有助于使用CHC的决策。

● 目前在使用哪种避孕方式？

● 过去是否曾经接受过激素避孕吗？有哪些方法，持续多长时间？

● 对这种方法满意吗？出现过副作用吗？

体格评估

开始CHC之前，应测量基线血压。如果血压≥140/90mmHg，则应将该妇女转诊给医师。开始CHC之前，无需进行子宫颈涂片检查、骨盆检查或STI测试。这些检查可以作为健康女性日常照护的一部分完成，但在开始CHC之前没有必要检查。

使用CHC的决策

在没有禁忌证的情况下，CHC方案的选择取决于女性的偏好以及以往使用CHC的经验。随着炔雌醇的剂量（10～35μg）、孕激素类型、给药剂量方案（单相、双相、三相）和制剂不同（口服、透皮贴剂、阴道环），复方激素避孕药品也不一样。

目前已上市的多相制剂（例如三相制剂）可以减少对孕激素的暴露；但是，尚不清楚是否比单相制剂产品更具有优势。孕激素同时具有不同的孕激素样、雄激素样和雌激素样的特性。

第一代孕激素（例如炔诺酮）和第二代孕激素（例如左炔诺孕酮）比其他孕激素发生VTE的风险更低，然而这一结论尚存争议。加拿大目前的指南不推荐在CHC的选择中优先处方某类孕激素[20]。经典的CHC方案是使用CHC 21天，然后是7天的无激素间隔（21/7）。现在市场上有几种产品，将**无激素间隔时间（hormone-free intervals，HFI）**缩短到了4天（24/4），或者仅在HFI才有雌激素释放。对于在HFI出现症状（如头痛、骨盆痛、子宫内膜异位症、多囊卵巢综合征）或不想出现**撤药出血（withdrawal bleed）**的女性，可以考虑连续CHC给药（即无HFI的每日剂量）或缓释给药（即每3个月7天HFI，84/7）。如果考虑选择连续或缓释CHC给药方案，请使用单相产品或缓释给药的特定制剂。

CHC贴片或阴道环可优先用于希望每周应用（贴片每周应用一次，连续3周，然后进行7天HFI）或每月给药（阴道环插入3周，然后进行7天HFI）的女性。体重90kg以上的女性应避免使用CHC贴剂。大多数口服避孕药的研究尚未表明肥胖降低避孕有效率，且在所有的研究中均不明确。由于不能排除BMI ≥ 30kg/m^{2}的女性有效性下降，并且肥胖也增加VTE发生的风险，因此LNG-IUS可能可考虑用于肥胖女性[20]。

这是询问女性是否熟悉非激素类避孕药（即屏障方法）的好时机，可以为预防性传播感染的咨询做好准备，并为错过的CHC提出补充建议。

监测激素避孕药

理想情况下，最好是在该妇女开始使用CHC后1～3个月进行随访。随访时，应询问妇女对该方法的满意程度以及是否出现突破性出血和不良反应（表29.7）。如果采用其他非避孕措施也获益，请询问其症状改善状况。询问依从性情况，以及她在依从性方面是否有任何疑问。血压应重复测量。这也是评估女性健康状况是否发生变化（例如使用新药、发生新病）的好时机。

表29.7 复方激素避孕药（CHC）的不良反应

雌激素相关	雌激素缺失	孕激素相关	孕激素缺失
恶心 头痛 乳房胀痛 体液潴留 不耐受角膜接触镜 黄褐斑	早/中期突破性出血（BTB） 月经过少 更年期症状（血管舒缩、失眠） 情绪（易怒、抑郁）	乳房胀痛 体液潴留 腹胀 情绪（焦虑、抑郁） 头痛 食欲变化	后期突破性出血/血斑 月经过多 月经延迟

要点集萃

绝经

● 药师在评估女性绝经期方面发挥着重要的作用。

● 对妇女绝经期的评估包括妇科病史采集，以记录绝经期状态、绝经期症状、对生活质量的影响，以及详细用药史的采集，以发现禁忌证或药物选择的风险。

● 女性在60岁以下或末次月经的前10年内开始接受激素治疗时并仔细考虑其利弊后，激素治疗仍是一种安全有效的选择。

避孕

● 药师在评估女性避孕治疗方面发挥重要的作用。

● 对妇女使用复方激素避孕药（CHC）的评估包括月经周期史、既往避孕药使用史和经验，以及详细的病史，以确定使用CHC是否存在禁忌证或风险。

● 如果没有禁忌证，健康育龄女性可以安全使用CHC。

参考文献

1. Reid R, Abramson BL, Blake J, Desindes S, Dodin S, Johnston S, et al. Managing menopause. J Obstet Gynaecol Can. 2014;36(9):830–8.
2. Harlow SD, Gass M, Hall JE, Lobo R, Maki P, Rebar RW, et al. Executive summary of the stages of reproductive aging workshop + 10: addressing the unfinished agenda of staging reproductive aging. Menopause. 2012;19(4):387–95.
3. Portman DJ, Gass ML, Vulvovaginal Atrophy Terminology Consensus Conference P. Genitourinary syndrome of menopause: new terminology for vulvovaginal atrophy from the International Society for the Study of Women's Sexual Health and the North American Menopause Society. Menopause. 2014;21(10):1063–8.
4. Rossouw JE, Anderson GL, Prentice RL, LaCroix AZ, Kooperberg C, Stefanick ML, et al. Risks and benefits of estrogen plus progestin in healthy postmenopausal women: principal results from the Women's Health Initiative randomized controlled trial. JAMA. 2002;288(3):321–33.
5. Langer RD. The evidence base for HRT: what can we believe? Climacteric. 2017;20(2):91–6.
6. Anderson GL, Limacher M, Assaf AR, Bassford T, Beresford SA, Black H, et al. Effects of conjugated equine estrogen in postmenopausal women with hysterectomy: the Women's Health Initiative randomized controlled trial. JAMA. 2004;291(14):1701–12.
7. Baber RJ, Panay N, Fenton A, Group IMSW. 2016 IMS recommendations on women's midlife health and menopause hormone therapy. Climacteric. 2016;19(2):109–50.
8. The North American Menopause Society. The 2017 hormone therapy position statement of The North American Menopause Society. Menopause. 2017;24(7):728–53.
9. Papaioannou A, Morin S, Cheung AM, Atkinson S, Brown JP, Feldman S, et al. 2010 clinical practice guidelines for the diagnosis and management of osteoporosis in Canada: summary. CMAJ. 2010;182(17):1864–73.
10. Nonhormonal management of menopause-associated vasomotor symptoms: 2015 position statement of The North American Menopause Society. Menopause. 2015;22(11):1155–72. quiz 73-4.
11. Faubion SS, Larkin LC, Stuenkel CA, Bachmann GA, Chism LA, Kagan R, et al. Management of genitourinary syndrome of menopause in women with or at high risk for breast cancer: consensus recommendations from The North American Menopause Society and The International Society for the Study of Women's Sexual Health. Menopause. 2018;25(6):596–608.
12. Linton A, Golobof A, Shulman LP. Contraception for the perimenopausal woman. Climacteric. 2016;19(6):526–34.
13. Goldstein S. An efficient tool for the primary care management of menopause. Can Fam Physician. 2017;63(4):295–8.
14. Black A, Guilbert E, Co A, Costescu D, Dunn S, Fisher W, et al. Canadian contraception consensus (Part 1 of 4). J Obstet Gynaecol Can. 2015;37(10):936–42.

15. Black AY, Guilbert E, Hassan F, Chatziheofilou I, Lowin J, Jeddi M, et al. The cost of unintended pregnancies in Canada: estimating direct cost, role of imperfect adherence, and the potential impact of increased use of long-acting reversible contraceptives. J Obstet Gynaecol Can. 2015;37(12):1086–97.

16. Potter L, Oakley D, de Leon-Wong E, Canamar R. Measuring compliance among oral contraceptive users. Fam Plan Perspect. 1996;28(4):154–8.

17. Black A, Guilbert E, Costescu D, Dunn S, Fisher W, Kives S, et al. Canadian contraception consensus (Part 3 of 4): chapter 7--intrauterine contraception. J Obstet Gynaecol Can. 2016;38(2):182–222.

18. Black A, Yang Q, Wu Wen S, Lalonde AB, Guilbert E, Fisher W. Contraceptive use among Canadian women of reproductive age: results of a national survey. J Obstet Gynaecol Can. 2009;31(7):627–40.

19. World Health Organization. Medical eligibility criteria for contraceptive use. 5th ed. Geneva, Switzerland: WHO Press; 2015. [cited 2018 February 21]. Available from: http://apps.who.int/iris/bitstream/10665/181468/1/9789241549158_eng.pdf?ua=1.

20. Black A, Guilbert E, Costescu D, Dunn S, Fisher W, Kives S, et al. No. 329-Canadian contraception consensus part 4 of 4 chapter 9: combined hormonal contraception. J Obstet Gynaecol Can. 2017;39(4):229–68 e5.

第30章

贫血评估

Christine A. Hughes

本章目标

1. 描述贫血的分类。
2. 完成患者评估并解释实验室检查结果，以确定发生贫血最可能的原因。
3. 制订监护计划，对启动贫血治疗的患者进行随访和监测。

背景介绍

贫血在临床实践中屡见不鲜，其特征是**血红蛋白（hemoglobin，Hb）**或**红细胞（red blood cell，RBC）**减少，造成人体**携氧能力（oxygen carrying capacity）**下降[1]。世界卫生组织将贫血定义为成年男性Hb<130g/L，成年非妊娠妇女Hb<120g/L，妊娠妇女Hb<110g/L[2]。对于成年男性和非妊娠妇女，严重贫血的Hb <80g/L[2]。重要的是要注意，Hb值因性别和种族的不同而变化。例如，女性的Hb浓度通常比男性更低，而非洲裔美国人比高加索美国人的Hb浓度低。

贫血可导致明显的发病和死亡。患有贫血的老年人，其住院和死亡率较高，而儿童贫血会损害认知功能和精神运动的发育。在全球范围内，贫血影响到约25%的世界人口[1]。据估计，在美国，近6%的人患有贫血，某些人群，例如老年人或妊娠妇女，患贫血的风险更高[3]。

鉴于贫血的普遍性，药师在评估贫血患者、确定潜在病因以及在适当的情况下确定是否需要其他实验室检查或转诊患者发挥着重要的作用。药师还可以为患者提供治疗的选择，给予饮食建议以及管理口服铁补充剂可能产生的药物相互作用。

临床表现

　　贫血的体征和症状可能会因各种因素（例如患者的发育速度和整体健康状况）而差异很大[4]。在许多情况下，轻度贫血是无症状的，在全血细胞计数的检查或其他检查时才可能会发现[1]。在其他情况下，如果贫血随时间缓慢发展，即使在低 Hb 浓度下，健康患者的症状或体征也可能不明显[4]。只有在贫血迅速发展的情况下，症状往往才更加明显。由于血红蛋白会输送氧气，因此体征和症状通常表现为缺氧状态，显示出疲劳、虚弱、头晕或呼吸急促。心脏症状或体征可能包括胸痛、心悸或心动过速。经检查，患者可能出现皮肤和/或黏膜的苍白体征。老年人贫血的体征和症状可能与其他原因重叠，包括跌倒增多、认知能力和整体体力下降[1]。根据贫血的原因，患者可能会出现潜在营养不足相关的其他症状，例如由维生素 B_{12} 缺乏而引起的神经系统症状。表30.1总结了贫血的一般体征和症状。

表30.1　贫血的一般症状和体征

症状	体征
疲劳	皮肤或结膜苍白
虚弱	心动过速
头晕或眩晕	心悸
头痛	劳累时呼吸急促

病因学

　　当红细胞的产生、破坏或损失失衡时，就会发生贫血。贫血的3个主要原因是：失血、红细胞生成不足和红细胞破坏增加[4]。失血可能是由急性（例如创伤）或慢性（例如胃肠道溃疡）出血引起的。营养不足（维生素 B_{12}、叶酸、铁缺乏）、慢性肾脏病、甲状腺疾病、肝脏疾病、骨髓衰竭以及由慢性病或炎症引起的贫血会导致红细胞生成不足。红细胞破坏的增加可能是遗传性疾病（例如镰状细胞贫血、地中海贫血）或获得性疾病（例如免疫溶血性贫血）引起的。

贫血评估的方法

　　贫血反映出潜在的疾病或状况；因此，重要的是需要彻底检查并确定原因，以指导合适的疾病管理。在采集患者病史和体格检查情况下，可评估实验室检查结果来诊断贫血。实验室检查对于评估治疗的反应也起到重要的作用。

患者病史和体格检查

　　详细的患者病史可能提供有关贫血原因的线索[1]。向患者提出的具体问题可能取决于患者实际病情以及有用的实验室检查结果。

● 失血体征。考虑胃肠道、泌尿生殖道或因创伤引起的失血。对于女性应了解其月经史以排除经期的大量出血。

● 既往病史。注意贫血相关的慢性病，如类风湿关节炎、系统性红斑狼疮、慢性肾脏病、充血性心力衰竭、肝病、甲状腺疾病、溶血性疾病、再生障碍性贫血、某些癌症（例如白血病、淋巴瘤）、感染（例如，人类免疫缺陷病毒感染，结核病，骨髓炎）、炎症性肠病、腹腔疾病。

● 手术。近期手术可能会导致贫血或造成继发性出血。行胃旁术可能会导致维生素吸收的减少。还应考虑最近的献血史。

● 药物治疗。药物可能通过不同的机制引起或导致贫血。例如，非甾体抗炎药（NSAID）、抗凝剂和抗血小板药可能会促进出血和铁缺乏症。某些化学疗法或抗疟药、齐多夫定、甲氧苄啶、柳氮磺吡啶、苯妥英钠、苯巴比妥、二甲双胍和质子泵抑制剂可能会引起大细胞性贫血。利巴韦林和较少选择的抗生素，NSAID和其他药物可引起溶血性贫血。

● 饮食。饮食史可能表明患者可能存在营养素缺乏症，例如维生素B_{12}、叶酸或铁的缺乏。

● 家族史。这可能有助于识别潜在的遗传性贫血，例如地中海贫血或镰状细胞贫血。

● 妊娠。妊娠妇女对铁的需求增加，并且缺铁性贫血的风险更高。

除了体格检查显示贫血的一般征象外，还可能有其他发现提示贫血[1]。例如，黄疸或巩膜黄染可能是溶血性贫血的体征。维生素B_{12}缺乏症患者可能会引起精神状态改变或手脚麻木和刺痛感。缺铁性贫血可导致指甲变脆，舌头光滑或水肿。

实验室检查

用于诊断贫血的常见实验室检查包括全血细胞计数、网织红细胞计数、铁离子检查以及维生素B_{12}和叶酸水平[1]。表30.2列出了这些实验室测定及其测量结果的摘要。Hb或RBC计数降低证实患者患有贫血。然而，重要的是要认识到，当血浆量增加（体液超载）时，Hb和HCT可能会降低；当血浆量减少（机体脱水）时，Hb和HCT可能会增加[5]。评估Hb的变化趋势（慢性发作与近期发作）以及患者病史中Hb的绝对值可以提供有用的信息。

表30.2　用于诊断贫血的常见实验室检查

测定	参考范围①	描述
全血细胞计数		
红细胞（RBC）	（男性）（4.5～6.0）×10^{12}/L （女性）（4.0～5.6）×10^{12}/L	—

续表

测定	参考范围①	描述
血红蛋白（Hb）	（男性）137～180g/L （女性）120～160g/L	单位血液中血红蛋白的量
血细胞比容（HCT）	（男性）0.40～0.54 （女性）0.36～0.48	血液中红细胞的体积百分比
平均红细胞容积（MCV）	82～100fL	平均红细胞大小
平均红细胞血红蛋白浓度（MCHC）	320～360g/L	红细胞内血红蛋白的平均浓度
红细胞体积分布宽度（RDW）	11%～16%	测定红细胞体积的变化
铁离子检查		
血清铁	（男性）8～30μmol/L （女性）6～28μmol/L	测定转铁蛋白结合的含铁量
总铁结合力（TIBC）	40～80μmol/L	测定转铁蛋白的铁结合能力
转铁蛋白饱和指数	0.15～0.50	血清铁与TIBC的比值，以百分比表示
铁蛋白	（男性）30～400μg/L （女性）13～375μg/L	反映贮存铁的指标。注意在炎症或恶性肿瘤存在的情况下谨慎解释铁蛋白
其他		
维生素 B$_{12}$	155～700pmol/L	—
血清叶酸	>12.0nmol/L	—
网织红细胞计数	（40～100）×10^9/L	未成熟红细胞

① 参考范围从Calgary 实验室获得。Accessed May 29, 2018. Available at http://www.calgarylabservices.com/lab-services-guide/lab-tests/。

　　下一步是查看平均红细胞容积（MCV），以便对贫血进行分类并缩小可能的病因。在图30.1中找到了一种基于MCV的贫血评估办法。贫血通常以形态分类为小细胞性贫血（MCV <82fL）、大细胞性贫血（MCV> 100fL）或正常细胞性（MCV 82～100fL）贫血。MCV代表了RBC平均大小的测量指标，因此有时会对混合性贫血患者产生误导。例如患者同时患有慢性病贫血和缺铁性贫血，其MCV可能看起来正常。在某些情况下，红细胞体积分布宽度（RDW）可能会提供其他信息的线索。正常RDW反映出RBC大小的均匀性，而RDW增大则反映出RBC大小的变化。

　　可能需要进行外周涂片检查，以检查RBC的大小和形状以及异常的循环细胞[1]。

　　对于小细胞性贫血的患者，需要进行铁离子检查以区分病因。血清铁蛋白低通常是缺铁性贫血的最佳指标。因为血清铁蛋白反映了体内含铁的储存量，所以铁蛋白甚至在贫血发生之前就减少了[5]。然而，铁蛋白是一种急性期蛋白，因此炎症会引起铁蛋白升高。在这种情况下，铁蛋白水平大于100μg/L表示铁缺乏的可能性不大[5]。

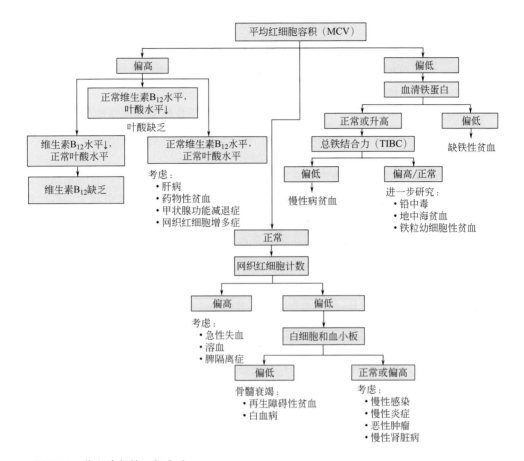

图30.1 贫血诊断的一般方法

经麦格劳-希尔教育公司许可转载。B J Wells，J T DiPiro，TL Schwinghammer，CV DiPiro.《药物治疗手册（第十版）》

其他铁离子检查，包括血清铁、总铁结合能力（TIBC）和转铁蛋白饱和度，通常并不能帮助区分缺铁性贫血和慢性病贫血[5]。可能需要进行铁剂治疗试验以确诊。缺铁性贫血通常RDW会增加，因为形成了较小的微细胞。表30.3比较了缺铁性贫血和慢性病贫血患者的实验室检查结果。

表30.3 缺铁性贫血（IDA）和慢性病贫血（ACD）的实验室测定值差异

检查	缺铁性贫血（IDA）	慢性病贫血（ACD）	IDA + ACD
平均红细胞容积（MCV）	↓	正常或↓	正常或↓
红细胞体积分布宽度（RDW）	↑	正常	↑
血清铁	↓	↓	↓
总铁结合力（TIBC）	↑	正常或↓	正常或↓
转铁蛋白饱和度	↓	正常或↓	↓
铁蛋白	↓	正常	正常

正常细胞性贫血可能有多种原因，因此经常需要进一步的检查[1]。网织红细胞计数可用于区分正常细胞性贫血的潜在原因。网织红细胞计数高表明骨髓对贫血的反应正常，因此可能的原因包括急性失血或溶血。在怀疑溶血性贫血的情况下，其他有用的检查可能包括乳酸脱氢酶、结合珠蛋白或Coombs检查[1]。在正常细胞性贫血和网织红细胞计数低的患者中，潜在的原因可能包括骨髓衰竭或慢性感染、炎症、恶性肿瘤或慢性肾脏病。评估其他血细胞（白细胞和血小板）、血清肌酐、肝功能检查以及考虑患者病史和体格检查有助于缩小病因范围。

评估大细胞性贫血应检查患者正在服用的药物以及是否曾饮酒，以确定这些是否可能是导致贫血的原因[1]。使用齐多夫定、化疗药物和羟基脲是引起大细胞性贫血的常见原因。为了排除营养不足，应检查维生素B_{12}和血清叶酸水平。血清叶酸水平低提示叶酸缺乏。然而，重要的是要注意血清叶酸水平相对没有特异性，并且在饮食限制下会迅速发生变化[1]。由于许多国家日常餐饮中富含叶酸，患者出现叶酸缺乏症一般是很少见的，然而，叶酸的吸收减少或需求的增加（例如妊娠）则可能会导致叶酸缺乏。维生素B_{12}的缺乏也是由饮食摄入不足引起的，或更常见的是吸收不良造成的。在妊娠期间和服用口服避孕药的妇女中，维生素B_{12}含量可能会假性降低[1]。当维生素B_{12}水平<150pmol/L时，提示出现缺乏。但是，维生素B_{12}水平低于参考范围下限时，可能会出现维生素B_{12}缺乏症的临床症状，因此需要治疗。

治疗管理和随访评估

贫血的治疗管理取决于病因和患者的临床状况。例如对慢性病贫血来说，通常通过治疗潜在疾病来纠正贫血。各种类型贫血的具体治疗不在本章范围之内。铁、叶酸和维生素B_{12}缺乏症的治疗和随访评估简述如下。

一旦确定了缺铁性贫血及其根本原因的诊断，通常初始治疗是口服补铁。可以鼓励患者增加摄入富含血红素铁（例如瘦肉、鱼）或非血红素铁（例如豆类、豆腐）的食物[6, 7]。抗坏血酸（维生素C）可以增加非血红素铁的吸收，而茶和咖啡中的鞣酸可降低铁剂吸收。对于口服铁补充剂，通常的目标剂量是每天100～200mg元素铁，分剂量服用[6]。表30.4总结了常见的铁补充剂及其元素铁含量[6]。为了获得最大吸收，应在饭前1小时或饭后2小时空腹服用口服铁剂。口服铁补充剂时加饮一杯橙汁可以改善铁剂吸收。口服铁补充剂通常遇到的副作用是腹痛、恶心、便秘、腹泻、口中金属味和大便发黑[6]。

如果患者难以耐受口服铁剂，则治疗策略包括以较低剂量的元素铁启动治疗并缓慢滴定增加剂量，或改用具有较低含量的元素铁制剂，或以少量零食或餐食一起服用铁剂。需要注意抗酸剂、质子泵抑制剂、H_2拮抗剂和四环素或强力霉素等与铁补充剂之间存在药物相互作用，会导致铁吸收的减少。另外，铁剂也会影响左旋多巴、左甲状腺素、氟喹诺酮、双膦酸盐、整合酶链转移抑制剂、四环素和强力霉素的吸收。因此，应将给药时间分开[8]。为了评估患者对药物治疗的反应，应在开始治疗后约4周检测CBC[6, 7]。治疗4周后，Hb预计会增加> 10g /L[6]。如果使用合适的剂量并纠正了根本原因，缺铁性贫血通常会在开始治疗后的2～4个月内得到纠正。但是，建议在Hb恢复正常后，继续口服铁剂约3个月，以补充元素铁的储存。在停止治疗之前，应测定血清铁蛋白，以确认铁储备是否充足。

表30.4　口服铁补充剂的比较

铁补充剂	主要铁量	常用最大剂量（成人）
葡萄糖酸亚铁300mg（片剂）	35mg	每次2片，每日3次
硫酸亚铁300mg（片剂）	60mg	每次1片，每日3次
富马酸亚铁300mg（片剂）	100mg	每次1片，每日2次
血红素铁多肽（如Proferrin®）11mg（片剂）	11mg 血红素铁	每次1片，每日3次
多糖铁复合物（如Feramax®）150mg（胶囊）	150mg	每次1粒，每日1次

叶酸缺乏症可通过补充叶酸来治疗。叶酸的用量和疗程取决于缺乏的原因。但是，通常的治疗剂量是每天口服1～5mg[9]。建议成人通过食物和补充剂摄入叶酸为400μg/d。美国预防服务工作组（United States Preventive Services Task Force）建议计划或有妊娠能力的妇女补充叶酸400～800μg/d[10]。富含叶酸的食物包括绿叶蔬菜、柑橘类水果和谷物。重要的是在开始补充叶酸之前，要排除维生素B12缺乏症，因为叶酸可以纠正贫血，但不能治疗维生素B12缺失造成的神经病变。应该在大约1个月时重复测定CBC，以评估患者对治疗的反应。通常，Hb在2个月内恢复正常。叶酸水平应在大约3～4个月内重复测定一次。

维生素B12缺乏症可以通过口服或肠外给予维生素B12进行治疗[9]。最初使用口服还是肠外治疗的决定可能取决于贫血的原因（例如吸收不良）、严重程度和神经症状的存在情况。在纠正贫血和神经症状方面，口服高剂量维生素B12（1～2mg/d）已被证明与肌内给药同样有效[11]。然而，对于出现神经症状的患者以及不坚持口服维生素B12治疗的患者来说，在纠正维生素B12水平之前，可能优选进行肠外维生素B12给药治疗。肠外维生素B12给药剂量的种类有很多[12]。对于缺食性营养不良患者，可以使用较低剂量的维生素B12（例如每天250μg）[12]。恶性贫血或吸收不良引起的任何维生素B12缺乏症患者需要终身治疗[9]。治疗开始后1～2个月，应重复测定CBC和维生素B12水平，以确保纠正成功。

要点集萃

- 调查贫血的根本原因是非常必要的。
- 根据MCV将贫血分类为小细胞性贫血、正常细胞性贫血和大细胞性贫血。

- 在混合性贫血中，MCV检查可能具有误导性，因此既要检查MCV也要检查RDW（和/或外周涂片）才能有助于确认混合性贫血。
- 检查网织红细胞有助于将贫血分为过低增殖型或过度增殖型。
- 药师在评估贫血患者和监测患者对治疗的反应中发挥重要的作用。

参考文献

1. Vieth JT, Lane DR. Anemia. Emerg Med Clin North Am. 2014;32:613–28.
2. WHO. Haemoglobin concentrations for the diagnosis of anaemia and assessment of severity. Vitamin and Mineral Nutrition Information System. Geneva: World Health Organization; 2011. (WHO/NMH/NHD/MNM/11.1) Available at: http://www.who.int/vmnis/indicators/haemoglobin.pdf (accessed May 29, 2018).
3. Le CHH. The prevalence of anemia and moderate-severe anemia in the US population (NHANES 2003-2012). PLoS One. 2016;11(11):e0166635. https://doi.org/10.1371/journal.pone.0166635.
4. Cascio MJ, DeLoughery TG. Anemia: evaluation and diagnostic tests. Med Clin N Am. 2017;101:263–84.
5. Kujovich JL. Evaluation of anemia. Obstet Gynecol Clin N Am. 2016;43:247–64.
6. Toward Optimized Practice Iron Deficiency Anemia Committee. Iron deficiency anemia clinical practice guideline. Edmonton: Toward Optimized Practice; 2018. Available from: http://www.topalbertadoctors.org (accessed May 30, 2018).
7. Lopez A, Cacoub P, Macdougall IC, Peyrin-Biroulet L. Iron deficiency anemia. Lancet. 2016;387:907–16.
8. CPS [Internet]. Iron preparations: oral. Ottawa: Canadian Pharmacists Association; 2018. (updated November 2017; cited May 30, 2018). Available at: http://www.myrxtx.ca.
9. Green R, Mitra AD. Megaloblastic anemias: nutritional and other causes. Med Clin North Am. 2017;101:2979–317.
10. U.S. Preventive Services Task Force. Folic acid for the prevention of neural tube defects: U.S. preventive services task force recommendation statement. Ann Intern Med. 2009;150:626–31.
11. Langan RC, Goodbred AJ. Vitamin B12 deficiency: recognition and management. Am Fam Physician. 2017;96:384–9.
12. CPS [Internet]. Vitamin B12. Ottawa: Canadian Pharmacists Association; 2018. (updated July 2012; cited May 30, 2018). Available at: http://www.myrxtx.ca.

黑色素瘤的ABC特征鉴别(表11.2图像)

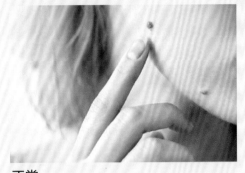

正常

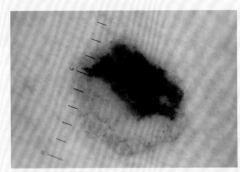

不对称形状

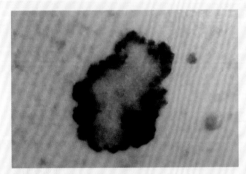

边界

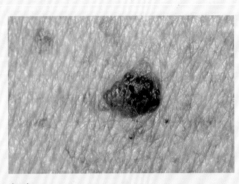

颜色

原发性病变和继发性病变描述及常见鉴别诊断(表11.3图像)

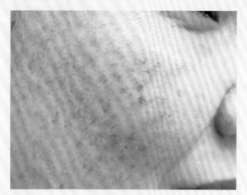

斑疹

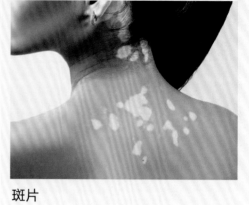

斑片

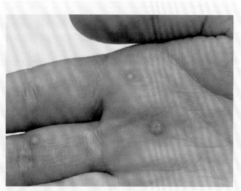

丘疹

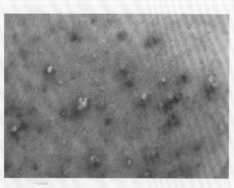

斑块

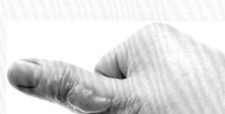

水疱

大疱

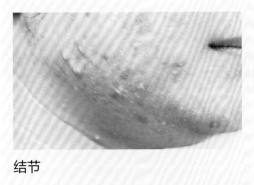

结节

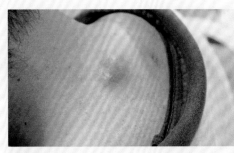

囊肿

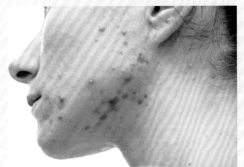

脓疱

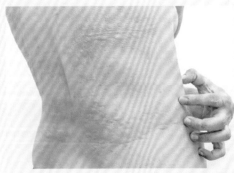

风团

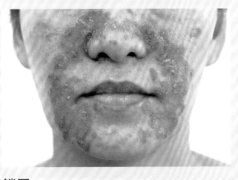

鳞屑

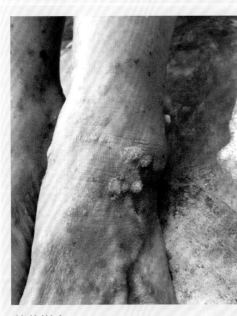

苔藓样变

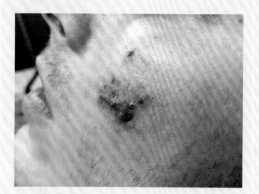

痂

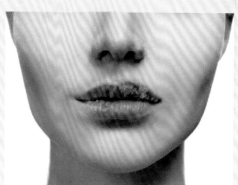

糜烂

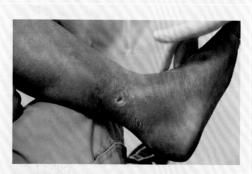

溃疡

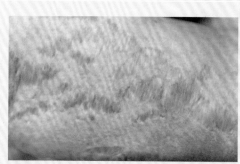

萎缩

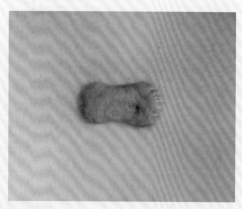

肥厚